Prótese Total

Convencional e sobre Implantes

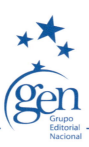

O GEN | Grupo Editorial Nacional – maior plataforma editorial brasileira no segmento científico, técnico e profissional – publica conteúdos nas áreas de ciências da saúde, exatas, humanas, jurídicas e sociais aplicadas, além de prover serviços direcionados à educação continuada e à preparação para concursos.

As editoras que integram o GEN, das mais respeitadas no mercado editorial, construíram catálogos inigualáveis, com obras decisivas para a formação acadêmica e o aperfeiçoamento de várias gerações de profissionais e estudantes, tendo se tornado sinônimo de qualidade e seriedade.

A missão do GEN e dos núcleos de conteúdo que o compõem é prover a melhor informação científica e distribuí-la de maneira flexível e conveniente, a preços justos, gerando benefícios e servindo a autores, docentes, livreiros, funcionários, colaboradores e acionistas.

Nosso comportamento ético incondicional e nossa responsabilidade social e ambiental são reforçados pela natureza educacional de nossa atividade e dão sustentabilidade ao crescimento contínuo e à rentabilidade do grupo.

Prótese Total

Convencional e sobre Implantes

Daniel Telles

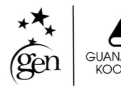

- O autor deste livro e a editora empenharam seus melhores esforços para assegurar que as informações e os procedimentos apresentados no texto estejam em acordo com os padrões aceitos à época da publicação, *e todos os dados foram atualizados pelo autor até a data da entrega dos originais à editora*. Entretanto, tendo em conta a evolução das ciências, as atualizações legislativas, as mudanças regulamentares governamentais e o constante fluxo de novas informações sobre os temas que constam do livro, recomendamos enfaticamente que os leitores consultem sempre outras fontes fidedignas, de modo a se certificarem de que as informações contidas no texto estão corretas e de que não houve alterações nas recomendações ou na legislação regulamentadora.

- O autor e a editora se empenharam para citar adequadamente e dar o devido crédito a todos os detentores de direitos autorais de qualquer material utilizado neste livro, dispondo-se a possíveis acertos posteriores caso, inadvertida e involuntariamente, a identificação de algum deles tenha sido omitida.

- **Atendimento ao cliente: (11) 5080-0751 | faleconosco@grupogen.com.br**

- Direitos exclusivos para a língua portuguesa
  Copyright © 2013 by
  Guanabara Koogan Ltda.
  Uma editora integrante do GEN | Grupo Editorial Nacional
  Travessa do Ouvidor, 11
  Rio de Janeiro – RJ – CEP 20040-040
  www.grupogen.com.br

- Reservados todos os direitos. É proibida a duplicação ou reprodução deste volume, no todo ou em parte, em quaisquer formas ou por quaisquer meios (eletrônico, mecânico, gravação, fotocópia, distribuição pela Internet ou outros), sem permissão, por escrito, da EDITORA GUANABARA KOOGAN LTDA.

- Capa: Gilberto R. Salomão

- Ficha catalográfica

CIP-BRASIL. CATALOGAÇÃO-NA-FONTE
SINDICATO NACIONAL DOS EDITORES DE LIVROS, RJ

T274p

Telles, Daniel de Moraes
Prótese total: convencional e sobre implantes / Daniel Telles. – [Reimpr.] – Rio de Janeiro: Guanabara Koogan, 2023.
512p. : il.

Inclui bibliografia
ISBN 978-85-7288-756-4

1. Prótese completa total. 2. Implantes dentários. I. Título.

10-0606

CDD: 617.692
CDU: 616.314-089.29

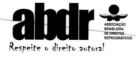

Autor

Daniel de Moraes Telles

- Graduado pela Faculdade de Odontologia da UERJ em 1989
- Especialista em Prótese Dentária pela FO-UERJ em 1991
- Mestre em Reabilitação Oral pela FOB-USP (Bauru – SP) em 1997
- Doutor em Reabilitação Oral pela FOB-USP (Bauru – SP) em 2000

- Professor Adjunto do Departamento de Prótese da FO-UERJ
- Coordenador do Curso de Mestrado em Prótese Dentária da FO-UERJ

- Clínica particular no Rio de Janeiro (RJ)

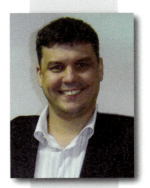

COAUTORES

Aloísio Borges Coelho

- Mestre em Reabilitação Oral pela FOB-USP (Bauru – SP);
- Professor da Faculdade de Odontologia do Centro Universitário Newton Paiva (Belo Horizonte – MG);
- Clínica particular em Belo Horizonte (MG).

Mariana Ribeiro de Moraes Rego

- Mestre em Reabilitação Oral pela FOB-USP (Bauru – SP);
- Professora do Departamento de Prótese da FO-UERJ.

Ronaldo de Moraes Telles

- Professor do Curso de Especialização em Prótese Dentária da PUC (RJ).
- Clínica particular no Rio de Janeiro (RJ).

Autores dos Capítulos

Alexandre de Carvalho Teixeira

- Mestre em Odontologia pela FO-UERJ;
- Professor do Curso de Especialização em Prótese Dentária da FO-UERJ.

Eduardo José Veras Lourenço

- Mestre e Doutor em Periodontia pela FOB-USP (Bauru – SP);
- Professor Adjunto do Departamento de Prótese da FO-UERJ;
- Pesquisador convidado do *Bone Transplantation Research Group* da Universidade de Oulu (Finlândia).

Felipe de Moraes Telles

- Especialista em Periodontia pela OASD (RJ);
- Chefe do Serviço de Implantodontia do HPM (Niterói-RJ).

Felipe Miguel Pinto Saliba

- Mestre em Odontologia pela FO-UERJ;
- Professor Assistente da UNIGRANRIO (RJ).

Geraldo de Souza Telles *(em memória)*

- Livre Docente em Prótese Dentária pela Universidade do Brasil (RJ);
- Professor Adjunto da Faculdade de Odontologia da Universidade do Brasil (RJ);
- Professor Adjunto da Universidade Federal Fluminense (RJ).

Henrique Hollweg

- Mestre e Doutor em Reabilitação Oral pela FOB-USP (Bauru – SP);
- Professor Adjunto do Departamento de Odontologia Restauradora da Universidade Federal de Santa Maria (RS).

João Evandro da Silva Miranda

- Mestre e Doutor em Reabilitação Oral pela FOB-USP (Bauru – SP);
- Professor Adjunto do Departamento de Prótese da Universidade Federal do Pará (PA).

Luciano Castellucci

- Mestre e Doutor em Reabilitação Oral pela FOB-USP (Bauru – SP);
- Professor Adjunto do Departamento de Odontologia Restauradora da Universidade Federal da Bahia (BA);
- Professor dos Cursos de Especialização em Prótese Dentária e Implantodontia da ABO-BA (Salvador – BA).

Ronaldo Walter Pinheiro *(em memória)*

- Cirurgião-dentista.

Simone de Queiroz Chaves Lourenço

- Mestre e Doutora em Patologia Bucal pela FOB-USP (Bauru – SP);
- Professora Adjunta de Patologia Bucal da Universidade Federal Fluminense (RJ).

Veridiana Salles

- Mestra e Doutora em Odontopediatria pela FOB-USP (Bauru – SP);
- Professora da Faculdade de Odontologia do Centro Universitário Newton Paiva (Belo Horizonte – MG);
- Professora da Faculdade de Estudos Administrativos de Minas Gerais (MG).

Vinicius Carvalho Porto

- Mestre e Doutor em Reabilitação Oral pela FOB-USP (Bauru – SP);
- Professor Doutor do Departamento de Prótese da FOB-USP (Bauru – SP).

Sobre o livro...

É uma reciclagem do livro anterior de mesmo nome, motivada pelas experiências como autor daquele livro e pelas mudanças nos conceitos da Implantodontia e da Prótese que ocorreram desde então.

Foi um trabalho autoral do texto à diagramação, entendendo-se que o corte, o tamanho e a disposição das figuras facilitam significativamente a compreensão dos assuntos.

É, acima de tudo, um livro de fundamentos de Prótese Total, mas que, como o anterior, o qual legou o conceito do *Guia Multifuncional,* não se furta em ousar a estabelecer novos conceitos e reflexões, especialmente na área das sobredentaduras com a introdução do *Sistema ORCE.*

Não é voltado especificamente para a graduação ou para a pós-graduação e sim para a técnica – em *todos* os níveis – embasada em ciência cuja essência não se incluem academicismos.

Tem um compromisso imediato com a qualificação dos profissionais e estudantes que nele buscarem as informações que estiverem necessitando para o desenvolvimento de sua prática, mas tem uma pretensão maior de, através da atuação desses profissionais, melhorar a qualidade de vida das pessoas que sofreram o infortúnio da perda dos dentes.

Agradeço...

Aos Professores Eurico Nascimento de Barros, Milton Santos Jabur e Luiz Fernando Pegoraro pelo que representaram na minha vida acadêmica e pessoal.

Ao Professor Rogério Fulgêncio Pinheiro, que gentilmente cedeu um manuscrito de seu pai, o Professor Ronaldo Walter Pinheiro, o qual veio a enriquecer de forma bastante especial os capítulos sobre estética.

À Professora Mariana Ribeiro de Moraes Rego, que fez a revisão científica do livro, apontando meus erros e aparando meus excessos.

Ao meu pai, Ronaldo de Moraes Telles, pela total disponibilidade sempre, por todos os conhecimentos que me passa – que se materializaram neste livro – e por ser um pai tão amoroso que me inspira a ser do mesmo jeito com os meus filhos.

À minha mãe, porque não seria justo agradecer ao meu pai sem agradecer também à minha mãe, apesar de saber que, sendo a mulher inteligente que é, está acima dessas comparações.

Inspirado pelos lindos
sorrisos da Carla, da Clara
e do Théo.

SUMÁRIO

PARTE 1
O EDENTULISMO – MAIS DO QUE UMA SIMPLES CONDIÇÃO,
UMA QUESTÃO DE DIAGNÓSTICO 1

Capítulo I – Planejamento das reabilitações protéticas nos pacientes edentados. 3
Até quando haverá indivíduos necessitando de próteses totais? 3
Qual a importância de se estabelecer um plano de tratamento adequado? 5
Quais as limitações para a instalação de implantes osteointegráveis para reter próteses totais
removíveis? 5
    Limitações financeiras..6
    Limitações psicológicas...6
    Limitações anatômicas..7
    Limitações cirúrgicas 9
A prótese total sobre implantes: fixa ou removível? 10
Referências 15

Capítulo II – O exame do paciente edentado..17
O que deve ser perguntado?...17
    Os pré-requisitos do tratamento 17
    A anamnese 18
O que deve ser observado? 18
    Exame extra-oral 18
    Exame intra-oral..20
Quais as patologias associadas ao uso de próteses mais comumente encontradas na cavidade
bucal dos edentados?...22
    Reabsorção do rebordo residual...22
    Candidíase eritematosa ou candidíase atrófica crônica 24
    Hiperplasia fibrosa inflamatória ou epúlide fissurada 26
O que é a "síndrome da combinação" e como preveni-la? 29
    Perda de suporte ósseo sob a base da prótese parcial removível...30
    Reposicionamento espacial da mandíbula anterior...30
    Reabsorção óssea na porção anterior da maxila 31
    Hiperplasia inflamatória na região de palato duro e região anterior do fundo de vestíbulo.........31
    Crescimento das tuberosidades maxilares..32
    Alterações periodontais 33
Qual a importância da saliva na reabilitação dos edentados?...34
Como avaliar o espaço protético? 37

Recursos diagnósticos auxiliares 39
    Qual a importância do guia radiográfico/cirúrgico? 39
    Que tipos de exames por imagens são indicados? 43
Referências 53

Capítulo III – O relacionamento do profissional com o paciente. 55

Por que se preocupar com o "ser emocional" em volta da boca? 55
Tipos históricos de pacientes edentados 56
O perfil atual dos pacientes edentados 57
O que é iatrossedação e como utilizá-la como estratégia facilitadora do tratamento? 57
Referências 58

Capítulo IV – O restabelecimento imediato das condições bucais ideais como complementação diagnóstica e base do tratamento. 61

Condicionamento dos tecidos sob a base da prótese 61
    Materiais de revestimento resilientes para bases de próteses totais 63
Correções nas bases das próteses 74
    Prótese com extensão inadequada 74
    Prótese com selamento periférico inadequado 77
    Prótese com selamento posterior inadequado 78
Correções do padrão oclusal 83
    Restabelecimento da dimensão vertical de oclusão 83
    Restabelecimento da posição cêntrica 86
Referências 90

PARTE 2
PROCEDIMENTOS DE MOLDAGEM PARA OS PACIENTES EDENTADOS – BUSCANDO CONFORTO E FUNÇÃO 91

Capítulo V – Moldagem anatômica 93

Seleção da moldeira de estoque 93
    Com alginato 96
    Com godiva 101
    Com silicone 103
Referências 107

Capítulo VI – Moldagem funcional 109

Moldeiras individuais 109
    Resina acrílica autopolimerizável 112
    Resina acrílica termopolimerizável 113
    Resina composta fotopolimerizável 113
    Placa de poliestireno 115
Vedamento periférico 116
    Rebordo superior 120
    Rebordo inferior 130
    Materiais de moldagem 139
Referências 154

PARTE 3
ESTÉTICA E RELAÇÕES INTERMAXILARES – OS INSTRUMENTOS DE REINTEGRAÇÃO SOCIAL 155

Capítulo VII – Estética e reintegração social – Conceitos fundamentais. 157

Qual a importância da educação no sucesso estético das próteses totais? 157
Qual a importância da auto-imagem na reintegração social do indivíduo? 159
Quais as diferenças fundamentais entre *estética* e *beleza*? 161
Filosofias estéticas em próteses totais. 161
Por que trabalhar a estética das próteses totais em três sucessivas dimensões? 162
Referências 163

Capítulo VIII – Bases de prova e planos de orientação. 165

Bases de prova 165
Planos de orientação 170
Referências 175

Capítulo IX – Individualização do plano de orientação superior. 177

Suporte labial 177
Altura incisal 182
Linha do sorriso 183
Corredor bucal 187
Linha média 188
Referências 189

Capítulo X – Individualização do plano de orientação inferior. O restabelecimento da posição
mandibular. 191

Dimensão vertical 191
    Conceito 191
    Métodos de determinação 192
Relação cêntrica 195
    Conceito 195
    Métodos de obtenção 196
Referências 200

Capítulo XI – Montagem dos modelos em articulador. 201

Tipos de articuladores para próteses totais 201
Ajustes do articulador semi-ajustável 202
Montagem do modelo superior – o arco facial é mesmo indispensável? 203
Modelo inferior 208
Referências 212

Capítulo XII – Dentes artificiais. 213

Tipos de dentes artificiais 213
    Dentes de porcelana 214
    Dentes de resina 214
Seleção dos dentes artificiais 217
    Seleção dos dentes anteriores 217
    Seleção dos dentes posteriores 227
Referências 229

Capítulo XIII – Montagem dos dentes artificiais – arranjos estéticos e oclusais em
próteses totais. 231

Montagem dos dentes anteriores 231
Individualização do arranjo estético dos dentes artificiais 236

Qual a influência do biótipo no posicionamento dos dentes artificiais? 237
Como individualizar o arranjo dos dentes anteriores? 238
O que deve ser observado nas provas estéticas dos dentes montados em cera? 241
Oclusão em próteses totais 242
Um olhar crítico sobre o uso da oclusão balanceada bilateral em prótese total 242
Quais as características de uma oclusão ideal em prótese total? 244
Montagem dos dentes posteriores 251
Quais as implicações da colocação ou não de segundos molares nas próteses totais? 257
Quando e por que montar os dentes das próteses totais com mordida cruzada? 258
Prova dos dentes montados em cera 260
Referências 261

Capítulo XIV – Gengiva artificial 263

Individualização dos contornos dentários 263
Determinantes clínicos no processo de inclusão das próteses totais 265
Moldagem final 270
Individualização da cor gengival 272
Textura da superfície gengival 274
Correções das distorções no processamento da resina acrílica da base da prótese 275
Referências 278

PARTE 4
PROSERVAÇÃO – AJUDANDO OS PACIENTES A CONVIVEREM COM AS PRÓTESES TOTAIS.... 279

Capítulo XV – Instalação das próteses totais 281

Ajustes preventivos na base da prótese 281
Ajuste oclusal em prótese total 282
Orientações ao paciente 284
Como higienizar as próteses totais? 284
Como higienizar a boca sem dentes? 288
Como utilizar os adesivos para próteses totais? 289
Os pacientes devem dormir com as próteses totais? 293
Referências 293

Capítulo XVI – Manutenção das próteses totais 297

Consultas de retorno 297
Consertos 299
Próteses fraturadas 299
Dentes soltos ou quebrados 301
Reembasamento com troca de toda a base da prótese total 303
Referências 311

PARTE 5
PRÓTESES TOTAIS IMEDIATAS – O DESAFIO DE MINIMIZAR OS PROBLEMAS NO
MOMENTO DAS PERDAS DENTÁRIAS. 313

Capítulo XVII – Próteses totais imediatas 315

Quando indicar uma prótese total imediata? 316
Vantagens anatômicas 317
Vantagens funcionais 317
Vantagens estéticas 317
Vantagens psicológicas 317

Como superar as dificuldades em moldar o rebordo remanescente e os dentes naturais concomitantemente? 317

Quais os registros necessários para a montagem dos dentes artificiais de uma prótese total imediata? 321

    Montagem do modelo superior no articulador com o arco facial 321

    Avaliação da DVO 322

Estética 323

Quais os cuidados específicos em uma cirurgia para a instalação de uma prótese total imediata? 330

Farmacoterapia aplicada 338

Quais os cuidados após a instalação da prótese 339

Análise cefalométrica e parâmetros estéticos em casos de próteses totais imediatas 340

Referências 352

Capítulo XVIII – Próteses de transição 353

Com transformação de prótese parcial removível 353

Com duplicação da dentição existente. 359

Referências 362

PARTE 6
SOBREDENTADURAS – ROMPENDO AS BARREIRAS DAS LIMITAÇÕES FUNCIONAIS 363

Capítulo XIX – Sistemas de retenção para sobredentaduras 365

Princípios mecânicos das sobredentaduras 366

Tipos de dispositivos de retenção 367

    Barras e clipes 369

    Anéis de retenção 389

    Magnetos 411

Manutenção das sobredentaduras 412

    Higiene 412

    Consultas de retorno 413

    Fraturas das bases das próteses 414

    Manutenção dos dispositivos de retenção 417

Referências 422

Capítulo XX – Sistema ORCE – *overdenture* retida por clipes e encaixes. 425

Planejamento para a instalação dos implantes 429

Procedimentos clínicos para a construção da ORCE 432

Construção da barra e da estrutura protética para a ORCE 438

Instalação da ORCE 445

Aspectos relevantes da técnica. 447

Referências. 454

Capítulo XXI – Carga imediata em implantes com sobredentaduras 455

Bases clínicas 455

Aplicação da técnica 458

Referências 470

PARTE 7
SEQÜÊNCIAS CLÍNICAS EM PRÓTESES TOTAIS. 473

Capítulo XXII – O passo-a-passo na confecção das próteses totais 475

Próteses totais convencionais 475

Com moldeira individual e base de prova em resina acrílica autopolimerizável 476
Com moldeira individual e base de prova prensada ou definitiva..477
Sem moldeira individual com moldagem funcional na base de prova 478
Casos com grandes defeitos ósseos...479
Próteses totais imediatas...480
Prótese total imediata convencional...480
Prótese de transição com transformação de uma PPR 481
Prótese de transição com duplicação da dentição existente...482
Sobredentaduras..483
Sobredentadura com anéis de retenção sobre raízes 483
Sobredentadura com anéis de retenção sobre implantes 484
Sobredentadura com barra/clipe...484
ORCE 486
Sobredentadura com carga imediata com anéis de retenção...487

ÍNDICE REMISSIVO...489

PARTE 1

O Edentulismo – Mais do que uma Simples Condição, uma Questão de Diagnóstico

Capítulo I

PLANEJAMENTO DAS REABILITAÇÕES PROTÉTICAS NOS PACIENTES EDENTADOS

Daniel Telles
Henrique Hollweg
Luciano Castellucci
Eduardo José Veras Lourenço

Apesar de a ciência odontológica ter evoluído notavelmente nos últimos 100 anos, os cirurgiões-dentistas (CDs) chegam ao início do século XXI ainda tendo que tratar uma parcela significativa de pacientes, em especial aqueles que sofreram perdas dentárias, de forma não muito diferente do que faziam ao fim do século XIX.

Entretanto, esse aparente anacronismo tecnológico pode ser minimizado à medida que o profissional empenhe seus melhores esforços para compreender os problemas provenientes da falta dos dentes.

Logo, o profissional que se propõe a ter como pacientes indivíduos que perderam os dentes, devem estar conscientes da existência de dois pré-requisitos fundamentais para se tornarem aptos a realizar o tratamento: extrema empatia pelo problema alheio e conhecimento pleno do *alcance* e das *limitações* das técnicas que podem ser utilizadas para reabilitar esses indivíduos e devolver-lhes a qualidade de vida.

ATÉ QUANDO HAVERÁ INDIVÍDUOS NECESSITANDO DE PRÓTESES TOTAIS?

Segundo a Pesquisa Mundial de Saúde, realizada pela Organização Mundial de Saúde e conduzida no Brasil pela Fiocruz, estima-se que 14,4% dos brasileiros perderam todos os dentes. O gradiente social para este indicador é pronun-

ciado: entre as mulheres de pior condição socioeconômica com mais de 50 anos de idade, o percentual de edentulismo alcança 55,9%, enquanto entre aquelas de melhor situação o percentual cai para 18,9%. As razões entre as proporções de indivíduos que perderam todos os dentes naturais nas categorias de piores e melhores níveis socioeconômicos são da ordem de 3:1, qualquer que seja a faixa etária ou sexo[1].

Os dados mais recentes relativos ao edentulismo no mundo divergem de país para país, mesmo entre aqueles com características geopolíticas semelhantes. Na Noruega, estima-se que o edentulismo atinja cerca de 25,8% da população com mais de 67 anos de idade, enquanto na Suécia esse índice pode não passar de 3%.

Na tabela I-1 encontra-se um panorama global que espelha a necessidade do uso de Próteses Totais (PTs) em pessoas consideradas idosas. Apesar de variarem, provavelmente por conta de diferenças nas metodologias utilizadas para a aquisição dos dados, os números ainda são demasiadamente altos. Tais números demonstram a necessidade de se manter uma política de saúde pública para atender a essa população, o que implica em treinar profissionais adequadamente para fazê-lo. Esse treinamento deve ser focado tanto nos procedimentos reabilitadores, como nas possíveis estratégias para prevenir as perdas dentárias e ajudar a diminuir os percentuais de edentulismo da população em geral.

Tabela I-1 – Prevalência percentual do edentulismo por localizações e faixas etárias.

País	Ano de publicação	Faixa etária	Edentulismo
Croácia[2]	2005	58-99 anos	45,3%
Tailândia[3]	2001	60-74 anos	22,3%
China[4]	2003	60+ anos	10,2%
India[5]	2004	60+ anos	18,0%
EUA[6]	2000	65-74 anos	25,6%
Alemanha[7]	2001	65-74 anos	24,8%
Noruega[8]	2003	67-79 anos	25,8%
Suécia[9]	2006	70 anos	3,0%
EUA[6]	2000	75+ anos	39,5%
Noruega[8]	2003	80+ anos	48,7%
Brasil[1]	2004	50+ anos	37,8%

Embora a redução desses números esteja sendo esperada para os próximos anos nos países mais ricos da Europa[10], estimativas a partir de dados epidemiológicos coletados nos EUA apontam para um aumento de 12,8% no número de indivíduos necessitando de PTs em 2020[6].

Apesar de o edentulismo vir declinando cerca de 10% a cada década nos últimos 30 anos, nesse mesmo período a população com mais de 55 anos de idade cresceu 79%. Isso justificaria a expectativa de um aumento do número de edentados nos EUA nos próximos anos.

No Brasil, dados de projeções populacionais e de percentuais de edentulismo foram utilizados para calcular o número absoluto de arcadas que demandarão próteses totais até 2050[11]. Entretanto, como os dados fornecidos pelos levantamentos nacionais em saúde bucal foram obtidos por contagens em apenas três faixas etárias, não foi possível estimar o edentulismo para toda a população.

Na faixa de idade mais alta pesquisada, que abrange os indivíduos entre 50 e 74 anos, o número de indivíduos necessitando de PTs crescerá em torno de 2,0% até 2020. Esse percentual representa um aumento de aproximadamente 300 mil indivíduos necessitando de PTs[11] (Fig. I-1). Entretanto, esse número pode ser significativamente maior se considerados os indivíduos com idade acima de 75 anos, dos quais ainda não existem números atualizados.

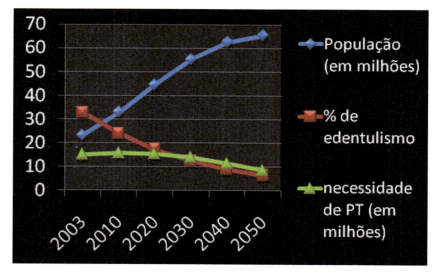

Figura I-1 – Gráfico comparando a variação populacional com o percentual de edentulismo na população brasileira entre 50 e 74 anos, projetando essa relação a partir do ano de 2003. Apesar de esperada uma queda no percentual de edentulismo, o aumento da população compensará essa queda, mantendo o número de edentados quase constante.

QUAL A IMPORTÂNCIA DE SE ESTABELECER UM PLANO DE TRATAMENTO ADEQUADO?

Durante o último século, a forma de tratamento mais utilizada para reabilitar os edentados foi a Prótese Total (PT) suportada inteiramente pela mucosa que recobre o osso remanescente do rebordo alveolar.

A retenção e a estabilidade dessas próteses – consideradas os pontos mais críticos desse tipo de tratamento – são influenciadas por muitos fatores, tais como a qualidade e a quantidade da saliva, a ação da musculatura e a oclusão. Além disso, nem sempre se conseguem as condições ideais de retenção e estabilidade devido a condições desfavoráveis, tais como anatomia do rebordo residual, problema de coordenação neuromuscular e intolerância ao uso de próteses por parte do paciente.

Existem alternativas de tratamento para estas condições desfavoráveis, tais como cirurgia para aumento de rebordo ou aprofundamento do sulco vestibular, cujos resultados nem sempre são os esperados.

Por outro lado, a utilização de *implantes osteointegráveis* como ferramenta para solucionar os problemas funcionais das PTs tem proporcionado excelentes resultados para os pacientes. As evoluções científicas e tecnológicas nessa área oferecem o respaldo necessário para que um número cada vez maior de profissionais sinta-se motivado a indicar as próteses sobre implantes como a melhor alternativa reabilitadora para os pacientes.

Dessa forma, é de fundamental importância a realização de um *planejamento* correto e minucioso para a reabilitação de um paciente edentado, especialmente com o uso de implantes osteointegráveis.

A instalação dos implantes deve atender a necessidades ditadas pela restauração, portanto, se a anatomia não permite o posicionamento ideal dos implantes, o *plano de tratamento* deve ser modificado. Assim, como o resultado restaurador desejado orienta os procedimentos cirúrgicos, a comunicação entre o cirurgião e o protesista é um aspecto crítico no controle do caso.

No *planejamento* de uma reabilitação protética, é essencial que seja estabelecida uma *seqüência* lógica de condutas clínicas que serão executadas desde o início do tratamento para reverter as situações desfavoráveis preexistentes, até a conclusão da prótese. Essa seqüência, chamada de *plano de tratamento*, deve ter como principal característica a prótese como seu *último* item e deve ser estabelecida, sempre que possível, visando às características estéticas e funcionais que se quer obter.

O estabelecimento da seqüência no plano de tratamento é calcado em condutas diagnósticas, as quais podem ser resumidas em: (1) história médica e dentária; (2) exame clínico; (3) exames de imagens e (4) análise de modelos de estudo.

Dessa forma, no tratamento reabilitador protético, o CD não pode se furtar de seguir um *plano de tratamento* elaborado dentro de um conceito multidisciplinar, compartilhando a execução desse plano com outros profissionais quando necessário, sob pena de ser considerado culpado pelo eventual fracasso da prótese[12].

Atualmente, a obtenção de benefícios sociais deve ser baseada na otimização do uso da mão-de-obra qualificada. O CD, para estar afinado com essa realidade, deve estar apto a prever o êxito do tratamento que se propõe a executar, o que só é conseguido com a adoção de um *plano de tratamento* previamente estabelecido[13].

QUAIS AS LIMITAÇÕES PARA A INSTALAÇÃO DE IMPLANTES OSTEOINTEGRÁVEIS PARA RETER PRÓTESES TOTAIS REMOVÍVEIS?

A chave de uma boa *indicação* protética consiste em reconhecer e pesar as *necessidades* e as *possibilidades* do paciente com os tipos de próteses que, por critérios técnicos, a ele podem ser oferecidos.

Uma decisão errada nesse sentido pode trazer sérias dificuldades a serem suplantadas durante o tratamento e, não raramente, levar ao fracasso do mesmo.

A reposição protética de dentes é sempre necessária para aqueles que perderam todos os dentes naturais. Dentro do que já foi discutido neste capítulo, pode-se assumir que, sempre que possível, deve-se indicar a colocação de implantes osteointegráveis no tratamento dos edentados para melhorar o desempenho mecânico das PTs, evitando-se as próteses estritamente mucossuportadas.

Entretanto, a indicação de próteses sobre implantes osteointegráveis pode esbarrar em *limitações financeiras, psicológicas, anatômicas e cirúrgicas*.

Limitações financeiras

O aumento do número de procedimentos clínicos (cirúrgicos e protéticos), além do custo dos implantes e dos componentes protéticos, tende a aumentar o custo final de uma prótese sobre implantes. Esse fator tende a ser restritivo para a indicação desse tipo de prótese para um número significativo de pacientes.

Entretanto, como em toda nova tecnologia, passado o momento inicial, é esperada uma redução significativa nos custos de suas aplicações para que esta possa ser oferecida a um número cada vez maior de pessoas, cumprindo assim o papel essencial da ciência.

A primeira grande revolução promovida pela descoberta da osteointegração foi o surgimento dos próprios implantes, em um formato que continua atual até hoje, apesar das modificações que vêm sendo propostas pelos fabricantes.

A segunda foi a redução dos custos, forçada pelo mercado, a que esses implantes são oferecidos atualmente.

Isso estimulou a criação de uma especialidade e viabilizou a implementação de clínicas de Implantodontia em diversos serviços de saúde pública, levando a uma demanda por profissionais com treinamento adequado para trabalhar nessas clínicas. A conseqüência lógica é a incorporação da Implantodontia nas grades dos currículos dos cursos de graduação em Odontologia, o que já vem ocorrendo em diversas instituições.

Limitações psicológicas

Apesar de as pessoas atualmente manterem os seus dentes por um período maior, ainda existe um grande número de indivíduos edentados que precisam ser tratados, em função do aumento da população mais idosa e de a Odontologia preventiva ainda não atingir da mesma maneira todas as camadas sociais. Desta forma, é de se esperar que os pacientes que se tornaram edentados há mais tempo apresentem níveis mais acentuados de reabsorção do rebordo residual, constituindo-se exatamente no grupo de pacientes com maiores problemas com as PTs convencionais[14] (Fig. I-2).

A maioria dos indivíduos edentados habitua-se à utilização de PTs convencionais, embora estas próteses não apresentem as mesmas características de conforto e eficiência mastigatória dos dentes naturais. Dentre estes pacientes, um pequeno número não se habitua ao uso destas próteses e vai aumentar as estatísticas dos indivíduos que não ficam satisfeitos com os tratamentos executados: os *inválidos orais*.

Esse grupo é o que provavelmente demonstrará mais desejo ou vontade de utilizar uma PT com o auxílio de implantes para melhorar sua função, constituindo-se no tipo de paciente que melhor aceitará submeter-se às complexidades do tratamento que esse tipo de prótese exige.

Entretanto, apesar de a Implantodontia já ser conhecida por uma parcela considerável da população, a segurança dos procedimentos sempre

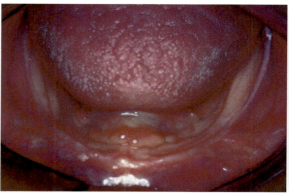
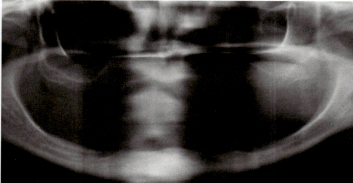

Figura I-2 – Paciente apresentando rebordo remanescente severamente reabsorvido, dificultando a confecção de uma prótese funcionalmente eficiente (à esquerda). Aspecto radiográfico do caso evidenciando a grande diminuição de volume ósseo da mandíbula e da maxila, ocorrida após as perdas dos dentes (à direita).

fica abalada pelos casos de insucesso mal administrados. Isso faz com que algumas pessoas tenham resistência em se submeterem aos procedimentos cirúrgicos, por medo do desconforto que os mesmos possam acarretar, sem que se possa garantir um índice de sucesso de 100%.

Limitações anatômicas

Para que se obtenha o sucesso esperado na reabilitação, é imprescindível o conhecimento tanto da anatomia básica dos ossos maxilares, como da dinâmica das modificações que ocorrem com esses ossos no decorrer do tempo. Tais conhecimentos são aplicados em todas as fases, partindo do planejamento, passando por uma eventual cirurgia para a colocação de implantes e terminando na confecção das próteses.

O osso alveolar, após a perda de uma raiz dentária, sofre reabsorção devido à falta de estímulos gerados pelos ligamentos periodontais (Fig. I-3). Além disso, as tentativas de repor a dentição perdida através de PTs convencionais podem gerar pressões não fisiológicas sobre o osso remanescente, o que aceleraria o processo de reabsorção.

A massa óssea e sua densidade mineral são o resultado do balanço entre reabsorção e formação ósseas. As cargas aplicadas sobre o osso são de suma importância para alterações estruturais do mesmo. Dessa forma, as tensões funcionais geradas pela prótese sobre o osso podem mediar tanto a formação como a reabsorção óssea.

Dentro desse contexto, tendo como filosofia de tratamento a manutenção da saúde do tecido ósseo, a reabilitação protética através do uso de próteses suportadas por implantes osteointegráveis criaria estímulos funcionais intra-ósseos, que manteriam a atividade dos osteoblastos e a condição do osso alveolar.

Na fase de planejamento, deve-se sempre levar em consideração as limitações anatômicas do caso.

Na mandíbula, essas limitações são contornáveis, pois na região pré-mentoniana em geral não são encontradas estruturas anatômicas que possam restringir significativamente a instalação dos implantes.

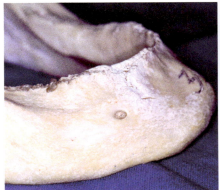 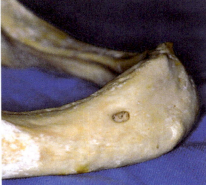 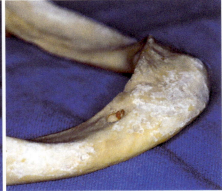

Figura I-3 – Após as perdas dos dentes, o osso começa a ser reabsorvido. Em uma mandíbula na qual os dentes foram recentemente extraídos pode-se notar ainda a persistência de alvéolos e uma grande quantidade de osso acima do forâmen mentoniano (à esquerda). Com o desaparecimento do osso alveolar, a quantidade de osso que pode ser observada acima do forâmen mentoniano é menor (ao centro). Em casos mais severos, é comum encontrar o forâmen mentoniano sobre o rebordo remanescente em conseqüência da grande perda de tecido ósseo (à direita).

Além disso, em função do padrão predominantemente vertical da reabsorção óssea, em geral consegue-se a colocação de implantes com diâmetros adequados e bem posicionados para reter uma sobredentadura e, eventualmente, até uma prótese fixa (Fig. I-4).

Já na maxila, mesmo sendo a região anterior a eleita para a colocação dos implantes para reter uma PT, os fatores limitantes aparecem com mais freqüência.

A reabsorção do rebordo anterior superior no sentido horizontal é praticamente o dobro da que se observa no sentido vertical, o que pode causar a formação de uma região estreita entre as corticais vestibulares e palatinas (Fig. I-5), restringindo a colocação de implantes.

Outro fator limitante seria a distância entre a cortical alveolar e a base da cavidade nasal, que pode estar reduzida em pacientes com áreas de reabsorções severas (Fig. I-6).

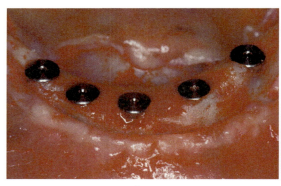 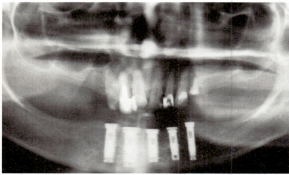

Figura I-4 – Na região entre os forâmens mentonianos, geralmente podem ser colocados implantes distribuídos de forma a viabilizar uma reabilitação protética mecanicamente muito eficiente (à esquerda). Radiografia panorâmica mostrando a relação dos implantes com as estruturas anatômicas da mandíbula, em especial o canal mandibular (à direita).

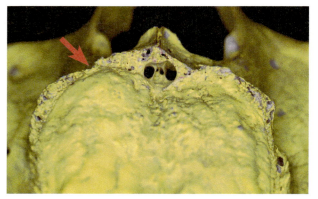

Figura I-5 – Área de reabsorção severa na maxila com formação de uma região estreita entre as corticais vestibulares e palatinas.

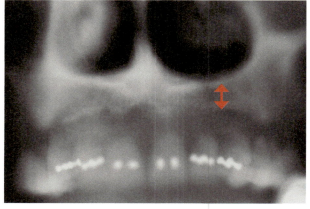

Figura I-6 – Imagem radiográfica de maxila edentada e PT com dentes de porcelana evidenciando a pequena quantidade de osso existente entre a cortical do rebordo e a base da cavidade nasal (seta).

Nos segmentos posteriores da maxila, as perdas horizontais e verticais são normalmente proporcionais, no entanto a pneumatização dos seios maxilares pode comprometer grande parte do osso viável. A largura do rebordo neste segmento, entretanto, normalmente é apropriada para a colocação de implantes. Desta forma, o fator limitante na região posterior quase sempre é a distância vertical entre a crista alveolar e o soalho do seio maxilar (Fig. I-7).

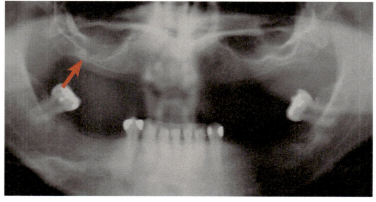

Figura I-7 – Radiografia panorâmica evidenciando área de pneumatização do seio maxilar no lado direito (seta). Entretanto, na região anterior do rebordo parece haver quantidade suficiente de osso para a colocação de implantes. Esse dado deverá ser confirmado com uma tomografia dessa região.

O tratamento com implantes na maxila tende a ser mais complexo e, em função disto, o profissional deve pesar a relação custo/benefício deste tratamento.

Se as condições anatômicas são favoráveis para o uso de PTs convencionais, um ganho significativo para o paciente só é conseguido com a remoção da cobertura palatina da base da prótese (Fig. I-8). Entretanto, isso demanda a instalação de um número maior de implantes.

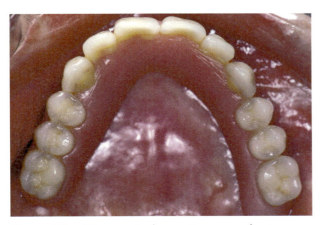

Figura I-8 – PT removível superior sem cobertura palatina e retida por implantes osteointegrados.

Caso as condições anatômicas sejam desfavoráveis, a colocação de implantes pode gerar algum benefício funcional, porém a previsibilidade do tratamento nas fases iniciais tende a ser menor.

Em função destes aspectos, deve-se ter cautela na reabilitação da maxila. Os possíveis resultados e complicações devem ser conhecidos pelo profissional e discutidos com o paciente antes do início do tratamento[14].

Limitações cirúrgicas

Qualquer condição que possa comprometer o processo de cicatrização deve excluir o paciente de tratamentos que necessitem de intervenções cirúrgicas.

Dessa forma, a indicação para um paciente ser submetido à instalação de implantes pode ser restringida por condições como: (1) discrasias sangüíneas; (2) uso continuado de medicamentos que inibam a coagulação sangüínea; (3) uso abusivo de drogas, inclusive tabaco e álcool; (4) doenças que afetem o poder de reparação tecidual, tais como diabetes, osteoporose e doenças cardiovasculares não controladas; (5) durante tratamentos que alterem temporariamente o processo de reparo, como quimioterapia para o câncer e tratamento antimetabólico para artrite; e (6) após tratamentos com efeitos deletérios cumulativos, como a aplicação de radiação na região maxilomandibular ou administração sistêmica de bisfosfonatos.

A osteonecrose induzida por bisfosfonato, descrita pela primeira vez em 2003, refere-se a uma condição caracterizada pela exposição óssea na mandíbula ou maxila, persistindo por mais de 8 semanas em um paciente que utiliza, ou utilizou, bisfosfonatos sem história prévia de radioterapia[15] (Fig. I-9).

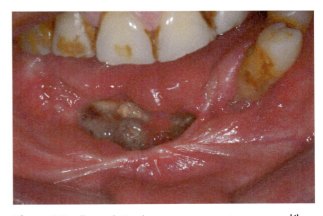

Figura I-9 – Exposição óssea permanente em mandíbula subseqüente a extrações dentárias em indivíduo que utilizou bisfosfonato em passado recente. (Caso clínico cedido pela Dra. Camila Boasquevisque.)

Uma alteração semelhante foi reconhecida há 100 anos, como uma doença ocupacional em minas de fósforo nos Estados Unidos e Reino Unido, relacionada ao tempo de inalação de partículas suspensas de fosfato.

Os bisfosfonatos inibem a reabsorção óssea, interrompendo o mecanismo de remodelação (*turnover*) e reduzindo os níveis séricos de cálcio. O bisfosfonato une-se aos cristais minerais na superfície do tecido ósseo e, durante o processo normal de remodelação, o osteoclasto ingere o bisfosfonato e sofre apoptose.

Esta alteração acomete preferencialmente os maxilares, originando-se no osso alveolar e estendendo-se ao osso basal, e ocorre espontaneamente após um procedimento cirúrgico invasivo, como exodontia, cirurgia periodontal, apicetomia ou instalação de um implante.

Portanto, durante a anamnese, deve-se ter atenção a pacientes com osteoporose, doença de Paget ou metástases ósseas, utilizando medicamentos por longos períodos, pois os efeitos dos bisfosfonatos são cumulativos e sua meia-vida intravenosa pode alcançar dez anos ou mais.

Os principais bisfosfonatos atualmente disponíveis, suas indicações primárias, dosagens, vias de administração e potência relativa são descritas na Tabela I-2.

Tabela I-2 – Principais bisfosfonatos existentes no mercado e suas indicações.

Bisfosfonato	Via	Indicação	Dosagem	Potência relativa
Etidronato (Didronel)	Oral	Doença de Paget	300-750mg/dia – 6 meses	1
Tiludronato (Skelid)	Oral	Doença de Paget	400mg/dia – 4 meses	50
Alendronato (Fosamax)	Oral	Osteoporose	10mg/dia – 1 semana	1000
Resindronato (Actonel)	Oral	Osteoporose	5mg/dia – 1 semana	1000
Ibandronato (Boniva)	Oral	Osteoporose	2,5mg/dia – 1 mês	1000
Pamindronato (Aredia)	Intravenosa	Metástase óssea	90mg/dia – 3 semanas	1000-5000
Zolendronato (Zometa)	Intravenosa	Metástase óssea	3mg/dia – 3 semanas	10000

A PRÓTESE TOTAL SOBRE IMPLANTES: FIXA OU REMOVÍVEL?

O planejamento de uma reabilitação em um paciente edentado deve obrigatoriamente iniciar pelo tipo de prótese que pode ser oferecido a esse paciente.

Uma vez que a PT convencional é a modalidade básica de tratamento para os edentados e, considerando-se as limitações desse tipo de prótese discutidas anteriormente, resta estabelecer os parâmetros de indicação das PTs sobre implantes.

O tipo de prótese a ser realizada – fixa ou removível – irá influenciar no número e no posicionamento dos implantes a serem utilizados.

Se uma prótese total *fixa* for indicada, deve-se planejar a instalação de pelo menos quatro implantes, tanto na *mandíbula* como na *maxila*[16].

Quando uma PT *removível* (sobredentadura) for planejada, dois implantes são suficientes para se conseguir ganhos funcionais significativos na *mandíbula*. Entretanto, na *maxila*, esse número em geral é insuficiente, sendo preferível a utilização de quatro implantes unidos por uma barra[16].

O número de implantes não é o único determinante para a indicação do tipo de prótese a ser executado.

Em uma PT *fixa* retida por implantes colocados somente na região anterior do rebordo, o comprimento ou a extensão posterior dos pônticos em balanço (cantiléveres) não deve ser maior que 1,5 vezes a distância do centro do implante mais anterior à linha que tangencia o bordo distal dos dois implantes mais posteriores (Fig. I-10). Como essa característica está diretamente relacionada à quantidade de dentes posteriores que podem ser colocados na prótese, deve-se avaliar previamente se a mesma será suficiente para suprir as necessidades estéticas e de conforto oclusal do paciente. Caso contrário, uma sobredentadura passa a ser mais indicada.

A forma do rebordo remanescente é um fator determinante dessa questão. Nos rebordos quadrados, os implantes tendem a ser instalados quase em linha, enquanto nos triangulares a distância entre os implantes mais posteriores e o mais anterior tende a ser maior (Fig. I-11).

A partir do desenvolvimento dos exames de imagens, utilizando-se uma tomografia computadorizada com a qual se possa simular no computador o posicionamento dos implantes

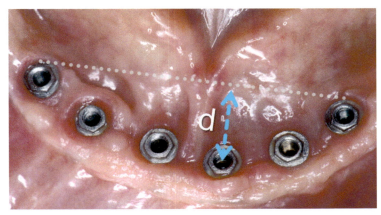

Figura I-10 – A extensão distal dos pônticos em balanço (cantiléveres) em uma PT fixa não deve ser maior que 1,5 vezes a distância (d) do centro do implante mais anterior até a linha que tangencia o bordo distal dos dois implantes mais posteriores. Isso significa que mesmo com uma grande quantidade de implantes, como neste caso, uma prótese fixa pode não atender às necessidades do paciente em função do número reduzido de dentes que poderão ser colocados na região posterior.

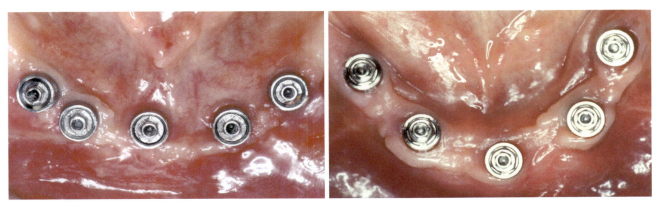

Figura I-11 – A despeito do número de implantes utilizados ser o mesmo, a forma do rebordo pode determinar uma situação mecanicamente desfavorável (à esquerda) ou favorável (à direita) para a confecção de uma prótese total fixa.

previamente à cirurgia, a distância ântero-posterior que será conseguida entre os implantes pode ser estimada. Essa informação possibilita estabelecer o planejamento protético antes da instalação dos implantes e informar ao paciente o tipo de prótese (fixa ou removível) que poderá ser executada com previsibilidade e segurança (Fig. I-12).

As sobredentaduras, por serem removíveis, permitem aos pacientes conseguirem mais facilmente um padrão de *higiene* aceitável, pois as PTs fixas necessitam de procedimentos de higienização mais complexos, em especial na maxila. Isso é particularmente significativo para pacientes com coordenação motora deficiente.

Em pacientes com *saúde debilitada* e nas situações onde existem *limitações financeiras*, as sobredentaduras geralmente são a primeira escolha, pois a menor quantidade de implantes requerida e o tipo de prótese a ser confeccionada simplificam os procedimentos, diminuindo o custo final e o tempo do tratamento.

A perda óssea é um determinante do espaço disponível para a instalação dos componentes protéticos. Em uma prótese fixa, os componentes ficam situados dentro dos dentes artificiais, exigindo pouco espaço para sua utilização. Já nas sobredentaduras os elementos de retenção são posicionados dentro da base de acrílico da prótese, entre o rebordo edentado e os dentes artificiais, o que requer consideravelmente mais espaço, especialmente se o sistema utilizado for do tipo barra/clipe (Fig. I-13).

No que tange à fala, os dois tipos de tra-

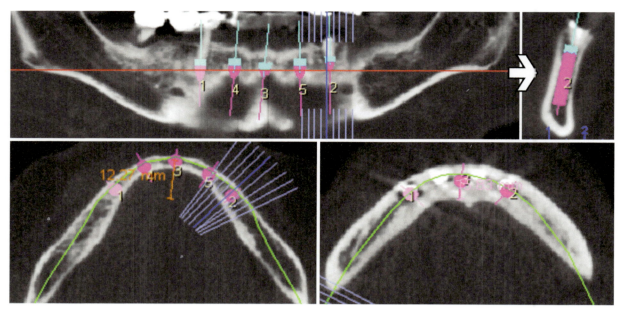

Figura I-12 – Simulando-se os posicionamentos dos implantes, colocados na imagem panorâmica entre os forâmens mentonianos (acima à esquerda), podem-se visualizá-los simultaneamente em uma imagem de corte do osso (acima à direita) e em um corte axial (abaixo à esquerda), dessa forma, estimando a distância ântero-posterior dos implantes nesse plano. Quando o rebordo apresenta um segmento anterior reto os implantes tendem a ficar alinhados, diminuindo a distância ântero-posterior e, conseqüentemente, o comprimento dos cantiléveres posteriores (abaixo à direita).

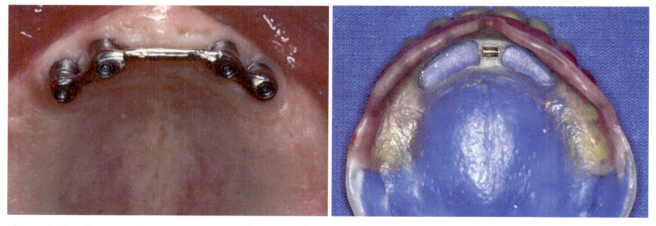

Figura I-13 – Sistemas de retenção que utilizem implantes unidos por barras (à esquerda) tendem a ocupar muito espaço no interior das próteses (à direita), fazendo com que estas fiquem com o volume externo aumentado, o que pode causar desconforto ao paciente.

tamento podem causar problemas quando os princípios básicos não são seguidos. Entretanto, os espaços necessários à higienização sob as próteses fixas são mais propensos a permitir um *escape de ar* excessivo que pode alterar alguns fonemas, especialmente na maxila.

Defeitos congênitos ou adquiridos envolvendo *grandes perdas de tecido* em pacientes edentados, normalmente requerem um tratamento com sobredentaduras, pois a base de resina acrílica presente nesse tipo de prótese pode recompor as perdas teciduais. Além disso, tais pacientes necessitam de próteses facilmente removíveis para limpeza, exame e ajustes periódicos.

Pacientes portadores de PTs superiores que apresentem *ânsia de vômito* causada pela prótese não apresentarão mais esse problema se tratados com próteses fixas ou sobredentaduras sem a cobertura do palato.

Para pacientes com pouca quantidade de mucosa ceratinizada sobre o rebordo alveolar, especialmente na mandíbula, seria mais indicada a reabilitação com próteses totais fixas. As sobredentaduras requerem uma base de tecido com pouca mobilidade para minimizar as forças de deslocamento aplicadas pela musculatura.

Da mesma forma, deveriam ser tratados os pacientes que possuem rebordos sensíveis ou em lâmina de faca, pois uma prótese suspensa é uma solução mais efetiva do que os procedimentos cirúrgicos ou o uso de materiais resilientes sob próteses convencionais.

Do ponto de vista estético, as próteses fixas inferiores em geral não apresentam problemas, pois os movimentos do lábio inferior normalmente não expõem os intermediários e o suporte adequado do lábio é conseguido com os dois tipos de prótese (Fig. I-14).

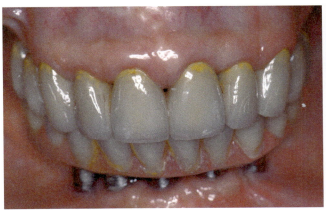
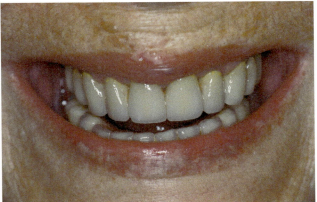

Figura I-14 – Vista intra-oral de paciente submetida à reabilitação oral com prótese total fixa superior sobre dentes e inferior sobre implantes (à esquerda). Mesmo em um sorriso amplo a porção potencialmente antiestética próxima à gengiva não pode ser vista (à direita).

Já na maxila, a disponibilidade de tecido para se conseguir estética gengival e suporte labial deve ser previamente avaliada (Figs. I-15 a I-20). A menos que existam condições anatômicas favoráveis, as sobredentaduras permitem obter mais facilmente um *suporte labial* adequado, pela existência do flange labial que pode ser esculpido para cumprir esta finalidade.

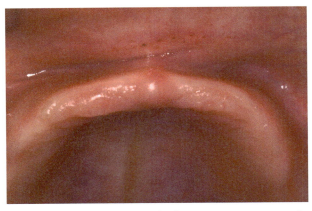
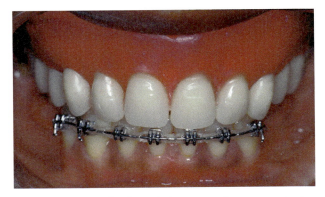

Figura I-15 – Rebordo residual superior apresentando padrão de reabsorção horizontal, que pode levar à deficiência no suporte labial do paciente.

Figura I-16 – PT de diagnóstico, com dentes montados em cera, recuperando o padrão estético do paciente.

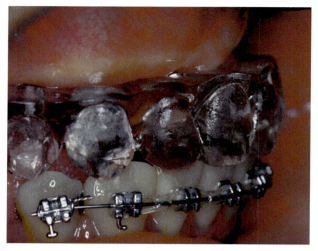

Figura I-17 – Duplicação da prótese de diagnóstico com o flange vestibular removido, evidenciando a necessidade de aumento no rebordo para se conseguirem dentes com comprimentos adequados e estética gengival em uma prótese fixa sobre implantes.

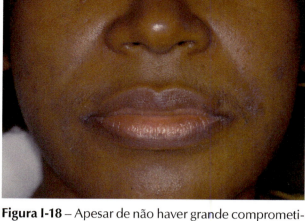

Figura I-18 – Apesar de não haver grande comprometimento do suporte labial com o flange removido, optou-se por fazer um enxerto em bloco para minimizar as possíveis discrepâncias estéticas intra-orais.

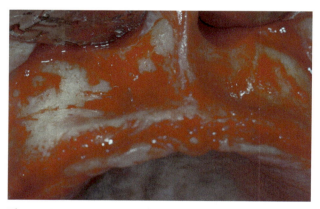

Figura I-19 – Aspecto do defeito ósseo criado pela reabsorção, evidenciado durante o procedimento cirúrgico de enxerto.

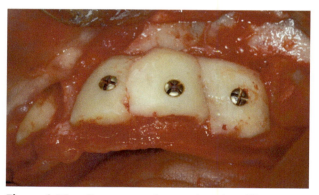

Figura I-20 – Enxerto autógeno de crista ilíaca posicionado.

A avaliação da *linha do sorriso* do paciente também assume importância na decisão sobre qual prótese será confeccionada. Naqueles que possuem linha alta, as sobredentaduras geralmente apresentam melhores resultados estéticos do que as próteses fixas. Mesmo assim, se o paciente ainda desejar uma prótese fixa, deve-se alertá-lo que pode ser necessário o uso de uma gengiva artificial (fixa ou removível) para se obter um contorno gengival adequado.

É fundamental deixar claro para o paciente as dificuldades e limitações do caso durante a fase de planejamento, pois muitos podem se apresentar com expectativas irreais sobre o tratamento. Desta forma, tenta-se minimizar o risco de se ter pacientes insatisfeitos. Além disto, o paciente precisa entender que o planejamento do seu caso pode ser alterado durante a cirurgia ou algum tempo depois, dependendo de achados clínicos e de suas respostas biológicas aos procedimentos executados.

Esses fatores vistos individualmente podem se apresentar com pouca significância na decisão sobre qual tipo de prótese utilizar, no entanto, em conjunto, em uma análise mais abrangente, serão cruciais na determinação do melhor tipo de tratamento para o paciente[17].

Na Tabela I-3 estão relacionados os principais fatores a serem considerados na indicação do tipo de prótese a ser confeccionada na reabilitação protética dos pacientes edentados com o uso de implantes osteointegrados.

Tabela I-3 – Comparação entre sobredentaduras e próteses totais fixas.

Fatores relacionados		Sobredentaduras	Próteses fixas
Paciente	Preferência	Segunda opção	Primeira opção
	Planejamento	Mais simples	Mais complexo
	Higienização	Mais fácil	Mais difícil
	Saúde debilitada	Cirurgia mais simples	Cirurgia mais complexa
	Financeiro	Menor custo	Maior custo
Maxila	Ânsia de vômito	Mais problemas	Sem problemas
	Estética	Possibilidade de reestabelecimento do suporte labial	Possível insuficiência de suporte labial
Maxila e/ou mandíbula	Osso	Menos osso para menos implantes	Mais osso para mais implantes
	Cantiléver	Pouco importantante	Limitante
	Espaço interoclusal	Requer mais espaço	Requer menos espaço
	Fonética	Sem possibilidades de escape de ar	Possibilidade de escape de ar
	Defeitos congênitos	Indicada	Indicação limitada
Mandídula	Pouca mucosa ceratinizada	Indicação limitada	Indicada
	Rebordo em lâmina de faca	Pressão em áreas sensíveis	Não existe pressão
	Estética	Sem problemas	Sem problemas

REFERÊNCIAS

1. Landmann C et al. O Brasil em números. Radiscomunicação em saúde. 2004 Jul; 23: 26.
2. Simunkovic SK, Boras VV, Panduric J, Zilic IA. Oral health among institutionalised elderly in Zagreb, Croatia. Gerodontology. 2005 Dec; 22(4):238-41.
3. Srisilapanan P, Sheiham A. Assessing the difference between sociodental and normative approaches to assessing prosthetic dental treatment needs in dentate older people. Gerodontology. 2001 Jul;18(1):25-34.
4. Chen X, Cheng RB, Liu SJ, Zhang L. [An analysis of the state of teeth of 961 elderly cadres in Shenyang City] Shanghai Kou Qiang Yi Xue. 2003 Aug;12(4):263-5.
5. Shah N, Parkash H, Sunderam KR. Edentulousness, denture wear and denture needs of Indian elderly – a community-based study. J Oral Rehabil. 2004 May;31(5):467-76.
6. Douglass CW, Shih A, Ostry L. Will there be a need for complete dentures in the United States in 2020? J Prosthet Dent. 2002 Jan;87(1):5-8.
7. Nitschke I. Geriatric oral health issues in Germany. Int Dent J. 2001 Jun;51(3 Suppl):235-46.
8. Henriksen BM, Axéll T, Laake K. Geographic differences in tooth loss and denture-wearing among the elderly in Norway. Community Dent Oral Epidemiol. 2003 Dec;31(6):403-11.
9. Osterberg T, Johanson C, Sundh V, Steen B, Birkhed D. Secular trends of dental status in five 70-year-old cohorts between 1971 and 2001. Community Dent Oral Epidemiol. 2006 Dec;34(6):446-54.
10. Mojon P, Thomason JM, Walls AW. The impact of falling rates of edentulism. Int J Prosthodont. 2004 Jul-Aug;17(4):434-40.
11. Martins CDL. O edentulismo no Brasil: uma projeção demográfica e epidemiológica para os anos de 2020, 2030, 2040 e 2050 [monografia de especialização]. Rio de Janeiro (RJ): Faculdade de Odontologia da UERJ; 2008.
12. Kratochvil FJ. Partial removable prosthodontics. Philadelphia: Saunders; 1988. p. 83.
13. Bonachela WC, Telles DM. Planejamento em reabilitação oral com prótese parcial removível. São Paulo: Ed. Santos; 1998.

14. Spiekermann H. Color Atlas of Dental Medicine. Implantology. New York: Thieme Medical Publishers; 1995.
15. Marx RE. Oral & intravenous bisphosfonate-induced osteonecrosis of the jaws: history, etiology, prevention, and treatment. Illinois: Quintessence Publishing; 2006.
16. Lekholm U. Surgical considerations and possible shortcomings of host sites. J Prosthet Dent. 1998 Jan;79(1):43-8.
17. DeBoer J. Edentulous implants: overdenture versus fixed. J Prosthet Dent. 1993 Apr;69(4): 386-90.

Capítulo II

O Exame do Paciente Edentado

Daniel Telles
Henrique Hollweg
Luciano Castellucci
Ronaldo de Moraes Telles
Aloísio Borges Coelho
Simone de Queiroz Chaves Lourenço
Eduardo José Veras Lourenço

O exame é a coleta das informações que vão orientar na determinação do *plano de tratamento*.

Um planejamento mais complexo tende a aumentar o número de etapas do *plano de tratamento* e, por conseguinte, o custo e o tempo necessários para a execução do mesmo. Adicionalmente, e não raramente, tratamentos mais complexos necessitam de um número maior de profissionais envolvidos em sua realização.

Assimilar uma nova tecnologia e simplesmente aplicá-la fora de uma situação indicada desvirtua a técnica em si e modifica os critérios de qualidade que orientaram seu desenvolvimento. Dominar uma nova tecnologia significa, além de aprender a aplicar a técnica envolvida, indicá-la corretamente.

É mérito do profissional idealizar um planejamento que atenda às necessidades do paciente, aliando qualidade e simplicidade. Para isso, é necessária uma percepção profunda e abrangente dos problemas do indivíduo, contextualizando o problema dentário em si. Didaticamente, essa percepção pode ser definida como uma visão multidisciplinar dos problemas do indivíduo.

Fica claro então que, quanto maior a quantidade de dados a respeito de paciente, maior é o potencial de o profissional ampliar sua visão e aprofundar sua percepção do caso.

São usadas três estratégias para a coleta de dados: (1) questionamentos sobre o estado de saúde do paciente; (2) exames clínicos intra e extra-orais; e (3) exames complementares.

O QUE DEVE SER PERGUNTADO?

Os pré-requisitos do tratamento

Ao iniciar uma reabilitação protética, o cirurgião-dentista (CD) deve saber que determinadas questões são fundamentais e devem ser *positivamente* respondidas, gerando uma expectativa tranqüilizadora para o profissional e para o paciente. São elas[1]:

- O paciente está insatisfeito com a sua prótese atual?
- O paciente compreendeu as possíveis limitações estéticas e funcionais do seu caso?
- O paciente está informado dos custos envolvidos no tratamento?
- O paciente foi avisado que serão necessários ajustes subseqüentes à instalação da prótese?
- O paciente foi avisado que o sucesso da reabilitação depende do estabelecimento e do cumprimento de um programa de manutenção após a instalação da prótese?

Além disso, nos casos das próteses sobre implantes, devem ser consideradas também outras questões:

- O paciente está informado a respeito de próteses sobre implantes e especialmente sobre as particularidades do seu caso?
- O paciente está apto, segundo parecer médico e odontológico, a ser submetido aos procedimentos cirúrgicos?
- O CD está familiarizado com os dispositivos que serão utilizados?
- O técnico que vai confeccionar a prótese está familiarizado com os dispositivos que serão utilizados.

Respondidas essas questões, passa-se à coleta de informações pertinentes à elaboração do plano de tratamento.

A anamnese

Na primeira fase do exame do paciente deve-se pesquisar seu estado geral de saúde. Este desempenha um papel importante e deve sempre ser considerado antes do início do tratamento, uma vez que nos permite tomar os cuidados especiais exigidos para cada paciente. Em determinadas situações, deve-se pôr de lado, mesmo que momentaneamente, algumas modalidades de tratamento, que a princípio seriam ideais, devido às condições físicas, emocionais ou à idade do paciente[2].

Esta pesquisa dá-se principalmente através de uma conversa com o paciente, na qual deve ser mantida a postura e o sigilo profissionais, chamada de *anamnese*.

Todas as informações coletadas devem ser anotadas em uma ficha clínica, que idealmente deve conter perguntas padronizadas para auxiliar o profissional durante o exame, assegurando que pontos importantes não foram esquecidos ou deixaram de ser questionados.

É importante estar atento à *queixa principal* do paciente, a qual revela o motivo que o levou a buscar o tratamento. Ao seu final, essa queixa deve estar atendida ou, se não pertinente, deve ser explicada ao paciente no início do tratamento para redimensionar suas expectativas, mesmo que isso o leve a desistir do mesmo.

Além dos aspectos relacionados à saúde, é muito importante a pesquisa de hábitos parafuncionais dos pacientes. Apertamento e bruxismo estão comumente associados a problemas prévios ao tratamento e que provavelmente vão se repetir após a reabilitação concluída. Como os dentes naturais não estão mais presentes, cujos aspectos poderiam revelar a presença prévia de hábitos parafuncionais, é necessário buscar essa informação através de questionamentos aos pacientes.

A obtenção de todas estas informações, porém, não é completada na primeira visita do paciente. Nesta, obtém-se uma impressão clínica geral e o diagnóstico vai sendo complementado no decorrer do tratamento, principalmente nos casos mais complexos. Alguns procedimentos diagnósticos são concomitantes com os procedimentos clínicos, com cada sessão terapêutica ensinando mais coisas a respeito do paciente. Desta forma, pode-se modificar a impressão inicial obtida durante os procedimentos diagnósticos[2].

O QUE DEVE SER OBSERVADO?

Exame extra-oral

Este exame inicia-se durante a anamnese. Enquanto o paciente relata a sua história, observa-se o seu aspecto facial, procurando verificar características tais como dimensão vertical, suporte de lábio, linha do sorriso e altura incisal.

A(s) prótese(s) que o paciente porventura já utilize conta a história do relacionamento desse paciente com próteses dentárias. Uma observação atenta dessa(s) prótese(s) pode revelar características relevantes ao tratamento, tais como: (1) grau de higiene e cuidados com as mesmas (Fig. II-1); (2) espaço protético, pois a presença de prótese total (PT) inferior que não recubra a papila piriforme pode ser um indicador de falta de espaço nessa região (Fig. II-2); (3) área chapeável, pela extensão da base das próteses (Fig. II-3); (4) tolerância relatada pelo paciente ao uso de próteses ou a uma característica específica de sua própria prótese; (5) características estéticas; (6) características dos dentes artificiais (Fig. II-4); (7) hábitos parafuncionais, pela presença de desgastes acentuados e/ou próteses danificadas (Fig. II-5); e (8) relações intermaxilares.

É uma conduta prudente reproduzir, nas próteses novas, características que estão adequadas nas próteses antigas, com as quais o paciente já está acostumado.

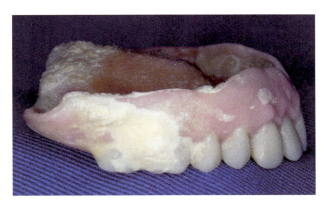

Figura II-1 – A formação de tártaro sobre a prótese é um indicativo do grau de higienização que o paciente está conseguindo manter.

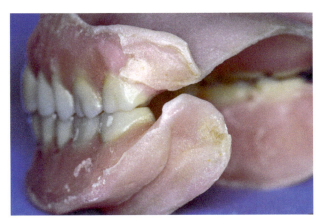

Figura II-2 – Através de análise das próteses que o paciente já utilize, posicionando-as em oclusão, pode-se aferir o espaço protético existente entre a tuberosidade da maxila e a papila piriforme na mandíbula, já que ambas devem ser recobertas pelas bases das próteses superior e inferior, como mostra a figura.

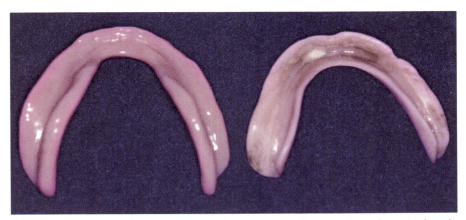

Figura II-3 – Próteses de um mesmo paciente mostrando que a área chapeável pode variar em função dos procedimentos de moldagem. Aumentar em demasia a área chapeável de uma PT, mesmo que tecnicamente correta, é uma conduta que leva a uma complexidade maior no processo de adaptação do paciente à prótese.

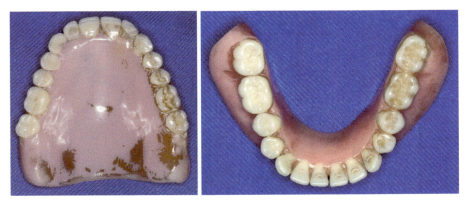

Figura II-4 – PT superior de um paciente com paralisia hemifacial, na qual podem ser notados depósitos e pigmentações sobre as superfícies oclusais dos dentes artificiais apenas no lado afetado, mas que não se acumularam sobre os dentes do lado oposto, pois foram removidos pelo atrito durante a mastigação (à esquerda). PT inferior do mesmo paciente (à direita).

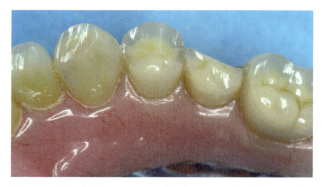

Figura II-5 – PT apresentando dentes artificiais com facetas de desgaste e um dente fraturado em decorrência de hábito parafuncional oclusal (bruxismo).

É importante avaliar também se o paciente apresenta alguma limitação funcional imposta pela presença prévia de disfunção temporomandibular ou dor orofacial.

Deve ser feita a avaliação da musculatura e da articulação temporomandibular (ATM).

Masseter, temporal, demais músculos da face, músculos cervicais e ATMs devem ser palpados (Fig. II-6), e estas últimas auscultadas em busca de sinais ou sintomas preexistentes ainda não manifestados ou percebidos como tais. O paciente deverá ser alertado para que não venha a relacionar um eventual aparecimento desses sintomas, outrora subclínicos, com o tratamento que se pretende executar.

Sensibilidade à palpação deve sempre ser levada em consideração quando se pretende executar tratamentos restauradores extensos. Esta pode ser o reflexo de alterações da tonicidade muscular ou de problemas intra-articulares que, por sua vez, podem alterar a posição de repouso mandibular e/ou seu arco de fechamento, dificultando a execução e reprodução dos registros intermaxilares.

Logo, para a execução de um trabalho de prótese, é necessário que o paciente encontre-se sem sinais e sintomas de disfunção temporomandibular ou dor orofacial[2].

Exame intra-oral

Nesta fase inspecionam-se tecidos moles, músculos e rebordo remanescente. A possibilidade de se atender à queixa principal do paciente deve ser reavaliada neste momento, todavia um exame sistemático de toda a cavidade bucal deve ser feito.

Esta avaliação deve começar pelos tecidos moles. Mucosas, língua e tecidos de revestimento do rebordo devem ser *inspecionados* e *palpados*, uma vez que a prioridade de tratamento pode ser drasticamente alterada na presença de algum tipo de lesão como, por exemplo, um processo neoplásico[2].

Além disso, condições presentes, oriundas do processo de invalidez iniciado com a extração dos dentes, tais como hipertrofias ou atrofias do rebordo ou das glândulas salivares, tecidos moles hiperplásicos e pontos sensíveis à palpação (Figs. II-7 a II-12), podem interferir na execução do caso, devendo ser corrigidas no início do tratamento.

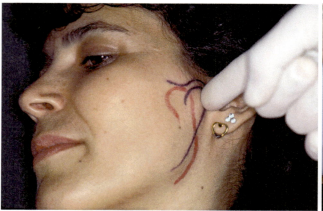 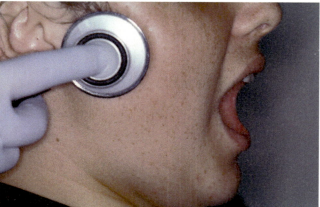

Figura II-6 – Deve-se palpar tanto o aspecto lateral da ATM, com a boca fechada, como o aspecto posterior, com a boca aberta quando o côndilo assumiria a posição delineada em vermelho, em busca de sensibilidade dolorosa (à esquerda). Além disso, as ATMs devem ser auscultadas durante os movimentos de abertura e fechamento em busca de ruídos que sejam indicativos de alguma patologia articular preexistente (à direita).

Capítulo II – O Exame do Paciente Edentado   21

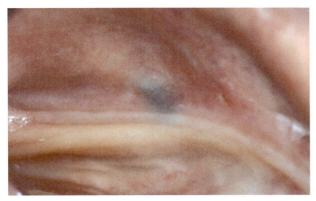

Figura II-7 – Vista intra-oral de paciente com queixa de ponto doloroso à palpação sob PT inferior. No exame clínico, evidenciou-se pequena área pigmentada na mucosa, coincidente com o ponto sensível relatado pelo paciente.

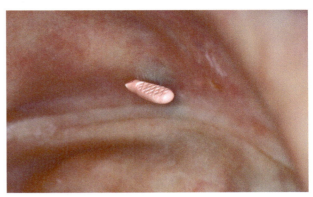

Figura II-8 – Parte de um cone de guta-percha colocado sobre a área pigmentada para servir de referência em exame radiográfico.

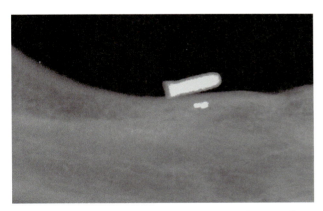

Figura II-9 – Radiografia periapical evidenciando a presença de fragmento radiopaco no osso sob a área dolorosa.

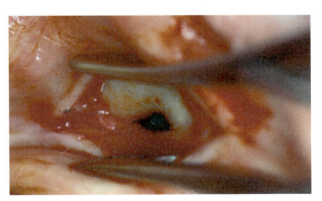

Figura II-10 – Acesso cirúrgico para a remoção do corpo estranho.

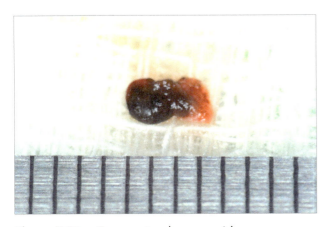

Figura II-11 – Corpo estranho removido.

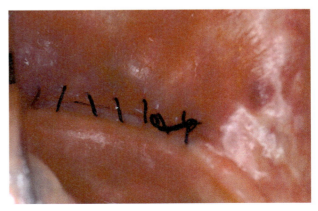

Figura II-12 – Aspecto da cirurgia terminada, devolvendo as condições de uso da prótese.

Quais as patologias associadas ao uso de próteses mais comumente encontradas na cavidade bucal dos edentados?

O uso de PTs pode levar a alterações nos tecidos de suporte e nos demais tecidos que as circundam.

Como tais patologias são comuns e podem trazer dificuldades para a execução de novas próteses, o CD precisa compreender seus mecanismos de formação para devolver a situação de normalidade aos tecidos atingidos, quando possível, e traçar um planejamento que supere tais dificuldades, prevenindo a evolução dos processos.

É importante destacar que, durante muito tempo foi sugerido, poderia haver uma associação entre carcinoma de boca e irritação crônica de tecidos pelo uso de PTs, entretanto, é indiscutível que tal relação *não* existe[3]. Tal relação equivocada pode ser objeto de grandes perturbações emocionais para pacientes que se julgam possuidores de um problema de saúde grave.

As principais patologias associadas ao uso de PTs são: (1) reabsorção do rebordo residual; (2) candidíase eritematosa ou atrófica crônica; e (3) hiperplasia fibrosa inflamatória ou epúlide fissurada.

Reabsorção do rebordo residual

Rebordo residual é uma terminologia usada para descrever o formato que assumem os alvéolos após as extrações dentárias.

Essa remodelação é responsável pelos três maiores desafios na reabilitação protética dos edentados: (1) a diminuição dos rebordos, que dificulta a obtenção de próteses convencionais funcionais; (2) a eventual falta de tecido ósseo necessário para o posicionamento adequado de implantes; e (3) a necessidade estética de recompor o suporte dos tecidos moles do terço inferior da face.

Após as extrações dentárias, uma cascata de respostas inflamatórias é imediatamente ativada, e os alvéolos são temporariamente preenchidos pelo coágulo sangüíneo. Os tecidos epiteliais iniciam sua proliferação e migração na primeira semana, restaurando rapidamente sua integridade. Evidências histológicas de formação ativa de osso podem ser encontradas na parte mais profunda do alvéolo, duas semanas após as extrações. O alvéolo vai ser, então, progressivamente preenchido por novo tecido ósseo em cerca de seis meses. Com esse padrão de deposição óssea, o tamanho do rebordo residual é reduzido mais rapidamente nos primeiros seis meses, mas a remodelação óssea continua por toda a vida, o que pode resultar em grandes perdas de estrutura no rebordo remanescente[4]. Tal padrão também determina a arquitetura resultante do rebordo residual em função de a reabsorção maxilar acontecer de fora para dentro e a reabsorção mandibular, de cima para baixo (Fig. II-13).

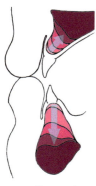

Figura II-13 – Esquema ilustrativo das modificações no contorno dos rebordos remanescentes em função da reabsorção progressiva.

O grau de reabsorção do rebordo residual difere entre pessoas e até em sítios distintos na mesma pessoa (Fig. II-14).

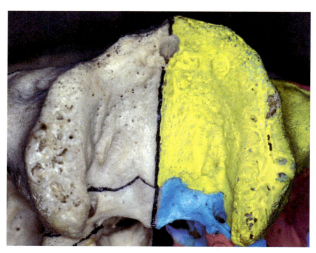

Figura II-14 – Rebordo maxilar apresentando diferentes padrões de reabsorção óssea, com uma área de reabsorção mais acentuada na região anterior do lado direito, possivelmente resultado de tensões mecânicas concentradas nessa região.

Em média, a *maxila* perde cerca de 2 a 4 mm de osso no primeiro ano após as extrações e 0,1mm por ano nos anos subseqüentes. Na *mandíbula*, a perda óssea no primeiro ano é de 4 a 6 mm e a média anual passa a ser 0,4 mm[4]. Essa remodelação óssea afeta o funcionamento de qualquer prótese que se apóie sobre o rebordo residual.

A reabsorção do rebordo residual é um fenômeno facilmente observável na prática clínica, mas a seqüência de eventos biológicos envolvidos ainda não é bem compreendida.

Um osso que recebe estímulos mecânicos constantes tende a manter uma atividade celular equilibrada entre osteoclastos e osteoblastos. Entretanto, durante a mastigação e outros movimentos mandibulares funcionais e, em especial, parafuncionais os músculos da mastigação produzem forças na superfície oclusal dos dentes artificiais, que são transmitidas para a base da prótese e, subseqüentemente, para o rebordo residual. Uma reabsorção exagerada em uma região específica pode ser creditada a tensões mecânicas exageradas nessa região (Fig. II-15), como nos casos de *síndrome da combinação* descritos posteriormente neste capítulo.

Adicionalmente, quando o tecido ósseo pára de receber estímulos, não consegue manter tal equilíbrio, o que pode resultar também em perda de massa calcificada, chamada de *atrofia por desuso*.

O esqueleto humano acumula massa óssea até cerca dos 30 anos de idade, quando gradualmente, começa a perder osso[5]. A partir daí, a reabsorção do rebordo residual também pode ser influenciada por fatores sistêmicos, como *diabetes* e *osteoporose*.

A demora na cicatrização dos alvéolos dentários após a extração, freqüentemente observada em pacientes com *diabetes* mal controlada, resulta em maior perda óssea no rebordo remanescente (Fig. II-16). Uma rede densa de fibrina normalmente preenche o alvéolo logo após as extrações, formando a matriz para a aposição óssea, de modo diferente do que ocorre em um processo de ossificação endocondral no qual a matriz é formada por tecido cartilaginoso. Isso não acontece integralmente nos pacientes diabéticos, devido à redução na produção de colágeno que normalmente ocorre em indivíduos com essa patologia.

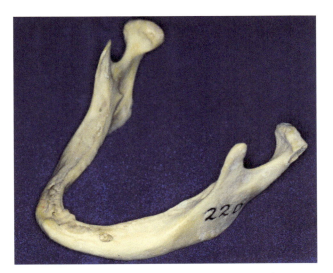

Figura II-16 – Mandíbula apresentando reabsorção severa em todo o rebordo, sugerindo uma influência significativa de fatores sistêmicos no processo. Notar a localização dos forâmens mentonianos sobre o rebordo, conseqüência do processo de remodelação óssea.

A *osteoporose* é uma condição caracterizada por perda de densidade óssea e pode ser classificada em tipos I e II.

A osteoporose tipo I é uma conseqüência específica da diminuição de estrogênio na menopausa e afeta o osso trabecular. A osteoporose tipo II é um resultado conjunto do envelhecimento das funções intestinais, renais e hormonais, que afeta tanto o osso trabecular quanto o cortical.

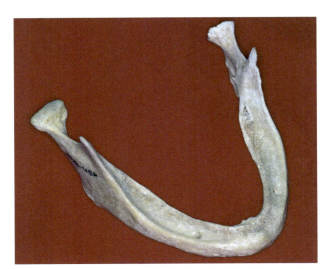

Figura II-15 – Mandíbula apresentando reabsorção severa do rebordo, com persistência das linhas oblíquas internas e externas (inserções musculares), configurando um rebordo côncavo ou invertido

Em ambos os tipos, uma manifestação clínica importante da osteoporose é a observação radiográfica da diminuição da densidade óssea. Obviamente, só as mulheres estão sujeitas aos efeitos dos dois tipos de osteoporose e como o rebordo residual é composto de osso cortical e trabecular, a condição sistêmica da osteoporose tipo I (que afeta somente o osso trabecular) pode contribuir para que ocorram diferenças na velocidade de reabsorção dos dois tipos de ossos, aumentando a reabsorção do osso trabecular em relação ao cortical, razão pela qual as mulheres tenham a tendência a apresentarem maiores perdas na maxila (Fig. II-17) e rebordo em lâmina de faca na mandíbula[4] (Fig. II-18).

Há indícios que sugerem que os fatores sistêmicos controlam os estágios finais da reabsorção do rebordo residual, enquanto os fatores locais medeiam a fase inicial após as extrações[3]. Os avanços nas técnicas de reconstrução dos tecidos têm levado à maior compreensão do processo de regeneração tecidual em o nível celular, em especial na função desempenhada pelos osteoclastos, pelos osteoblastos e pela matriz extracelular. Espera-se que essas pesquisas levem a possibilidades de regeneração e manutenção do rebordo residual, encurtamento do processo de osteointegração dos implantes e recuperação funcional de grandes defeitos ósseos craniofaciais.

O melhor tratamento é evitar a extração de todos os dentes, preservando alguns e confeccionando uma sobredentadura, que estão associadas a índices bem menores de reabsorção do rebordo residual[6]. Da mesma forma, a colocação de implantes osteointegráveis tem demonstrado ser uma opção que reduz substancialmente a perda óssea nos rebordos edentados, indicando a importância dos estímulos funcionais para o tecido ósseo.

Candidíase eritematosa ou candidíase atrófica crônica

Muitos usuários de PTs desenvolvem uma resposta inflamatória na mucosa relativa à área de suporte das próteses, especialmente no palato. As lesões podem ser localizadas ou difusas e apresentarem-se com a superfície lisa (Fig. II-19) e/ou papilomatosa (Fig. II-20).

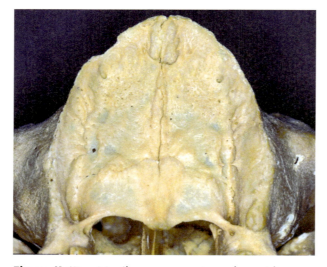

Figura II-17 – Maxila severamente reabsorvida, provavelmente com considerável influência de fatores sistêmicos.

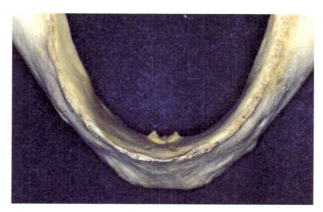

Figura II-18 – Mandíbula apresentando rebordo em lâmina de faca, típico da condição da osteoporose em mulheres.

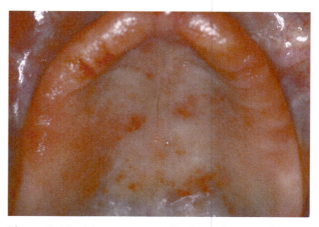

Figura II-19 – Mucosa avermelhada e edemaciada, com pontos de sangramento, em usuário de PT.

Capítulo II – O Exame do Paciente Edentado 25

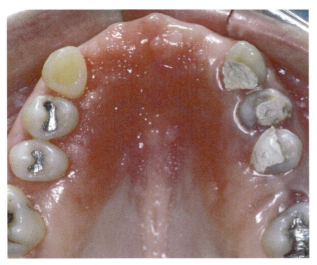

Figura II-20 – Área inflamada sob base de PPR, com superfície papilomatosa, condição difícil de regredir com um simples condicionamento tecidual.

Os fatores que predispõem essas lesões são: (1) a presença da própria prótese, que diminui a ação antimicrobiana da saliva na mucosa sob a base da mesma; (2) a má higienização, que permite que se estabeleçam as condições para a proliferação de microrganismos, principalmente *Candida albicans*; e (3) o uso contínuo da prótese, especialmente à noite quando a produção de saliva diminui.

A saliva move-se em diferentes velocidades (0,8 a 8,0 mm/min.), de acordo com a região da boca. Quanto mais lentamente o filme de saliva se move sobre a placa bacteriana, menos eficiente é a remoção dos metabólitos bacterianos, como os ácidos. A presença de uma PT praticamente mantém o filme de saliva estagnado sob sua base.

Fatores irritantes locais, como traumatismos mecânicos, causados por irregularidades ou porosidades presentes na porção da base da prótese que entra em contato com a mucosa, podem ser coadjuvantes no início e na manutenção das lesões. Cabe ressaltar que tais irregularidades e porosidades aparecem como conseqüências, respectivamente, de próteses mal polidas e problemas de processamento da resina acrílica. Além disso, uma eventual hiper-sensibilidade aos componentes da resina acrílica pode desempenhar um papel semelhante.

O tratamento consiste basicamente em: (1) adaptar, regularizar e polir a superfície interna da prótese que entra em contato com a mucosa;

(2) orientar o paciente para que se consiga uma melhoria da higienização da prótese e das estruturas bucais; e (3) aumentar o tempo em que o paciente não utiliza a prótese, especialmente à noite, para diminuir as tensões sobre a mucosa. A esses procedimentos em conjunto é dada a denominação *condicionamento tecidual*. O uso de materiais desenvolvidos especificamente para esta finalidade – os condicionadores de tecido – será descrito no capítulo IV.

O uso tópico de substâncias antimicrobianas (como a nistatina ou a clorexidina a 0,12% em forma de gel ou bochecho) acelera o processo de recuperação, mas não deve ser feito isoladamente, pois, caso não sejam corrigidas as irregularidades da base da prótese e a higiene não melhore, a infecção por *Candida albicans* freqüentemente se torna recorrente. Em casos graves ou persistentes, deve-se fazer uso de medicação sistêmica.

Já quando as lesões assumem a forma papilomatosa, os procedimentos previamente descritos podem fazer com que haja regressão no quadro inflamatório, sem que se consiga uma regularização completa dos tecidos. O tecido assume uma coloração normal, entretanto de difícil manutenção, pois persiste a forma papilomatosa. Nesses casos, quando as lesões tomarem uma grande área da mucosa de sustentação, indica-se a remoção cirúrgica das mesmas (Figs. II-21 e II-22).

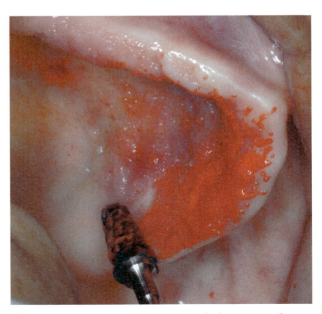

Figura II-21 – Paciente apresentando lesões papilomatosas em região de palato duro sendo removidas pela técnica da mucoabrasão.

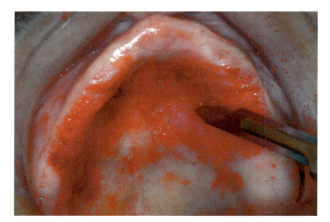

Figura II-22 – Regularização da mucosa por meio de raspagem com lâmina de bisturi.

A candidíase também pode se manifestar em forma de lesões inflamatórias nas comissuras labiais (Fig. II-23), as quais recebem a denominação *queilite angular.* Em pacientes edentados, essa condição é indicativa de próteses com a dimensão vertical diminuída, o que facilitaria o acúmulo de saliva no canto dos lábios, criando um meio propício para a colonização da *Candida albicans.*

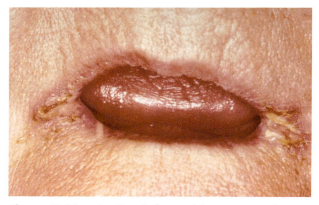

Figura II-23 – Lesões inflamatórias nas comissuras labiais associadas ao uso de próteses com a dimensão vertical de oclusão diminuída.

Hiperplasia fibrosa inflamatória ou epúlide fissurada

É comum surgirem úlceras traumáticas nos primeiros dias após a instalação de uma PT. Geralmente estas úlceras são causadas por sobreextensões da base da prótese, por pontos de pressão exagerada sob a base da prótese ou por alguma interferência oclusal grosseira que faça a prótese se movimentar horizontalmente durante a mastigação, ferindo a mucosa subjacente. Apesar de essas lesões não estarem relacio-

nadas ao carcinoma de boca, caso não regridam após a adequação da prótese, deve-se solicitar a avaliação de um estomatologista.

Por outro lado, a resposta da mucosa à permanência da irritação crônica pode ser o desenvolvimento de uma hiperplasia fibrosa inflamatória (Figs. II-24 a II-26).

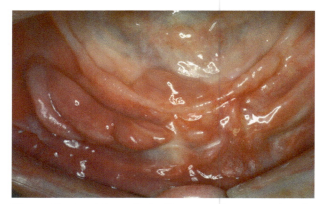

Figura II-24 – Hiperplasia fibrosa inflamatória localizada na vestibular do rebordo residual,...

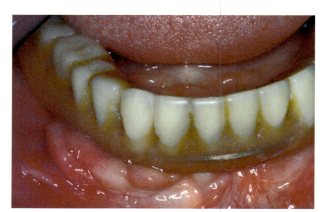

Figura II-25 – ...resposta tecidual a uma prótese mal adaptada.

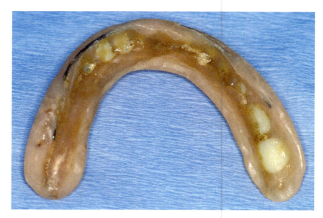

Figura II-26 – Visão da base da prótese evidenciando, além da degradação, o espaço criado por sucessivos reembasamentos para acomodar a lesão.

O tratamento consiste na redução da porção sobreestendida da base da prótese e/ou correção das discrepâncias oclusais. Além disso, em alguns casos pode ser necessária a remoção cirúrgica da lesão (Figs. II-27 a II-31), uma vez que a presença da mesma pode dificultar e até inviabilizar a execução de nova prótese.

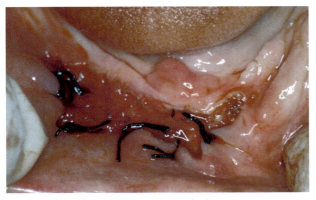

Figura II-27 – Aspecto do rebordo logo após a remoção da lesão.

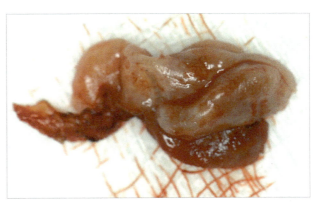

Figura II-28 – Lesão removida.

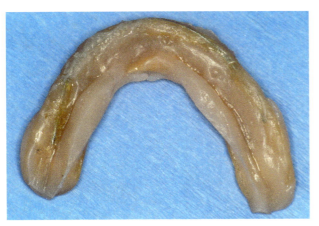

Figura II-29 – A base da prótese foi ajustada e um reembasamento com material resiliente foi feito logo após o término da cirurgia.

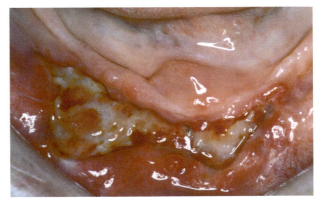

Figura II-30 – Aspecto do leito cirúrgico uma semana após a remoção da lesão. Na tentativa de não reduzir a altura do fundo de vestíbulo e preservar mucosa ceratinizada, o periósteo foi mantido e a maior parte da ferida cirúrgica cicatrizou por segunda intenção.

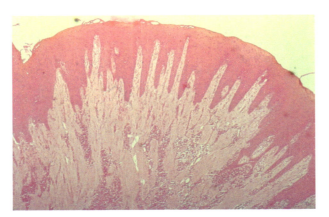

Figura II-31 – Fotomicrografia em pequeno aumento da lesão revelando hiperplasia do epitélio com cristas epiteliais longas e tecido conjuntivo subjacente densamente fibrosado, permeado por vasos sangüíneos e infiltrado inflamatório perivascular.

Esse é o mesmo tipo de resposta tecidual encontrada nas lesões que se desenvolvem em próteses com câmara de sucção, recurso outrora utilizado para aumentar a retenção das PTs.

Algumas vezes, torna-se necessário, por questões de conveniência ao tratamento, remover cirurgicamente as lesões persistentes. Isto em geral é feito utilizando-se uma técnica de mucoabrasão (Figs. II-32 a II-40).

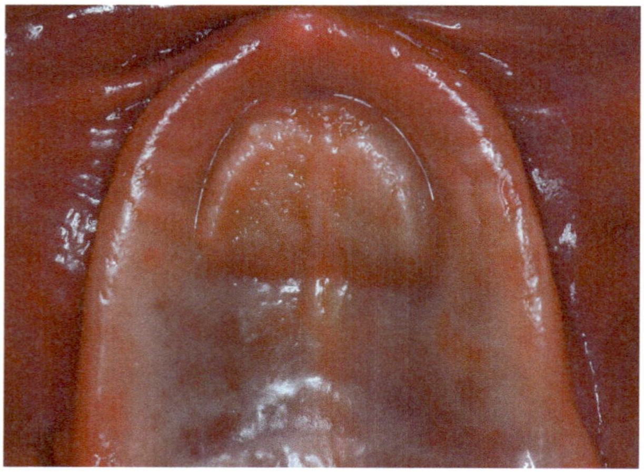

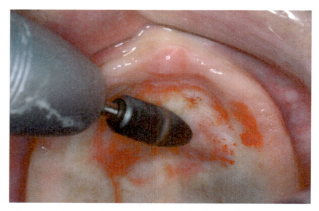

Figura II-32 – Lesão causada por câmara de sucção com muito volume para ser tratada apenas com condicionamento.

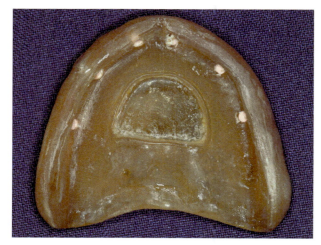

Figura II-33 – Além disso, a prótese era feita de material não resinoso, o que dificultaria ainda mais a sua adaptação.

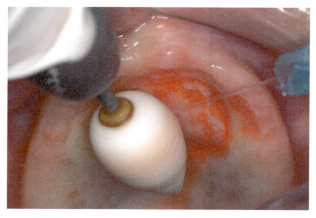

Figura II-34 – A lesão pode ser desbastada utilizando-se uma fresa metálica ou...

Figura II-35 – uma pedra para acabamento de resina.

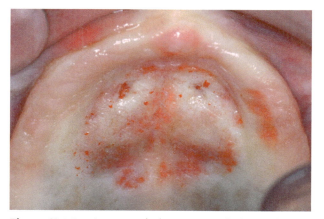

Figura II-36 – Aspecto da lesão após desbastada.

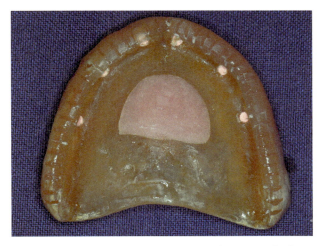

Figura II-37 – A câmara de sucção foi preenchida e, após a polimerização da resina,...

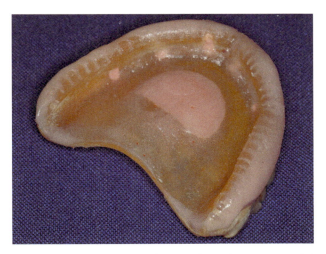

Figura II-38 –...a prótese foi reembasada com material resiliente.

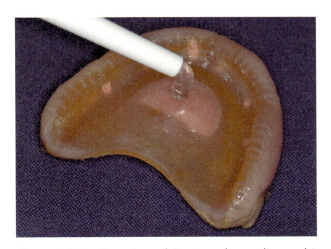

Figura II-39 – O paciente foi orientado a aplicar gel à base de clorexidina na base da prótese.

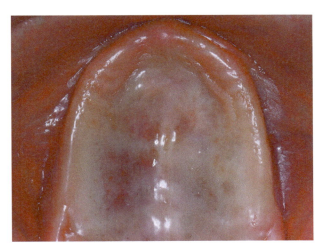

Figura II-40 – Aspecto da área da lesão removida após 60 dias (Caso clínico cedido pela Profª Mariana Ribeiro de Moraes Rego).

O QUE É A "SÍNDROME DA COMBINAÇÃO" E COMO PREVENI-LA?

A reabilitação de pacientes edentados na maxila e parcialmente dentados na mandíbula, portadores de extremidade livre posterior, que fazem uso ou não de uma Prótese Parcial Removível (PPR), é uma ocorrência comum. Estima-se que esses pacientes representam cerca de 26% dos pacientes reabilitados com PT maxilar[7]. Desse percentual, 24% apresentam alterações específicas[8], as quais Kelly[7] denominou *síndrome da combinação*.

Algumas dessas alterações merecem uma abordagem especial, pois os esforços para prevenir sua ocorrência vão nortear o planejamento reabilitador para esses casos[9]. São elas: (1) perda de suporte ósseo sob a base da PPR; (2) reposicionamento espacial da mandíbula anterior; (3) reabsorção óssea na porção anterior da maxila; (4) hiperplasia inflamatória na região de palato duro e fundo de vestíbulo; (5) crescimento das tuberosidades maxilares; (6) alterações periodontais.

Essas alterações nem sempre ocorrerão de forma simultânea, pois as mesmas também são reguladas por fatores predisponentes. A identificação das razões pelas quais essas alterações ocorrem, e de seus fatores predisponentes, é essencial para se compreender de forma associada os problemas desse tipo de paciente e para traçar uma estratégia de tratamento que limite o potencial de danos presente nessa condição.

Perda de suporte ósseo sob a base da prótese parcial removível

Essa é a primeira alteração que ocorre (Fig. II-41). O paciente raramente percebe essa alteração devido à lentidão do processo[9]. As diferenças de indivíduo para indivíduo nesse processo são significativas.

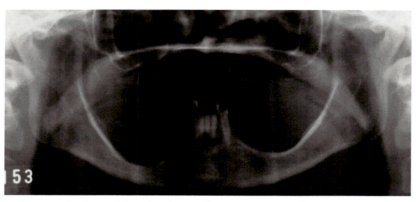

Figura II-41 – Radiografia panorâmica evidenciando perda óssea exagerada na região posterior da mandíbula, subjacente a uma PPR de extremidade livre, e na região anterior da maxila, antagonista aos dentes inferiores naturais remanescentes. Estas são duas das condições mais marcantes da síndrome da combinação.

Causas metabólicas, hormonais e nutricionais contribuem para essa diferença. Além disso, pacientes com doenças sistêmicas, como diabetes e osteoporose, mostram aumento no grau de reabsorção óssea quando comparados com pacientes saudáveis. Para minimizar esse problema, deve-se estender o máximo possível a base da PPR na área da extremidade livre posterior, buscando limites semelhantes aos de uma PT nessa região. Além disso, a anatomia interna da base da prótese, que entra em contato com a mucosa, deve ser produto de uma moldagem funcional obtida com um material de moldagem com características adequadas e uma moldeira individual presa à estrutura metálica da PPR, relacionando da melhor forma possível a dinâmica de sustentação do complexo periodonto/dente com a dinâmica de sustentação do complexo osso/mucosa.

Reposicionamento espacial da mandíbula anterior

A perda do suporte posterior pode acarretar uma transferência gradual das cargas oclusais posteriores para a região anterior (Fig. II-42).

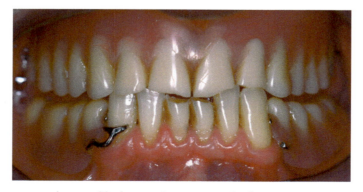

Figura II-42 – Reposicionamento da mandíbula anterior com perda de contatos na região mais posterior da arcada em MIH (máxima intercuspidação habitual).

O resultado das forças mastigatórias aplicadas na parte anterior do rebordo remanescente é a conversão da PT superior em uma alavanca Classe I (interfixa) com o fulcro sobre o rebordo aproximadamente na região de pré-molares[10] (Fig. II-43). Com esse reposicionamento, a prótese, por ação mecânica, causará as demais alterações descritas a seguir.

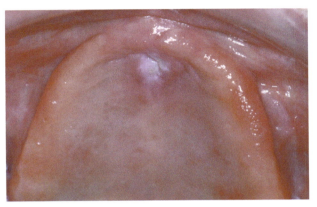

Figura II-43 – Paciente edentado superior, com dentes inferiores de canino a canino que não fazia uso de PPR. A pressão exercida pela base da PT, em função da anteriorização da mastigação no nível dos dentes inferiores, causou uma úlcera traumática sobre o rebordo no ponto em que a prótese se apóia, no nível das rugosidades palatinas.

Reabsorção óssea na porção anterior da maxila

A região anterior da maxila é a parte da arcada superior que menos resistência apresenta às tensões. Quando os dentes anteriores inferiores ocluem sobre a prótese nessa região, a sobrecarga funcional é inevitável[7]. Com a perda óssea, a porção anterior do rebordo passa a ser formada por um tecido frouxo hiperplásico (Fig. II-44).

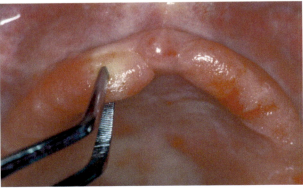

Figura II-44 – Tecido frouxo causado por perda óssea anormal na região anterior do rebordo.

A manutenção de raízes nessa região sob a PT, mesmo usando a técnica de sepultamento de raízes, pode prevenir essa situação (Fig. II-45).

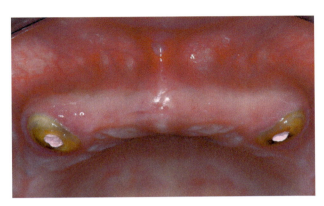

Figura II-45 – A possibilidade de se manterem raízes na região anterior, sob a base da PT superior, é uma conduta eficiente para prevenir os efeitos da síndrome da combinação nessa região. Entretanto, apenas duas raízes usadas como retentores em geral não são suficientes para se ter uma PT superior mecanicamente eficaz.

Hiperplasia inflamatória na região de palato duro e região anterior do fundo de vestíbulo

Com o estabelecimento da alavanca Classe I, pelo deslocamento da PT, esta se movimenta para a frente e para cima, resultando numa tendência ao desenvolvimento de hiperplasia fibrosa inflamatória nas áreas que sofrem ação das forças compressivas geradas por essa alavanca: a zona de fulcro e a extremidade do braço de potência, respectivamente, a região de palato duro no nível das rugosidades palatinas e região anterior de fundo de vestíbulo.

Essas alterações também sofrem influência de outros fatores locais. Na região anterior de fundo de vestíbulo, a extensão do traumatismo dependerá da extensão e do formato do flange da base da prótese (Fig. II-46).

Já, na região de palato duro, observa-se com mais freqüência a presença de um quadro inflamatório associado, freqüentemente também vinculado aos seguintes fatores: (1) irregularidades não corrigidas na porção interna da base de resina da prótese, geralmente oriundas das pequenas bolhas de ar causadas no material de moldagem pela pressão hidrostática das gotículas de saliva secretadas pelas pequenas glândulas salivares existentes no palato (Fig. II-47); (2) baixa renovação salivar sob a base da prótese, criando um meio propício ao desenvolvimento de candidíase; (3) higienização inadequada, tanto da cavidade bucal como da própria prótese; e (4) resposta imune do paciente.

A correção do problema dependerá da quantificação da atuação dos fatores concorrentes para o quadro. As seguintes condutas podem ser tomadas, associadas ou não, para a correção do problema: (1) alívio do flange vestibular da PT; (2) cirurgia para a retirada do tecido hiperplásico; (3) condicionamento tecidual pelo reembasamento ou regularização da superfície da base da prótese; (4) uso tópico de substâncias antimicrobianas; e (5) orientação de higienização para o paciente.

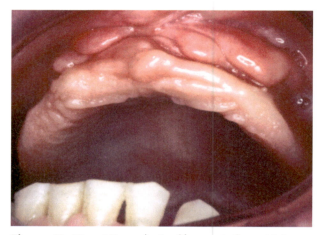

Figura II-46 – Hiperplasia fibrosa inflamatória na região de fundo de vestíbulo anterior causada por traumatismo direto da base da prótese em paciente com síndrome da combinação. Notar a presença dos dentes inferiores.

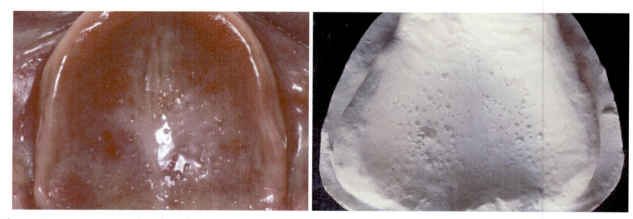

Figura II-47 – As gotículas de saliva secretadas pelas glândulas existentes no palato (à esquerda) são transferidas para o modelo de gesso (à direita) e, se não removidas, produzem uma prótese com irregularidades internas que se tornam irritativas para a mucosa sobre a qual a prótese irá se apoiar.

Crescimento das tuberosidades maxilares

Devido ao vedamento posterior da PT, uma pressão negativa é produzida posterior à linha de fulcro do reposicionamento da prótese. O estímulo gerado por essa pressão negativa leva ao aumento das tuberosidades maxilares (Fig. II-48).

Esse aumento é quase sempre constituído de tecido conjuntivo fibroso, com feixes de fibras colágenas e células inflamatórias, histologicamente muito semelhante ao tecido frouxo hiperplásico que se forma na região anterior do rebordo e a uma hiperplasia fibrosa inflama-

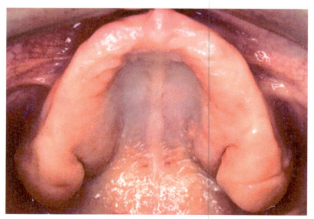

Figura II-48 – Crescimento das tuberosidades maxilares por pressão negativa da base da prótese em caso de síndrome da combinação.

tória, desconsiderando-se a área de ulceração causada pela borda da prótese. Freqüentemente, essa condição demandará um procedimento corretivo cirúrgico antes da confecção de novas próteses.

Alterações periodontais

As alterações patológicas notadas nos ligamentos periodontais podem ser direta ou indiretamente associadas às demais alterações da síndrome da combinação. Há aumento das tensões impostas aos dentes, o que pode resultar em espessamento do espaço dos ligamentos periodontais e/ou mobilidade (Fig. II-49).

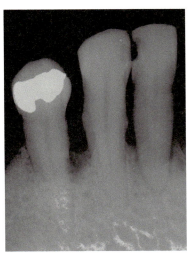

Figura II-49 – Alterações periodontais em paciente com síndrome da combinação. O excesso de esforços nos dentes anteriores, gerado pela anteriorização da mastigação provavelmente contribuiu decisivamente para a formação do quadro.

Fatores irritantes locais devem ser eliminados, pois contribuirão para o quadro. Pacientes com hábitos oclusais parafuncionais demonstram os sinais da síndrome com mais freqüência.

É importante ressaltar que, por si só, o uso ou não da PPR não altera significativamente o quadro[8].

O objetivo básico do tratamento deve ser o estabelecimento de um esquema oclusal, objetivando reduzir a pressão excessiva na região anterior do rebordo maxilar, tanto em um posicionamento cêntrico como nos posicionamentos excêntricos. Isso pode ser conseguido mantendo-se os dentes anteriores sem contatos cêntricos e com contatos mínimos em movimentos excêntricos, distribuindo os contatos para os caninos e região posterior da arcada[9] (Fig. II-50).

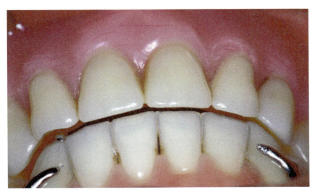

Figura II-50 – Em casos com potencial para o desenvolvimento de síndrome da combinação, os dentes anteriores não devem fazer contatos cêntricos com o objetivo de aliviar as cargas nessa região.

Outra linha de tratamento aponta para a possibilidade de se obter uma situação mecanicamente mais favorável com o uso de implantes osteointegrados, em especial na maxila[11] (Fig. II-51).

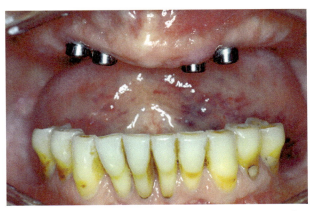

Figura II-51 – Paciente para o qual se indicou a colocação de implantes na maxila visou à manutenção do rebordo remanescente, uma vez que, por possuir ainda os dentes inferiores, havia risco de desenvolvimento da síndrome da combinação.

As sobredentaduras suportadas por implantes na região anterior da mandíbula, que permitem rotação diante de forças posteriores, têm muita coisa em comum com a situação descrita anteriormente. Os dentes anteriores inferiores correspondem à região implantossuportada na região anterior da sobredentadura, enquanto em ambas as situações a região posterior é mucossuportada, sendo a região que suportará as cargas mastigatórias ou parafuncionais. A reabsorção óssea resultante modifica a posição da prótese na boca e leva à perda de contatos oclusais posteriores. Esta rotação eleva a porção anterior da prótese gerando forças maiores na região de pré-maxila[12].

Dessa forma, quando uma sobredentadura mandibular for planejada, alguma forma de estabilização da prótese superior deve ser considerada. Idealmente, esta também deve ser uma prótese implantossuportada, entretanto isto nem sempre é possível, em função de fatores financeiros ou biológicos. Logo, pacientes reabilitados com PTs convencionais na maxila, em oposição a próteses implantossuportadas na mandíbula, devem ser informados da importância das visitas de retorno para o controle dos fatores oclusais, minimizando os efeitos traumáticos.

QUAL A IMPORTÂNCIA DA SALIVA NA REABILITAÇÃO DOS EDENTADOS?

A saliva é o principal componente mediador das funções orgânicas que se desenvolvem no interior da cavidade bucal, constituindo-se em um importante fator de coexistência, em íntimo contato, de tecidos moles, dentes naturais e próteses, sem que os mesmos se agridam.

As principais funções da saliva são: (1) remover resíduos de alimentos e metabólitos microbianos; (2) ação antibacteriana, antifúngica e antivirótica; (3) iniciar a digestão; e (4) lubrificar e proteger as mucosas[13].

Além dessas funções, a saliva é o principal agente a promover a retenção das PTs à mucosa subjacente, enquanto existir uma película de saliva interposta entre as mesmas. Uma saliva mais *fluida* gera uma película bem fina (cerca de 0,1 mm de espessura), o que aumenta o efeito de capilaridade (tensão de superfície entre as moléculas de um líquido e um sólido) entre a base da prótese e a mucosa e, conseqüentemente, a

retenção da prótese. Já uma saliva mais *viscosa* tende a formar uma película mais espessa entre a base da prótese e a mucosa. Esse tipo de película é mais fácil de ser rompido, o que torna o comportamento mecânico da prótese mais instável.

A saliva é composta por dois tipos de secreção: (1) uma secreção *serosa*, que é fina e aquosa, contendo uma enzima para a digestão dos amidos chamada ptialina; e (2) uma secreção *mucosa*, mais viscosa, responsável pela lubrificação dos tecidos intra-orais[14,15]. O grau de viscosidade da saliva é determinado pelo tipo de secreção predominante.

A secreção diária de saliva atinge, normalmente, entre 800 e 1500 ml. Um aumento ou, principalmente, uma redução nesses níveis pode trazer sérias dificuldades para a execução e o uso das próteses. Além da perda de retenção, a falta de saliva pode facilitar a formação de ulcerações traumáticas na mucosa pelo contato direto da prótese com a mesma. Pacientes submetidos à radioterapia e portadores de síndrome de Sjörgren geralmente apresentam problemas para a utilização de próteses, devido à diminuição do fluxo salivar.

As glândulas salivares têm seu funcionamento subordinado ao sistema nervoso central (SNC). Um aumento da média de vida dos seres humanos vem sendo observado, principalmente, porque os indivíduos têm usado cada vez mais medicamentos para o controle e manutenção sistêmica. A maioria dessas drogas atua no SNC o que pode levar a alterações do fluxo salivar. Ao tratar idosos, o CD deve levar em conta este fato e observar que grande parte deles apresenta xerostomia parcial ou total devido à medicação a que são submetidos. A anamnese é importante para identificar o tipo de medicamento que o paciente vem usando e para orientá-lo quanto a possíveis alterações do fluxo salivar e suas conseqüências para o uso de próteses, uma vez que, em geral, os medicamentos de controle sistêmico são drogas comumente utilizadas e que os pacientes não podem dispensar. Na tabela II-1, encontram-se *alguns* exemplos de drogas que podem causar a diminuição do fluxo salivar. Cabe ao CD consultar a bula dos remédios que o paciente porventura faça uso, a fim de verificar se algum provoca a diminuição do fluxo salivar.

O desequilíbrio hormonal também pode ser

Tabela II-1 – Medicamentos que causam a diminuição do fluxo salivar.

Grupo farmacológico	Nome genérico	Grupo farmacológico	Nome genérico
antiparkinsonianos	biperideno	antidiarréicos	loperamida
	tri-hexafenedil		difenoxilato com atropina
	levodopa	anti-histamínicos	difenidramina
antipsicóticos	haloperidol		loratadine
	tioridazina		bromofeniramina
	lítio		prometazina
	trifluoperazina		terfenadine
	clorpromazina	anti-hipertensivos	reserpina
anorexígenos	dietilpropiona		captopril
	mazindol		guanetidina
antiacne	isotretionina	antiinflamatórios / analgésicos	piroxicam
ansiolíticos	diazepam		ibuprofeno
	lorazepam		diflunical
	alprazolam		naproxeno
	clordiazepoxido	antinauseantes	dimenidrato
anticolinérgicos	atropina		meclizina
	dicicloverina	descogestionantes	fenilpropanolamina
broncodilatadores	ipratrópio		pseudoefedrina
	isoproterenol	diuréticos	furosemida
anticonvulsivantes	carbamazepina		clortalidona
antidepressivos	clomipramina	relaxantes musculares	baclofeno
	amitriptilina		orfenadrina
	fluoxetina	analgésicos narcóticos	meperidina
	doxepina		morfina
	imipramina	sedativos	flurazepan
			triazolan

responsável pelo quadro de boca seca. Após a menopausa, é comum a mulher apresentar xerostomia seguida de ardência bucal sem causa definida.

Além do exame para determinar se o paciente tem diminuição do fluxo salivar, algumas perguntas podem ser feitas durante a anamnese para verificar essa condição. São elas:

- Você freqüentemente se preocupa em manter a boca úmida?
- Você se levanta freqüentemente durante a noite para beber água?
- Você sente sede com muita freqüência?

- Você tem dificuldades para mastigar e/ou falar?
- Você costuma sentir queimação ou ardência na língua?
- Você tem lábios ressecados?
- Você perdeu a sensação gustativa?

É preciso informar ao paciente, ou àquele que o acompanha, que a ausência de saliva dificulta o uso da PT. Pode-se aconselhar o paciente para adquirir o hábito de colocar pequenas quantidades de água na boca, durante o dia, sem engolir.

Nos casos mais severos, deve-se recomendar o uso de saliva artificial (Fig. II-52), que reproduz de forma mais eficiente as funções da saliva natural, facilitando a mastigação, deglutição e fala.

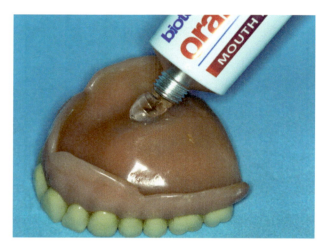

Figura II-52 – Saliva artificial em forma de gel sendo aplicada na base da PT.

Tárzia[16] sugeriu a composição de saliva artificial que está descrita na Tabela II-2, que pode ser aviada em farmácias de manipulação. Geralmente, a saliva artificial é embalada em pequenos vidros com conta-gotas, o que facilita a administração pelo paciente durante todo o dia.

A fórmula deve ser autoclavada por 30 minutos e colocada em frasco âmbar previamente esterilizado.

De modo geral, os tratamentos para diminuir o fluxo salivar são apenas paliativos, já que os casos crônicos de xerostomia estão relacionados a pacientes que fazem uso de drogas sistêmicas. Entretanto, o uso de sialogogos farmacológicos, como a pilocarpina, pode trazer resultados favoráveis para o paciente. A pilocarpina pode ser administrada em 4 doses diárias de 5 mg (20 mg ao dia), sendo bem tolerada e produzindo melhoras significativas nos sintomas de boca seca[17]. Entretanto, a pilocarpina é mais comumente encontrada no mercado na forma de colírio em uma concentração de 2%, que deve ser administrada via oral, em uma quantidade que vai variar de uma a 12 gotas em um pouco de água, cerca de 15 minutos antes das refeições. Esta dosagem deverá ser paulatinamente ajustada pelo próprio paciente, iniciando com apenas uma gota e aumentando a dose até que comece a sentir os efeitos adversos do medicamento, tais como enjôo, vômito, tontura, diarréia, sensação de bexiga cheia, sudorese e/ou bradicardia[16].

Tabela II-2 – Fórmula de saliva artificial[16].

Substância	Quantidade
Bicarbonato de sódio	219,00 mg
Fosfato de potássio bibásico	127,00 mg
Cloreto de cálcio diidratado	44,10 mg
Cloreto de magnésio hexaidratado	12,50 mg
Cloreto de potássio	82,00 mg
Fluoreto de sódio	0,45 mg
Nipagin	1,00 mg
Nipazol	10,00 mg
Sorbitol	2,40 g
Carboximetilcelulose sódica	0,80 g
Água destilada	100,00 ml

Como avaliar o espaço protético?

Ainda na fase inicial do tratamento, é necessário que seja feita uma análise do espaço existente para a confecção da(s) prótese(s).

Na medida que nessa análise correlacionam-se rebordos antagonistas, as observações diagnósticas devem ser feitas de forma *dinâmica*. Eventualmente, haverá a necessidade de montar modelos de diagnóstico em um articulador, conduta que possibilita, além de uma análise mais acurada do *espaço protético* real, a simulação do restabelecimento desse espaço, quando necessário.

O principal parâmetro clínico a ser considerado na avaliação do *espaço protético* é a Dimensão Vertical de Oclusão (DVO).

Na dentição natural, o toque de dentes antagonistas posteriores determina o máximo que a mandíbula aproxima-se da maxila no plano vertical, tornando-se numa referência para o limite do fechamento mandibular. Com a perda dessa referência, devido à perda dos dentes, a relação vertical da mandíbula com a maxila desaparece do ponto de vista *estático*, ou seja, deixa de existir um ponto de parada para o fechamento da mandíbula, antes determinado pela oclusão dos dentes posteriores. Nessa situação, o fechamento sem limite da mandíbula poderá dar uma falsa impressão de que não existe espaço para a confecção de próteses.

Entretanto, a situação mais comum é a que o paciente apresenta diminuição do espaço protético em razão das mudanças que ocorrem nos ossos maxilares após a extração dos dentes, em especial aquelas que resultam da síndrome da combinação, como o aumento das tuberosidades maxilares. A avaliação clínica é especialmente importante nos casos reabilitados com PTs removíveis, uma vez que, na região posterior dos rebordos, a proximidade entre a *tuberosidade da maxila* e a *papila piriforme* (Fig. II-53) pode impedir o posicionamento, entre estas estruturas anatômicas, das bases das próteses superior e inferior.

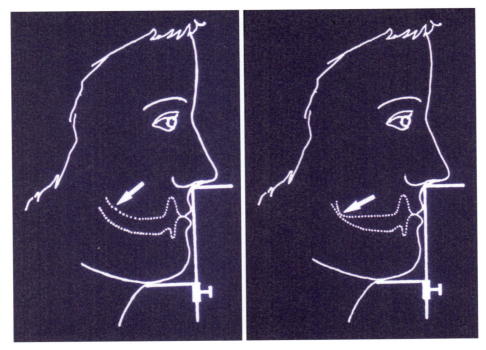

Figura II-53 – A proximidade entre a papila piriforme da mandíbula e a tuberosidade da maxila deve ser avaliada em DVO para estabelecer se existe espaço suficiente nessa região para as bases das próteses superior e inferior (à esquerda). Caso esse espaço não exista (à direita), haverá dificuldades na execução das próteses (adaptado de Tamaki[18]).

É importante detectar essa situação no início do tratamento (Fig. II-54) para que seja indicada a redução cirúrgica da tuberosidade da maxila. Caso contrário, o problema só será percebido no momento da obtenção da DVO, quando será necessário reduzir a extensão da base da prótese inferior, o que pode comprometer a estabilidade da mesma.

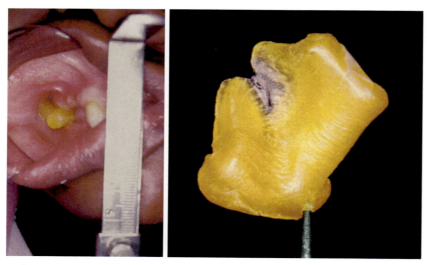

Figura II-54 – Mantendo-se o paciente em DVO, com a ajuda do compasso de Willis, interpõe-se um pedaço de cera tipo utilidade entre os rebordos na região entre a papila piriforme da mandíbula e a tuberosidade da maxila para buscar estabelecer uma estimativa de espaço nessa região (à esquerda). A espessura da cera determinará se existe espaço suficiente nessa região para as bases das próteses superior e inferior (à direita).

A avaliação da topografia das áreas edentadas ganha importância à medida que esta pode limitar as possibilidades de correções estéticas do caso.

Devem-se avaliar as características do rebordo e a possível necessidade de correção cirúrgica para se conseguir o resultado que o paciente espera e que foi determinado na anamnese (Figs. II-55 a II-59).

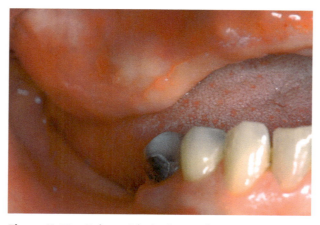

Figura II-55 – Tuberosidade da maxila exageradamente aumentada, dificultando a confecção de uma PT, com o plano oclusal esteticamente adequado.

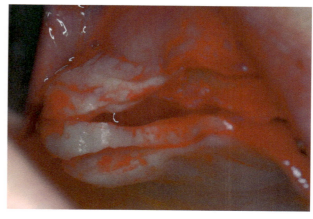

Figura II-56 – Incisão em forma de cunha para remover o excesso de tecido e reduzir o volume da tuberosidade.

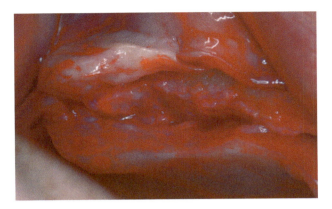
Figura II-57 – Tecido em excesso removido.

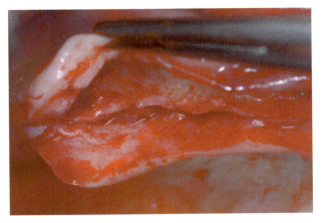
Figura II-58 – A maior parte do aumento anormal da tuberosidade é, em geral, constituída de tecido mole.

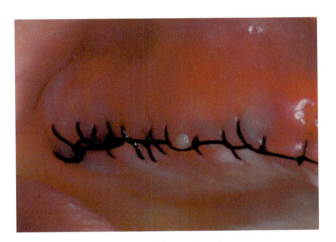
Figura II-59 – Tuberosidade reduzida.

Recursos diagnósticos auxiliares

O planejamento das reabilitações dos edentados também depende de informações obtidas através da interpretação de imagens e com o uso de guias radiográficos/cirúrgicos.

Esse é um ponto crítico especialmente quando se pretende utilizar implantes osteointegráveis no tratamento. Com a evolução das técnicas cirúrgicas e a perspectiva de se encurtar o período de carregamento dos implantes, após suas instalações, exige-se que o planejamento protético/cirúrgico contemple detalhes, como tipos de implantes e conexões protéticas, que só podem ser avaliados a partir de informações mais precisas das condições anatômicas do paciente.

Contudo, mesmo que o paciente não vá ser submetido a procedimentos cirúrgicos, é importante que se estabeleça um diagnóstico que exclua possíveis complicações ao tratamento ou que comprometam o estado de saúde do paciente.

Qual a importância do guia radiográfico/cirúrgico?

A função inicial de um guia radiográfico/cirúrgico é permitir uma avaliação mais precisa da disponibilidade de osso, objetivando estabelecer o planejamento mais adequado para a execução de uma prótese sobre implantes.

Após esta análise, o guia poderá ser ajustado e deverá orientar o cirurgião durante a instalação dos implantes. Dessa forma, espera-se que estes fiquem posicionados de forma a tornar exeqüível a confecção de uma prótese com dentes artificiais bem posicionados, que devolvam ao paciente função e estética, sem o desconforto de uma prótese com um contorno inadequado, gerado por implantes malposicionados.

Dessa forma, o guia radiográfico/cirúrgico é o instrumento que integra os procedimentos protéticos e cirúrgicos, otimizando o resultado final do tratamento (Fig. II-60).

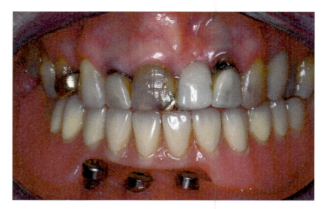

Figura II-60 – Caso clínico no qual a instalação dos implantes foi realizada sem o auxílio de guia cirúrgico. Notar o posicionamento dos implantes à frente dos dentes inferiores, cujos posicionamentos eram determinados pelos dentes superiores, praticamente inviabilizando uma boa solução para o caso.

Nos casos dos pacientes edentados, várias são as situações em que as próprias PTs servem como referencial para a confecção dos guias radiográficos/cirúrgicos. Para isto, estas próteses devem se apresentar com os dentes devidamente posicionados (Figs. II-61 a II-67).

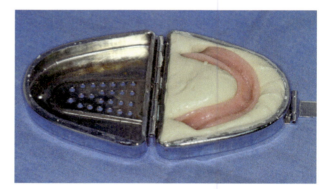

Figura I-61 – Primeiramente, deve-se incluir a PT na mufla duplicadora com alginato para duplicar sua face oclusal.

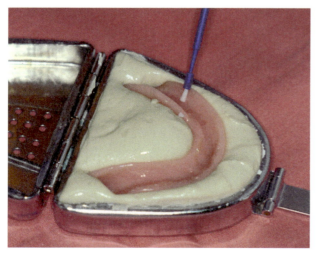

Figura II-62 – Após a presa do alginato, isola-se a prótese e o alginato com isolante para resina.

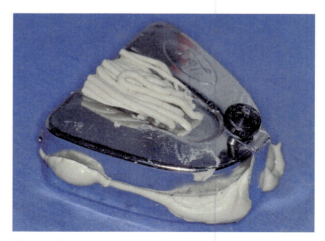

Figura II-63 – Um segundo alginato é colocado na outra parte da mufla e essa é fechada...

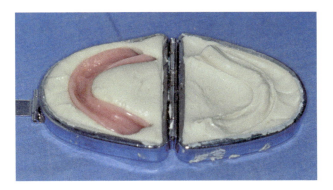

Figura II-64 – ...para copiar a face gengival da PT.

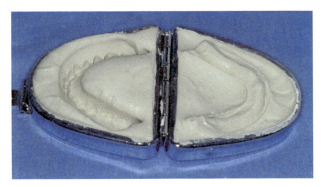

Figura II-65 – Aspecto do molde da prótese com alginato, no qual será colocada resina acrílica autopolimerizável, na fase plástica, para preencher o espaço deixado pela prótese.

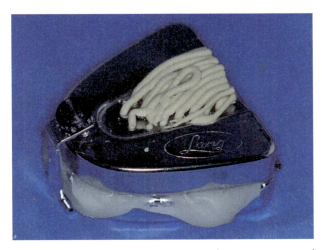

Figura II-66 – Após o fechamento da mufla duplicadora, deve-se observar excesso de resina, garantia do preenchimento total do molde. Preferencialmente, a resina deve ser polimerizada em panela de polimerização, sob pressão de 2 kgf/cm² (cerca de 30 lbf/pol2) em água até 45°C.

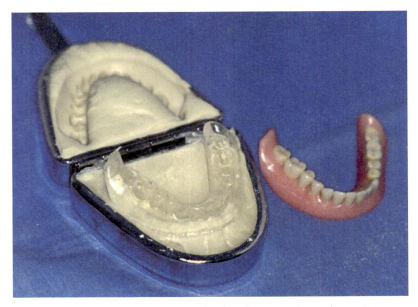

Figura II-67 – Mufla duplicadora aberta com a prótese duplicada e a prótese do paciente.

Caso os dentes não estejam bem posicionados, deve-se fazer uma PT diagnóstica, uma base de resina acrílica com dentes presos com cera em posições adequadas, para que possa ser duplicada e sirva como guia radiográfico/cirúrgico (Figs. II-68 a II-76).

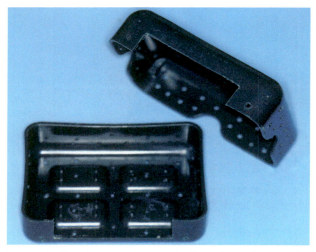

Figura II-68 – Para um paciente que não possua uma prótese que sirva de referência de posição dentária, deve-se estabelecer esta referência, fazendo-se a montagem de dentes artificiais, a partir de planos de cera, sobre bases de prova em um articulador.

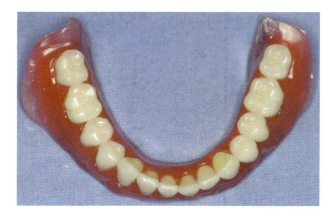

Figura II-69 – PT diagnóstica inferior que será duplicada.

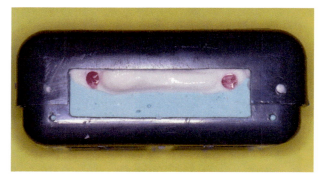

Figura II-70 – Uma mufla de duplicação pode ser feita com uma saboneteira de plástico na qual sejam feitas uma janela de acesso e algumas perfurações para funcionarem como meio de retenção para o material duplicador.

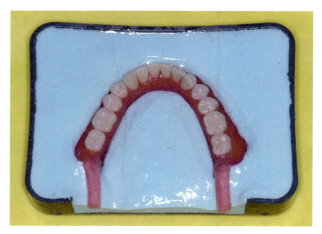

Figura II-71 – A base da PT diagnóstica foi copiada com alginato na parte inferior da saboneteira. Canais para a injeção e o refluxo da resina foram feitos com cera nas porções distais da prótese.

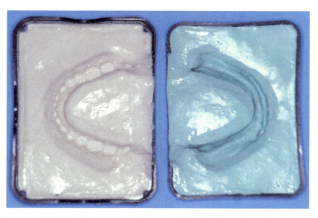

Figura II-72 – A tampa ou parte superior da saboneteira foi fechada e um segundo alginato (de cor diferente apenas por razões didáticas) foi vazado sobre o alginato da base previamente isolado.

Figura II-73 – Aspecto do material duplicador (alginato) após a remoção da PT diagnóstica.

Capítulo II – O Exame do Paciente Edentado 43

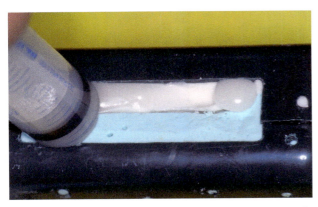

Figura II-74 – A saboneteira duplicadora foi mantida firmemente fechada e injetou-se resina acrílica autopolimerizável incolor em um dos canais até que fosse visto o refluxo da resina pelo outro.

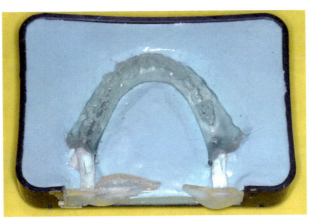

Figura I-75 – Saboneteira aberta após a polimerização da resina sob pressão.

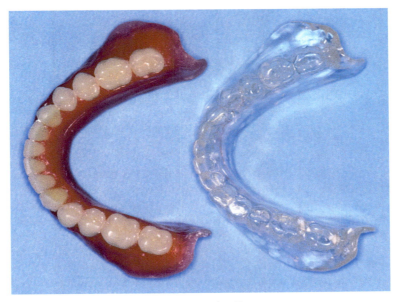

Figura II-76 – PT diagnóstica e sua duplicação.

Que tipos de exames por imagens são indicados?

O planejamento pré-cirúrgico é fundamental para o sucesso clínico das próteses sobre implantes.

A determinação do número, da posição e do eixo de orientação dos implantes deve levar em consideração o tipo de reabilitação proposto, porém, respeitando-se as limitações anatômicas de cada caso, notadamente em pacientes edentados, onde normalmente o rebordo alveolar encontra-se mais reabsorvido. Para tanto, torna-se imprescindível o uso de imagens. Estas fornecem dados que facilitam a colocação segura de implantes, de dimensões adequadas e em posições apropriadas[19].

Desta forma, durante a fase de planejamento, as imagens devem ajudar o profissional a determinar a quantidade de osso presente, a qualidade deste osso e a localização de estruturas anatômicas importantes[20].

A seleção do método adequado de imagens deve ser individualizada e de acordo com as necessidades particulares de cada paciente. É um desserviço ao paciente o uso ou recomendação de determinados métodos baseados somente em considerações como dose de radiação, custo ou interesses particulares.

E mesmo com todas as opções, o profissional deve ter em mente que não existe método perfeito. Cada um deles possui algum risco de resultados falso-negativos ou falso-positivos[21]. Sendo assim, devem-se conhecer as diversas técnicas de diagnóstico por imagem para que se possa indicar o método ou métodos mais adequados para cada caso.

Radiografia periapical

A radiografia periapical é o exame de eleição para complementação dos aspectos clínicos relevantes à avaliação do estado dos elementos dentários.

A decisão de extrair um elemento dentário, considerado sem viabilidade para funcionar como um pilar para uma prótese, geralmente é tomada com base nas informações dadas por uma radiografia periapical (Fig. II-77).

Em edentados, as radiografias periapicais são normalmente solicitadas para a avaliação de áreas de interesse que requerem uma imagem com mais detalhes do que aquela que pode ser obtida em uma radiografia panorâmica (Fig. II-78).

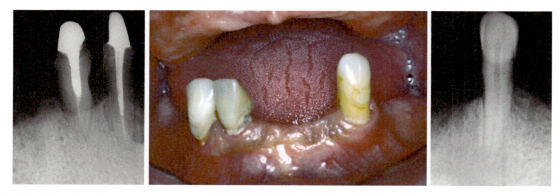

Figura II-77 – No planejamento para uma reabilitação inferior, pode-se considerar como uma boa opção a manutenção de dentes remanescentes, especialmente caninos, para serem utilizados como retentores de uma sobredentadura (ao centro). Entretanto, características clínicas, como integridade dentária e ausência de mobilidade, não são suficientes para definir a viabilidade protética desses elementos como retentores. Torna-se necessária uma radiografia periapical para avaliar o suporte periodontal do elemento em questão. O dente 33 apresentava suporte periodontal suficiente para a indicação de uma sobredentadura (à direita). Entretanto, a radiografia periapical do dente 43 (à esquerda) evidenciou suporte periodontal insuficiente para que este viesse a ser utilizado como retentor de uma prótese tipo sobredentadura, contra-indicando esse tipo de tratamento para o caso sem a colocação de implantes.

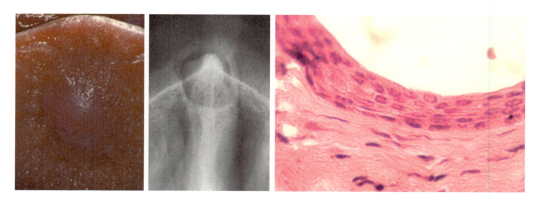

Figura II-78 – Tumefação na região anterior da maxila, na linha média do palato, em paciente edentado (à esquerda). Radiografia periapical apresentando imagem radiolúcida circunscrita localizada na região de canal incisivo, sugestiva de cisto do ducto nasopalatino (ao centro). Fotomicrografia do cisto do ducto nasopalatino removido revelando cavidade virtual revestida por epitélio pavimentoso estratificado contendo poucas camadas de células e cápsula fibrosa subjacente (à direita).

Radiografias periapicais permitem medidas com certa precisão no sentido vertical, podendo ser utilizadas para se estimar a altura do rebordo. Isso acontece especialmente quando se utiliza a técnica do paralelismo, a fim de minimizar possíveis distorções na imagem[21, 22].

É importante ressaltar que tempos de exposição incorretos e processamento inadequado reduzem o poder diagnóstico da radiografia.

As principais vantagens das radiografias periapicais são a boa qualidade, o baixo custo e a facilidade de obtenção.

Radiografia oclusal

Radiografias oclusais algumas vezes são usadas previamente aos exames de tomografias para a mandíbula. Os dados destas imagens são usados para mapear as áreas que serão examinadas e para medir o tamanho da arcada.

Como a imagem é bidimensional, não é precisa no estabelecimento da largura vestíbulo lingual da mandíbula, pois mostra apenas a maior largura, usualmente no bordo inferior da mandíbula. Estas radiografias são úteis no exame inicial e diagnóstico de patologias para ambas as arcadas, porém são de pouca ajuda no estabelecimento das dimensões ósseas[21] (Fig. II-79).

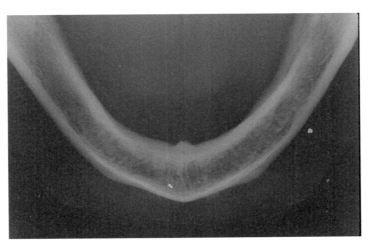

Figura II-79 – Radiografia oclusal de mandíbula edentada possibilitando a observação em uma só tomada de toda a área onde estavam localizados os dentes.

Radiografia cefalométrica

Usadas principalmente para o planejamento e estabelecimento de padrões estéticos em casos com grandes alterações esqueléticas (Fig. II-80).

É, em geral, uma técnica limitada em prover informações que sejam suficientes para se estabelecer um planejamento cirúrgico adequado para a instalação de implantes.

As técnicas cefalométricas de perfil permitem visualizar as dimensões vestibulolinguais dos rebordos alveolares próximos à linha média em ambas as arcadas. A altura do rebordo também pode ser visualizada, contudo, para regiões mais distais na arcada esta técnica possui pouca indicação, em função da superposição de estruturas na imagem.

Esta técnica também é útil na visualização da relação espacial entre os rebordos alveolares[22].

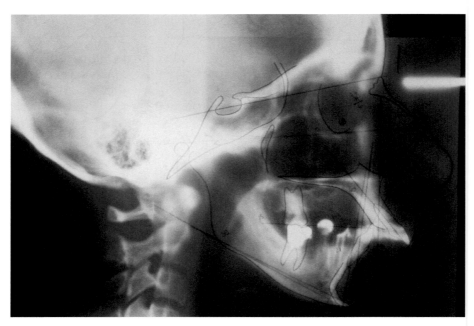

Figura II-80 – A radiografia de perfil com cefalostato permite a obtenção de um traçado cefalométrico.

Radiografia panorâmica

A radiografia panorâmica pode ser utilizada para uma avaliação inicial da anatomia e das dimensões ósseas, notadamente no sentido vertical (Fig. II-81), bem como na condição geral de dentes presentes e no diagnóstico de possíveis alterações patológicas.

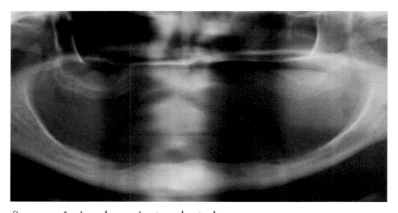

Figura II-81 – Radiografia panorâmica de paciente edentado.

Visualiza-se a maxila e a mandíbula em uma só tomada radiográfica com mínima exposição do paciente à radiação. A imagem fornece uma informação preliminar a respeito da localização e das dimensões dos seios maxilares, cavidade nasal, canal do nervo alveolar inferior, forâmen mentoniano e outros acidentes anatômicos importantes para o planejamento cirúrgico, porém não fornece dados sobre a espessura óssea, e seu uso na avaliação da densidade óssea é pouco confiável[22].

A confiabilidade da radiografia panorâmica é prejudicada em função das distorções que ocorrem em algumas áreas da película, como por exemplo nas ATMs. Estas alterações são decorrentes do tipo de aparelho utilizado, do posicionamento do paciente durante a tomada radiográfica e até mesmo da forma da mandíbula[19]. As imagens são aumentadas de 10 a 20%, mas estas alterações não são uniformes, sendo maiores no sentido horizontal[21, 22].

Sua utilização no planejamento pré-cirúrgico, devido às limitações anteriormente citadas, requer o uso de guias (Figs. II-82 e II-83).

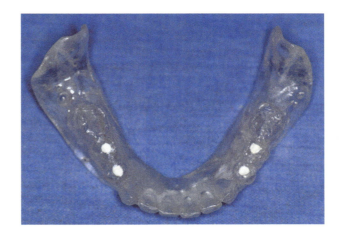

Figura II-82 – Guia radiográfico/cirúrgico com marcadores radiopacos para localização dos forâmens mentonianos, entre os quais se pretendia colocar implantes osteointegráveis.

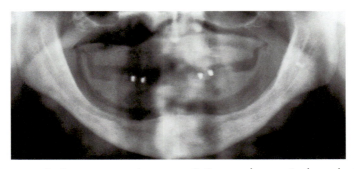

Figura II-83 – Radiografia panorâmica com o guia em posição, sendo possível o relacionamento visual entre os marcadores radiopacos e os forâmens mentonianos.

A combinação das diversas técnicas radiográficas possui precisão limitada para o planejamento correto do posicionamento dos implantes, sem prover uma representação tridimensional da arcada. Além disso, não é possível determinar precisamente a posição de estruturas anatômicas importantes para a implantodontia (p. ex., o seio maxilar, o canal mandibular, o forâmen mentoniano, entre outras), e a sobreposição de estruturas vistas nas técnicas de perfil e oclusais pode dificultar o diagnóstico da real anatomia óssea. Em decorrência destas características, as técnicas radiográficas devem ser utilizadas apenas como complemento dos demais métodos de imagens atualmente disponíveis[19].

Contudo, a radiografia panorâmica é um excelente recurso para auxiliar os acompanhamentos pós-operatórios dos casos que envolvam a colocação de um grande número de implantes (Fig. II-84).

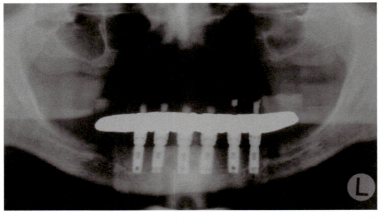

Figura II-84 – Radiografia panorâmica de prótese total fixa sobre implantes osteointegrados na mandíbula, sendo utilizada como controle pós-operatório.

Tomografia convencional

Tomografias são exames de imagens que permitem a análise de dimensões ósseas que só poderiam ser visualizadas se fossem feitos cortes no osso, para observá-lo em fatias.

Comparadas com as radiografias panorâmicas, as tomografias fornecem medidas mais precisas entre a crista alveolar e o canal mandibular, além da espessura óssea em relação às estruturas anatômicas adjacentes, como seios maxilares e fossas nasais, estando indicada na visualização da anatomia de regiões mais distais na arcada[22].

A maioria dos tomógrafos permite certa flexibilidade na escolha do tamanho e da profundidade da área a ser examinada, e alguns podem ser utilizados também para a obtenção de radiografias panorâmicas e cefalométricas. As imagens são produzidas em uma película e sofrem uma discreta ampliação. Apesar disto, estas imagens fornecem importantes dados para o planejamento pré-cirúrgico[21].

O estudo com tomografia para planejamento de implantes consiste em fazer um corte panorâmico (sagital) de uma determinada região, que equivale a um segmento da radiografia panorâmica e, dentro do limite desse corte, fazer cortes transversos oblíquos perpendiculares à curvatura das arcadas dentárias. Dessa forma, obtêm-se informações sobre as dimensões mesiodistais, vestibulolingual e vertical da região onde se pretende colocar o implante.

Essa técnica é uma boa alternativa à tomografia computadorizada quando existirem corpos metálicos, como próteses e restaurações, que produzam artefatos que comprometam a visualização das imagens (Figs. II-85 a II-87).

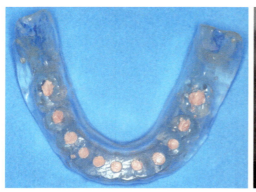
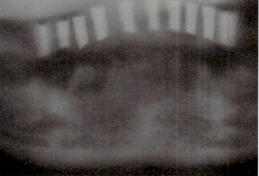

Figura II-85 – Guia radiográfico/cirúrgico com perfurações preenchidas por guta-percha (à esquerda) para funcionar como marcadores radiopacos em uma tomografia convencional (à direita).

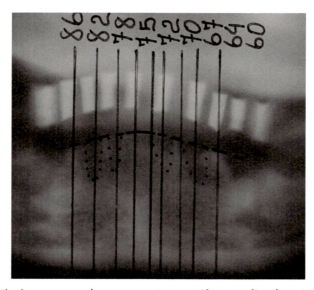

Figura II-86 – Imagem panorâmica mostrando os cortes tomográficos realizados. O posicionamento de cada corte será identificado pelo seu número correspondente na imagem panorâmica.

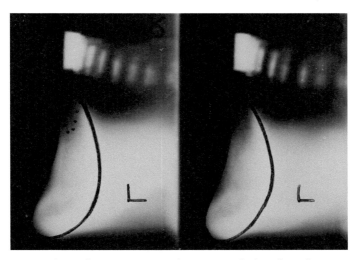

Figura II-87 – O posicionamento de cada corte na arcada será estabelecido pela numeração de cada corte (corte 78 à esquerda e corte 75 à direita), a fim de visualizar a espessura e a altura do rebordo residual.

Tomografia computadorizada

A tomografia computadorizada é o exame de escolha no planejamento pré-cirúrgico para a instalação de implantes osteointegráveis, pois apresentam imagens em tamanho real, possibilitando a obtenção de medidas mais precisas do osso disponível para a instalação dos implantes.

Diferente das demais modalidades radiográficas, onde a imagem é captada em um filme, na tomografia computadorizada a informação é adquirida na forma de uma representação digital de uma imagem radiográfica. Várias imagens bidimensionais são coletadas do osso em múltiplas e contíguas camadas, possibilitando reconstruir as imagens em qualquer plano com o computador, a partir das imagens arquivadas.

O contraste das imagens depende da qualidade do tubo de raios X, da densidade dos tecidos examinados e das características dos sensores usados para medir a energia transmitida. As imagens reconstruídas pelo computador normalmente possuem alto contraste e detalhamento fino, o que permite estabelecer uma estimativa da densidade óssea. Contudo, deve-se ressaltar que a qualidade do monitor utilizado no computador também pode ter alguma influência na visualização das imagens.

As imagens digitais podem ser transferidas para um filme ou papel fotográfico, sendo também possível imprimi-las em tamanho real. Para o planejamento pré-cirúrgico visando a instalação de implantes osteointegráveis, é conveniente uma imagem panorâmica e cortes transversais a cada 1 ou 2 mm da arcada.

Apesar de o paciente ser submetido a uma dose maior de radiação, quando comparado com a tomografia convencional, deve-se lembrar que são necessárias múltiplas tomografias convencionais para se examinar uma arcada inteira, o que é conseguido com apenas uma única tomografia computadorizada.

Com o uso de programas de computador, a tomografia computadorizada pode ainda fornecer imagens tridimensionais da área examinada, permitindo uma visualização quase real da anatomia óssea antes do ato cirúrgico[21] (Figs. II-88 a II-94).

Muitos profissionais preconizam que a radiografia panorâmica deva ser a primeira escolha para uma avaliação inicial em todos os casos. Entretanto, como visto anteriormente, a distorção da imagem inerente à técnica aparece como uma limitação ao seu uso no planejamento de uma cirurgia para a instalação de implantes.

Os métodos de diagnóstico por imagem são fundamentais para o planejamento de reabilitações protéticas com implantes osteointegráveis, por isso o poder diagnóstico do exame deve ser considerado no momento da seleção do método.

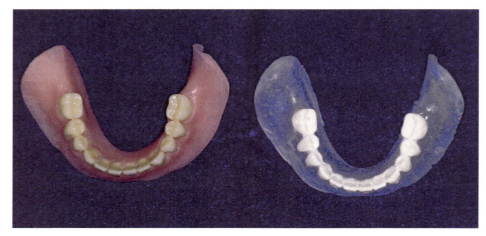

Figura II-88 – PT inferior e sua duplicação com os dentes de resina com sulfato de bário, um contraste radiográfico que não provoca artefato de técnica na tomografia computadorizada, em uma proporção de 3:1 (pó/pó), para ser usada como.

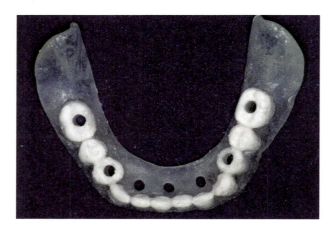

Figura II-89 –...guia radiográfico/cirúrgico. As perfurações vão orientar o planejamento do posicionamento dos implantes.

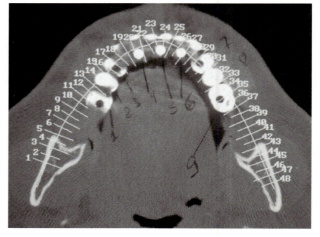

Figura II-90 – Corte horizontal da mandíbula na tomografia computadorizada identificando por números os cortes sagitais no corpo da mandíbula para que possam ser localizados.

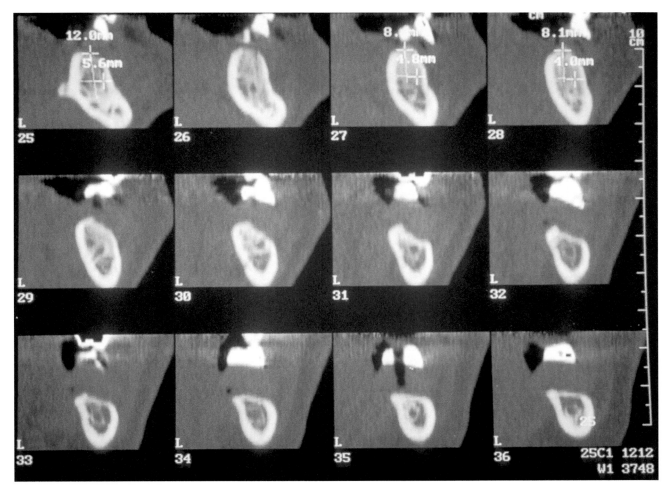

Figura II-91 – Cortes sagitais 25 a 36 da mandíbula relacionando o contorno ósseo com as perfurações na resina. Observar que, a partir do corte 29, no qual se nota a presença do forâmen mentoniano, a presença do canal mandibular limita a instalação de implantes.

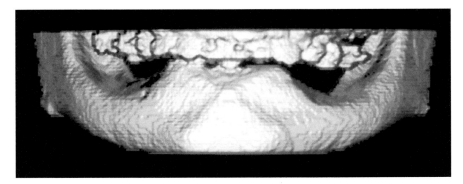

Figura II-92 – Reconstrução tridimensional da mandíbula em relação aos dentes com contraste de sulfato de bário. Observar a grande perda óssea vertical na região posterior, caracterizando um rebordo invertido nessa região.

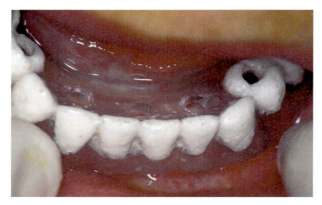

Figura II-93 – No ato da cirurgia o guia orienta as...

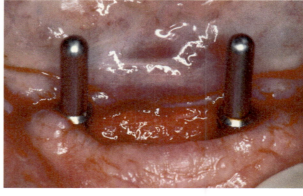

Figura II-94 – ...perfurações para a colocação dos implantes, contemplando o planejamento elaborado a partir da avaliação da tomografia.

Por esse ângulo, em todos os casos nos quais se pretende instalar implantes, deve-se solicitar uma tomografia. Uma intercorrência cirúrgica, como a lesão do nervo alveolar inferior, é difícil de ser caracterizada como um acidente quando não se possui um exame que possa aferir com precisão uma possível limitação anatômica para o procedimento cirúrgico.

As tomografias possuem valor limitado na proservação dos pacientes que receberam implantes. As alterações das imagens decorrentes da presença do metal dos implantes e das restaurações fixadas sobre estes, que ocorrem especialmente nas tomografias computadorizadas, diminuem a capacidade de mostrar pequenas alterações da arquitetura óssea. A tomografia convencional possui custo elevado para ser utilizada em exames periódicos e não é capaz de mostrar toda a área ao redor dos implantes.

Dessa forma, o acompanhamento dos pacientes é geralmente feito por meio de radiografias intra-orais e panorâmicas.

Entretanto, mesmo em condições ideais, as técnicas radiográficas possuem pouca capacidade de detectar pequenas mudanças na densidade óssea, dificultando a percepção de alterações patológicas em seus estágios iniciais. Além disto, em função das características bidimensionais das radiografias, defeitos ósseos mais grosseiros podem ser mascarados nas faces vestibulares ou linguais pela presença dos próprios implantes.

Futuramente, o uso de técnicas de subtração de imagens e métodos mais eficientes de captação e digitalização de imagens poderá permitir aos profissionais a visualização mais precisa das alterações ósseas ao redor dos implantes[20, 21].

A tabela II-3 apresenta uma comparação entre as diversas técnicas descritas anteriormente.

Tabela II-3 – Comparação entre os diferentes exames de imagens.

Tipo de exame	Características	Limitações
Radiografia periapical	Boa resolução e detalhes Mínima distorção	Pequena área visível Bidimensional
Radiografia oclusal	Observação vestibulolingual Boa resolução e detalhes Ampla área de visualização	Distorção maior na maxila Detalhes anatômicos pouco visíveis
Radiografia panorâmica	Visualização geral da anatomia óssea	Menor resolução Distorção
Tomografia convencional	Visualização detalhada Pouca superposição de estruturas anatômicas	Custo
Tomografia computadorizada	Visualização detalhada Estimativa precisa das dimensões ósseas Possibilidade de visualização em diferentes ângulos (inclusive tridimensionalmente)	Custo Maior dose de radiação

REFERÊNCIAS

1. Wise MD. Failure in the restored dentition: management and treatment. London: Quintessence; 1995.
2. Pegoraro LF. Prótese fixa. São Paulo: Artes médicas; 2001.
3. Carlsson GE. Clinical morbidity and sequelae of treatment with complete dentures. J Prosthet Dent. 1998 Jan;79(1):17-23.
4. Jahangiri L, Devlin H, Ting K, Nishimura I. Current perspectives in residual ridge remodeling and its clinical implications: a review. J Prosthet Dent. 1998 Aug;80(2):224-37.
5. Heersche JN, Bellows CG, Ishida Y. The decrease in bone mass associated with aging and menopause. J Prosthet Dent. 1998 Jan;79(1):14-6.
6. Van Waas MA, Jonkman RE, Kalk W, Van 't Hof MA, Plooij J, Van Os JH. Differences two years after tooth extraction in mandibular bone reduction inpatients treated with immediate overdentures or with immediate complete dentures. J Dent Res. 1993 Jun;72(6):1001-4.
7. Kelly E. Changes caused by a mandibular removable partial denture opposing a maxillarycomplete denture. J Prosthet Dent. 1972 Feb;27(2):140-50.
8. Shen K, Gongloff RK. Prevalence of the 'combination syndrome' among denture patients. J Prosthet Dent. 1989 Dec;62(6):642-4.
9. Saunders TR, Gillis RE Jr, Desjardins RP. The maxillary complete denture opposing the mandibular bilateral distal-extensionpartial denture: treatment considerations. J Prosthet Dent. 1979 Feb;41(2):124-8.
10. Turner CH, Ritchie GM. The problem of maxillary complete dentures opposed by retained mandibular incisorand canine teeth (II). Quintessence Int Dent Dig. 1978 Sep;9(9):31-4.
11. Hansen CA, Jaarda MJ. Treatment alternatives for a modified combination syndrome. Gen Dent. 1990 Mar-Apr;38(2):132-7.
12. Lechner SK, Mammen A. Combination syndrome in relation to osseointegrated implant-supporte-doverdentures: a survey. Int J Prosthodont. 1996 Jan-Feb;9(1):58-64.
13. Grant AA. Prótese odontológica completa. Rio de Janeiro: Medsi; 1996.
14. Atwood DA. Reduction of residual ridges: a major oral disease entity. J Prosthet Dent. 1971 Sep;26(3):266-79.
15. Guyton AC. Tratado de fisiologia médica. 7ª ed. Rio de Janeiro: Guanabara Koogan; 1989.
16. Tárzia O. Halitose. 2a Ed. Rio de Janeiro: EPUC; 1996.
17. Vivino FB, Al-Hashimi I, Khan Z, LeVeque FG, Salisbury PL 3rd, Tran-JohnsonTK, Muscoplat CC, Trivedi M, Goldlust B, Gallagher SC. Pilocarpine tablets for the treatment of dry mouth and dry eye symptoms inpatients with Sjögren syndrome: a randomized, placebo-controlled, fixed-dose,multicenter trial. P92-01 Study Group. Arch Intern Med. 1999 Jan 25;159(2):174-81.
18. Tamaki T. Dentaduras completas. 4a ed. São Paulo: Sarvier; 1988.
19. Besimo C. Removable partial dentures on osseointegrated implants. Chicago: Quintessence; 1998.
20. Miles DA, Van Dis ML. Implant radiology. Dent Clin North Am. 1993 Oct;37(4):645-68.
21. Reiskin AB. Implant imaging. Status, controversies, and new developments. Dent Clin North Am. 1998 Jan;42(1):47-56.
22. Wyatt CC, Pharoah MJ. Imaging techniques and image interpretation for dental implant treatment. Int J Prosthodont. 1998 Sep-Oct;11(5):442-5.

Capítulo III

O RELACIONAMENTO DO PROFISSIONAL COM O PACIENTE

Veridiana Salles
Ronaldo de Moraes Telles
Daniel Telles

A maioria das pessoas tende a ficar preocupada com o seu futuro como portadoras de PTs. Muitas podem ter conhecimento de outras que possuem próteses mal adaptadas e de aparência artificial. Algumas destas pessoas podem sentir que, com a extração de seus últimos dentes, serão privadas de sua vida social e isto pode criar uma situação estressante, não só para o paciente como também para os seus familiares.

O cirurgião-dentista (CD) deve buscar minimizar as preocupações dos pacientes, esclarecendo-os que seus temores estão superestimados e que eles podem realmente ser beneficiados com o uso de próteses.

Com a possibilidade de utilização dos implantes na reabilitação, os ganhos são acentuados nos casos de sobredentaduras e podem ser ainda mais significativos quando a reabilitação inclui próteses fixas totalmente implantossuportadas.

POR QUE SE PREOCUPAR COM O "SER EMOCIONAL" EM VOLTA DA BOCA?

As mudanças físicas e psicológicas que ocorrem no decorrer da idade, inevitavelmente, resultam em mudanças na personalidade.

É necessário que se tenha conhecimento do mecanismo pelo qual se forma a personalidade de uma pessoa, para que muitos fatores relacionados à conduta psicológica de um paciente sejam assim compreendidos, estabelecendo uma relação entre paciente e profissional de acordo com as expectativas de cada um.

Primeiramente, o desenvolvimento da criança baseia-se em estágios que se organizam de acordo com a maturação de determinadas regiões do corpo que são sensíveis a excitações do tipo sexual. Durante o período de desenvolvimento denominado por Freud[1] de fase oral, a região bucal é a principal fonte das excitações e também o local de realização das trocas do bebê com o mundo. Este local permite à criança a incorporação do sustento biológico, e o ato de receber o leite faz com que as primeiras impressões se registrem, dando origem ao psiquismo humano. Todas as experiências de prazer e desprazer estão relacionadas com este órgão fundamental[2].

Nesta fase, a boca corresponde à região onde os estímulos recebidos proporcionam excitação para a cavidade bucal e para os lábios, como o ato de sucção. A fase oral é muito importante não só pela alimentação, mas por permitir que a criança refaça seu vínculo com a mãe. Este órgão torna-se foco de uma forma de aproximação dominante – a incorporação – que intervém não só na sucção do seio materno, mas também na absorção, pelos órgãos sensitivos e pela pele, de todos os estímulos que entram no campo acessível à criança[3].

Quando os dentes irrompem, a incorporação pela sucção é substituída pela mordida, bem como o prazer de sugar pelo prazer de morder[3]. Além da conotação de força e capacidade de agressão, os dentes são também sentidos como um instrumento de defesa, pois através destes, o bebê pode causar dano ao mundo exterior[4]. O principal aspecto psicológico da primeira dentição reside na mudança de atitude de "passivo receptor" para "ativo destruidor". Para os seres humanos, os dentes passam a ser símbolos de força, agressão, atitude ativa, e por isso perdê-los pode significar insegurança e nova onda de ansiedade[5]. Portanto, os dentes auxiliam na ampliação do conceito do "eu"[6].

Desde a formação do seu "eu", a criança vê-se confrontada com o ideal de se comparar. Isto lhe é imposto de fora e se constrói a partir dos valores, das críticas e das exigências familiares que, por sua vez, refletem o sistema de valores do campo social. A construção da identidade do sujeito subordina-se aos padrões culturais específicos e ao conjunto de símbolos que ali se expressam. No processo de incorporação, esses padrões sofrem uma espécie de metabolismo que fará com que cada indivíduo seja singular em seu modo de apreensão da realidade, comportamento e autoconceito.

TIPOS HISTÓRICOS DE PACIENTES EDENTADOS

Em 1937, House[7] classificou os pacientes sob o ponto de vista psicológico em 4 tipos: (1) histérico; (2) exigente; (3) equilibrado; e (4) indiferente.

O paciente *histérico* queixa-se que não encontra um CD que possa ajudá-lo, mas ele mesmo é desleixado e, não raramente, é o principal responsável pela perda dos seus dentes. Vai brigar eternamente com suas próteses. Este paciente pode também ser chamado de pessimista, porque por melhor que seja a prótese, "não era bem isso que ele queria". Culpa outras pessoas pela sua situação: pais que não orientaram ou não puderam pagar por tratamentos dentários, dentistas incompetentes e protéticos ruins. Devem

ser feitas para ele próteses dentro dos mais rigorosos padrões técnicos; ele sempre irá se queixar, mas se a prótese estiver corretamente executada, ele falará sem razão. Deve-se ter atenção especial quando solicitar que ele opine sobre a confecção da prótese; em alguns casos, pode-se deliberadamente omitir que existe esta possibilidade. Esse tipo de paciente pode até entender essa situação como uma incompetência do profissional para orientar o tratamento. Cuidado!

O paciente *exigente* é um indivíduo metódico, difícil de contentar e extremamente preocupado com a sua aparência. Costuma entrar em conflito com o CD; ele julga saber mais que os outros. É difícil conseguir de sua parte uma opinião equilibrada em qualquer fase da reabilitação; sempre haverá um senão em infindáveis ir e vir nas diferentes etapas de confecção. Uma prótese esteticamente bem realizada ajuda em sua satisfação final acalmando o relacionamento dentista/paciente.

O paciente *equilibrado* é sensível, racional e demonstra confiança no CD. É amigo e gosta de colaborar. Quando a ele é informado que pode opinar na estruturação estética da prótese, dá opiniões prestimosas. Usará a prótese com grande proveito, entendendo que pôde fazer alguma coisa em benefício próprio corrigindo ou compensando a perda de seus dentes naturais, pela qual muita vezes se sente responsável ou culpado. A reabilitação deste paciente geralmente traz muita satisfação para o profissional.

O paciente *indiferente* é pouco preocupado com a sua aparência e mesmo com o ato de mastigar. Por sua vontade não usaria as próteses, pois se sente muito bem sem elas, que normalmente ficam no fundo de uma gaveta. Este tipo de paciente é calmo e do seu estado de espírito flui um clima muito tranqüilo para qualquer tipo de tratamento, principalmente para a realização de dentaduras. Em decorrência desta tranqüilidade, as diferentes etapas da confecção correm bem e o resultado final é geralmente satisfatório. Se ele usará a prótese é outro assunto; na maioria dos casos, só as usam quando estão se relacionando com outras pessoas. Há um perigo com relação ao CD displicente, pois, a partir do momento em que percebe que não será cobrado pelo resultado do seu trabalho, tende a realizá-lo de qualquer maneira. Isto com freqüência leva a um resultado desastroso, infelizmente despercebido pelo paciente, mas severamente notado pelos que o circundam.

O PERFIL ATUAL DOS PACIENTES EDENTADOS

Hoje, passados 70 anos, a humanidade passou a viver um senso estético e funcional dentro de novos conceitos que surgiram de beleza, harmonia e praticidade. Técnicas e maquinário de suporte à vida surgiram e abalaram os conceitos de House[7]. Não acabaram com eles, mas as necessidades da vida de relação inibiram a exteriorização do caráter genuíno dos indivíduos de cada grupo psicológico. Pela necessidade de integração com a nova sociedade, o homem passou a se preocupar com a coletividade, não sendo mais aceitável qualquer grau de edentulismo. Todos passaram a buscar a recuperação estética e funcional com o auxílio de próteses, pois em contrário são considerados inválidos orais, tendo dificuldades na vida profissional e pessoal.

Tempos atrás, era comum o idoso comparecer ao consultório acompanhado de um filho, que antes mesmo da anamnese fazia a seguinte solicitação: "– Por favor, coloque uma dentadura no papai. Ninguém agüenta mais. Almoçar ou jantar com ele à mesa é horrível. Faça dentes para ele comer junto a nós". Com o aumento da longevidade e a lucidez, os idosos agora freqüentam os consultórios sozinhos e conduzem a sua reabilitação com consistente avaliação e julgamento de suas necessidades, cabendo ao cirurgião-dentista (CD) a compreensão das informações para concluir com sucesso a reabilitação. Não se permitem mais ficar edentados nem por pequenos períodos, solicitando, mesmo que imediatamente às extrações necessárias, a colocação de próteses reabilitadoras.

A globalização e a rapidez com que se tem conhecimento do comportamento da vida de relação muito contribuíram para dar apoio ao paciente idoso, devolvendo a ele a sua personalidade. O contato com as técnicas de embelezamento, amplamente divulgadas pelos diferentes meios de comunicação, deu a eles um novo sentido de vida, agora ansiosos por beleza relativa e para se sentirem dentro do contexto social, afastando de vez a hipótese do edentulismo e, sobretudo, da segregação. O idoso hoje é consciente da sua situação e do seu lugar na sociedade. Contribuem para isto as campanhas de proteção, as aposentadorias remuneradas, os auxílios e benesses. O idoso sabe que é idoso, mas diferentemente dos idosos de anos atrás, ele se sente responsável por si e, não raramente, ainda ajuda financeiramente familiares em necessidade.

Durante sua reabilitação, ele participa coerentemente, tentando colaborar com a sua melhoria estética e funcional com opiniões sensatas. Cabe ao cirurgião-dentista ouvi-lo e compreendê-lo, ajudando-o o mais que puder. Quanto maior a ajuda, maior o sucesso e o retorno para a clínica. Não basta ao CD a boa vontade; é absolutamente necessário que o mesmo se apóie em técnicas precisas e conhecimentos científicos plenos para traduzir clinicamente as informações recebidas e alcançar o sucesso esperado.

Em pacientes mais jovens, o enfoque é semelhante. Entretanto, pelo vigor natural da idade, estes tendem a ser mais exigentes, exigindo mais dedicação do profissional para compreender e atender aos seus anseios. Não existem duas formas de realizar as próteses; o relacionamento paciente/profissional é que pode se apresentar com um maior grau de complexidade.

O QUE É IATROSSEDAÇÃO E COMO UTILIZÁ-LA COMO ESTRATÉGIA FACILITADORA DO TRATAMENTO?

No planejamento do tratamento para o paciente edentado, duas categorias de pacientes devem ser consideradas: o paciente satisfeito com a prótese e o insatisfeito.

O paciente satisfeito não procura tratamento com freqüência e na maioria das vezes já utiliza prótese há muitos anos, e retorna para o tratamento pela necessidade da substituição da prótese já existente. Para este tipo de paciente, o CD deve discutir as vantagens e desvantagens de diferentes tipos de tratamento, bem como o potencial para falhas ou complicações, pesando o tempo de tratamento, o custo e o potencial para a melhora da função.

O paciente insatisfeito está nesta condição por deficiências em sua prótese atual ou por problemas em sua conduta emocional[8]. Para o paciente portador de próteses mal adaptadas, o senso de perda e a certeza de uma vida de desconforto e descontentamento são fortes indícios para a criação de desesperança.

A iatrossedação é uma técnica utilizada para reduzir ou eliminar a maioria dos "medos odontológicos" presentes em clínica. A definição de iatrossedação é "fazer o paciente ficar calmo por meio do comportamento do CD". O seu objetivo é criar uma experiência de reaprendizagem, onde os sentimentos aprendidos originalmente serão desaprendidos, e uma nova concepção de sentimentos será gerada como conseqüência da interação entre o paciente e seu dentista. A entrevista iatrossedativa é composta por quatro partes:

1. Reconhecer e entender o problema;
2. Explorar e identificar o problema;
3. Interpretar e explicar o problema;
4. Oferecer uma solução para o problema.

A partir deste momento, o CD atuará eliminando as condições desfavoráveis da prótese atual, o que conseqüentemente auxiliará na melhoria do quadro emocional do paciente, amenizando a sua ansiedade frente a uma insatisfação antiga.

Entretanto, o CD deve evitar assumir uma postura de superioridade frente ao paciente, o qual é facilmente intimidável. Os pacientes com freqüência se submetem a tratamentos que conflitam com seus desejos, pois eventualmente são muito tímidos para colocar o que pensam frente ao profissional. Essa manipulação da aceitação do tratamento pelo paciente pode produzir um sucesso temporário, mas pode também levar a situações de rejeição difíceis de serem controladas pelo profissional. Deve-se, portanto, levar em consideração alguns determinantes que agem favoravelmente à aceitação positiva do paciente, sendo estes: (1) qualidade da prótese; (2) condição bucal; (3) relacionamento paciente/profissional; (4) atitude do paciente frente a próteses; (5) experiências anteriores; (6) personalidade do paciente; e (7) fatores socioeconômicos[9].

Por outro lado, as exigências estéticas e funcionais dos pacientes podem estar acima da realidade. Um paciente perturbado, mesmo com uma prótese executada de forma tecnicamente correta, em geral não está satisfeito. O paciente pode responder negativamente, inclusive no aspecto funcional, agindo de forma discordante com os princípios do tratamento e, assim, assumir uma aparência estética não atraente. Se o CD não reconhecer e abordar os aspectos psicológicos do paciente edentado como aborda os aspectos tecnológicos do seu tratamento, o sucesso da reabilitação não será alcançado. Os elementos de uma reabilitação protética – adaptação, função e estética – têm sido tradicionalmente considerados entidades separadas, quando, de fato, estão totalmente inter-relacionados[10].

O CD deve discernir quando as solicitações e expectativas de melhora estética do paciente são razoáveis e sinérgicas com as técnicas protéticas convencionais. Esse grau de expectativa vai solicitar mais ou menos ênfase no início do tratamento ao verdadeiro potencial de melhora do caso. Se a aparência é a queixa principal do paciente, deve-se ter o cuidado de incluir o paciente em todas as decisões concernentes à estética. Devem-se prever múltiplas consultas para a prova dos dentes em cera e incluí-las no custo do tratamento. Nesses casos, a prótese nunca deve ser terminada até que o paciente tenha concordado plenamente com o padrão estético obtido com as provas em cera[9].

Quando o paciente vai ao consultório odontológico para a colocação de prótese ou implante dentário, este estará buscando também a reconstrução de sua integridade física perdida. Mais do que uma reposição de dentes, o paciente deseja que o trabalho odontológico permita-lhe refazer sua imagem pessoal e social.

O CD deve estar atento não apenas aos aspectos técnicos do trabalho, mas também aos fatores psicológicos e às questões subjetivas que envolvem a situação. Seu trabalho deve visar a recomposição das estruturas dentária e facial e da aparência estética de pessoas que têm sentimentos, desejos e fantasias inconscientes e que, portanto, nem sempre sabem nomear o que sentem ou o que querem. Estando empenhado em compreender os sentimentos e as expectativas de seu paciente, o CD poderá melhor orientá-lo na situação de extração e substituição dos dentes, evitando dores, desajustes e frustrações desnecessárias.

REFERÊNCIAS

1. Freud S. Obras completas. Madri: Nueva; 1973.
2. Wolf SM. R. O significado psicológico da perda dos dentes em sujeitos adultos. Rev Assoc Paul Cir Dent. 1998 Jul/Ago; 52(4):307-16.
3. Lagache D. A psicanálise. São Paulo: Difusão Européia do livro; 1966.
4. Abraham K. Teoria psicanalítica da libido: sobre o caráter e desenvolvimento da libido. Rio de Janeiro: Imago; 1970.
5. Giglio E. O significado psicológico dos dentes. Rev Odont Met. 1983; 4(2):37-40.

6. Aberastury A. Psicanálise da criança. Porto Alegre: Artes Médicas; 1982.
7. House MM. Full denture technique. In: Conley FJ, Dunn AL, Quesnell AJ, Rogers RM, editors. Classic prosthodontic articles: a collector's item. Vol III. Chicago: American College of Prosthodontists; 1978. p. 2-24.
8. Rich BM, Augenbraun H. Treatment planning for the edentulous patient. J Prosthet Dent. 1991 Dec;66(6):804-6.
9. Berg E. Acceptance of full dentures. Int Dent J. 1993 Jun;43(3 Suppl 1):299-306.
10. Turner CH, Ritchie GM. The problems of maxillary complete dentures opposed by retained mandibular incisor and canine teeth (I). Quintessence Int Dent Dig. 1978 Aug;9(8):29-34.

Capítulo IV

O Restabelecimento Imediato das Condições Bucais Ideais como Complementação Diagnóstica e Base do Tratamento

Daniel Telles
Ronaldo de Moraes Telles
João Evandro da Silva Miranda

Como já foi dito, a avaliação das próteses que o paciente porventura utilize faz emergir informações que podem ser bastante proveitosas para o planejamento e a execução das próteses novas. É conveniente reproduzir nas próteses novas as características das próteses antigas que estejam funcionando adequadamente.

Por outro lado, quando alguma das características existentes necessita ser corrigida, é importante que se faça no início do tratamento, alterando-se a forma da prótese que está em uso, para que esta passe a funcionar corretamente. Isso deve ser feito com dois objetivos: (1) utilizar a prótese antiga como instrumento de diagnóstico, a fim de avaliar as respostas do paciente às alterações que necessitam ser feitas; e (2) antecipar e reduzir os transtornos causados pelas adaptações – ou readaptações – às características da prótese nova.

A recusa por parte do paciente de usar a prótese nova, por qualquer razão, é uma situação difícil de ser revertida. O profissional deve ter máxima atenção para não deixar que isto aconteça. Nesse ponto, é extremamente vantajoso que o paciente *já* esteja adaptado a essas novas características no momento da entrega da prótese. Isto minimiza o risco de o paciente desenvolver algum tipo de intolerância ou rejeição emocional à prótese nova, da qual esperava um auxílio para melhorar sua qualidade de vida.

As alterações mais significativas que podem ser necessárias são as seguintes:
- condicionamento dos tecidos sob a base da prótese;
- extensão e adaptação da base da prótese;
- restabelecimento do padrão oclusal.

Embora alguns desses aspectos só venham a ser aprofundados conceitualmente nos capítulos seguintes, foram descritos neste capítulo por uma questão cronológica em relação aos procedimentos a serem realizados nos pacientes. Isto foi feito entendendo-se que a formação global deverá estar presente, supondo-se o cirurgião-dentista (CD) como possuidor de uma compreensão abrangente do problema dos edentados, a partir do momento em que se proponha a tratá-los.

CONDICIONAMENTO DOS TECIDOS SOB A BASE DA PRÓTESE

Freqüentemente, os tecidos sobre os quais as PTs se apóiam apresentam-se com áreas de inflamação irregular e difusa, além de alterações de forma e volume, que podem estar associadas a um ou mais dos seguintes fatores: (1) microtraumatismos gerados por irregularidades na parte interna da base da prótese; (2) higiene bucal ineficiente; (3) placa bacteriana; (4) *Candida albicans*; (5) câmaras de sucção; e (6) a presença da própria prótese, o que diminui a renovação do fluxo salivar na área, restringindo a atuação dos anticorpos presentes na saliva.

A normalização da condição desses tecidos deve ser obtida no início do tratamento, antes da confecção de novas próteses, pois se forem moldados nessa situação tendem a permanecer alterados indefinidamente. Essa normalização é obtida pelo *controle dos fatores causais* citados anteriormente e é chamada genericamente de *condicionamento de tecido* ou *tecidual*.

É importante ressaltar que não deve haver confusão por parte do leitor entre a terminologia *condicionamento de tecido*, que representa o ato em si, e a terminologia *condicionador de tecido*, usada por fabricantes de materiais resilientes para bases de PTs para designá-los, e cujo uso por si só não se constitui na única ou melhor alternativa, como sugerem os fabricantes, para que os tecidos voltem à sua condição normal.

Caso não haja grandes desadaptações da base da prótese em relação à mucosa, o *condicionamento de tecido* pode ser conseguido por condutas mais simples, como o *polimento* das partes da base da prótese em contato com a mucosa, orientações de *higienização* para o paciente e a prescrição de bochechos com soluções antimicrobianas.

Mesmo nos casos em que a prótese necessite de reembasamento, o *condicionamento tecidual* não implica necessariamente no uso de um *condicionador de tecido*, podendo-se utilizar para esse fim uma resina acrílica convencional.

Ao colocar próteses adaptadas e em harmonia com a mucosa de revestimento, o profissional estará realizando um *condicionamento de tecido*, sem a necessidade obrigatória do uso de um material supostamente específico para este objetivo (Figs. IV-1 e IV-2).

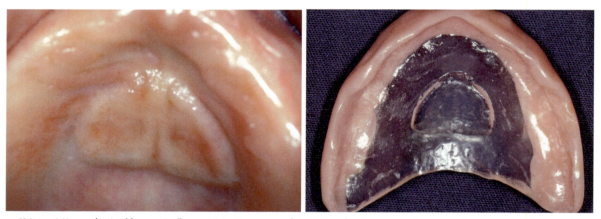

Figura IV-1 – Hiperplasia fibrosa inflamatória (à esquerda), típica lesão causada por prótese com câmara de sucção (à direita).

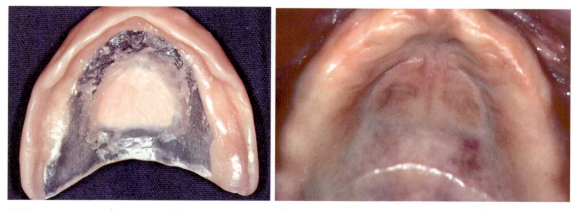

Figura IV-2 – A câmara foi preenchida por resina acrílica autopolimerizável, deixada polimerizar fora da boca para criar um estímulo contrário e acelerar o desaparecimento da lesão (à esquerda). Aspecto da lesão após duas semanas de uso da prótese com a câmara preenchida. Observar a redução acentuada de volume (à direita). (Caso clínico cedido pelo Prof. Dr. Eduardo José Veras Lourenço.)

Materiais de revestimento resilientes para bases de próteses totais

O primeiro relato na literatura de um *material de revestimento resiliente*, denominado borracha macia, foi feito em 1869. Até 1940, nenhum outro material foi citado, quando, então, uma borracha natural macia, conhecida como *Velum*, foi utilizada como revestimento para PTs. No entanto, este material apresentava, após algum tempo, alta absorção de água, perda de adaptação e odor desagradável. Com o passar dos anos, vários outros *materiais de revestimento resilientes* foram desenvolvidos, sempre com o intuito de aprimorar suas características.

Os *materiais de revestimento resilientes* formam um grupo de materiais elásticos que preenchem total ou parcialmente a base da prótese, com a finalidade de diminuir o impacto da força mastigatória sobre a mucosa de revestimento. Supostamente, podem ser utilizados de modo temporário ou com um caráter mais permanente.

Aplicados temporariamente à superfície interna da prótese, permitem uma melhor distribuição das cargas sobre os tecidos de suporte, promovendo sua recuperação e restaurando as condições ideais para que se possa fazer uma moldagem. Seu uso está associado a um controle clínico rigoroso, uma vez que a característica resiliente do material perde-se com o tempo, tornando-o rígido, podendo levar a alterações teciduais indesejáveis, efeito oposto ao inicialmente pretendido[1].

O uso de bases resilientes com a finalidade de controlar uma sensibilidade existente na mucosa deve ser realizado com cuidado. A presença de fatores sistêmicos que predispõem ao problema (como doenças sistêmicas e hormonais; fatores nutricionais ou distúrbios vitamínicos, protéicos e do metabolismo mineral), além da adaptação da prótese, devem ser considerados e avaliados antes da indicação do uso de materiais de revestimento resiliente. Além disso, como eles promovem alívio e conforto imediatos, há um risco de os pacientes fazerem uso prolongado destes materiais e, com isso, causar danos aos tecidos de suporte.

Existem várias marcas de *materiais de revestimento resilientes* utilizados como bases de próteses, de caráter temporário ou definitivo, de acordo com a descrição dos fabricantes destes produtos.

Propriedades gerais

Em 1990, Qudah, Harrison & Huggett[2] fizeram uma revisão de literatura sobre os *materiais de revestimento resilientes* utilizados em prótese dentária, relacionando suas propriedades ideais. Segundo os autores, um material desse tipo deve:

- ser facilmente processado, utilizando-se equipamentos laboratoriais convencionais;
- apresentar mínima alteração dimensional durante o processamento, semelhante à do material da base;
- apresentar mínima absorção de água; caso contrário, poderá haver aumento de volume e maior geração de tensões na interface da base da prótese, ampliando a distorção e reduzindo a adesão. Se este aumento de volume ocorrer, as bactérias presentes na cavidade bucal poderão penetrar entre a base da prótese e o material de revestimento, dificultando a higienização;
- apresentar solubilidade mínima nos fluidos bucais;
- manter sua resiliência. O grau de resiliência depende da composição química e da espessura do material. Uma espessura de 3 mm é considerada satisfatória, pois aumenta em 8 vezes sua resiliência em relação a uma espessura de 1 mm;
- aderir-se adequadamente ao polimetacrilato de metila, de modo a evitar a separação durante o uso. Se a resistência de união entre os dois materiais é fraca, poderá haver o rompimento em algumas áreas, dificultando a higienização da prótese;
- apresentar resistência adequada ao rasgamento para evitar a ruptura durante o uso;
- ser fácil de limpar e não ser afetado por alimentos, bebidas, fumo ou pelos diferentes tipos de materiais empregados na higienização das próteses;
- ser atóxico, inodoro e insípido, de modo a estimular o uso pelo paciente durante o tempo necessário;
- ser esteticamente aceitável e sua coloração, compatível com a do material de base.

Infelizmente, ainda hoje, não existe um material que atenda de forma satisfatória a todos esses requisitos.

Composição dos materiais de revestimento resilientes

Os materiais de revestimento resilientes são encontrados no mercado com duas composições básicas: materiais à base de *resina acrílica* e à base de *silicone*.

Materiais à base de resina acrílica

As resinas acrílicas resilientes apresentam-se na forma de pó e líquido. O pó geralmente é constituído de pérolas de polimetacrilato de etila ou polimetacrilato butílico, e o líquido consiste de um monômero de metacrilato de etila ou butílico, mais um plasticizador, o ftalato dibutílico.

Nos materiais de revestimento resilientes à base de *resina acrílica*, a característica de resiliência é conferida pela presença do plasticizador. Este material é imprescindível nos materiais resilientes à base de *resina acrílica*, pois propiciam a manutenção de sua resiliência em condições clínicas de uso. Outra função do plasticizador é aumentar a solubilidade dos polímeros no monômero, diminuindo sua fragilidade[3].

Com o tempo, os plasticizadores sofrem um processo chamado lixiviação, no qual perdem constituintes solúveis para o meio aquoso bucal, o que resulta em endurecimento progressivo do material resiliente. Como conseqüência deste processo, o material torna-se irregular e poroso, aumentando o acúmulo de placa bacteriana e, conseqüentemente, levando a irritações na mucosa[4] (Fig. IV-3).

São materiais de difícil manutenção em meio bucal, estando contra-indicada a utilização de peróxidos efervescentes para sua limpeza. O uso de água e sabão parece ser a melhor conduta de limpeza para este material.

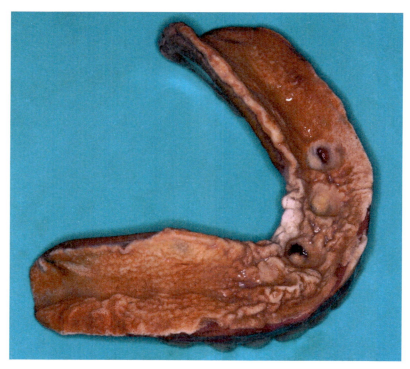

Figura IV-3 – Prótese reembasada com material resiliente que sofreu degradação após algum tempo de uso, apresentando a superfície da base que entra em contato com a mucosa enrijecida, porosa e contaminada por material orgânico, o que a torna agressiva para a mucosa.

Materiais à base de silicone

As borrachas de silicone são polímeros do dimetilsiloxano associados a agentes de união e um catalisador, como o peróxido de benzoíla. Sua resiliência à temperatura bucal não é derivada do uso de um plasticizador, mas de uma propriedade intrínseca deste tipo de polímero[1,4].

As bases resilientes à base de silicone necessitam de um adesivo, em forma de polímero de silicone em solvente volátil, para promover adesividade com a base de resina acrílica da prótese. A degradação da camada de adesivo é o principal problema desse tipo de material (Fig. IV-4).

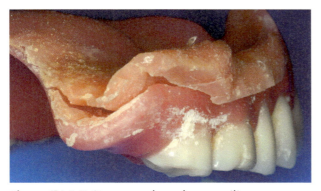

Figura IV-4 Prótese reembasada com silicone, que se soltou devido à degradação do adesivo que unia esse material à base de resina da prótese, permitindo a percolação de matéria orgânica entre a base da prótese e o silicone.

Indicações para o uso de materiais de revestimento resilientes

Os materiais de revestimento resilientes podem ser utilizados de forma *temporária* ou *permanente*.

É importante enfatizar que, por suas características descritas anteriormente, o uso *permanente* desses materiais deve ser restrito a casos selecionados e que possam ser mantidos sob um rígido programa de manutenção.

Uso temporário

As principais situações nas quais pode ser benéfico o uso transitório de uma base resiliente são:

- *Controle de estomatites relacionadas ao uso de PTs* – Além de o material de revestimento resiliente ser aplicado na superfície interna da prótese, o tratamento deve ser acompanhado por terapia antifúngica. Pode-se também utilizar um condicionador de tecidos que tenha uma substância antimicrobiana em sua composição. Além disso, um controle adequado da higiene é essencial (Figs. IV-5 a IV-23).

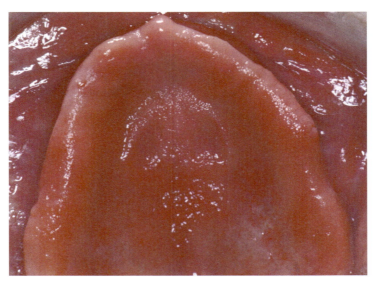

Figura IV-5 – Rebordo superior que apresentava diversas áreas de inflamações planas e papilomatosas, além de tecido hiperplásico causado por câmara de sucção...

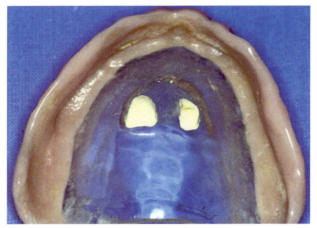

Figura IV-6 – ...parcialmente preenchida por pasta de óxido de zinco e eugenol.

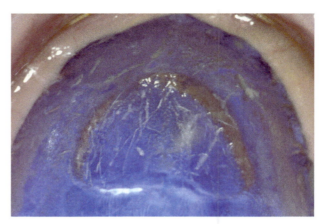

Figura IV-7 – O resto de pasta foi removido e...

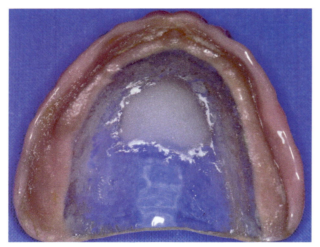

Figura IV-8 – ...a câmara de sucção foi preenchida por resina acrílica autopolimerizável, deixada polimerizar fora da boca.

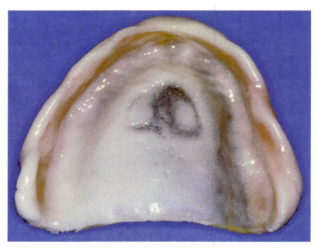

Figura IV-9 – A prótese foi então reembasada com um material resiliente à base de resina acrílica com antifúngico (Coe-comfort, GC America Inc.).

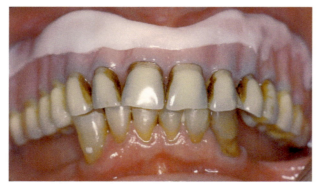

Figura IV-10 – Prótese reembasada em posição na boca.

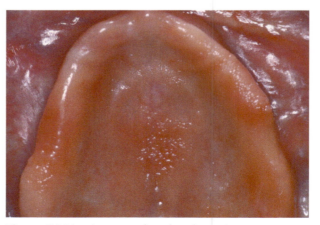

Figura IV-11 – Aspecto do rebordo após uma semana de uso da prótese reembasada com o condicionador de tecido. Notar a redução das áreas inflamadas e do volume do tecido hiperplasiado.

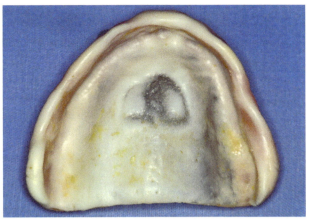

Figura IV-12 – Apesar do bom resultado clínico, já podia ser notada a contaminação da resina resiliente pelo material orgânico.

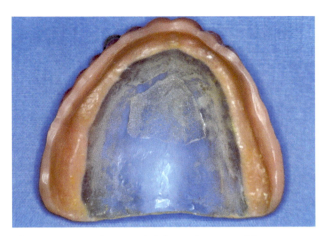

Figura IV-13 – O material foi todo removido e...

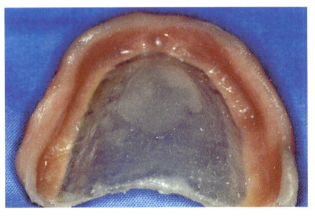

Figura IV-14 –...substituído por um novo material resiliente (Coe-soft, GC America Inc.).

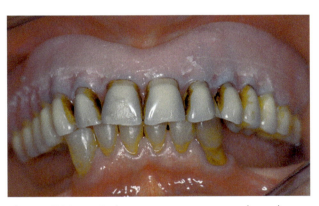

Figura IV-15 – Prótese novamente reembasada em posição na boca.

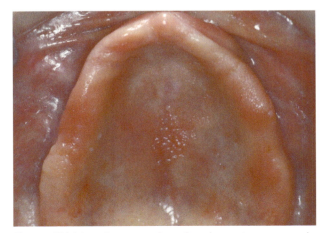

Figura IV-16 – Aspecto do rebordo após a segunda semana de uso da prótese reembasada com o condicionador de tecido. As áreas de inflamação plana quase desapareceram, entretanto persiste o relevo das áreas de inflamação papilomatosa.

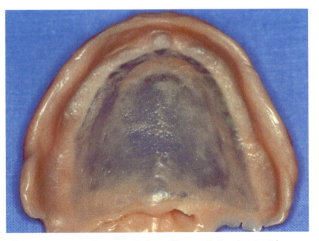

Figura IV-17 – O material resiliente foi substituído por uma resina rígida (Kooliner, GC America Inc.), polimerizada diretamente na boca do paciente,...

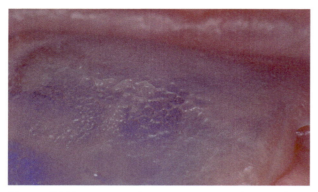

Figura IV-18 –...o que faz com que a resina copie as irregularidades das lesões papilomatosas,...

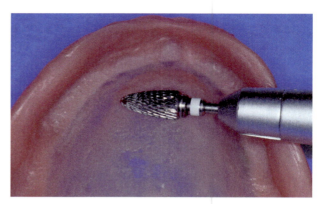

Figura IV-19 –...que devem ser removidas. Esse cuidado deve ser tomado também durante a confecção das futuras novas próteses para esse paciente.

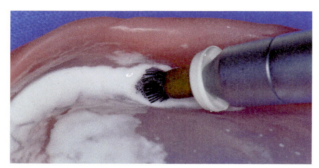

Figura IV-20 – A resina deve ficar lisa. Para isso, pode ser feito um polimento com escova e pedra-pomes.

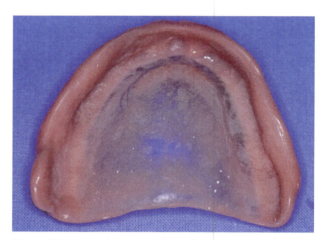

Figura IV-21 – Prótese reembasada com material rígido, que tem maior durabilidade, para...

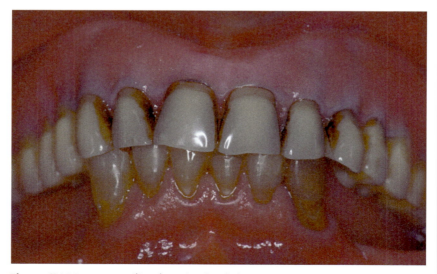

Figura IV-22 –...ser utilizada até o final do tratamento.

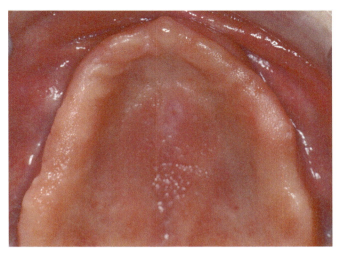

Figura IV-23 – Aspecto do rebordo uma semana após o reembasamento com resina rígida. As áreas de inflamação desapareceram. O relevo das áreas de inflamação papilomatosa persiste, porém a coloração da mucosa é a de um tecido saudável.

- *Proteção de feridas cirúrgicas* – A principal vantagem do uso de um material resiliente para ajustar a prótese a uma ferida cirúrgica é a de prover conforto para o paciente na utilização da mesma, já que o material macio tende a traumatizar menos os tecidos enquanto mantiver suas propriedades (Figs. IV-24 a IV-29).

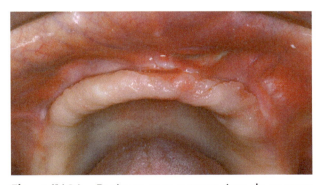

Figura IV-24 – Paciente com extensa área de mucosa flácida na região anterior do rebordo maxilar, com queixa de instabilidade da prótese apoiada nessa região.

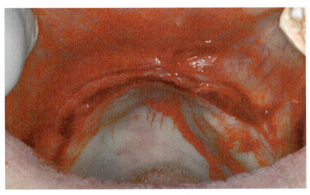

Figura IV-25 – Remoção do tecido frouxo para conseguir uma área de suporte que aumentasse a estabilidade da prótese.

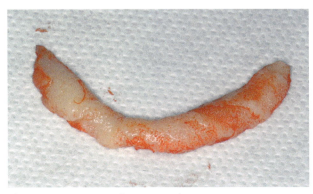

Figura IV-26 – Tecido removido.

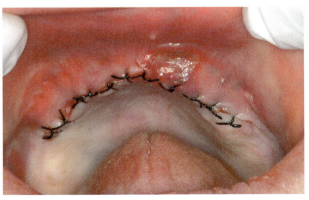

Figura IV-27 – Notar a redução do rebordo após o término da cirurgia.

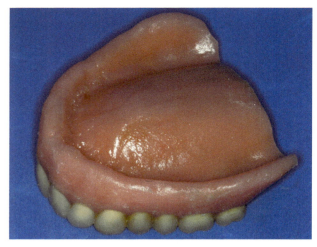

Figura IV-28 – Prótese reembasada com material resiliente à base de silicone.

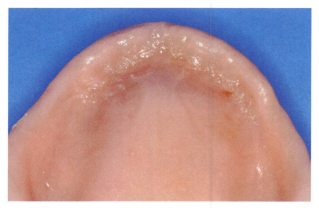

Figura IV-29 – Detalhe da região da cirurgia na base da prótese.

- *Após as extrações para a instalação de PT imediata* – Os materiais resilientes também são indicados como revestimento temporário em próteses imediatas para ajustar a base da prótese ao rebordo e dar conforto ao paciente que precisa utilizar a prótese até que a reabsorção, após as extrações, tenha ocorrido e um reembasamento permanente possa ser realizado (Figs. IV-30 a IV-32).

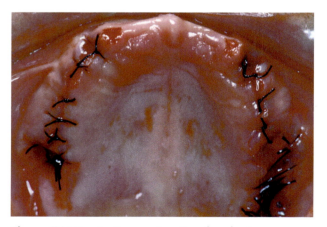

Figura IV-30 – Após as extrações dos dentes...

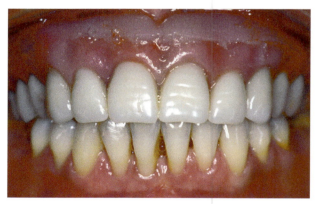

Figura IV-31 – ...para a colocação de prótese imediata;...

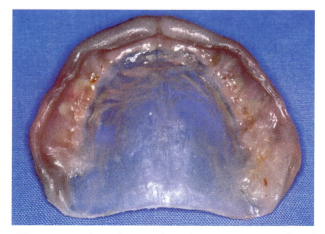

Figura IV-32 – ...a prótese foi reembasada com um material resiliente.

- *Ajuste da base de prótese removível provisória sobre implantes* – O uso de material resiliente facilita a adaptação e aumenta a estabilidade da prótese provisória quando utilizada sobre implantes, em especial após modificações geradas por trocas de componentes ou procedimentos cirúrgicos (Figs. IV-33 e IV-34).

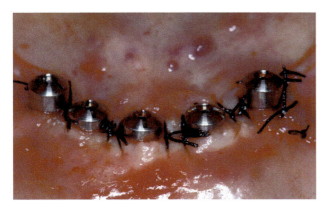

Figura IV-33 – Cicatrizadores instalados sobre os implantes após a segunda fase cirúrgica.

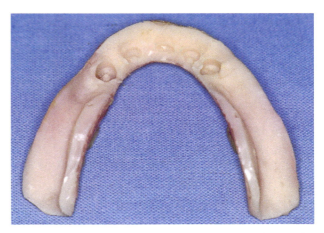

Figura IV-34 – A prótese que o paciente utilizava foi reembasada com material resiliente sobre os cicatrizadores.

- *Estabilização de bases de prova* – Quando áreas retentivas estão presentes em um modelo de gesso edentado, resinas resilientes podem ser utilizadas nessas áreas, como um alívio que será incorporado à base de prova, para diminuir a possibilidade de fratura das partes retentivas do modelo de gesso (Figs. IV-35 a IV-38). Este procedimento também melhora a estabilização, a retenção e o conforto das bases de prova durante os procedimentos de ajuste dos planos de orientação e provas dos dentes artificiais.

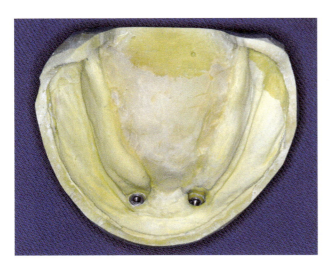

Figura IV-35 – Modelo de trabalho com áreas retentivas, especialmente sobre o rebordo, sobre o qual seria confeccionada uma base de prova.

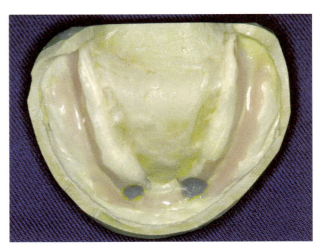

Figura IV-36 – As retenções foram eliminadas com o uso de uma resina resiliente.

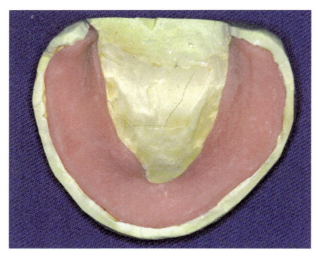

Figura IV-37 – Resina acrílica autopolimerizável foi aplicada sobre o modelo com as retenções preenchidas pela resina resiliente.

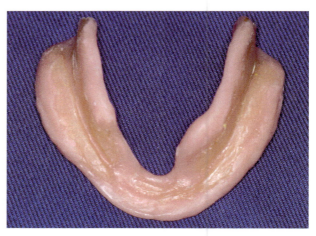

Figura IV-38 – Aspecto da porção da base de prova que entrará em contato com a mucosa, mostrando áreas de resina rígida e áreas de resina resiliente nas porções retentivas do rebordo, sem a necessidade de alívios, o que melhora a adaptação da base ao rebordo, aumentando a estabilidade da base de prova e, conseqüentemente, melhorando a qualidade dos registros das características individuais que serão realizados.

Uso permanente

São utilizados com o objetivo de preencherem uma parte ou a totalidade da superfície interna de uma PT, agindo como um amortecedor, a fim de reduzir a força mastigatória transmitida entre a base dura da prótese e os tecidos de suporte[2]. Estes casos incluem:

Crista alveolar reabsorvida ou atrofiada – A reabsorção gradativa do osso alveolar, com o avançar da idade, leva à redução da área chapeável e resulta em atrofia da crista do rebordo, em forma de lâmina de faca. A mucosa é fina, podendo ser facilmente traumatizada pela base rígida da prótese, em especial nos pacientes que apresentam hábitos parafuncionais. Uma base resiliente pode ser útil na absorção e dissipação das forças, reduzindo o impacto oclusal.

Superficialidade do nervo mentoniano – Em alguns indivíduos, a reabsorção gradual do osso alveolar pode levar a uma exposição do nervo mentoniano, superficial à crista do rebordo. A confecção de um alívio apropriado no modelo de trabalho, associado ao uso de uma base resiliente podem ajudar na redução da pressão sobre o nervo.

Proeminências ósseas extensas – Uma base resiliente pode ser usada para recobrir tórus maxilares e mandibulares proeminentes, onde a mucosa, em geral, é fina e facilmente traumatizada. No entanto, este procedimento não é muito utilizado, pois aumenta o volume da prótese, em especial na região mediana do palato, sobre o tórus maxilar, casos onde procedimentos cirúrgicos são a melhor opção de tratamento.

Contra-indicação cirúrgica – As bases resilientes podem ser utilizadas quando correções cirúrgicas de áreas retentivas ou proeminentes estão contra-indicadas. Muitas vezes, os pacientes não querem se submeter ou não toleram cirurgia, ou mesmo estão impossibilitados de realizar este procedimento, em função de seu estado geral de saúde. Nestes casos, normalmente reduz-se a espessura da base da prótese, aliviando as áreas retentivas, mas isto pode levar a uma perda de retenção da base da prótese. O uso de um material resiliente nestas áreas pode ser a solução para este problema.

Limitações ao uso dos materiais de revestimento resilientes

As bases resilientes apresentam certas limitações, que devem ser consideradas na sua indicação como materiais permanentes. São elas[1, 5, 6]:

- *Fraturas da base da prótese* – Para que a base resiliente atue como um amortecedor, ela deve apresentar uma espessura adequada, no mínimo de 2 a 3 mm. Isto significa que a base da prótese deve ser reduzida para compensar esta espessura. Em casos onde o espaço entre os rebordos superior e inferior é limitado, a base, que já é fina, pode fraturar se for feita a redução necessária para a colocação do material resiliente. Por outro lado, se a espessura do material resiliente for insatisfatória, o paciente pode queixar-se de dor ou desconforto persistente.
- *Perda de resiliência* – As bases resilientes são instáveis em um ambiente aquoso, como a cavidade bucal. Isto é observado nos materiais que apresentam um plasticizador (resinas acrílicas) para aumentar a maciez e a resiliência, pois esta substância com o passar do tempo se desprende, enrijecendo o revestimento e limitando seu uso. As alterações térmicas, decorrentes da ingestão de alimentos e bebidas quentes e frias, também apresentam um efeito deletério para esses materiais.
- *Colonização por "Candida albicans"* – Tem sido sugerido que as porosidades das bases resilientes permitem a absorção de água e a difusão de materiais nutrientes, o que facilitaria a colonização por microrganismos como a *Candida albicans*. No entanto, este microrganismo, principal responsável pelas estomatites relacionadas às PTs, não é capaz de se aderir ao polimetacrilato de metila, sem que algum tipo de *Streptococcus* esteja presente[6]. Na ausência de um controle de higiene adequado, os fluidos orais ficam estagnados e podem propiciar a colonização bacteriana. A imersão em uma solução fungicida não alcoólica, durante 20 minutos por dia, pode auxiliar no controle do crescimento destes microrganismos.
- *Dificuldade de manutenção e limpeza* – A limpeza da prótese é essencial para prevenir odor desagradável, problemas estéticos e acúmulo de placa bacteriana. Deve-se tomar cuidado na escolha do método mais apropriado para higienizar a prótese, pois uma seleção incorreta pode ter efeitos deletérios, causando endurecimento ou descoloração da base resiliente. O uso de agentes de limpeza convencionais para PTs pode tornar a superfície da base resiliente esbranquiçada e porosa, especialmente quando substâncias efervescentes são utilizadas. A prótese deve ser lavada após cada refeição e os detritos, removidos com o uso de uma escova com cerdas macias, sabão e água fria. Pode-se deixar a prótese imersa em uma solução alcalina de hipoclorito, durante a noite, lavando-se em seguida com água fria em abundância.
- *Instabilidade dimensional* – Alguns materiais para bases resilientes, com o passar do tempo, sofrem absorção de água e perdem a substância plasticizadora. Isto pode levar a variações contínuas e alterações dimensionais durante o período de uso.
- *Falhas de adesão* – Um fato bastante comum é a falha de adesão entre as bases resilientes de silicone e a base da prótese, resultando no desprendimento do material resiliente e na percolação de resíduos entre as duas bases, gerando odores e sabores desagradáveis.
- *Dificuldades de acabamento e polimento* – As bases resilientes são difíceis de serem desgastadas, acabadas e polidas sem que tais procedimentos resultem em uma superfície rugosa, a qual pode traumatizar a mucosa e facilitar o acúmulo de placa bacteriana. Se os ajustes forem necessários, deve-se aplicar força mínima e baixa velocidade, com brocas adequadas, a fim de evitar superaquecimento e, conseqüentemente, ruptura do material resiliente. Os excessos das resinas resilientes são mais facilmente removidos com o uso de uma lâmina aquecida (Fig. IV-39).

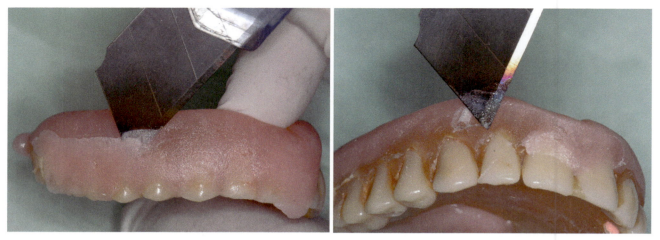

Figura IV-39 – Uma lâmina aquecida remove facilmente os excessos das resinas resilientes (à esquerda), enquanto deixa uma superfície mais regular (à direita).

- *Longevidade* – A longevidade dos materiais para bases resilientes é um fator de suma importância. Os benefícios de seu uso são indiscutíveis, porém a deterioração e a necessidade de substituições, com o passar do tempo, deveriam indicar a classificação destes materiais como *semipermanentes*, ao invés de permanentes (Fig. IV-40).

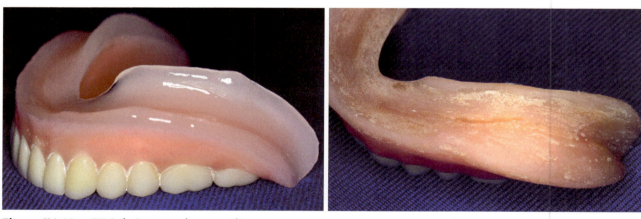

Figura IV-40 – PT inferior com base resiliente para uso permanente (à esquerda). Após 5 meses de uso já havia contaminação por material orgânico (à direita).

Correções nas bases das próteses

De acordo com a queixa do paciente e a avaliação da prótese que este utilize, deve-se avaliar a possibilidade de ser conseguida alguma melhora no desempenho dessa prótese.

Tecnicamente, podem ser feitas modificações tanto na extensão como nos selamentos periférico e posterior, além da adaptação da base da prótese à mucosa por justaposição.

Prótese com extensão inadequada

A prótese pode apresentar-se com extensão insuficiente (subestendida) ou excessiva (sobrestendida) em relação à área chapeável permitida pela anatomofisiologia do paciente.

Em próteses subestendidas, em geral a retenção estará comprometida, podendo esta condição estar associada à diminuição também da estabilidade (Figs. IV-41 a IV-46).

Capítulo IV – O Restabelecimento Imediato das Condições Bucais   75

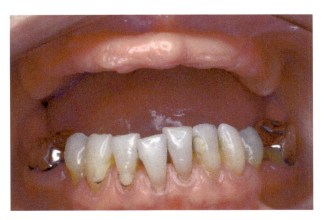

Figura IV-41 – Rebordo edentado superior com formação de tecido frouxo projetado para a frente formando uma área retentiva no rebordo, o que pode....

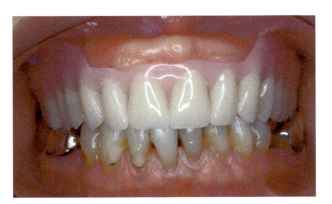

Figura IV-42 –...dificultar a extensão correta da base da prótese, prejudicando a retenção e a estabilidade da mesma.

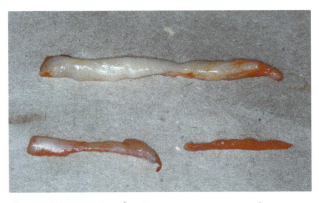

Figura IV-43 – A solução para estes casos é a remoção cirúrgica do tecido mole em excesso, não só pela eliminação da área retentiva, bem como para não ter uma prótese apoiada sobre tecido flutuante, o que certamente dificulta o seu uso por parte do paciente.

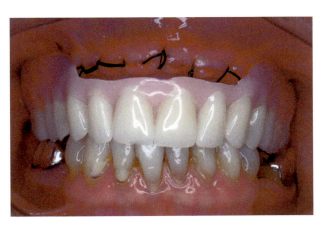

Figura IV-44 – Aspecto do rebordo após a sutura com a prótese antiga subestendida em posição.

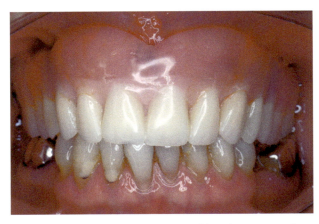

Figura IV-45 – Prótese antiga modificada para se obter a extensão da base adequada.

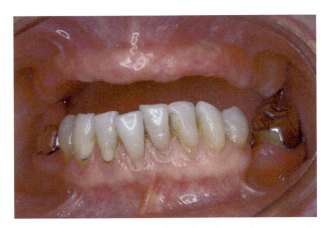

Figura IV-46 – Aspecto do rebordo após a cicatrização.

Em próteses sobreestendidas, geralmente a retenção estará comprometida, podendo esta condição estar associada a traumatismos na mucosa do fundo de vestíbulo (Figs. IV-47 a IV-52).

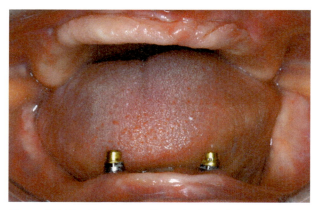

Figura IV-47 – Paciente utilizando PT inferior sobre dois implantes. Nesta situação, não é incomum aparecerem sinais de síndrome da combinação.

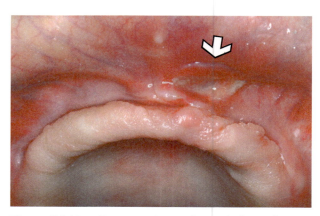

Figura IV-48 – O traumatismo direto da base da prótese na região de fundo de vestíbulo gerou uma úlcera traumática (seta).

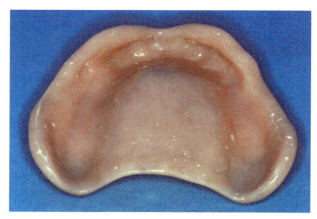

Figura IV-49 – Vista da face gengival da PT.

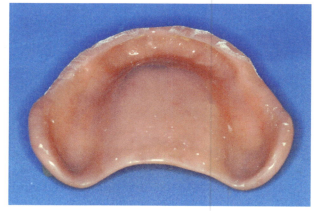

Figura IV-50 – A porção referente ao fundo de vestíbulo labial foi reduzida, como medida inicial, para minimizar o traumatismo naquela região.

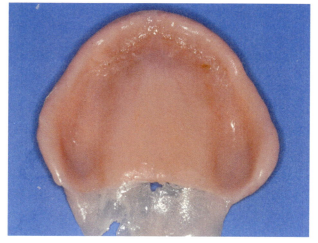

Figura IV-51 – A prótese foi reembasada diretamente na boca com material resiliente.

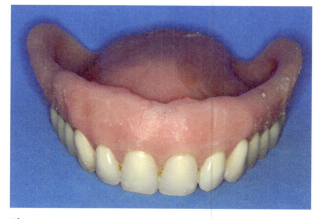

Figura IV-52 – Aparência da prótese após a correção.

Prótese com selamento periférico inadequado

Em uma situação em que a prótese apresente deficiência de retenção com uma extensão adequada, pode-se restabelecer o selamento periférico na boca com material de moldagem apropriado e incorporar essa modificação permanentemente à base da prótese (Figs. IV-53 a IV-58).

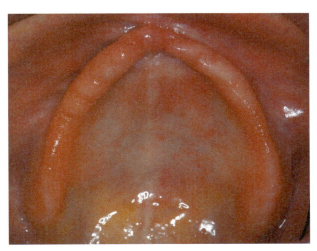

Figura IV-53 – Paciente apresentando rebordo severamente reabsorvido e...

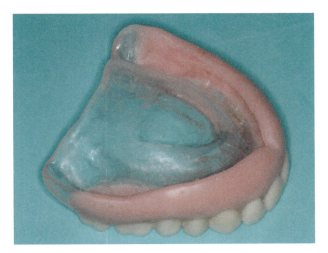

Figura IV-54 –...tentando utilizar PT que não apresentava retenção suficiente para prover função à prótese.

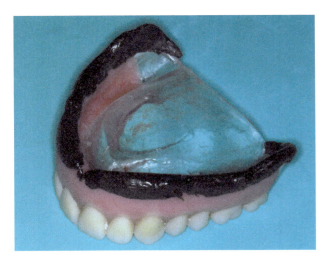

Figura IV-55 – A prótese foi utilizada como moldeira individual para a execução de um selamento periférico, visando-se conseguir aumento da retenção para, posteriormente, eliminar a câmara de sucção presente.

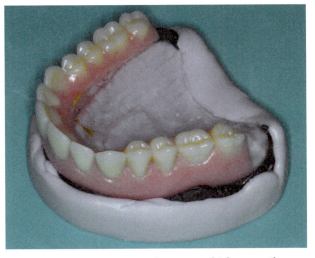

Figura IV-56 – A prótese foi preenchida por silicone para laboratório, a fim de...

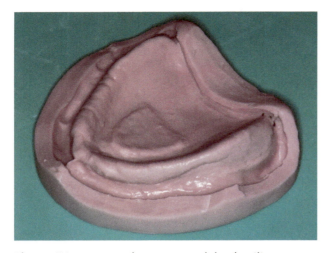

Figura IV-57 –...se obter um modelo de silicone que reproduzisse a forma do material de moldagem com o qual o selamento periférico foi obtido.

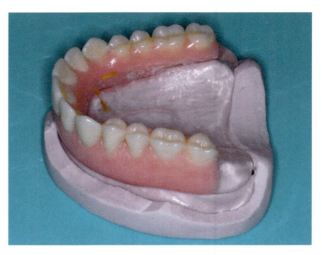

Figura IV-58 – Com a prótese reposicionada no modelo de silicone, já com o material de moldagem removido, pode-se observar o espaço existente para, com acréscimo de resina acrílica autopolimerizável, tornar a prótese mais retentiva.

Prótese com selamento posterior inadequado

Quando a prótese apresentar deficiência de selamento na região posterior, o que é caracterizado por falta de retenção em movimentos horizontais na região anterior, pode-se acrescentar resina na parte interna da prótese para corrigir o problema (Figs. IV-59 a IV-72).

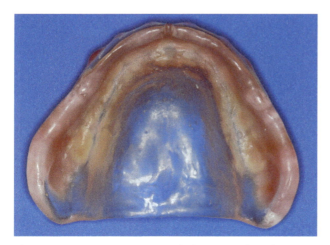

Figura IV-59 – Prótese com deficiência de selamento posterior, conforme relatado pelo paciente e confirmado no exame clínico.

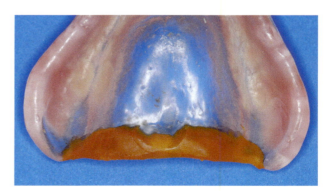

Figura IV-60 – Foi colocada cera de moldagem na região de selamento posterior. Godiva de baixa fusão também pode ser utilizada para esta finalidade.

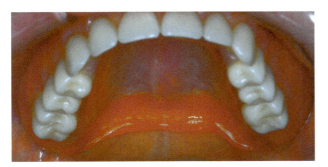

Figura IV-61 – A prótese foi levada à boca para a moldagem dinâmica da região a ser comprimida.

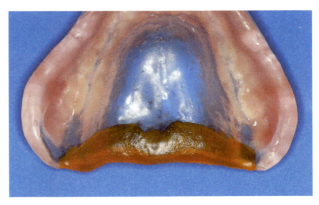

Figura IV-62 – Aspecto da cera após a moldagem.

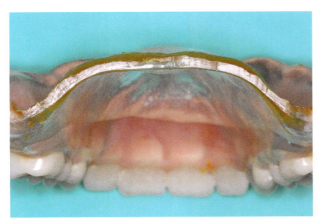

Figura IV-63 – Vista posterior evidenciando a compressão conseguida.

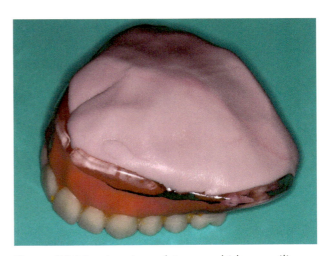

Figura IV-64 – A prótese foi preenchida por silicone de laboratório para,...

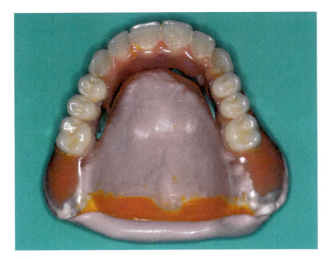

Figura IV-65 –...em contato com a cera,...

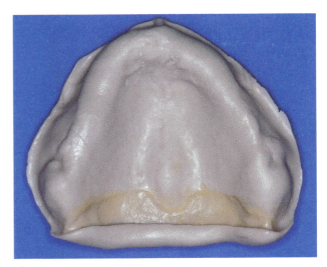

Figura IV-66 –...criar uma matriz que...

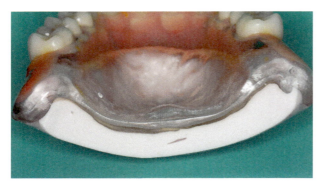

Figura IV-67 –...encaixada na prótese após a cera removida, deixe um espaço para ser preenchido por resina.

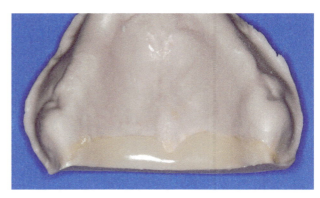

Figura IV-68 – A resina foi colocada sobre a matriz de silicone e...

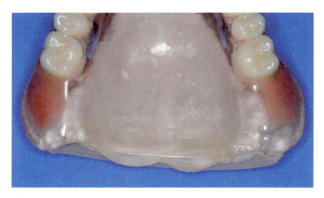

Figura IV-69 –...encaixada na prótese.

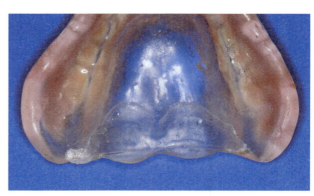

Figura IV-70 – Após a polimerização, que deve ser preferencialmente feita em polimerizadora com água a 45°C com 30 lbf/pol²,...

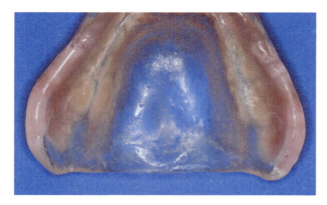

Figura IV-71 –...deve ser feito o acabamento da resina.

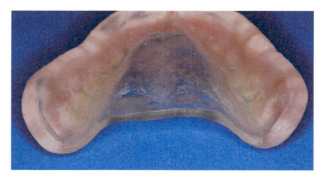

Figura IV-72 – Vista posterior da alteração feita na prótese.

Quando a prótese não apresentar extensão suficiente, um selamento posterior eficiente só é conseguido após corrigida essa deficiência (Figs. IV-73 a IV-85).

Capítulo IV – O Restabelecimento Imediato das Condições Bucais

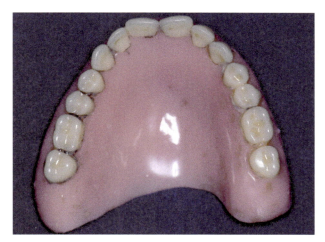

Figura IV-73 – O usuário dessa PT tinha queixas a respeito da retenção da mesma, a qual considerava insuficiente.

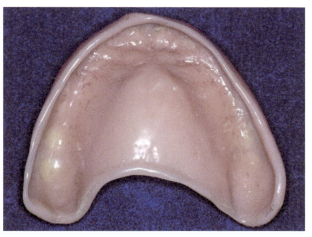

Figura IV-74 – Vista da porção gengival da prótese que entrava em contato com a mucosa e que seria responsável pela retenção e estabilidade da mesma. Notar que a borda da prótese não apresenta forma anatômica compatível com a anatomia geralmente encontrada no fundo de vestíbulo.

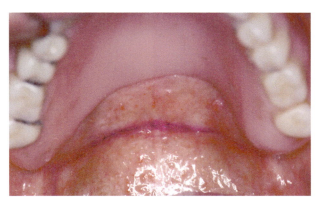

Figura IV-75 – A marcação na boca (com lápis cópia) do limite posterior evidenciou o quanto a base da prótese estava aquém do limite adequado, o que certamente contribuía para a falta de retenção da mesma.

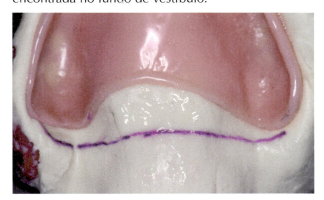

Figura IV-76 – Mantendo-se a prótese em posição na boca, foi feito um molde de alginato, utilizando-se moldeira de estoque, de forma que a prótese ficasse presa dentro do material de moldagem. Notar a linha de término posterior transferida da boca e reforçada com o mesmo lápis cópia no alginato.

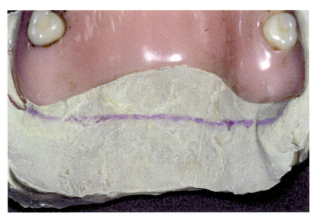

Figura IV-77 – O gesso foi vazado, preenchendo o interior da prótese, com as áreas retentivas previamente aliviadas, e o alginato. Notar que a linha de terminação posterior demarcada com o lápis cópia foi transferida para o gesso.

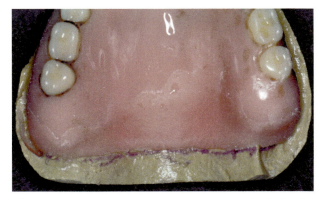

Figura IV-78 – Sobre o gesso previamente isolado, foi acrescentada resina acrílica autopolimerizável para completar a base da prótese até o término determinado na boca.

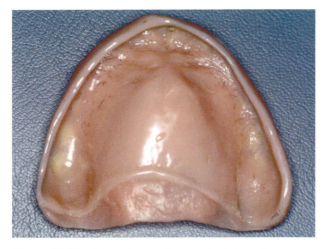

Figura IV-79 – Vista da porção gengival da prótese com o acréscimo de resina.

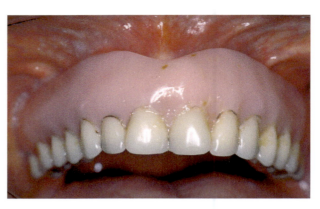

Figura IV-80 – Com o intuito de otimizar a retenção da prótese, as inserções musculares foram aliviadas para funcionar como uma moldeira individual. Opcionalmente a prótese poderia ser reembasada diretamente na boca com material autopolimerizável, de preferência, resiliente.

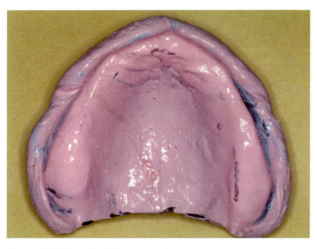

Figura IV-81 – Foi feito um selamento e uma moldagem funcional com pasta zincoenólica e...

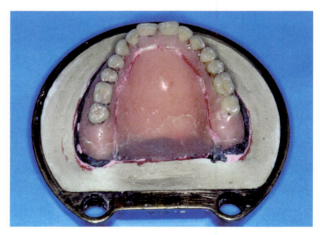

Figura IV-82 –...a prótese foi incluída em mufla para a acrilização de uma nova base.

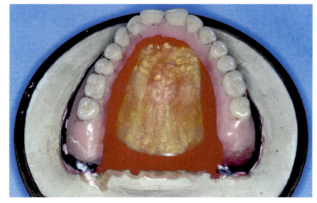

Figura IV-83 – Antes do vazamento do gesso da contramufla, a porção relativa ao palato foi removida e reencerada para que sua espessura ficasse uniforme.

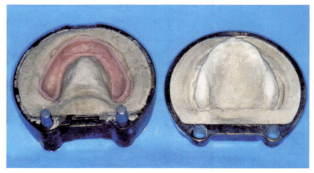

Figura IV-84 – Mufla aberta antes da prensagem da resina acrílica. Deve-se remover o mais possível a resina da base antiga para que esta seja substituída por nova resina.

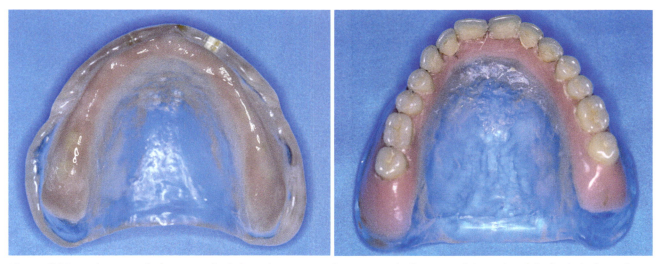

Figura IV-85 – Aspecto da face gengival da prótese com a base trocada (à esquerda) e oclusal (à direita). O paciente vai utilizar essa prótese enquanto a prótese nova está sendo confeccionada. As alterações serão avaliadas antes da finalização da prótese nova e serão incorporadas a esta à medida que se mostrem capazes de atender às queixas do paciente.

CORREÇÕES DO PADRÃO OCLUSAL

Restabelecimento da Dimensão Vertical de Oclusão (DVO)

Muitas vezes, pode surgir a necessidade de que a DVO da prótese que o paciente utilize seja alterada. Os anos de uso resultam em desgastes significativos nos dentes artificiais que justificam aumentos na DVO.

Essa necessidade geralmente é notada (1) pela presença de comprometimento estético; (2) pela presença de queilite angular; ou (3) pela necessidade de restabelecer o espaço protético entre os rebordos.

Essa é uma condição difícil de o paciente se adaptar. A melhor estratégia é aumentar a DVO na prótese que o paciente já utiliza para que, na instalação da prótese nova, o paciente já esteja acostumado com a nova postura mandibular (Figs. IV-86 a IV-101).

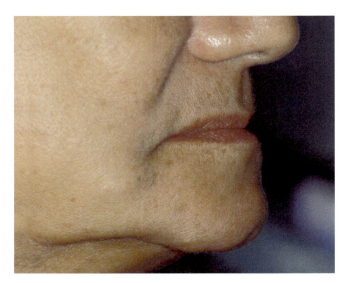

Figura IV-86 – Paciente portador de PT dupla com queixa de dores orofaciais apresentando perfil com um discreto prognatismo e aspecto estético sugestivo de diminuição anormal da DVO.

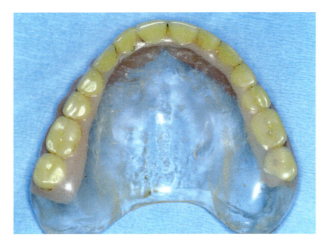

Figura IV-87 – Aspecto oclusal da PT superior.

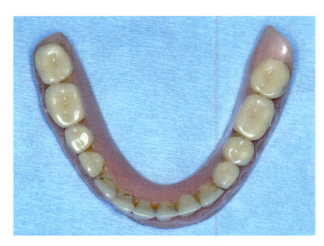

Figura IV-88 – Aspecto oclusal da PT inferior. Notar o desgaste acentuado dos dentes artificiais e...

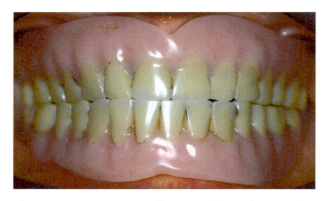

Figura IV-89 –... a sua relação inadequada em oclusão.

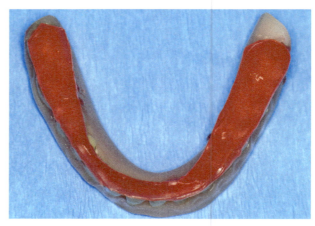

Figura IV-90 – Lâminas de cera foram acrescentadas para...

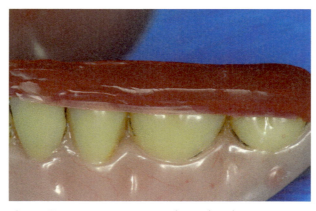

Figura IV-91 –...aumentar a altura dos dentes e...

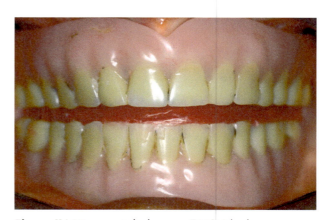

Figura IV-92 –...restabelecer a DVO ideal.

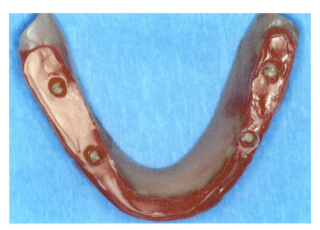

Figura IV-93 – Pequenos orifícios foram abertos na cera e, depois de aprofundados cerca de 1 a 2 mm com broca,...

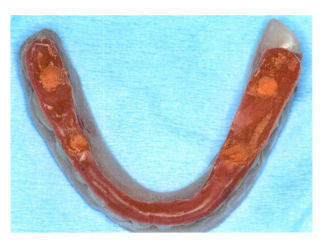

Figura IV-94 –...foram preenchidos por resina acrílica autopolimerizável.

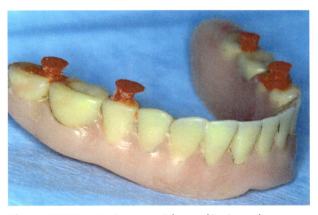

Figura IV-95 – Após removidas as lâminas de cera, a resina que preencheu os orifícios...

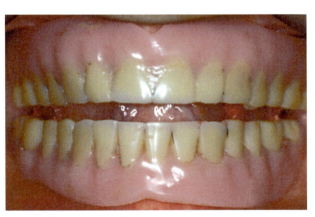

Figura IV-96 –...serviu de referência para a manutenção da altura conseguida com a cera. Os pontos de referência foram feitos com resina vermelha apenas por razões didáticas e de efeito fotográfico. Normalmente, deverão ser feitos com resina cor de dente.

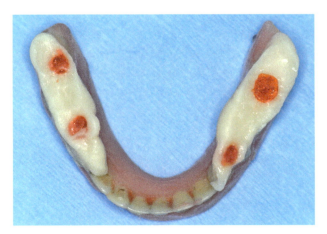

Figura IV-97 – Resina acrílica autopolimerizável cor de dente foi adicionada sobre os dentes artificiais e...

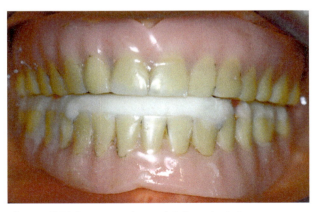

Figura IV-98 –...a prótese foi levada à boca com a resina na fase plástica, e o paciente instruído a fechar a boca, ocluindo a prótese inferior com a superior previamente isolada.

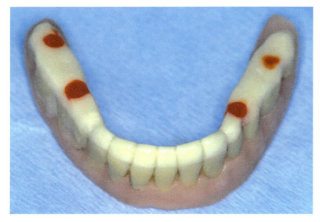

Figura IV-99 – Aspecto da prótese após a polimerização da resina.

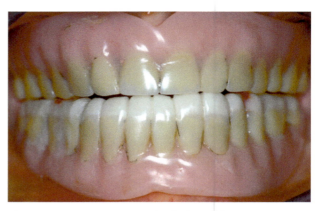

Figura IV-100 – Prótese restabelecendo a DVO.

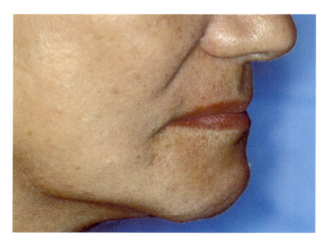

Figura IV-101 – Notar a recuperação do aspecto estético no perfil do paciente, que foi tratado concomitantemente e teve o quadro de dor controlado. Nesses casos, as próteses novas são construídas na nova DVO obtida.

É importante ressaltar que, apesar de os quadros de disfunções temporomandibulares e dores orofaciais serem bastante complexos e demandarem o uso de diferentes recursos terapêuticos, o restabelecimento da DVO tem se mostrado um importante fator de controle dessas desordens nos edentados. Pode-se especular que tal procedimento funcionaria de modo semelhante às placas comumente utilizadas no tratamento dos pacientes dentados.

Restabelecimento da posição cêntrica

Discrepâncias oclusais podem comprometer significativamente a habilidade do paciente de usar uma PT.

Pequenas discrepâncias podem ser corrigidas com ajustes oclusais nas próteses. Entretanto, discrepâncias oclusais acentuadas podem ser corrigidas de forma mais eficiente se os dentes forem separados da base e reposicionados em conjunto, podendo-se estabelecer uma nova relação cêntrica (RC) e DVO (Figs. IV-102 a IV-119).

Capítulo IV – O Restabelecimento Imediato das Condições Bucais

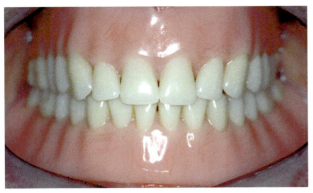

Figura IV-102 – Paciente com PTs recém-instaladas queixando-se de desconforto ao mastigar e ao fechar a boca na posição mandibular determinada pelo padrão oclusal das próteses.

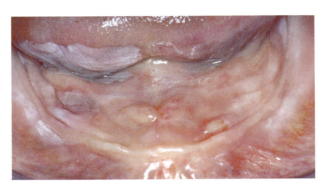

Figura IV-103 – O exame da área de suporte da prótese revelou a presença de lesões ulceradas na porção vestibular e lingual do rebordo, sugestivas de um deslocamento horizontal anormal da prótese determinado pelo padrão oclusal.

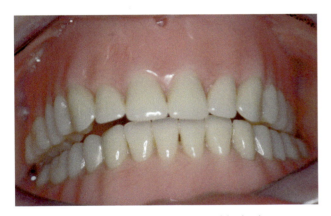

Figura IV-104 – Ao manipular a mandíbula do paciente para RC, verificou-se que essa posição não correspondia à utilizada no articulador para o estabelecimento das relações oclusais, indicando erro no registro dessa posição na boca.

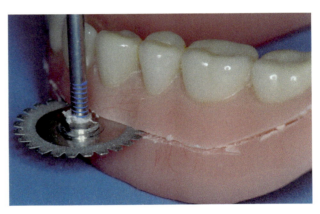

Figura IV-105 – Foram feitos cortes com um disco...

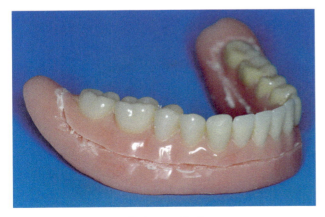

Figura IV-106 –...no lado vestibular e...

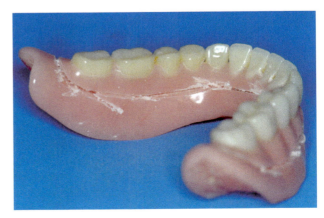

Figura IV-107 –...no lado lingual para...

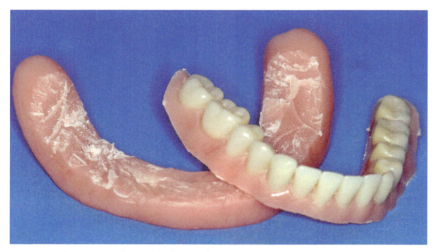

Figura IV-108 –...separar os dentes artificiais da base da prótese, mantendo-os unidos por resina.

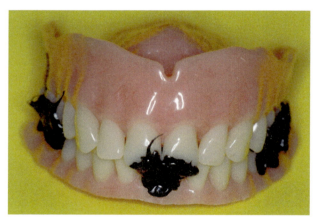

Figura IV-109 – Os dentes foram reposicionados e presos com godiva de baixa fusão em máxima intercuspidação com a prótese superior.

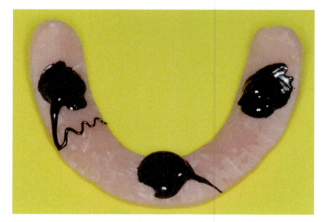

Figura IV-110 – Foi colocada também godiva em três pontos na base da prótese, de onde os dentes foram separados, e...

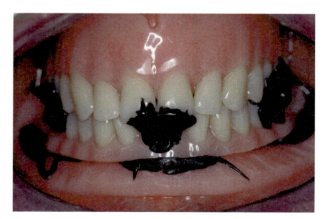

Figura IV-111 –... esta foi levada à boca juntamente com a prótese superior com os dentes inferiores presos, manipulando-se a mandíbula para RC, em uma DVO adequada.

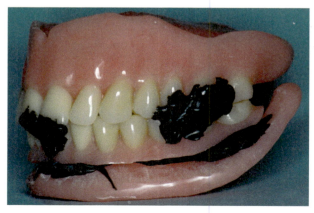

Figura IV-112 – Após a presa da godiva, o conjunto foi retirado da boca, tendo-se então uma nova relação de posição da mandíbula com os dentes da prótese inferior.

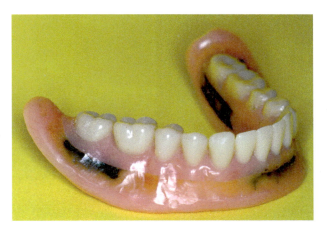

Figura IV-113 – Os dentes e a base da prótese inferior foram soltos da prótese superior e foi feito um enceramento para preencher os espaços entre ambos.

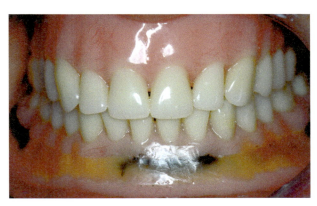

Figura IV-114 – A prótese foi levada novamente à boca para a prova da posição obtida.

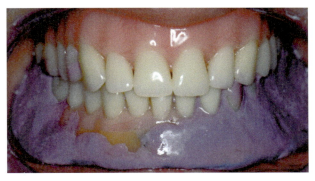

Figura IV-115 – Opcionalmente, foi feita uma nova moldagem da área de suporte, com as próteses em oclusão.

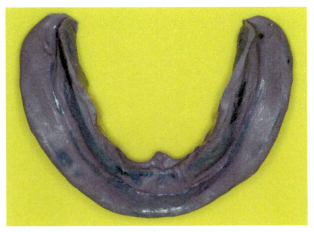

Figura IV-116 – Aspecto da moldagem com material elastomérico de média viscosidade.

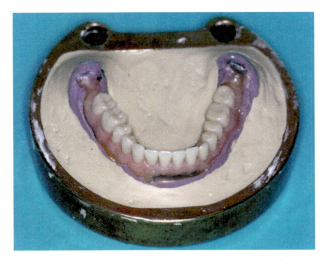

Figura IV-117 – A prótese foi então incluída em mufla para o processamento da nova base. Caso a nova moldagem não tivesse sido executada, bastaria unir os dentes à base na nova posição com resina acrílica autopolimerizável, preferencialmente em polimerizadora sob pressão.

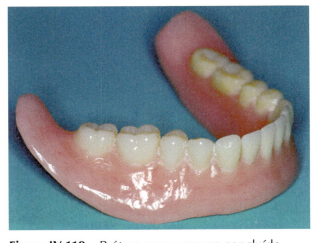

Figura IV-118 – Prótese com o reparo concluído.

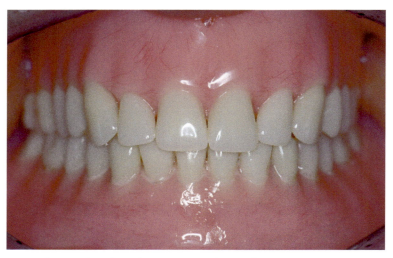

Figura IV-119 – Prótese em oclusão, devolvendo a posição de conforto para o paciente.

Referências

1. Jagger DC, Harrison A. Complete dentures--the soft option. An update for general dental practice. Br Dent J. 1997 Apr 26;182(8):313-7.
2. Qudah S, Harrison A, Huggett R. Soft lining materials in prosthetic dentistry: a review. Int J Prosthodont. 1990 Sep-Oct;3(5):477-83.
3. Phillips RN. Materiais Dentários de Skinner. 8ª ed. Rio de Janeiro: Guanabara Koogan; 1986.
4. Comin MS. Avaliação da dureza Shore A, absorção e solubilidade de três materiais de revestimento macios em prótese total submetidos a condições bucais prolongadas [dissertação de mestrado]. Bauru (SP): Faculdade de Odontologia de Bauru – USP; 1997.
5. Gonzalez JB. Use of tissue conditioners and resilient liners. Dent Clin North Am. 1977 Apr;21(2):249-59.
6. Mack PJ. Denture soft linings: materials available. Aust Dent J. 1989 Dec;34(6):517-21.

PARTE 2

PROCEDIMENTOS DE MOLDAGEM PARA OS PACIENTES EDENTADOS – BUSCANDO CONFORTO E FUNÇÃO

Capítulo V

MOLDAGEM ANATÔMICA

Daniel Telles
Ronaldo de Moraes Telles
Henrique Hollweg
Luciano Castellucci

Segundo Saizar[1], uma boa moldagem pode ser realizada de muitas maneiras, mas não de qualquer maneira.

Tecnicamente, a moldagem de um rebordo edentado deve ser realizada com os seguintes objetivos: (1) mínima deformação dos tecidos de suporte, através da aplicação da técnica adequada na moldagem anatômica; (2) extensão correta da base da prótese, por meio do ajuste da moldeira individual, de acordo com as características anatomofisiológicas do paciente; (3) vedamento periférico funcional, pela espessura e contorno adequados da borda da prótese; e (4) contato adequado da base da prótese com o rebordo, através da perfeita reprodução dos tecidos pelo material de moldagem.

Apesar da eficiência dos meios de retenção empregados sobre os implantes osteointegrados, os procedimentos de moldagem de uma arcada edentada, nos casos planejados com sobredentaduras, devem seguir os mesmos critérios da moldagem para a confecção de uma PT (prótese total) convencional, uma vez que devem ser considerados os seguintes fatores: (1) o sistema de retenção utilizado sobre os implantes e a retenção proporcionada pelo vedamento periférico da base da prótese devem agir de forma concomitante quando a prótese estiver em função; (2) a extensão da base da prótese é um fator determinante da estabilidade da prótese e da reabsorção do rebordo residual sobre o qual esta se apóia; (3) o vedamento inadequado facilita a interposição indesejável de alimentos entre a base da prótese e a mucosa; (4) a espessura da borda da prótese, muitas vezes, é determinante na estética do caso, devolvendo suporte adequado ao lábio do paciente.

Um erro comumente observado é a realização da moldagem anatômica apenas com o objetivo de se obter um modelo para a confecção de uma moldeira individual. Entretanto, a técnica utilizada pode levar a resultados distintos e de repercussões clínicas significativas. A respeito disso, pode-se assumir que uma mínima deformação dos tecidos deve ser obtida por uma moldagem anatômica com material de baixa compressibilidade, como o alginato, e a moldeira individual deve ser confeccionada ajustada ao modelo anatômico com a finalidade de preservar, durante a moldagem funcional, a arquitetura dos tecidos obtida na moldagem anatômica, especialmente nos casos de mucosa flácida.

Dessa forma, as moldagens anatomofuncionais serão abordadas separadamente, buscando-se enfatizar a contribuição de cada uma no resultado final do trabalho.

Os materiais mais utilizados para a moldagem anatômica dos edentados são o alginato, a godiva e o silicone.

SELEÇÃO DA MOLDEIRA DE ESTOQUE

O passo mais importante para a técnica de moldagem anatômica de um rebordo edentado é a seleção adequada da moldeira de estoque.

Moldeiras apropriadas para edentados devem possuir a bacia mais rasa e o cabo biangulado (Fig. V-1), permitindo seu posicionamento correto sobre o rebordo sem deformar inadequadamente as inserções musculares (Fig. V-2). Deve-se considerar o tamanho, especialmente a largura, como principal critério de seleção da moldeira (Figs. V-3 e V-4).

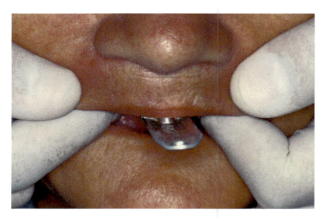

Figura V-1 – Moldeiras para edentados possuem cabos biangulados e bacia mais rasa.

Figura V-2 – O cabo angulado permite a inserção adequada da moldeira sem deformar a musculatura do lábio, que forma o fundo de vestíbulo na região anterior.

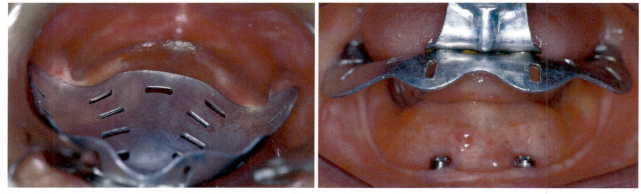

Figura V-3 – A seleção da moldeira é feita de acordo com a largura da sua porção posterior, centralizando-se as tuberosidades da maxila nas partes mais profundas da bacia da moldeira superior (à esquerda) e a crista do rebordo nas suas porções mais distais, bilateralmente na moldeira inferior (à direita).

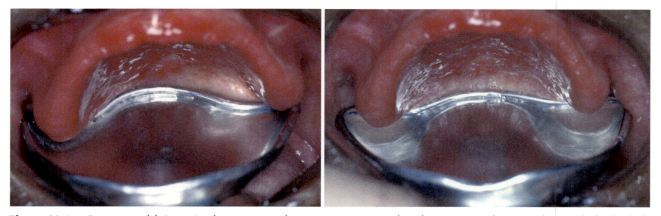

Figura V-4 – Caso a moldeira seja de um tamanho menor que o indicado, ao centralizar a tuberosidade do lado direito na parte mais profunda da bacia, a borda da moldeira do lado esquerdo toca no rebordo (à esquerda). Com a moldeira em tamanho adequado consegue-se centralizar as tuberosidades da maxila nas partes mais profundas da bacia da moldeira superior (à direita).

O uso de um compasso de ponta seca pode facilitar a seleção da moldeira (Fig. V-5). Além disso, jogos de moldeiras com um número maior de tamanhos possibilitam mais flexibilidade de escolha. Variações na anatomia das moldeiras podem ser significativas e, mesmo como uma questão de preferência, influenciar no resultado final da moldagem (Figs. V-6 e V-7).

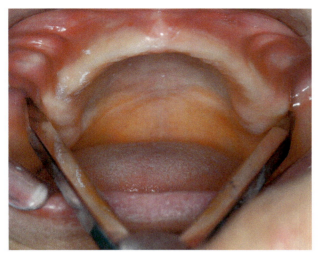

Figura V-5 – Com um compasso de ponta seca pode-se medir a largura do rebordo no nível das tuberosidades para facilitar a escolha da moldeira.

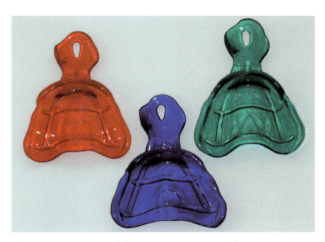

Figura V-6 – Moldeiras superiores da Bayer para edentados em diferentes formatos para se adequarem a rebordos quadrados (vermelha), triangulares (verde) e ovóides (azul).

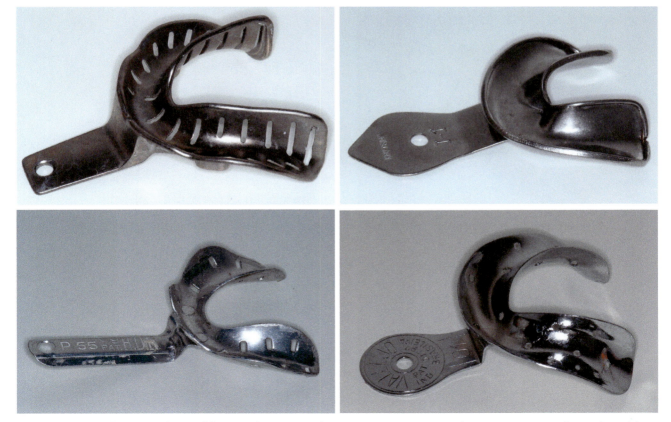

Figura V-7 – Os formatos das moldeiras inferiores podem variar muito, especialmente na porção lingual; moldeira de Schreinemakers (acima à esquerda); moldeira tipo Vernes (acima à direita); moldeira HDR (abaixo à esquerda) e moldeira Vallejo (abaixo à direita).

Com alginato

Por ser fácil de manipular, produzir menores deformações aos tecidos de revestimento do rebordo e apresentar boa fidelidade de cópia, o alginato (hidrocolóide irreversível) é, na maioria dos casos, o material de escolha para esse tipo de moldagem.

Moldeiras para serem utilizadas com alginato devem possuir algum meio de retenção do material à moldeira, em geral perfurações ou aros em volta da borda.

Uma vez selecionada, a moldeira deve ser individualizada, especialmente na sua porção periférica (Figs. V-8 a V-14), a fim de dar suporte ao alginato no espaço relativo ao fundo de vestíbulo, diminuindo a ocorrência de bolhas e mantendo o material em posição até a presa final.

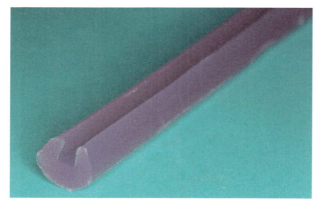

Figura V-8 – Bastão de cera periférica indicada para a individualização das moldeiras de estoque. Suas propriedades são semelhantes às da cera utilidade.

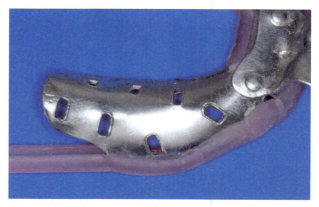

Figura V-9 – A cera periférica possui um sulco para facilitar sua colocação e fixação na borda da moldeira.

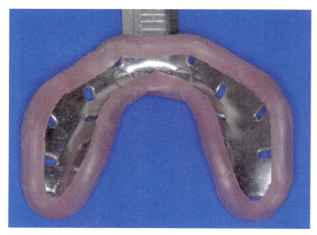

Figura V-10 – Cera periférica colocada na borda da moldeira.

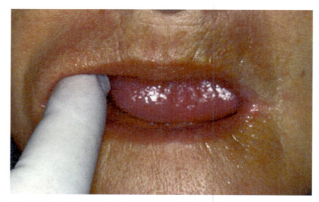

Figura V-11 – Lubrificar os lábios do paciente com vaselina sólida (pastosa) facilita e torna mais confortável a inserção e a retirada da moldeira, com e sem o material de moldagem.

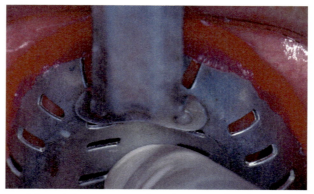

Figura V-12 – Deve-se levar a moldeira à boca, antes da colocação do alginato, para individualizar sua anatomia, de acordo com aquela do fundo de vestíbulo do paciente.

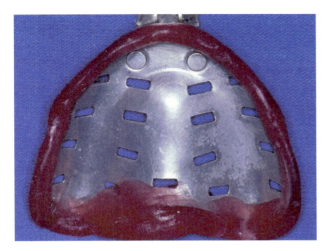

Figura V-13 – Moldeira superior individualizada.

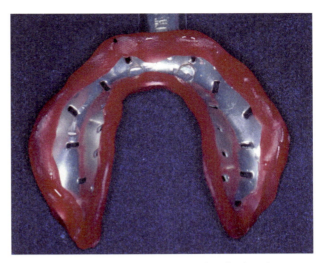

Figura V-14 – Moldeira inferior individualizada.

Independentemente da marca do alginato utilizada, com os cuidados descritos anteriormente, pode-se conseguir um molde (Fig. V-15) que dê origem a um modelo no qual seja possível determinar os limites adequados para a moldeira individual.

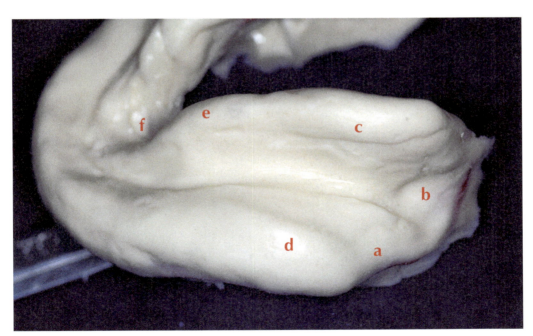

Figura V-15 – Detalhe de um molde de alginato mostrando uma reprodução correta do fundo de vestíbulo e demais detalhes anatômicos relevantes presentes no rebordo remanescente. Podem ser identificadas a chanfradura do masseter (a), a papila piriforme (b), a linha oblíqua interna (c), a linha oblíqua externa (d), o flangeado da glândula sublingual (e) e a apófise geni (f).

O material também pode ser levado ao fundo de vestíbulo com o auxílio de uma seringa utilizada para alimentação com sonda nasogástrica (Figs. V-16 a V-18).

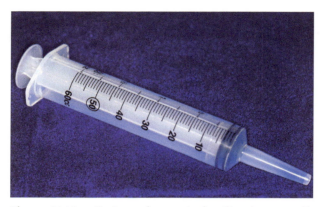

Figura V-16 – Seringa descartável utilizada para alimentação com sonda nasogástrica.

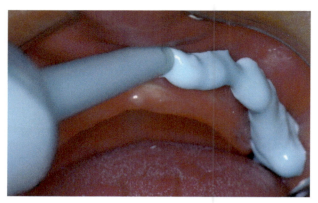

Figura V-17 – Alginato sendo injetado com o auxílio da seringa na região de fundo de vestíbulo superior e...

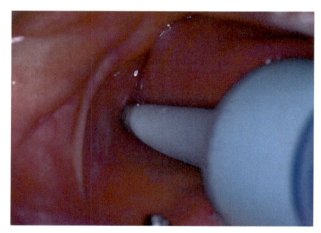

Figura V-18 – ...na região da fossa distolingual mandibular, entre o rebordo e a língua.

Eventualmente, os moldes de alginato apresentam bolhas ou pequenas falhas que poderão ser corrigidas com uma segunda moldagem, utilizando-se um alginato mais fluido (com cerca de 50% a mais de água) sobre a primeira[1-6]. Nesses casos, deve-se ter o cuidado de eliminar as retenções e secar a superfície do molde para facilitar a adesão da nova camada de alginato. Além disso, a segunda camada deve recobrir por completo a primeira e não preencher apenas os espaços defeituosos (Figs. V-19 a V-23). Esse procedimento é especialmente recomendado nas moldagens mandibulares.

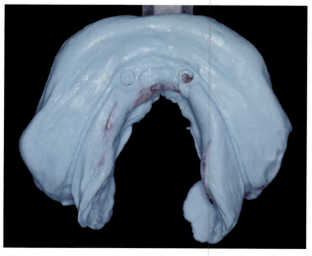

Figura V-19 – Molde de alginato necessitando de pequenas correções.

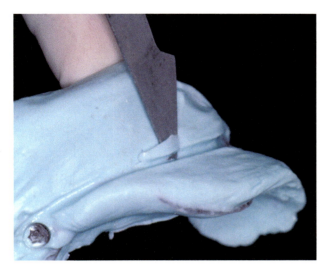

Figura V-20 – As retenções que impeçam o assentamento correto do molde sobre o rebordo devem ser removidas e...

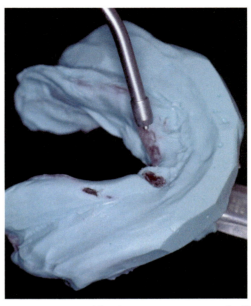

Figura V-21 –...o molde deve ser seco para facilitar a adesão...

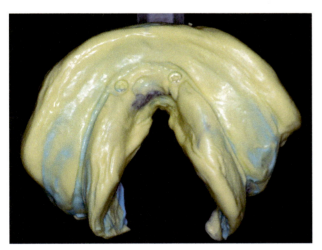

Figura V-22 –...da segunda camada de alginato. Foram utilizados alginatos de cores diferentes apenas por razões didáticas e de efeito fotográfico.

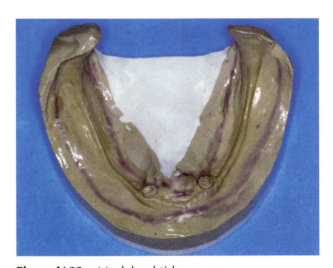

Figura V-23 – Modelo obtido.

Todas as condutas descritas objetivam tornar os passos mais controláveis e previsíveis, não sujeitando totalmente o resultado final da moldagem ao comportamento do material. A técnica de moldagem ideal é aquela na qual o operador indica ao material, através de algum artifício de técnica, quais os detalhes anatômicos que este deve reproduzir.

Durante a moldagem anatômica superior, pode ser determinado o limite posterior da base da prótese e o mesmo deve ser riscado com lápis cópia no palato do paciente (Figs. V-24 e V-25) para que seja transferido para o molde (Figs. V-26 e V-27) e, posteriormente, para o modelo de gesso tipo III (Fig. V-28). Isto facilita a obtenção do limite adequado da moldeira nessa região.

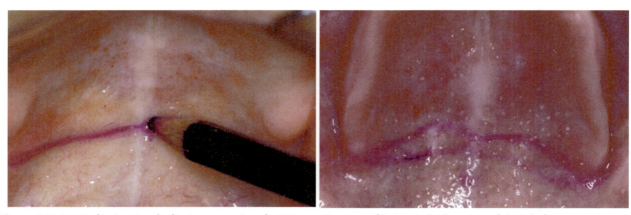

Figura V-24 – Delimitação do limite posterior da PT superior com lápis cópia (à esquerda). A linha posterior, que delimita a extensão da base da PT superior, representa a linha de vibração do palato mole ou linha do "Ah". A linha anterior representa a junção do palato duro com o palato mole e foi evidenciada com a manobra de Valsalva, pedindo-se ao paciente que sopre pelo nariz com o mesmo tapado (à direita).

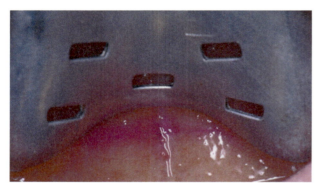

Figura V-25 – Caso a moldeira não possua extensão distal suficiente para recobrir toda a área chapeável, incluindo a região de término posterior, esta deve ser individualizada, com o acréscimo de cera nessa região, como pode ser visto na figura V-13.

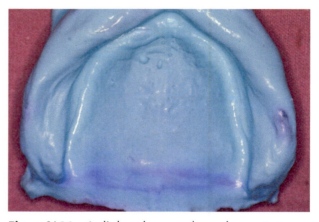

Figura V-26 – As linhas demarcadas na boca são transferidas para o molde.

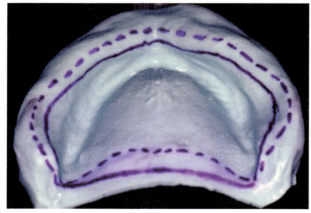

Figura V-27 – Ao reforçar estas linhas com o lápis cópia, os limites da moldeira (linha contínua) podem ser demarcados nas demais áreas, sendo deixado aquém cerca de 2 a 3 mm dos supostos limites da área chapeável (linha tracejada no fundo de vestíbulo). Notar que, na região de término posterior, a linha tracejada representa a união do palato duro com o palato mole.

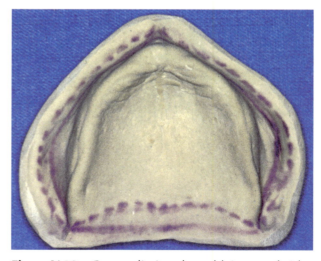

Figura V-28 – Com os limites da moldeira transferidos para o modelo de gesso, o recorte da moldeira individual é facilitado.

Os critérios adotados para essa determinação serão discutidos mais adiante, juntamente com as demais características anatomofisiológicas da cavidade oral envolvidas na determinação dos limites da prótese.

A desinfecção de moldes em alginato, previamente ao vazamento do gesso, pode ser obtida borrifando-se sobre estes uma solução de hipoclorito de sódio a 1% e mantendo-os em um recipiente fechado por 10 minutos.

COM GODIVA

A godiva é um material à base de resinas termoplásticas, a qual pode ser especialmente útil para moldar rebordos edentados inferiores severamente reabsorvidos, pois possui grande capacidade de afastar a musculatura inserida no rebordo; entretanto, tende a comprimir e deformar mais os tecidos que outros materiais.

A godiva deve ser utilizada com o auxílio de um aparelho que mantém a água na temperatura adequada para plastificar o material (55 a 60°C), chamado plastificador de godiva (Fig. V-29). Nesses aparelhos, pode existir uma contaminação da água com fluidos bucais dos pacientes, em níveis que permitam o crescimento de microrganismos, o que implica na adoção necessária de um protocolo de limpeza e desinfecção, a cada moldagem, com solução de glutaraldeído a 2%, por 30 minutos, após lavagem com água e sabão, para que seu uso se torne seguro.

Após plastificada, a placa de godiva deve ser homogeneizada, colocada na moldeira e levada novamente à água antes de ser levada à boca para a confecção da moldagem (Figs. V-30 a V-41).

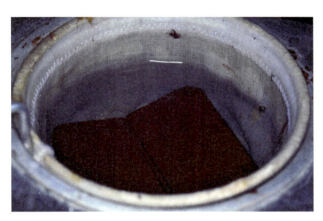

Figura V-29 – A placa de godiva deve ser plastificada em água quente, em um aparelho chamado de plastificador de godiva, com a temperatura controlada entre 55 e 60°C.

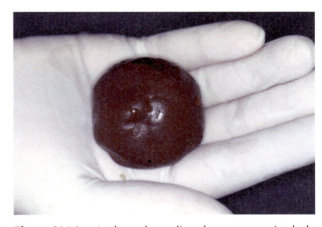

Figura V-30 – A placa de godiva deve ser manipulada de forma homogênea...

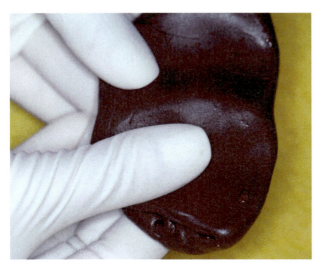

Figura V-31 –...e pressionada sobre a moldeira,...

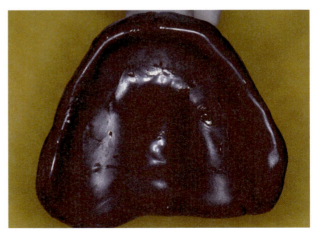

Figura V-32 –...dando-se uma forma semelhante a do rebordo residual.

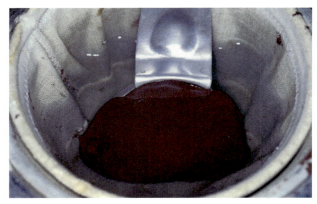

Figura V-33 – A moldeira é então colocada no plastificador com água quente para homogeneizar novamente a temperatura da godiva...

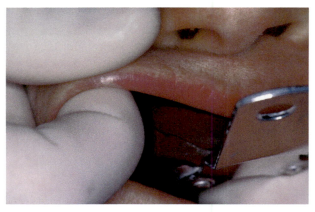

Figura V-34 – ...para poder ser levada à boca do paciente, quando se recomenda fazer movimentos simulando o funcionamento do fundo de vestíbulo, a fim de evitar excesso de sobre extensão do material.

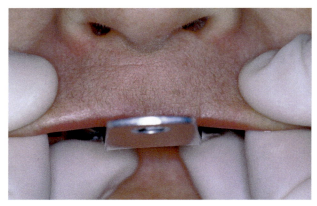

Figura V-35 – A forma do cabo da moldeira permite uma manipulação adequada do fundo de vestíbulo labial, levando-se o lábio ao seu comprimento correto.

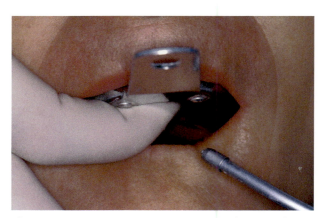

Figura V-36 – Após os movimentos, pode-se resfriar a moldeira com jato de ar...

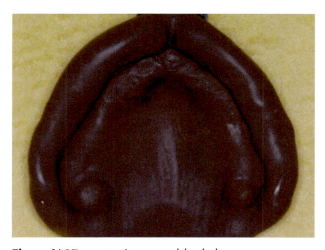

Figura V-37 –...e retirar o molde da boca.

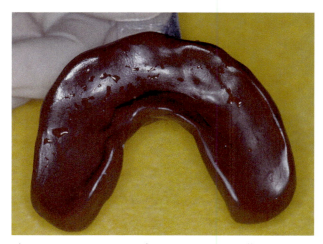

Figura V-38 – Os procedimentos são semelhantes para o rebordo inferior,...

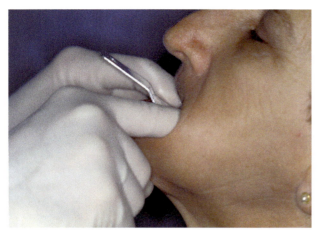

Figura V-39 –...podendo-se utilizar os dedos apoiados sobre a bacia da moldeira para estabilizá-la...

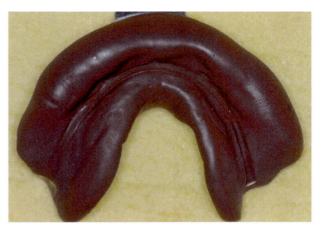

Figura V-40 –...e obter-se o molde.

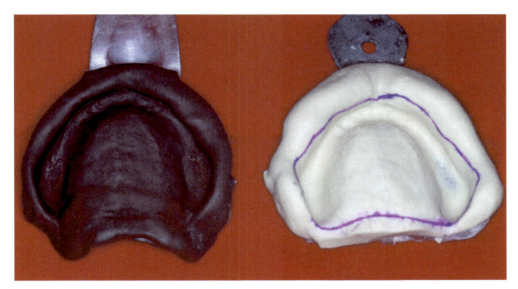

Figura V-41 – Moldagens feitas com godiva (à esquerda) e com alginato (à direita) no mesmo paciente. Notar as diferenças na forma e na maior riqueza de detalhes obtida na moldagem com o alginato.

A desinfecção de moldes de godiva, previamente ao vazamento do gesso, pode ser obtida imergindo-se o molde em uma solução de glutaraldeído a 2%, por 10 minutos.

COM SILICONE

Em algumas situações, nas quais tenham ocorrido grandes alterações ósseas no rebordo remanescente, o que inclui as reabsorções ósseas severas, o uso de silicone trará a vantagem de uma técnica na qual se consegue individualizar a moldeira de estoque, com o silicone pesado, para otimizar a capacidade de cópia do material de moldagem, no caso, o silicone leve (Figs. V-42 a V-47).

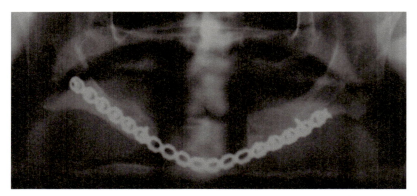

Figura V-42 – Radiografia panorâmica de mandíbula que sofreu ressecção para a remoção de um ameloblastoma.

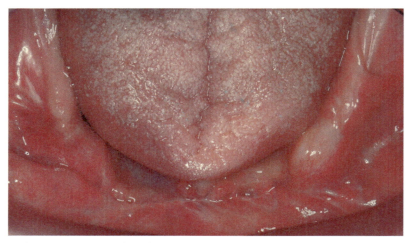

Figura V-43 – Aspecto clínico incomum do rebordo remanescente após a cirurgia. Notar a ausência de rebordo na região anterior, com uma forma diferente daquela que é encontrada nas moldeiras de estoque, o que dificulta a obtenção de um bom molde por meio das técnicas convencionais.

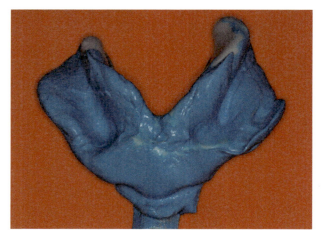

Figura V-44 – O uso de silicone, individualizando-se a moldeira com a massa densa ou pesada previamente à moldagem com o silicone leve, facilita o procedimento.

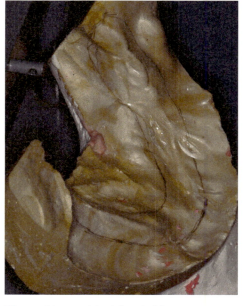

Figura V-45 – Modelo obtido.

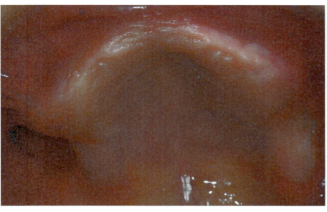
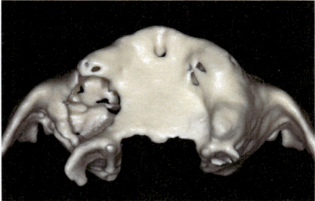

Figura V-46 – Rebordo maxilar com perfuração na região de tuberosidade direita, em conseqüência de complicações ocorridas após uma extração dentária, em paciente que fez uso de bisfosfonato para o tratamento de um câncer (à esquerda). Foi solicitado um modelo tridimensional, por meio de uma técnica de prototipagem rápida a partir de uma tomografia computadorizada, no qual pode ser visualizado o defeito ósseo (à direita). Deve-se explicar que o modelo tridimensional foi solicitado desnecessariamente, com o objetivo de planejar a instalação de implantes, uma vez que intervenções cirúrgicas são de alto risco em pacientes que fizeram uso desse tipo de medicamento, não sendo recomendável a instalação de implantes.

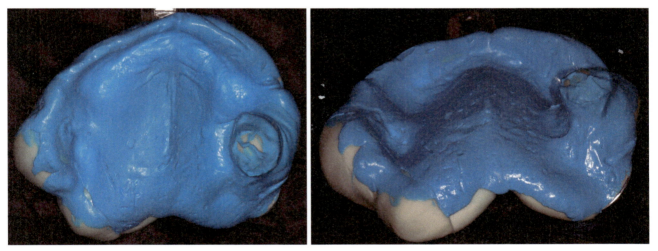

Figura V-47 – Molde obtido com silicone, utilizando-se massa densa ou pesada e refinando-se o molde com silicone de consistência leve.

A desinfecção de moldes de silicone, previamente ao vazamento do gesso, pode ser obtida imergindo-se o molde em uma solução de hipoclorito de sódio a 1% ou glutaraldeído a 2%, por 10 minutos.

Vale ressaltar que, caso seja de preferência do profissional, o silicone pode ser usado rotineiramente para as moldagens anatômicas das PTs. Entretanto, para se conseguir o melhor resultado possível, em relação à estabilidade e à retenção das PTs, não se deve acreditar que com essa técnica pode-se prescindir da moldagem funcional com o uso de moldeira individual.

Mesmo nas sobredentaduras, essa moldagem deve ser considerada anatômica, pois, apesar de poder viabilizar a construção de um dispositivo de retenção, a adaptação da base da prótese, especialmente na região de fundo de vestíbulo, pode não impedir a entrada de alimentos durante a mastigação (Figs. V-48 a V-56).

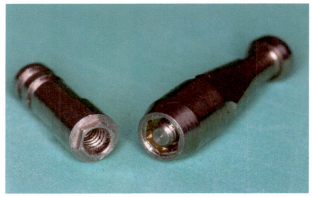

Figura V-48 – Transferente e análogo utilizados para registrar as posições dos implantes em uma moldagem anatômica.

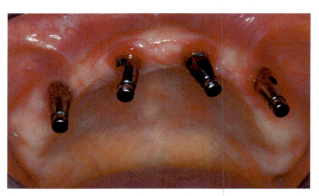

Figura V-49 – Os transferentes foram presos aparafusados aos implantes na boca.

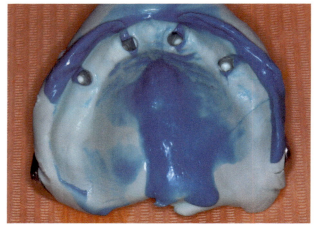

Figura V-50 – Um molde de silicone do rebordo com os transferentes foi obtido por meio da técnica da dupla mistura.

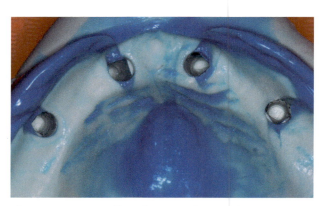

Figura V-51 – Detalhes das reproduções dos transferentes, com arestas para orientar seus posicionamentos.

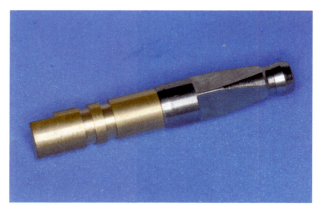

Figura V-52 – Os transferentes foram removidos da boca e aparafusados nos análogos ou réplicas dos implantes.

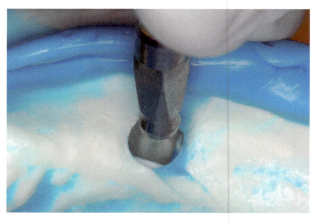

Figura V-53 – Os conjuntos transferentes-análogos foram inseridos nas suas reproduções no molde, respeitando-se os posicionamentos das arestas nos transferentes.

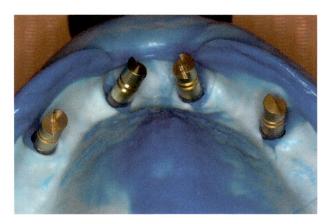

Figura V-54 – Conjuntos transferentes-análogos inseridos no molde.

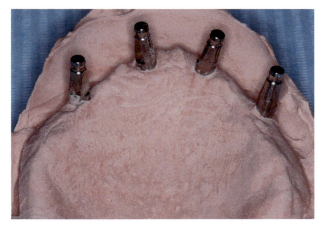

Figura V-55 – Modelo de gesso tipo IV removido do molde.

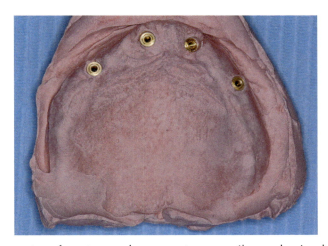

Figura V-56 – Após retirados os transferentes, podem-se notar os análogos dos implantes reproduzindo suas posições.

Referências

1. Saizar P. Prostodoncia total. Buenos Aires: Ed. Mundi; 1972.
2. Lamb DJ. Problems and solutions in complete denture prosthodontics. London: Quintessence; 1993.
3. Le Pera F. Enfoque nous-biomecanico en el tratamiento del totalmente desdentado. Buenos Aires: Ed. Mundi; 1973.
4. Muraoka H. A color atlas of complete denture fabrication. Tokio: Quintessence; 1989.
5. Schreinemakers J. La lógica en la prótesis completa. Utrecht: Editorial G. J. & D.; 1965.
6. Thomas CJ. A double alginate mandibular impression technique. J Dent Assoc S Afr. 1979 Nov;34(11):781-2.
7. Aldrovandi C. Dentaduras completas. 2ª ed. Rio de Janeiro: Ed. Científica; 1960.
8. Drücke W, Klemt B. Bases de la protesis dental total. Barcelona: Ed. Doyma; 1991.
9. Grant AA, Heath JR, McCord JF. Complete Prosthodontics – problem, diagnosis and management. London: Wolfe; 1994.
10. Hobkirk JA. A colour atlas of complete dentures. London: Wolfe; 1985.
11. Uhlig H. Prótesis para desdentados. Berlin: Quintessence; 1973.
12. Wöstmann B, Schulz H. Prótese total - atlas colorido. São Paulo: Ed. Santos; 1991.
13. Geering AH, Kundert M. Protesis total y sobredentaduras. Barcelona: Salvat; 1988.
14. Heartwell Jr. CM, Rahn A. Syllabus of complete dentures. 4.ed. Philadelphia: Lea & Febiger; 1986.

15. Neill DJ, Nairn RI. Dentaduras completas. São Paulo: Ed. Santos; 1984.
16. Tamaki T. Dentaduras completas. 4ª ed. São Paulo: Sarvier; 1988.
17. Johnson DL, Stratton RJ. Fundamentos da prótese removível. Rio de Janeiro: Quintessence; 1988.
18. Winkler S. Prostodoncia total. Mexico: Interamericana; 1982.

Capítulo VI

Moldagem Funcional

Daniel Telles
Ronaldo de Moraes Telles
Henrique Hollweg
Luciano Castellucci

A moldagem funcional deve ser dividida em duas fases distintas, mas que se complementam: o vedamento periférico e a moldagem funcional propriamente dita. Pode-se dizer que, para uma moldagem ser considerada funcional, é preciso que o vedamento periférico tenha sido executado de forma apropriada.

Moldeiras individuais

A moldagem funcional é realizada utilizando-se uma moldeira individual. O principal objetivo do uso de uma moldeira individual está na determinação dos limites da área chapeável, de acordo com a fisiologia dos elementos anatômicos aí presentes. Dessa forma, obtém-se um vedamento em toda a periferia da base da prótese, que promove o confinamento de uma película de saliva, gerando a retenção da prótese à mucosa por ação das forças de coesão, adesão e pressão atmosférica (Fig. VI-1).

Além disso, um bom vedamento periférico diminui significativamente o afluxo de alimentos, que podem vir a ficar interpostos entre a base da prótese e a mucosa que reveste o rebordo, durante a mastigação.

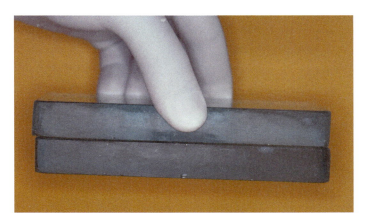

Figura VI-1 – Algumas gotas de água interpostas entre duas placas de vidro formam uma película que permite que uma placa seja suspensa no ar segurando-se apenas pela outra. Enquanto a película permanecer entre as placas, a força de coesão entre as moléculas de água promove a adesão entre ambas as placas. O vedamento periférico mantém o filme de saliva entre a base da prótese e a mucosa.

Uma moldeira adequada facilita a moldagem difícil, mas uma inadequada torna difícil a fácil[1].

É importante que a moldeira seja construída o mais adaptada possível sobre o modelo anatômico[2-8], pois, dessa forma, durante a moldagem funcional, uma vez que sempre vai ocorrer algum grau de compressão dos tecidos, estes serão contidos e mantidos em posição com o mesmo mínimo grau de deformação obtido na moldagem anatômica.

Alguns autores recomendam que seja feito um pequeno alívio nas áreas retentivas do modelo para facilitar a remoção do modelo de trabalho da moldeira individual[1, 9-12]. Outros acreditam ser importante o alívio de determinadas regiões nas quais a mucosa apresente algum grau de flacidez ou de resiliência natural, como por exemplo, nas rugosidades palatinas[13, 14] (Fig. VI-2).

A área de alívio, quando presente, deve ser a menor possível e jamais recobrir toda a área de suporte primário (Fig. VI-3), como preconizam alguns autores[15, 16], pois nesse caso a zona de maior compressão seria transferida para a zona lateral do rebordo, próxima às inserções musculares, menos propícia a receber cargas (Figs. VI-4 e VI-5). Além disso, existiria a possibilidade de a moldeira não ser sustentada adequadamente durante seu assentamento sobre o rebordo, empurrando a porção de godiva relativa ao vedamento periférico, que foi realizado com o alívio de cera ainda em posição, contra as inserções musculares, gerando um molde sobreestendido, com resultados clínicos negativos consideráveis.

Para tentar contornar esse problema, podem ser feitos pontos de apoio sobre o rebordo para manter a moldeira na posição correta após a remoção do alívio[1, 17-19].

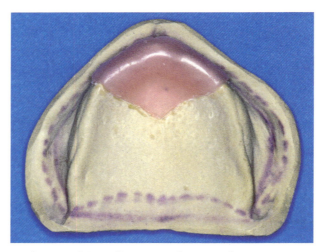

Figura VI-2 – Opcionalmente, podem ser feitos alívios com lâminas de cera 7 ou 9 nas regiões com partes flácidas na mucosa.

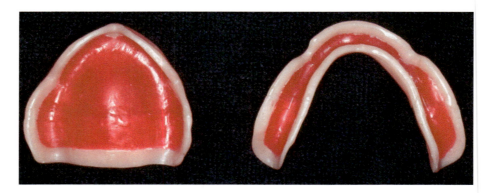

Figura VI-3 – Moldeiras individuais com alívios totais.

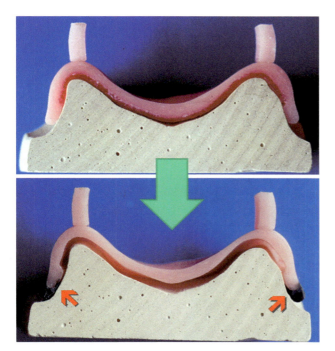

Figura VI-4 – Cortes da moldeira superior com alívio total simulando o que acontece antes e depois da moldagem funcional. Enquanto as lâminas de cera permanecem, as pressões exercidas pelo operador nos cabos das moldeiras serão distribuídas igualmente pelo rebordo. Entretanto, quando as lâminas de cera são retiradas, as pressões são transferidas para regiões próximas às bordas das moldeiras e do vedamento periférico (setas vermelhas), áreas consideradas de suporte secundário, por não serem adequadas para receber cargas.

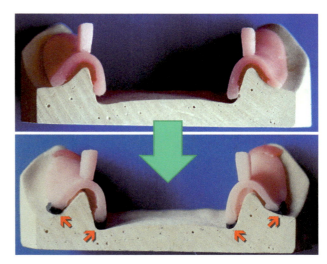

Figura VI-5 – Mesma situação descrita anteriormente para a moldeira inferior.

As moldeiras devem possuir cabos que facilitem sua manipulação durante os procedimentos de moldagem. Sua importância não deve ser equivocadamente minimizada. Os cabos funcionam como instrumentos que permitem aferir o grau de retenção e estabilidade que se consegue durante a moldagem. Para isso, precisam ter tamanhos adequados e estarem corretamente posicionados. Cabos muito grandes, como os de uma moldeira de estoque, transmitem ao operador uma sensação tátil distorcida em relação à retenção e à estabilidade conseguidas durante o procedimento de moldagem. A moldeira desloca-se com facilidade, o que não aconteceria obrigatoriamente com a prótese terminada, pois o braço de alavanca que transmite as forças para a base da prótese capazes de instabilizá-la está limitado ao tamanho dos dentes artificiais. Portanto, para que os cabos possam ser utilizados como instrumentos de percepção e aferição das características funcionais da futura prótese, devem possuir o tamanho aproximado dos dentes artificiais, com cerca de 10 mm de altura (Fig. VI-6).

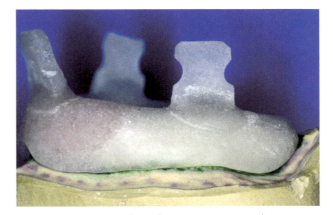

Figura VI-6 – Os cabos devem ter o tamanho aproximado dos dentes, com cerca de 10 mm de altura, e estarem posicionados de forma semelhante aos mesmos para permitir que o operador tenha uma sensação mais real de como a prótese vai se comportar depois de concluída. Notar que a moldeira fica aquém do fundo de vestíbulo (linha tracejada no modelo) para preservar o espaço a ser ocupado pelo material de moldagem a reproduzir essa região.

Independentemente do material utilizado para sua confecção, a moldeira individual deve ser rígida, não permitindo a deformação do material de moldagem que por ela seja suportado.

Os materiais mais utilizados para a confecção das moldeiras são: (1) resina acrílica autopolimerizável; (2) resina acrílica termopolimerizável; (3) resina composta fotopolimerizável; e (4) placas de poliestireno. Materiais termoplastificáveis tendem a ser mais sensíveis às variações de temperatura, o que aumenta o risco de distorção do molde após retirado da boca.

Resina acrílica autopolimerizável

Em geral, conseguem-se bons resultados com moldeiras confeccionadas com resina acrílica autopolimerizável (Figs. VI-7 a VI-10). O maior cuidado deve ser tomado para se manter a resina adaptada ao modelo até a presa do material, quando o efeito exotérmico reduz. Entretanto, como a polimerização é um processo que continua após a presa da resina acrílica, podem ocorrer distorções significativas na moldeira num período de até 24 horas. Por essa razão, é prudente aguardar esse tempo, após a confecção da moldeira, para utilizá-la.

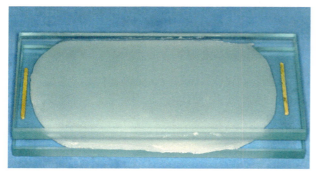

Figura VI-7 – A moldeira é confeccionada prensando-se resina acrílica na fase plástica entre duas placas de vidro, previamente isoladas com vaselina, e com palitos de fósforo ou pedaços de lâminas de cera nas extremidades, para servir de controle da espessura,...

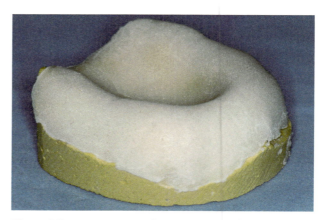

Figura VI-8 –...e mantendo-se a resina adaptada sobre o modelo até a polimerização da mesma.

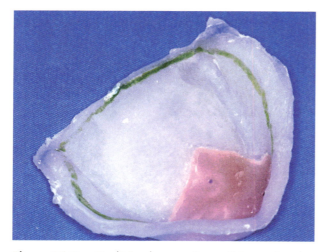

Figura VI-9 – O alívio de cera fica retido no interior da moldeira.

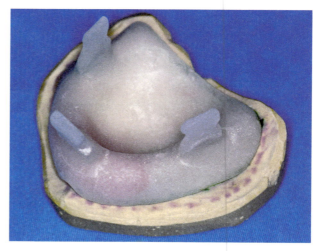

Figura VI-10 – Após o acabamento, são colocados opcionalmente três cabos para facilitar o manuseio e, principalmente, a estabilização da moldeira durante os procedimentos de moldagem.

Resina acrílica termopolimerizável

Uma moldeira melhor adaptada ao rebordo residual, especialmente nos inferiores[20], pode ser obtida por meio do processo de inclusão em mufla (Figs. VI-11 a VI-13).

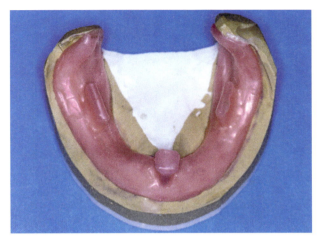

Figura VI-11 – Enceramento de moldeira individual sobre o modelo anatômico.

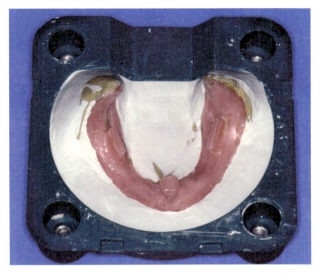

Figura VI-12 – Modelo com enceramento da moldeira incluído em mufla.

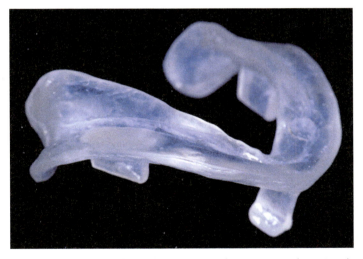

Figura VI-13 – Moldeira de resina acrílica termopolimerizada.

Outra vantagem é a translucidez conseguida no processo de polimerização, que permite visualizar mais facilmente áreas de compressão que possam gerar movimentos de báscula na moldeira.

Resina composta fotopolimerizável

Outro meio rápido e confiável, que produz moldeiras extremamente adaptadas e estáveis, é através do uso de lâmina de resina fotopolimerizável em uma caixa de luz especialmente fabricada para essa finalidade (Figs. VI-14 a VI-22).

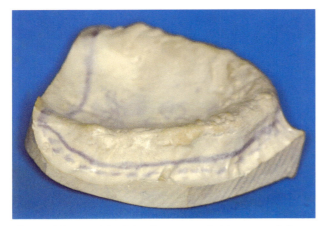

Figura VI-14 – Modelo de gesso obtido com alginato e moldeira de estoque.

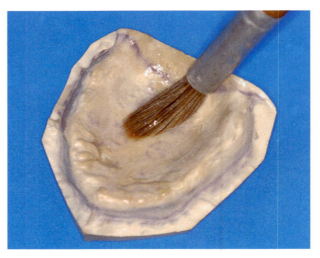

Figura VI-15 – O modelo deve ser previamente isolado com isolante para resina, tipo Cel-lac®.

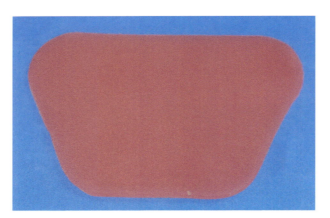

Figura VI-16 – Lâmina de resina fotopolimerizável para a confecção de moldeiras.

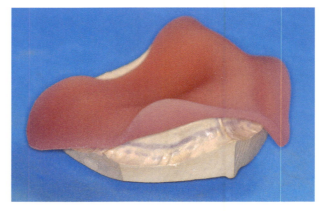

Figura VI-17 – A lâmina deve ser adaptada sobre o modelo, enquanto plástica, e...

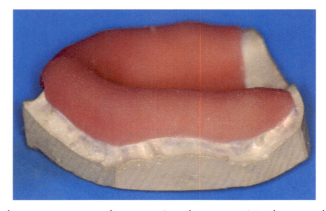

Figura VI-18 –...os excessos devem ser recortados, respeitando-se a região demarcada no fundo de vestíbulo e...

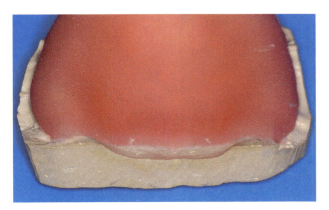

Figura VI-19 –...de término posterior.

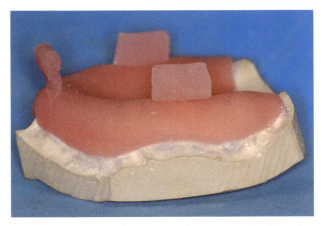

Figura VI-20 – Os cabos, normalmente confeccionados com as sobras da resina após recortada, devem ser colocados com a resina ainda plástica.

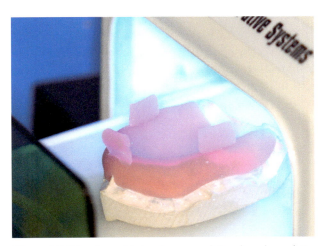

Figura VI-21 – A moldeira deve ser deixada sob o efeito de luz polimerizante por cerca de 8 a 12 minutos.

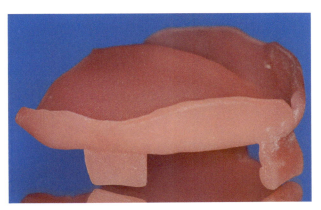

Figura VI-22 – Aspecto da moldeira terminada.

Placa de poliestireno

Um processo rápido e que produz moldeiras bem adaptadas é o uso de placas de poliestireno em máquina plastificadora a vácuo (Fig. VI-23). Tais placas devem possuir uma espessura de 3 mm (que normalmente fica reduzida após a plastificação das placas) para proporcionar resistência final adequada à moldeira individual.

Os cabos devem ser fixados com resina acrílica autopolimerizável após a confecção da bacia da moldeira.

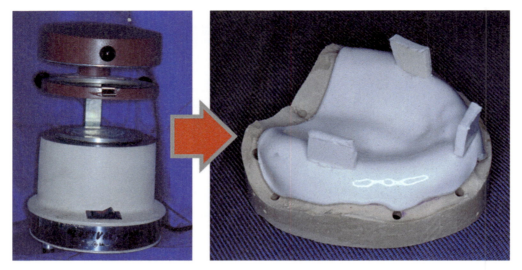

Figura VI-23 – Moldeira individual de poliestireno confeccionada na plastificadora a vácuo (à esquerda). Os orifícios no modelo ajudam a otimizar a ação do aspirador que puxa a lâmina de poliestireno plastificada contra o modelo (à direita).

VEDAMENTO PERIFÉRICO

Essa técnica consiste em permitir que os tecidos estabeleçam suas próprias relações de contato com o material de moldagem, modelando-o aos seus requerimentos funcionais[21].

Antes de proceder ao vedamento periférico, a moldeira individual precisa ser ajustada para que haja espaço suficiente a ser preenchido pelo material de moldagem (Figs. VI-24 a VI-27). Esse cuidado elimina a necessidade da realização da maior parte das manobras de tracionamento

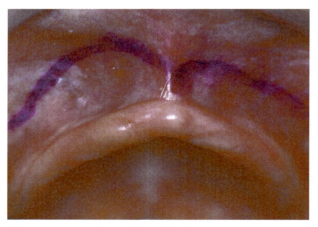

Figura VI-24 – Ajuste da moldeira superior. A porção-limite da região de fundo de vestíbulo foi demarcada com lápis cópia.

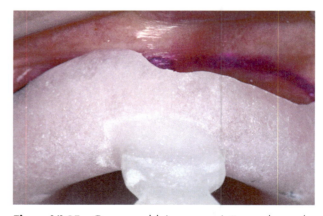

Figura VI-25 – Com a moldeira em posição, pode-se observar que, à *esquerda* (referencial do paciente) do freio labial, a extensão da moldeira não impede a visualização do limite demarcado, indicando a existência de espaço para ser preenchido pelo material de moldagem a ser utilizado no vedamento periférico (godiva). Por outro lado, a extensão da moldeira à *direita* do freio labial esconde a linha demarcada, o que indica uma proximidade com essa linha, que permite qualificar essa moldeira como sobreestendida nessa porção. Se a moldeira não for corrigida, por meio de desgaste, a moldagem dessa região resultará invariavelmente em uma prótese sobreestendida e com sua retenção comprometida.

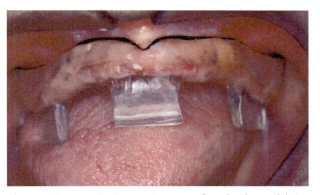

Figura VI-26 – Após os ajustes, a borda da moldeira deve guardar uma distância do fundo de vestíbulo de 2 a 3 mm em toda a periferia, com exceção da região do término posterior.

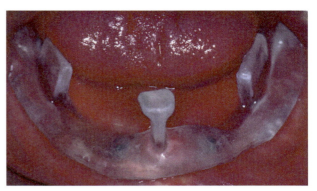

Figura VI-27 – Ajuste da moldeira inferior. Um bom parâmetro para inferir que, após os desgastes necessários, a atividade muscular não interfere na estabilidade da moldeira é a passividade da mesma, mantendo-se apoiada sobre o rebordo quando o paciente abre e fecha a boca. Notar que o paciente está com a boca aberta para que seja feita a fotografia, e a moldeira permanece apoiada passivamente sobre o rebordo, não sendo expulsa, ou levantada, pela musculatura inserida ao seu redor, o que também não pode ocorrer com a prótese terminada.

manual da mucosa, que forma o fundo de vestíbulo, com intuito de simular a atividade desses tecidos. Caso o espaço para o material de moldagem não seja criado, a borda da moldeira empurrará o material (godiva) contra as inserções tissulares no fundo de vestíbulo, independente de qualquer manobra, invadindo seu espaço funcional, o que acarretará em deslocamentos sucessivos da prótese e, eventualmente, a formação de úlceras traumáticas e hiperplasias.

Diferentes materiais foram propostos para serem utilizados na obtenção do vedamento periférico de uma moldeira individual em um rebordo edentado. Dentre estes se incluem ceras, resinas termoplásticas e silicones pesados.

Entretanto, a godiva de baixa fusão em bastão (Figs. VI-28 a VI-32) tem propriedades que, na maioria das vezes, representam vantagens em relação aos demais materiais. São elas: (1) fluidez adequada para exercer mínima pressão sobre os tecidos, quando plastificada; (2) boa adesividade à moldeira; (3) rigidez adequada

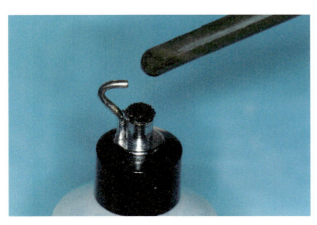

Figura VI-28 – O bastão de godiva deve ser plastificado na chama da lamparina e...

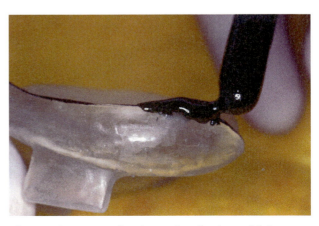

Figura VI-29 –...aplicado na borda da moldeira para esta seja levada à boca do paciente.

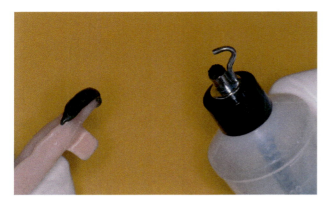

Figura VI-30 – Uma vez na moldeira, a godiva pode ser plastificada, quando necessário, com o uso de uma lamparina tipo Hanau ou, a critério do operador, temperada em água em torno de 50ºC.

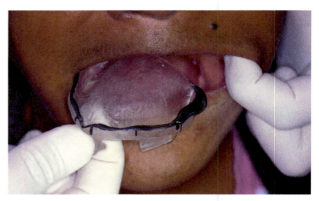

Figura VI-31 – Ao inserir a moldeira na boca, enquanto afasta a bochecha com os dedos no lado a ser moldado, utiliza a própria moldeira com o lado que não está sendo moldado, para afastar a bochecha no lado oposto.

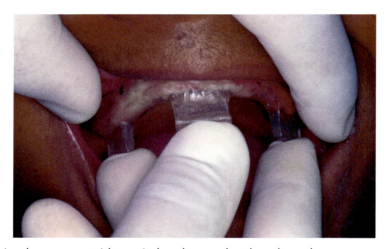

Figura VI-32 – A moldeira deve ser mantida apoiada sobre o rebordo pelos cabos, sem pressão exagerada, até que a godiva em contato com a mucosa volte naturalmente à temperatura de solidificação.

após resfriada, o que permite a verificação do grau de retenção obtido durante a moldagem; (4) boa estabilidade dimensional à temperatura bucal; (5) resistência suficiente para ser colocada e retirada em rebordos com áreas retentivas em mucosa; (6) facilidade para o operador realizar acréscimos ou subtrações de material, à medida que cada região vai sendo moldada; e (7) rapidez do processo de moldagem.

A observação da aparência do material após a moldagem é o parâmetro de avaliação da técnica. Como regra, a godiva deverá apresentar-se com espessura adequada, contorno arredondado e superfície fosca e sem dobras ou rugosidades, demonstrando que ocupou totalmente o espaço deixado pelo ajuste da moldeira e manteve-se em íntimo contato com os tecidos (Fig. VI-33).

Um aspecto afilado da godiva indica que a quantidade de material foi insuficiente para ocupar toda a região de fundo de vestíbulo que está sendo moldada (Fig. VI-34).

Já o deslocamento da maior parte da godiva para a parte externa da moldeira, deixando uma pequena espessura de material sobre sua borda, indica que a mesma pode estar sobreestendida, requerendo que o material de moldagem seja retirado, a moldeira reajustada e o material de moldagem recolocado sobre a moldeira (Fig. VI-35).

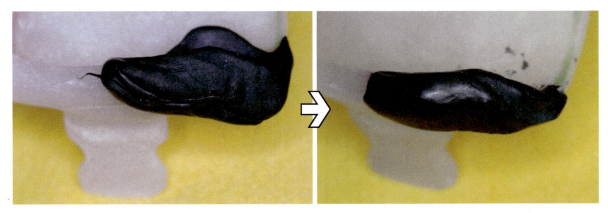

Figura VI-33 – Após ser retirada da boca, a godiva não deve apresentar irregularidades como dobras ou pregas. A lisura e a opacidade da godiva indicam que o material manteve-se em contato com os tecidos durante seu resfriamento, reproduzindo corretamente sua forma durante a função.

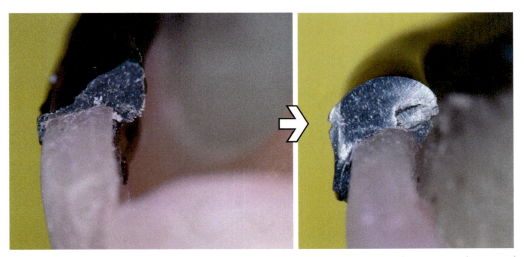

Figura VI-34 – Quando a godiva assume um perfil afilado, este deve ser interpretado como indicativo de quantidade insuficiente de material, o que deve ser corrigido com acréscimo de mais godiva até que seja conseguido um perfil arredondado, semelhante ao formato do fundo de vestíbulo.

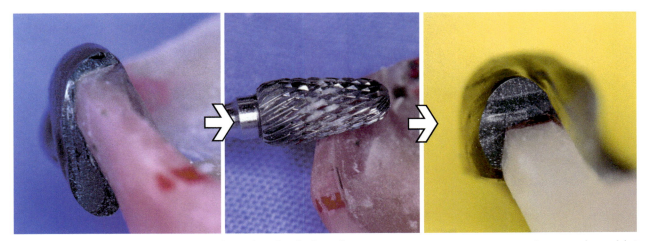

Figura VI-35 – Quando a maior parte da godiva for deslocada para a parte externa, ou mesmo interna, da moldeira ou se a godiva ficar muito fina sobre a borda da moldeira, pode-se considerar que a moldeira está sobreestendida e deve ser desgastada para que a godiva possa assumir, sem interferência da moldeira na atividade da musculatura, o contorno do fundo de vestíbulo.

Os excessos de material, que porventura se interponham entre a moldeira e o rebordo, devem ser removidos para que a moldagem não se torne excessivamente compressiva na região de fundo de vestíbulo. Em médio prazo, essa compressão pode levar a uma remodelação significativa nessa porção do rebordo residual (Fig. VI-36).

Além disso, de acordo com as características anatomofisiológicas da região a ser moldada, o material assumirá um contorno específico, exi-

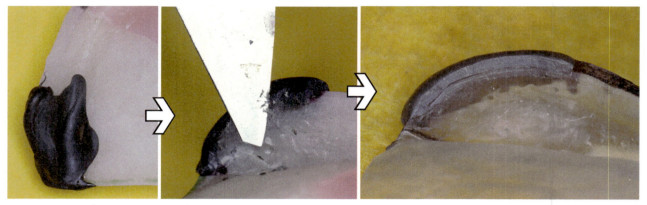

Figura VI-36 – É comum, em todas as regiões, que alguma quantidade de godiva seja deslocada para o interior da moldeira, interpondo-se entre esta e o rebordo. Desde que a godiva que permaneceu sobre a borda da moldeira tenha reproduzido corretamente a anatomia do fundo de vestíbulo, basta que seja retirado o excesso interno para assegurar que a moldagem não fique compressiva.

gindo que o profissional conheça profundamente tais características para não incorrer em erros de interpretação do resultado da moldagem. Dessa forma, para facilitar a compreensão e execução da técnica, os rebordos foram divididos em regiões, descritas a seguir. Essas regiões, assim bem estabelecidas, serão moldadas separadamente durante o vedamento periférico.

Rebordo superior

O rebordo superior pode ser didaticamente dividido em 5 regiões (Figs. VI-37 e VI-38): (1) espaço coronomaxilar; (2) fundo de vestíbulo bucal; (3) fundo de vestíbulo labial; (4) freio labial; e (5) término posterior.

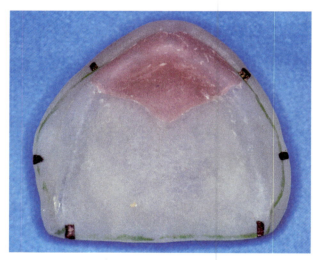

Figura VI-37 – Vista oclusal com as diferentes regiões existentes no rebordo superior que estabelecem uma delimitação dinâmica ou funcional para a base da PT superior. (1) espaço coronomaxilar; (2) fundo de vestíbulo bucal; (3) fundo de vestíbulo labial; (4) freio labial; e (5) término posterior.

Figura VI-38 – Áreas de moldagem demarcadas na moldeira.

Espaço coronomaxilar

O espaço coronomaxilar é a região do fundo de vestíbulo limitada, estando o paciente com a boca fechada, lateralmente pelo processo coronóide da mandíbula e medialmente pela tuberosidade da maxila (Fig. VI-39). Essa região estende-se no sentido ântero-posterior da base do processo zigomático até a chanfradura pterigomaxilar[22].

A base da prótese deve preencher esse espaço por completo, cujo tamanho é primariamente influenciado pelo posicionamento e a atividade do processo coronóide (Fig. VI-40), para que a retenção máxima da PT superior seja conseguida.

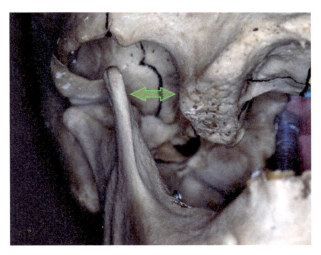

Figura VI-39 – O espaço coronomaxilar é delimitado lateralmente pelo processo coronóide da mandíbula e medialmente pela tuberosidade da maxila. A distância determinada pela seta verde pode variar de paciente para paciente com a mandíbula em repouso e durante os movimentos mandibulares.

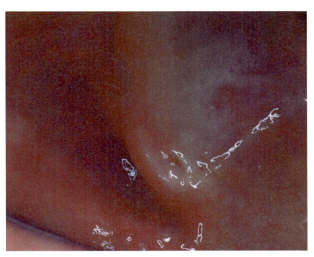

Figura VI-40 – Rebordo superior edentado apresentando grande volume de área chapeável na região de fundo de vestíbulo chamada de espaço coronomaxilar.

Uma vez que essa região recebe pouca influência direta da musculatura aí presente, pois o masseter é sustentado medialmente pelo processo coronóide e o bucinador insere-se mais para posterior no ligamento pterigomandibular (Fig. VI-41), é comum ocorrer aumento do espaço no fundo de vestíbulo, o que demanda aumento da espessura da borda da prótese para ocupar esse espaço (Fig. VI-42). Isso é conseguido com o acréscimo de godiva durante a moldagem periférica.

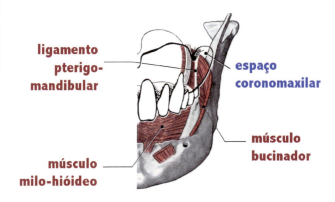

Figura VI-41 – Em função da disposição anatômica do músculo bucinador, com sua inserção no ligamento pterigomandibular, forma-se o espaço coronomaxilar no fundo de vestíbulo no nível da tuberosidade da maxila, onde a base da prótese fica sem atividade muscular. Observar que o músculo bucinador está cortado e que sua continuação para anterior estaria com as fibras acima da borda da prótese ilustrada na figura.

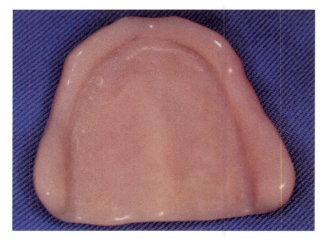

Figura VI-42 – Nos casos em que as condições anatômicas da região permitem, o espaço coronomaxilar aparece na base da prótese como um engrossamento da borda nessa região. Nesses casos a retenção da prótese é maximizada.

Cada paciente exige uma avaliação individual desse espaço através de movimentações da mandíbula em todas as direções, em especial abertura de boca. Tal conduta deve ser repetida durante a moldagem com o material ainda plástico para que o mesmo não interfira nos movimentos do processo coronóide, o que pode resultar em deslocamento da prótese por ação mecânica do mesmo sobre a superfície externa da base da prótese (Fig. VI-43).

Fundo de vestíbulo bucal

A principal estrutura anatômica envolvida nessa região é o músculo bucinador. Suas fibras são predominantemente horizontais (Fig. VI-44), o que determina nessa região do fundo de vestíbulo, um padrão de comportamento peristáltico[2], caracterizado por uma movimentação de apertamento da mucosa jugal sobre o rebordo. Por essa razão, é desnecessário qualquer tipo de

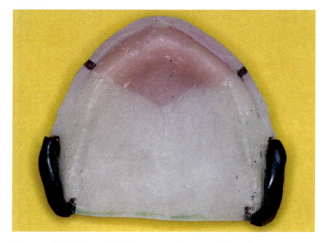

Figura VI-43 – Moldagens das regiões dos espaços coronomaxilares. Cada lado deve ser moldado separadamente.

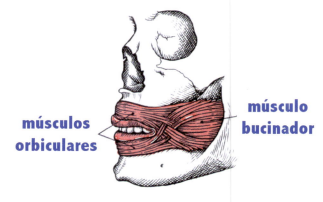

Figura VI-44 – As fibras do bucinador e dos orbiculares são predominantemente horizontais (figura adaptada de Schreinemakers[3]).

manobra de repuxamento da mucosa, com o intuito de simular possíveis movimentos do fundo de vestíbulo, no sentido vertical.

Nessa região podem estar presentes bridas (Fig. VI-45) que devem ser moldadas separadamente e com um leve tracionamento da mucosa, pois, apesar dessas estruturas não apresentarem movimentações ativas, podem interpor-se entre a base da prótese e a mucosa, causando desconforto e/ou eventuais perdas de retenção da prótese.

Em casos com rebordo severamente reabsorvido, a base do processo zigomático presente nessa região pode influenciar na moldagem, uma vez que a mucosa que o recobre é fina e usualmente requer que seja feito um recorte na moldeira[15] (Fig. VI-46).

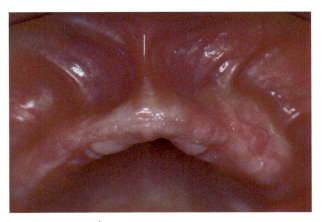

Figura VI-45 – É comum a presença de freios e bridas nas regiões de fundo de vestíbulo.

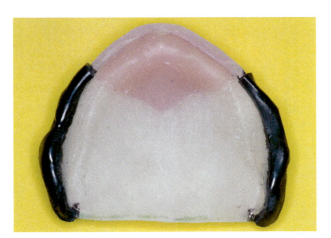

Figura VI-46 – Moldagens das regiões de fundo de vestíbulo bucal dos lados direito e esquerdo.

Fundo de vestíbulo labial

Nessa região, estão presentes os músculos orbiculares, que pelas suas características anatômicas (ver Fig. VI-44), determina uma abordagem semelhante à região de fundo de vestíbulo bucal. Ela pode ser demarcada mais precisamente na moldeira tomando-se por referência as comissuras labiais com os lábios em repouso.

A anatomia da prótese nessa região pode interferir drasticamente na estética final do caso. Como essa anatomia é determinada durante a moldagem periférica da região de fundo de vestíbulo labial (Fig. VI-47), deve-se ter consciência da repercussão futura desse procedimento e da existência de duas possíveis situações: (1) casos

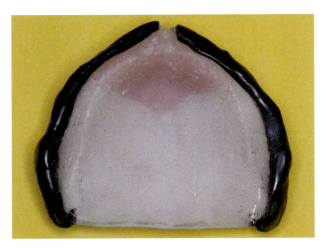

Figura VI-47 – A presença do freio labial divide a região de fundo de vestíbulo labial, o que determina que a moldagem dessa região seja feita separadamente.

em que houve reabsorção severa do rebordo, necessitando que seja feito aumento da espessura da base da prótese para sustentar adequadamente o lábio[23]; (2) casos em que a godiva deve ser acomodada, através de pressão digital sobre o lábio do paciente, para não deformar a anatomia do sulco nasolabial, dando a aparência antiestética de que o paciente possui um rolo de algodão sob o lábio[24] (Figs. VI-48 e VI-49).

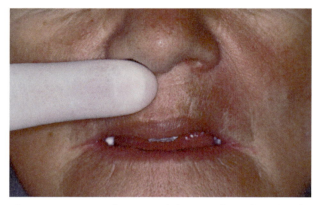

Figura VI-48 – Pode-se modelar a godiva plastificada, pressionando-se com o dedo por fora da boca,...

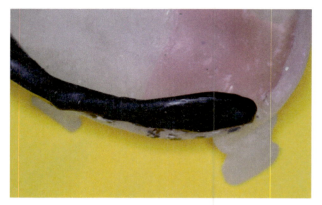

Figura VI-49 –...para que fique mais fina e melhore o aspecto da prótese.

Freio labial

A presença do freio labial (Fig. VI-50) quase sempre divide a região de fundo de vestíbulo labial em duas.

Como as bridas laterais, o freio deve ser moldado separadamente, com um suave movimento de tracionamento do lábio superior, após a moldagem do fundo de vestíbulo e o ajuste adequado da moldeira (Figs. VI-51 e VI-52). Essa conduta assegura que o freio não fique interposto entre a base e o rebordo, interferindo na estabilidade da prótese (Fig. VI-53).

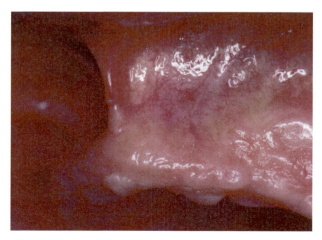

Figura VI-50 – O freio labial pode apresentar variações no nível de inserção em relação ao rebordo.

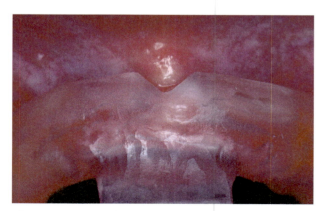

Figura VI-51 – Pode ser necessária a confecção de um recorte na moldeira,...

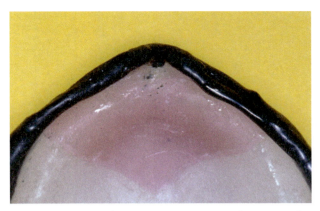

Figura VI-52 ...suficiente para que a godiva reproduza a forma do freio com um leve tracionamento do lábio,...

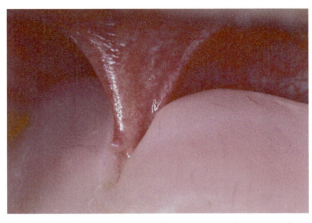

Figura VI-53 –...para que o freio não venha a interferir na estabilidade da prótese.

O surgimento de úlceras traumáticas no freio labial também pode ser atribuído ao recorte inadequado da base da prótese nessa região (Fig. VI-54).

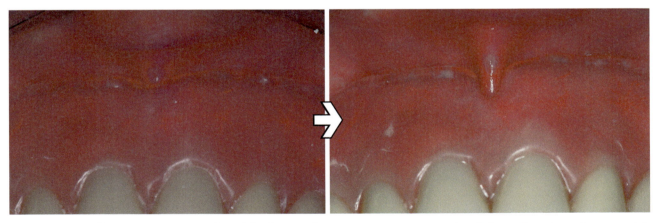

Figura VI-54 – Úlcera traumática no freio labial causada por compressão excessiva da base da prótese (à esquerda). Foi feito um recorte em forma de V na base da prótese para solucionar o problema (à direita).

Término posterior

Essa região é também chamada de zona de *postdamming*, de vedamento ou selamento posterior.

É uma região complexa e de abordagem subjetiva devido à falta de elementos anatômicos que a delimite claramente. Através da compressão dos tecidos moles existentes na zona de transição do palato duro para o palato mole, consegue-se um vedamento posterior da prótese que vai resistir às forças de deslocamento, em especial, no sentido horizontal. O melhor procedimento para a moldagem funcional dessa região consiste no estabelecimento do limite posterior da moldeira (e, conseqüentemente, da prótese) e realizar uma compressão seletiva com um material de moldagem adequado.

A porção anterior do palato mole é formada principalmente pela aponeurose do músculo tensor do véu palatino, cujas fibras inserem-se firmemente na porção horizontal do osso palatino (Fig. VI-55). O limite posterior da base da prótese caracteriza-se por uma linha contínua imaginária que une a chanfradura pterigomaxilar de um lado ao outro passando pelo palato mole[25] (ver Fig. V-24).

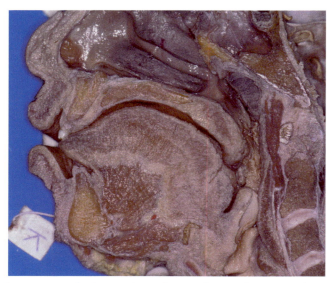

Figura VI-55 – Corte sagital de peça anatômica onde pode ser observada a zona de transição entre os palatos duro e mole (seta).

Em cada lado encontra-se o ligamento pterigomandibular (Figs. VI-56 a VI-58) que sofre extensão quando o paciente abre a boca e, se comprimido pela base da prótese, pode deslocá-la.

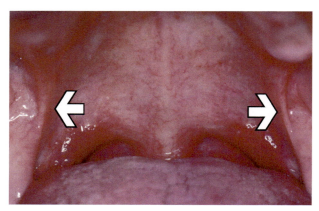

Figura VI-56 – Paciente de boca aberta, quando os ligamentos pterigomandibulares (setas) podem ser visualizados.

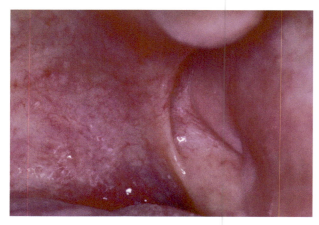

Figura VI-57 – Detalhe do ligamento pterigomandibular do lado esquerdo.

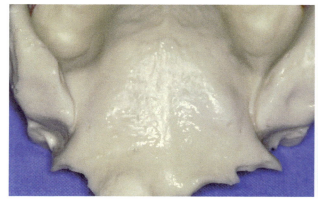
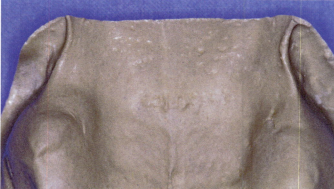

Figura VI-58 – Na moldagem com alginato, é comum que os ligamentos sejam reproduzidos (à esquerda) e fiquem claramente delimitados no modelo de gesso, demonstrando o potencial que esses ligamentos têm de deslocar as próteses (à direita).

A função da musculatura envolvida na fisiologia do palato mole é a de obliterar a comunicação entre a orofaringe e a nasofaringe, sempre que necessário, em especial no momento da deglutição dos alimentos e quando o indivíduo emite fonemas orais. O bolo alimentar é impedido de refluir para a nasofaringe pela elevação do palato mole contra a parede posterior da faringe[26] (Fig. VI-59).

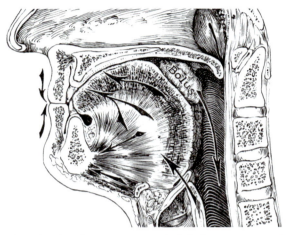

Figura VI-59 – Desenho esquemático simulando um corte sagital da face, mostrando que no momento da deglutição o palato mole se eleva para fechar a comunicação entre a orofaringe e a nasofaringe, impedindo o refluxo do bolo alimentar para esta última (figura adaptada de NAGLE, SEARS & SILVERMAN[16]).

Como não é prático observar-se o comportamento dessa musculatura durante a deglutição, deve-se pedir ao paciente para falar o fonema "Ah" contínuo (um fonema oral que precisa ser emitido sem a passagem de ar para a nasofaringe) com a boca aberta, possibilitando a visualização e a demarcação da linha de flexão do palato mole (ver Fig. V-24). Esse procedimento deve ser feito ainda na moldagem anatômica com alginato para facilitar a delimitação do término posterior da moldeira, usando-se a mesma apenas para se obter a compressão seletiva dessa região (Figs. VI-60 a VI-65).

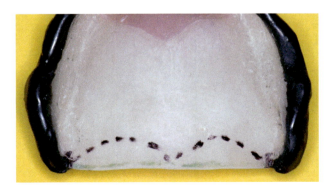

Figura VI-60 – O vedamento posterior é obtido de forma compressiva, colocando-se a godiva sobre a moldeira, cobrindo aproximadamente a área tracejada,...

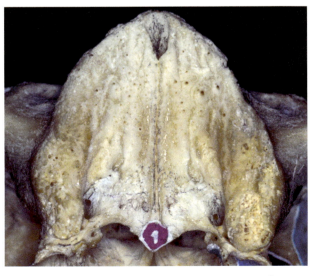

Figura VI-61 –...que corresponde ao contorno do osso maxilar na zona de transição entre os palatos duro e mole,...

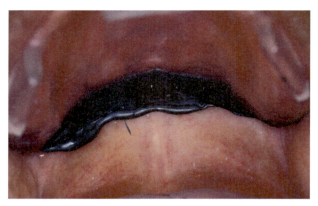

Figura VI-62 –...e deixando-a interposta entre a moldeira e a mucosa enquanto se mantém a moldeira firmemente apoiada sobre o rebordo.

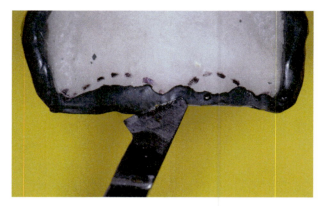

Figura VI-63 – O excesso de godiva que flui para fora da moldeira deve ser removido, mantendo-se o contorno original da moldeira no término posterior, pois nessa região a moldagem é exclusivamente compressiva e não extensiva.

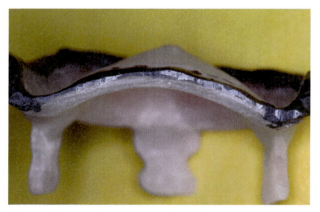

Figura VI-64 – A espessura da godiva que permanece sobre a moldeira propicia a obtenção de um vedamento nessa região.

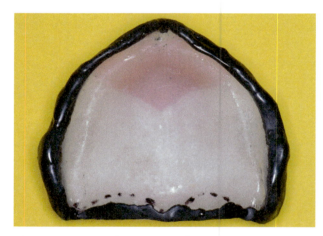

Figura VI-65 – Vedamento periférico terminado. A aparente falta de godiva para preencher a toda área tracejada será compensada com uma cera de moldagem.

O palato mole é classificado, de acordo com o ângulo que forma na junção com palato duro, como Classe I, II ou III (classificação de House[15]). Quanto mais agudo for esse ângulo, maior será a atividade muscular necessária para estabelecer o vedamento entre a orofaringe e a nasofaringe. Conseqüentemente, quanto mais o palato mole se deslocar em sua função, menor será a superfície do mesmo que poderá ser recoberta pela base da prótese, na área utilizada para conseguir o vedamento posterior (Fig. VI-66). Vale ressaltar que o término posterior da PT superior não estará localizado na junção do palato do duro com o palato mole, a qual pode ser visualizada com a aplicação da manobra de Valsalva, pedindo-se para que o paciente expire ar pelas narinas com os dedos pressionando-as em forma de pinça.

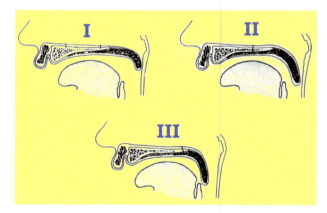

Figura VI-66 – Desenhos esquemáticos de cortes sagitais da cavidade bucal nos quais podem ser observadas as diferentes classes de palato mole, com os respectivos ângulos formados com o palato duro e suas relações espaciais com as paredes da faringe (figura adaptada de Heartwell Jr. & Rahn[10]).

Classe I – Indica um palato mole horizontal[13], com a porção distal mais próxima da parede posterior da faringe e, por isso, apresentando pouca atividade muscular. Geralmente associado a uma concavidade palatina mais rasa, é o tipo de palato mais favorável, pois o término da prótese (linha do "Ah") fica localizado a mais de 5 mm da junção dos palatos duro e mole, disponibilizando uma área de compressão suficientemente extensa para se conseguir um vedamento posterior muito efetivo e uma prótese potencialmente mais retentiva (Fig. VI-67).

Classe II – Indica um palato mole que forma um ângulo com o palato duro de aproximadamente 135º [13], com a porção distal eqüidistante das paredes anterior e posterior da faringe. O término da prótese fica localizado de 2 a 5 mm da junção dos palatos duro e mole, disponibilizando ainda uma área de compressão razoavelmente extensa para se conseguir um vedamento posterior efetivo na maioria dos casos (Fig. VI-68).

Classe III – Indica um palato mole que forma um ângulo com o palato duro de aproximadamente 110º [13], com a porção distal mais próxima da parede anterior da faringe e, por isso, exigindo grande elevação da musculatura para obliterar a comunicação da oro com a nasofaringe (ver Fig. VI-59). Associado a uma concavidade palatina alta, é o tipo de palato menos favorável, pois o término da prótese fica localizado a menos de 1 mm da junção dos palatos duro e mole, não havendo área de compressão suficientemente extensa para se conseguir um bom vedamento posterior (Fig. VI-69).

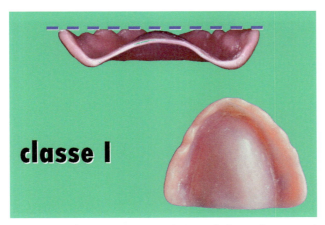

Figura VI-67 – Vistas posterior (acima) e da parte interna (abaixo) da base de prova de uma PT superior com palato classe I mostrando que a concavidade palatina é mais rasa que a profundidade do fundo de vestíbulo e o término posterior é uma linha reta, unindo a chanfradura pterigomaxilar de um lado ao outro.

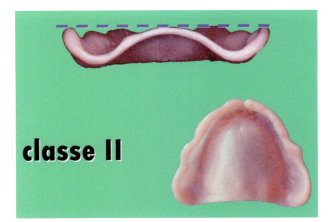

Figura VI-68 – Vistas posterior (acima) e da parte interna (abaixo) da base de prova de uma PT superior com palato classe II mostrando que a concavidade palatina possui a profundidade equivalente a do fundo de vestíbulo e o término posterior apresenta-se com uma pequena, porém considerável, curvatura para anterior.

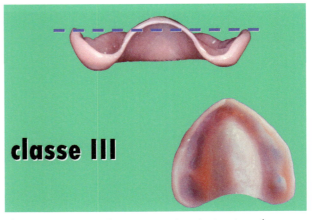

Figura VI-69 – Vistas posterior (acima) e da parte interna (abaixo) da base de prova de uma PT superior com palato classe III mostrando que a concavidade palatina possui a profundidade maior que a do fundo de vestíbulo e o término posterior apresenta-se com uma curvatura bastante acentuada para anterior.

Rebordo inferior

O critério para determinar se o ajuste da moldeira inferior foi feito de forma adequada é a passividade que a mesma deve manter com as estruturas anatômicas que a circundam. Nessa situação, o paciente deve abrir a boca e a moldeira permanecer assentada de forma passiva sobre o rebordo (ver Fig. VI-27). Esse resultado é conseguido mais facilmente se conhecendo a anatomia e a fisiologia das diversas regiões envolvidas com a dinâmica do funcionamento da prótese inferior, as quais serão descritas a seguir.

O rebordo inferior pode ser didaticamente dividido em 6 regiões: (1) chanfradura do masseter; (2) fundo de vestíbulo bucal; (3) fundo de vestíbulo labial; (4) fossa distolingual ou retroalveolar; (5) flange sublingual; e (6) freio lingual (Figs. VI-70 a VI-73).

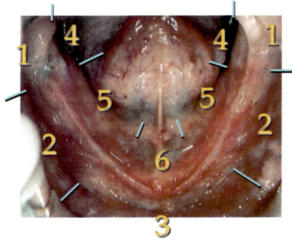

Figura VI-70 – Vista oclusal com as diferentes regiões existentes no rebordo inferior que estabelecem uma delimitação dinâmica ou funcional para a base da PT inferior. (1) chanfradura do masseter; (2) fundo de vestíbulo bucal; (3) fundo de vestíbulo labial; (4) fossa distolingual ou retroalveolar; (5) flange sublingual; e (6) freio lingual.

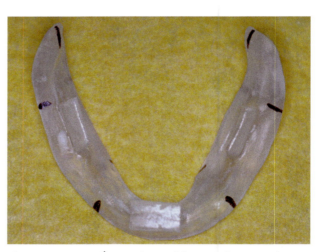

Figura VI-71 – Áreas de moldagem demarcadas na moldeira.

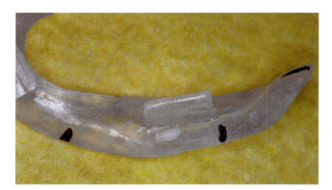

Figura VI-72 – Vista bucal da moldeira demarcada mostrando, da direita para a esquerda, as zonas da chanfradura do masseter, do fundo de vestíbulo bucal e parte da zona de fundo de vestíbulo labial.

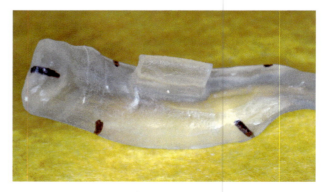

Figura VI-73 – Vista lingual da moldeira demarcada mostrando, da esquerda para a direita, as zonas da fossa distolingual ou retroalveolar, do flange sublingual e parte da zona do freio lingual.

Chanfradura do masseter

A região sob influência do músculo masseter localiza-se lateral à papila piriforme (Fig. VI-74).

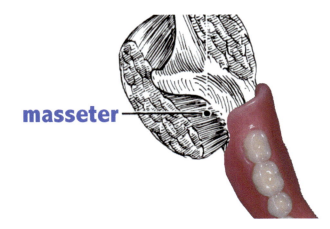

Figura VI-74 – Desenho esquemático de vista oclusal da região de chanfradura do masseter simulando a presença de uma PT. As fibras do masseter na região vestibular à papila piriforme determinam um contorno na base da prótese para evitar que a atividade desse músculo desloque a prótese.

A atividade desse potente músculo freqüentemente leva a um recorte da moldeira em formato côncavo na porção vestibular da papila piriforme, a qual deverá ser totalmente recoberta pela base da prótese, até a região de fundo de vestíbulo bucal[15] (Figs. VI-75 e VI-76).

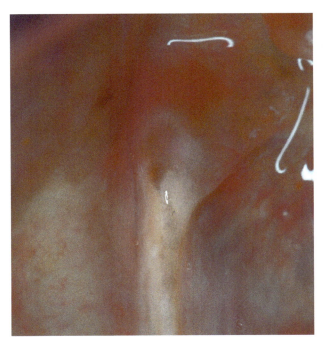

Figura VI-75 – Na porção mais distal do rebordo inferior encontra-se a papila piriforme que deverá ser recoberta pela base da prótese.

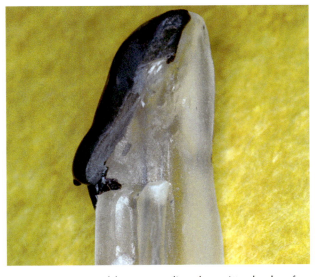

Figura VI-76 – Molde com godiva da região da chanfradura do masseter. Um recorte côncavo da godiva nessa região é esperado em função da pressão que as fibras do masseter exerceram no material de moldagem quando ainda plastificado. É importante ressaltar que, caso a moldeira não tenha sido adequadamente recortada previamente à colocação do material, o molde ficará sobreestendido e com um formato diferente.

Para se conseguir moldar adequadamente essa região, a mesma deve ser recortada na moldeira antes da moldagem e o paciente fazer movimentos de abertura e fechamento de boca com a godiva ainda plástica, mantendo-se a moldeira em posição com os dedos apoiados nos cabos laterais da moldeira (Figs. VI-77 a VI-79). Se esses cuidados não forem tomados o resultado será uma prótese instabilizada pela ação do masseter.

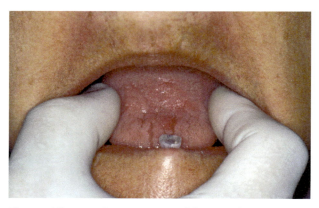

Figura VI-77 – Durante a moldagem dessa região, o paciente deverá fazer movimentos de abertura e fechamento de boca, enquanto a moldeira é mantida estabilizada com pelos dedos do operador apoiados nos cabos laterais da mesma.

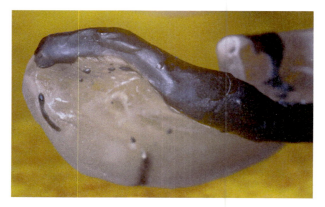

Figura VI-78 – Vista posterior da forma assumida pela godiva sob influência do masseter enquanto plástica.

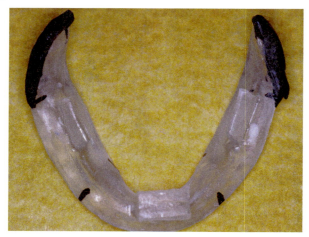

Figura VI-79 – A região da chanfradura do masseter foi moldada em cada lado.

Fundo de vestíbulo bucal

Seu limite anatômico mais definido é a linha oblíqua externa (Fig. VI-80).

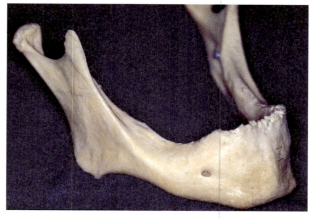

Figura VI-80 – A linha oblíqua externa estende-se por toda a região de fundo de vestíbulo bucal.

Essa região guarda as mesmas características funcionais da região homônima no rebordo superior, inclusive com a possível presença de bridas, levando o operador ao mesmo tipo de conduta já abordada para essa região no rebordo superior (Figs. VI-81 e VI-82).

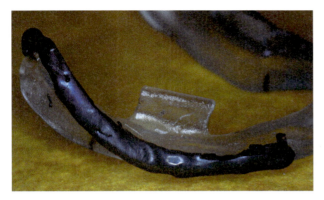

Figura VI-81 – Moldeira inferior com a região de fundo de vestíbulo bucal moldada.

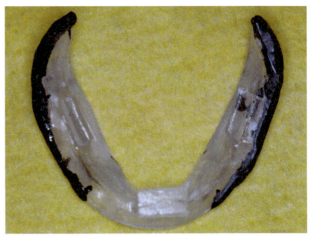

Figura VI-82 – Regiões de fundo de vestíbulo bucal moldadas.

Essa região também é chamada de *prateleira bucal* (do termo em inglês *buccal shelf*[15]), pois é composta por um osso cortical denso (que tende a não sofrer reabsorção devido ao estímulo da inserção do bucinador na linha oblíqua externa) recoberto por uma mucosa bastante delgada. Essas características oferecem uma boa área de sustentação para a prótese inferior, o quanto a atividade do bucinador permitir seu recobrimento, mas pode em alguns casos ser uma área mais suscetível a úlceras causadas por traumatismos da base da prótese.

Fundo de vestíbulo labial

Também guarda as mesmas características da região homônima no rebordo superior (Figs. VI-83 e VI-84).

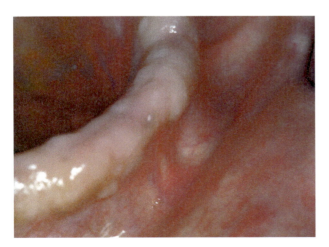

Figura VI-83 – Fundo de vestíbulo labial inferior. Em casos com rebordos mais reabsorvidos não é tão fácil visualizar os limites anatômicos dessa região.

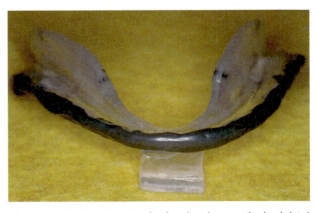

Figura VI-84 – Região de fundo de vestíbulo labial moldada.

Fossa distolingual ou retroalveolar

Ao examinar a região lingual da mandíbula nota-se existir um espaço na sua porção mais distal, próxima à garganta do paciente[27] (Fig. VI-85).

Se bem aproveitado esse espaço, pode ser de grande valia para a estabilização da prótese inferior[28]. Entretanto, a amplitude desse espaço varia com a movimentação da língua para anterior, que trás para a frente parte da massa muscular, relativa ao músculo constritor superior da faringe, presente nessa região, diminuindo consideravelmente o espaço que a base da prótese poderia ocupar (Fig. VI-86).

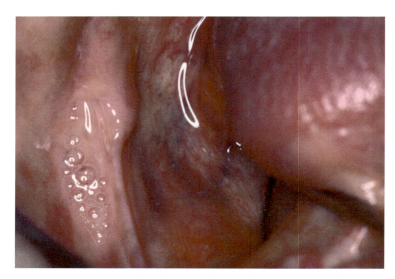

Figura VI-85 – Observar o contorno assumido pelos tecidos na fossa retroalveolar, entre a papila piriforme e a língua, quando esta se movimenta.

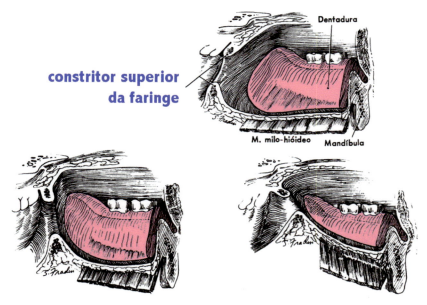

Figura VI-86 – Desenhos esquemáticos com vistas linguais de PTs inferiores, mostrando que a extensão para distal na fossa retroalveolar que permanece com a movimentação da língua vai variar de acordo com a atividade do músculo constritor superior da faringe de cada paciente e, nos casos em que permitir uma maior extensão da base da prótese, constituir-se num importante fator de estabilização da PT inferior (figura adaptada de Nagle, Sears & Silverman[16]).

Esse movimento funcional deve ser avaliado em cada caso, colocando-se o dedo indicador nessa região e pedindo para o paciente umedecer o lábio inferior com a ponta da língua para verificar se a extensão da moldeira nesse espaço não interfere em tal fisiologia. Esse procedimento deve ser repetido no ato da moldagem com a godiva ainda plástica (Figs. VI-87 e VI-88).

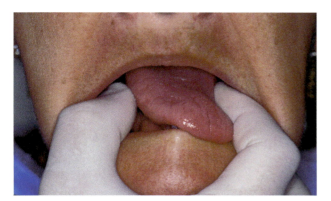

Figura VI-87 – Mantendo-se a moldeira estabilizada com os dedos sobre os cabos laterais, pede-se ao paciente para molhar o lábio inferior com a língua para executar os ajustes da moldeira individual e realizar a moldagem de todas as regiões da borda lingual da prótese inferior.

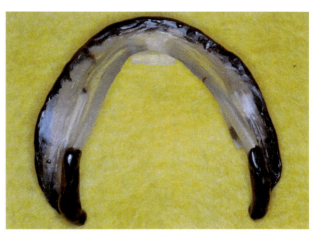

Figura VI-88 – Regiões das fossas retroalveolares moldadas.

A anatomia da base da prótese nessa região pode variar bastante e, em alguns casos, nos quais essas regiões apresentem-se retentivas bilateralmente, pode-se determinar um passo de inserção da prótese, de posterior para anterior, com o intuito de aproveitar essa característica como um meio de retenção adicional (Figs. VI-89 e VI-90).

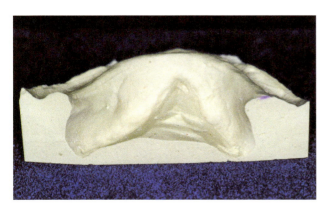

Figura VI-89 – Modelo de gesso cortado na altura das regiões das fossas retroalveolares, em um caso em que a forma do rebordo apresenta-se retentiva nos dois lados.

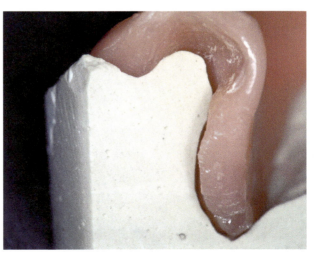

Figura VI-90 – Frente à dificuldade de inserção da prótese criada com essa situação, pode-se planejar a execução de uma prótese com passo de inserção de posterior para anterior.

Flange sublingual

A região do flange sublingual é uma região sob influência do músculo milo-hióideo e da glândula sublingual. O milo-hióideo insere-se ao longo do corpo da mandíbula sobre a linha milo-hióidea ou linha oblíqua interna (Fig. VI-91), aprofundando-se anteriormente em direção à base da mandíbula para criar espaço para a glândula sublingual[21] (Fig. VI-92).

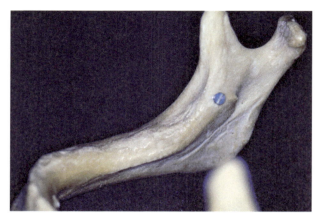

Figura VI-91 – A linha milo-hióidea ou linha oblíqua interna delimita anatomicamente a região do flange sublingual.

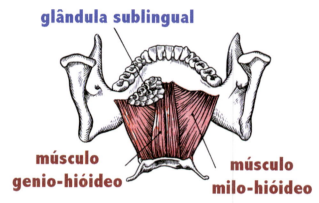

Figura VI-92 – Desenho esquemático de vista posterior da mandíbula mostrando a glândula sublingual e as estruturas anatômicas adjacentes. Notar que no lado direito, com a glândula retirada, a profundidade do fundo de vestíbulo vai aumentando em direção anterior (figura adaptada de Schreinemakers[3]).

A magnitude desse espaço pode variar segundo o grau de reabsorção do rebordo, o tamanho e o posicionamento da glândula sublingual (Fig. VI-93).

Com o aproveitamento correto desse espaço, de acordo com o tamanho e o posicionamento da glândula sublingual, pode-se conseguir uma extensão com a godiva que aumenta significativamente a estabilidade da prótese inferior, em especial no sentido de deslocamento horizontal (Fig. VI-94).

Esse espaço também é avaliado pedindo-se

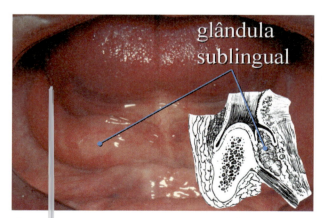

Figura VI-93 – Com a movimentação da língua para cima ou para a frente, a glândula sublingual pode ficar bem próxima do nível do rebordo ou até sobrepô-lo, de acordo com o grau de reabsorção do mesmo. O desenho esquemático ilustra um corte da mandíbula no nível da glândula sublingual.

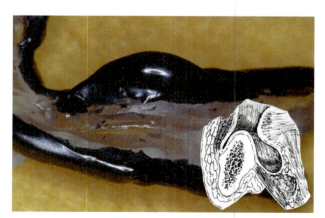

Figura VI-94 – Quando o posicionamento da glândula sublingual permite, consegue-se uma extensão com a godiva que aumenta significativamente a estabilidade da prótese inferior, especialmente no sentido de deslocamento horizontal. Compare o aumento de espaço a ser preenchido pela base da prótese, ilustrado pelo desenho esquemático presente nessa figura, com o da figura VI-93.

para o paciente umedecer o lábio inferior com a ponta da língua (ver Fig. VI-89) e verificando-se a extensão correta da moldeira, sem interferir em tal fisiologia, repetindo-se esse procedimento no ato da moldagem com a godiva ainda plástica (Fig. VI-95).

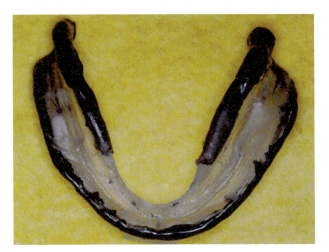

Figura VI-95 – Regiões de flanges sublinguais moldadas.

Freio lingual

A região de freio lingual é primariamente influenciada pelo músculo genioglosso[15] (Fig. VI-96).

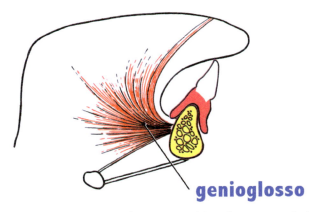

Figura VI-96 – Desenho esquemático de corte sagital da mandíbula na altura da linha mediana ilustrando a relação do músculo genioglosso com a PT inferior, quando a língua for movimentada para cima ou para a frente.

A ação desse músculo dá-se quando o indivíduo movimenta a língua para cima ou para a frente. Esse movimento também deve ser avaliado pedindo-se para o paciente umedecer o lábio inferior com a ponta da língua e verificando-se a extensão correta da moldeira nesse espaço sem interferir em tal fisiologia e repetindo-se esse procedimento no ato da moldagem com a godiva ainda plástica (Fig. VI-97).

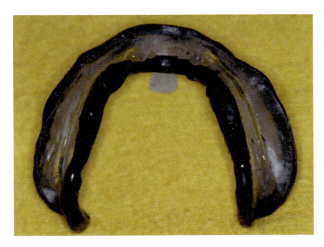

Figura VI-97 – Região de freio lingual moldada concluindo o vedamento periférico inferior.

Após o término do vedamento periférico, tendo-se conseguido atingir a estabilidade e a retenção da moldeira esperadas para o bom funcionamento da prótese (Figs. VI-98 e VI-99), procede-se uma moldagem com um material de viscosidade média para baixa que vai recobrir por completo a área interna da moldeira e a godiva utilizada no vedamento periférico.

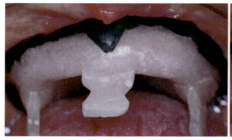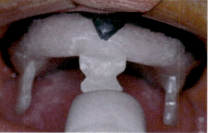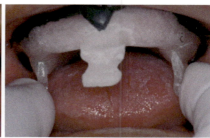

Figura VI-98 – Testes de retenção e estabilidade superior. A moldeira superior com o vedamento concluído deve possuir por si só uma retenção igual a da prótese terminada (à esquerda). O teste de retenção horizontal deve ser realizado puxando-se a moldeira horizontalmente para frente pelo cabo anterior para verificar a eficiência do vedamento posterior (ao centro). O teste de retenção vertical deve ser realizado puxando-se a moldeira verticalmente para baixo pelos cabos laterais; verifica-se assim a eficiência do vedamento nas regiões de fundo do vestíbulo, especialmente na região do espaço coronomaxilar (à direita).

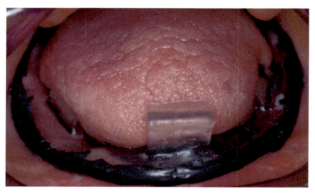

Figura VI-99 – Testes de retenção e estabilidade inferior. Após o vedamento periférico inferior concluído, a moldeira deve manter a estabilidade conseguida com os ajustes (ver Fig. VI-27).

O último passo na obtenção de um bom modelo de trabalho é a confecção de um encaixotamento que possibilitará que os detalhes obtidos no vedamento periférico sejam transferidos para o modelo de gesso (Fig. VI-100), mantendo sua integridade para que, posteriormente, seja usado como forma para a obtenção da base da prótese no processo de acrilização.

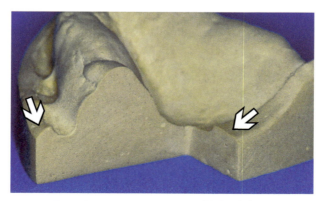

Figura VI-100 – Modelo de gesso seccionado para mostrar o perfil do debrum (setas) conseguido com a confecção do encaixotamento. O objetivo de se ter um gesso mais grosso em toda volta do modelo é o de prover a resistência necessária para que este não quebre na região de vedamento periférico.

Nos casos de PT convencional, pode-se utilizar um gesso tipo III, que possui capacidade de reprodução de uma cópia compatível com os detalhes da mucosa ao mesmo tempo que, por não ser tão duro, não cria grandes dificuldades para o técnico no momento da retirada da prótese da mufla, após a polimerização da resina da base da mesma. Entretanto, nos casos de sobredentaduras, é mandatória a utilização de gesso tipo IV, uma vez que, nesses casos, torna-se crítica a manutenção correta das posições das réplicas dos implantes no modelo de trabalho.

Materiais de moldagem

Os materiais mais utilizados para a execução da moldagem final são as pastas à base de óxido de zinco e eugenol (também chamadas de zincoeugenólicas ou zincoenólicas) e os elastômeros (genericamente chamados de poliéteres, mercaptanas ou silicones, de acordo com suas composições).

Pastas à base de óxido de zinco e eugenol e ceras de moldagem

As pastas zincoeugenólicas, por se tratarem de um material anelástico, são particularmente indicadas na moldagem das PTs superiores quando se deseja fazer uma compressão da região de vedamento posterior com cera de moldagem, o que melhora a retenção da prótese (Figs. VI-101 a VI-120).

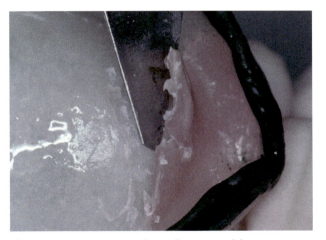

Figura VI-101 – Antes de realizar a moldagem com a pasta zincoenólica, o alívio de cera deve ser removido, o que vai aumentar o espaço para a pasta no interior da moldeira na área do alívio.

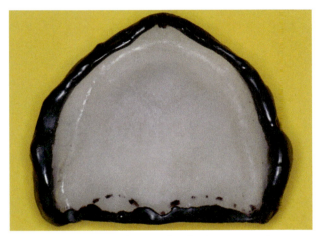

Figura VI-102 – Moldeira individual com o vedamento concluído e o alívio retirado.

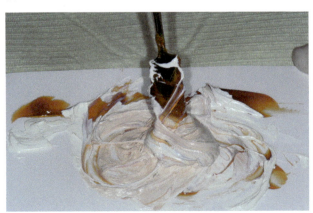

Figura VI-103 – Por se tratar de um material com alta viscosidade inicial, a manipulação da pasta zincoenólica deve ser feita inicialmente com a espátula 36 ou similar posicionada perpendicular à placa de vidro ou bloco de manipulação, em movimentos circulares.

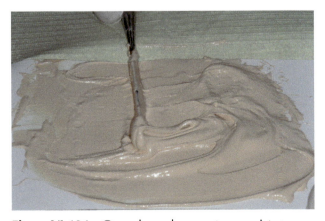

Figura VI-104 – Quando as duas pastas se misturam, o material torna-se menos viscoso e permite que, com a espátula deitada e apoiada sobre o bloco de manipulação, seja conseguida a homogeneização e consistência adequada da pasta.

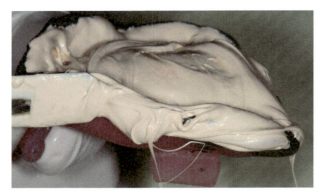

Figura VI-105 – A pasta deve ser distribuída uniformemente sobre toda a superfície interna da moldeira, tomando-se o cuidado de recobrir inteiramente a godiva responsável pelo vedamento periférico, inclusive na sua porção externa, para que o material escoe por toda a área a ser moldada. Caso o material de moldagem não seja aplicado sobre a porção externa da godiva, o próprio vedamento periférico conseguido inibe o escoamento da pasta para essa área durante a moldagem.

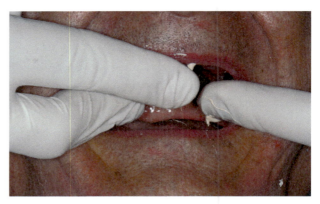

Figura VI-106 – A moldeira com a pasta zincoenólica deve ser colocada sobre o rebordo com pressão suficiente para que o material possa fluir e,...

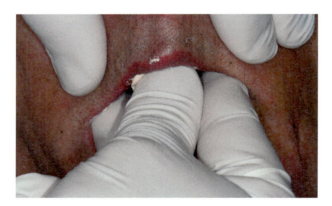

Figura VI-107 –...mantendo-se o posicionamento da moldeira pelos cabos, um tracionamento da mucosa deve ser executado com a outra mão para que não fique excesso de material na região de fundo de vestíbulo.

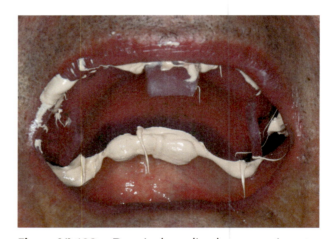

Figura VI-108 – Depois de realizadas as movimentações da mucosa, deve-se retirar a mão da moldeira para que a compressão cesse e a mucosa possa recuperar sua forma original antes da presa final do material de moldagem.

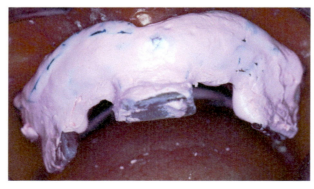

Figura VI-109 – Moldeira em posição após a presa do material.

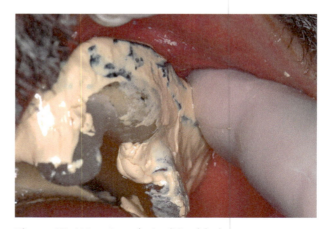

Figura VI-110 – Caso haja dificuldade para remover a moldeira segurando-se pelos cabos, pode-se puxar a moldeira para baixo posicionando-se a ponta do dedo sobre a borda da moldeira no fundo de vestíbulo.

Capítulo VI – Moldagem Funcional   141

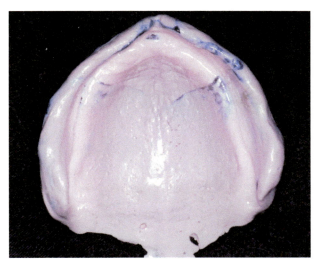

Figura VI-111 – Moldeira retirada após a presa do material.

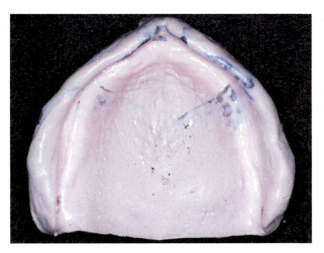

Figura VI-112 – O excesso de material que escorre em direção à garganta do paciente deve ser retirado ..

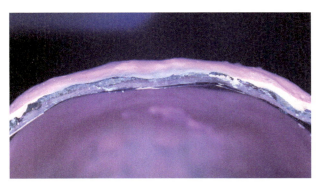

Figura VI-113 –...mantendo-se a moldeira como referência do limite posterior da prótese.

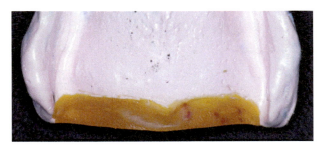

Figura VI-114 – Após a moldagem com a pasta zinco-enólica, coloca-se cera de moldagem sobre o molde na região posterior, acompanhando o formato da área a ser comprimida, a qual vai variar de acordo com a classificação do palato mole. Neste caso, foi utilizada cera tipo Iowa laranja (Sybron Kerr, EUA), que teve sua fabricação descontinuada pelo fabricante.

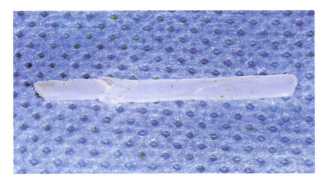

Figura VI-115 – Na falta de cera de moldagem, uma boa opção é utilizar uma cera tipo ortodôntica (para proteção de brackets) para conseguir a compressão seletiva na região de vedamento posterior. O fio de secção redonda deve ser dividido ao meio, longitudinalmente, para se conseguir a espessura adequada de cera.

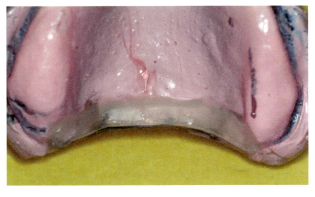

Figura VI-116 – Como não foi especificamente desenvolvida para essa finalidade, a cera deve ser superficialmente plastificada com espátula aquecida previamente à colocação do molde na boca.

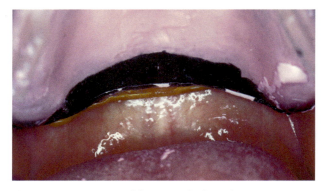

Figura VI-117 – O molde então foi levado novamente à boca e deixado por 5 a 10 minutos para que o excesso de cera, plastificada pela temperatura da boca, escorra para posterior.

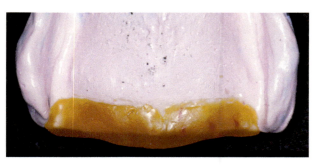

Figura VI-118 – Molde retirado após o tempo necessário para a compressão seletiva da região. Notar o excesso de material que fluiu pela pressão exercida na moldeira e temperatura bucal. O excesso de cera para posterior deve ser retirado com uma faca ou espátula aquecida.

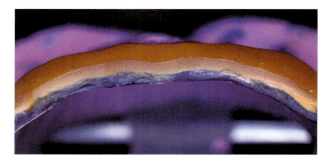

Figura VI-119 – Vista posterior do molde mostrando a espessura da cera que permanece para estabelecer um vedamento posterior mais eficiente.

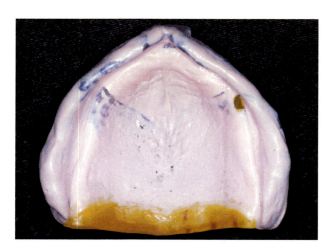

Figura VI-120 – Molde superior concluído.

A desinfecção de moldes de pasta zincoeugenólica, previamente ao vazamento do gesso (Figs. VI-121 a VI-137), pode ser obtida imergindo-os em uma solução de glutaraldeído a 2% por 10 minutos.

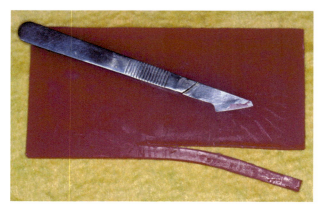

Figura VI-121 – O encaixotamento deve ser obtido cortando-se uma tira de secção quadrada de uma lâmina de cera utilidade...

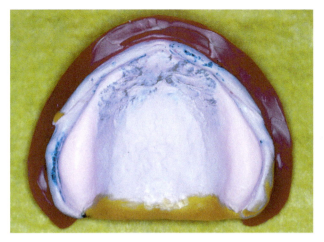

Figura VI-122 –...que deve ser aplicada em toda a periferia do molde, fixando-a com espátula aquecida...

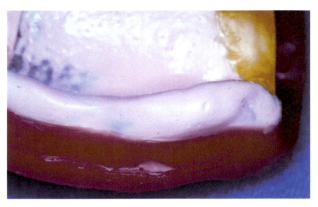

Figura VI-123 –...para criar um *debrum* em torno do modelo relativo à espessura da godiva, que vai preservar sua anatomia obtida no vedamento periférico.

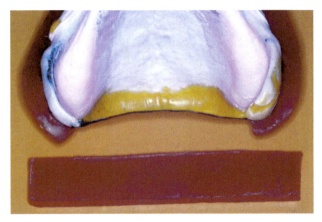

Figura VI-124 – Na região posterior, uma lâmina mais larga de cera utilidade...

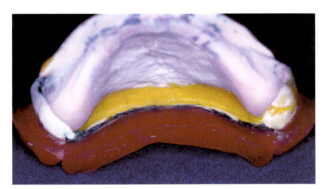

Figura VI-125 –...é aplicada por baixo, na parte externa da moldeira, deixando que seja formado um degrau entre o término do molde e a cera utilidade.

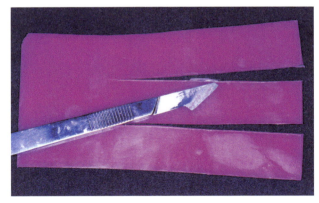

Figura VI-126 – Com lâminas de cera com cerca de 25 mm de largura, obtidas de uma lâmina de cera 7 ou 9,...

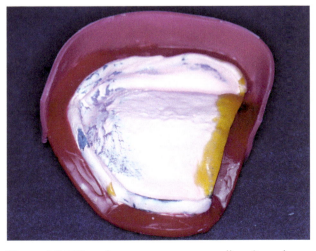

Figura VI-127 –...levanta-se uma muralha, fixando-se as lâminas na cera utilidade ao redor do molde com espátula quente, para conter o gesso, após o vazamento, até sua presa final.

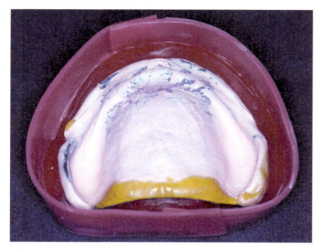

Figura VI-128 – Vista da parte interna do molde com o encaixotamento concluído,...

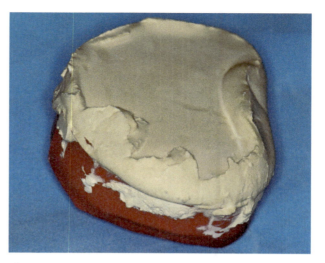

Figura VI-129 –...pronto para que seja efetuado o vazamento do gesso.

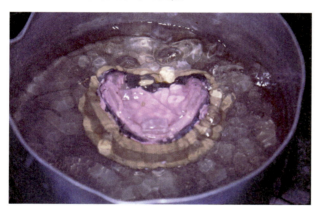

Figura VI-130 – Após a presa final do gesso, as ceras utilizadas no encaixotamento devem ser removidas e o conjunto levado à água quente, que amolece o material de moldagem e, dependendo da temperatura da água, a própria moldeira,...

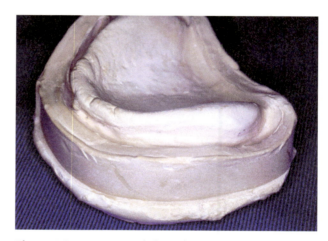

Figura VI-131 –...possibilitando a retirada sem danos ao modelo de gesso do interior do molde.

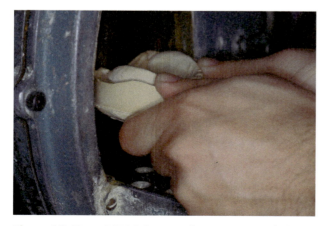

Figura VI-132 – PERIGO! Caso haja a necessidade de desgastar excessos de gesso das laterais do modelo, jamais se deve fazê-lo segurando o modelo, sem que o mesmo esteja apoiado sobre a plataforma do aparador de gesso. Além de o risco de danificar o modelo, o operador pode se machucar seriamente.

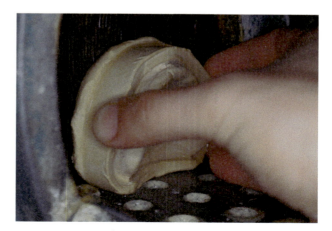

Figura VI-133 – É mais adequado apoiar a parte posterior do modelo na plataforma,...

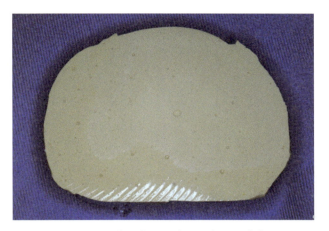

Figura VI-134 –...planificar a base do modelo e,...

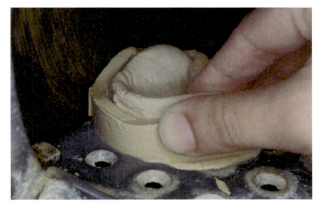

Figura VI-135 –...com a base apoiada, acertar as laterais do modelo.

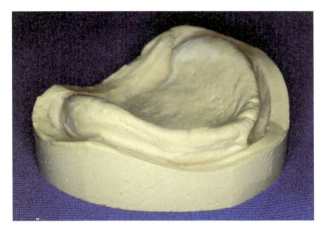

Figura VI-136 – Modelo de gesso depois de recortado.

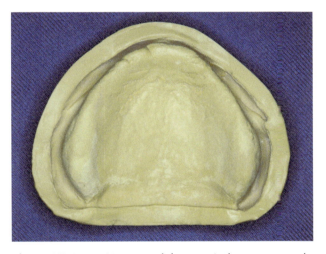

Figura VI-137 – Notar o *debrum* criado em torno do modelo e preservado no recorte, deixando o fundo de vestíbulo no modelo com a mesma forma obtida com a godiva no vedamento periférico.

Elastômeros

Além das pastas a base de óxido de zinco e eugenol, os elastômeros também podem ser utilizados como material de moldagem na técnica da moldeira individual, ficando sua escolha a critério do profissional (Figs. VI-138 a VI-140).

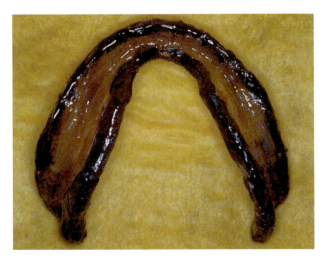

Figura VI-138 – Moldeira individual, após a realização do vedamento periférico, preparada com a aplicação de adesivo próprio, para confecção de moldagem final com mercaptana em caso de PT convencional

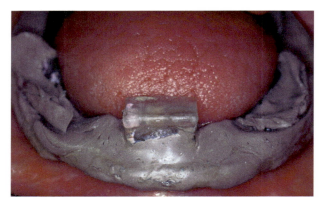

Figura VI-139 – A moldeira deve ser mantida em posição, com pressão digital sobre os cabos, até a presa do material de moldagem. Observar o assentamento passivo do conjunto sobre o rebordo após a presa do material.

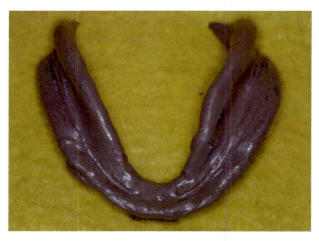

Figura VI-140 – Molde em mercaptana terminado.

A desinfecção de moldes nesses materiais, previamente ao vazamento do gesso (Figs. VI-141 a VI-144), pode ser obtida imergindo-os em uma solução de glutaraldeído a 2% por 10 minutos.

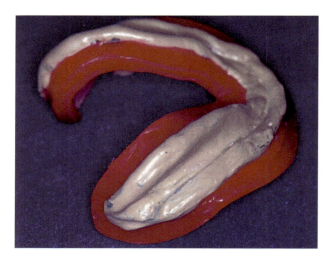

Figura VI-141 – Encaixotamento com cera no molde em mercaptana.

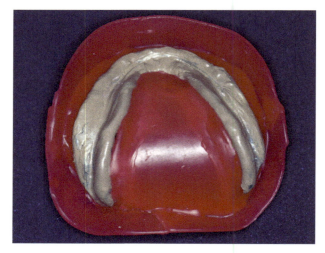

Figura VI-142 – Deve-se colocar uma lâmina de cera na região equivalente à língua do paciente, para que o modelo não fique, em forma de ferradura, mais suscetível a fraturas.

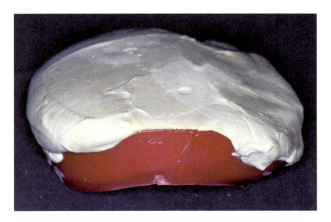

Figura VI-143 – Gesso vazado no molde.

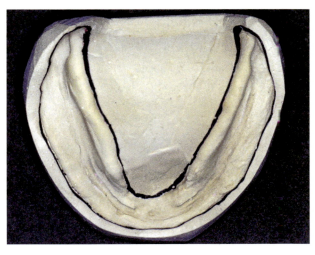

Figura VI-144 – Modelo de gesso com os limites demarcados em preto para facilitar a visualização, apenas por razões didáticas e para efeito de fotografia, do *debrum* obtido.

Os poliéteres, por suas propriedades hidrofílicas, comportam-se muito bem quando utilizados para reproduzir os contornos dos tecidos moles, resultando em um molde muito preciso e praticamente sem bolhas.

Em razão de sua rigidez após a presa, são particularmente indicados quando, conjuntamente com a moldagem dos tecidos moles, há a necessidade de transferir o posicionamento de implantes para o modelo de trabalho, nos casos de sobredentaduras (Figs. VI-145 a VI-159).

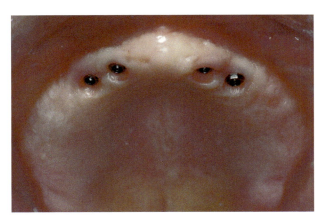

Figura VI-145 – Rebordo edentado com 4 implantes na região anterior que terão seus respectivos posicionamentos registrados concomitantemente à moldagem funcional para a confecção de uma sobredentadura.

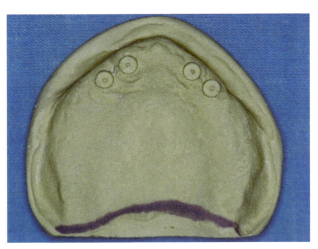

Figura VI-146 – Modelo anatômico com o término posterior delimitado.

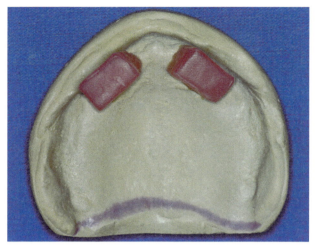

Figura VI-147 – Previamente à confecção da moldeira individual, os implantes devem ser recobertos com quantidade de cera suficiente para...

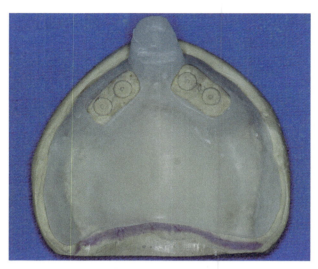

Figura VI-148 –...deixar espaço na moldeira para os componentes de moldagem que vão registrar os posicionamentos dos implantes.

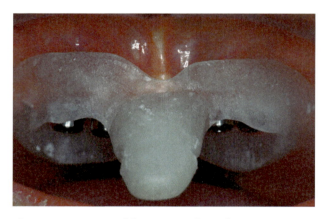

Figura VI-149 – Moldeira ajustada na boca.

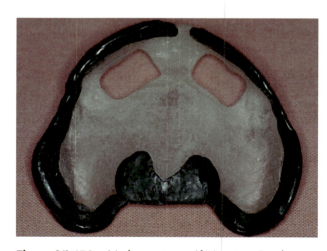

Figura VI-150 – Vedamento periférico terminado.

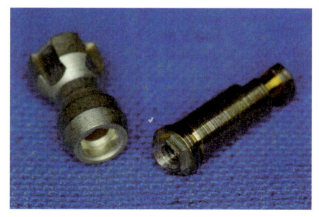

Figura VI-151 – Componente de moldagem ou de transferência e réplica do implante que será utilizada no modelo de gesso.

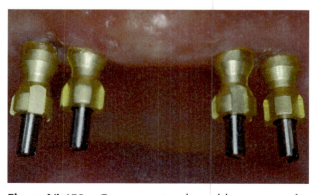

Figura VI-152 – Componentes de moldagem aparafusados nos implantes com parafusos de trabalho.

Capítulo VI – Moldagem Funcional   149

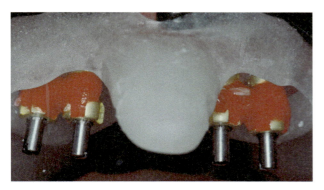

Figura VI-153 – Opcionalmente, os componentes de moldagem podem ser unidos com resina para padrão (tipo Duralay®), mas nessa situação deve-se ter o cuidado de verificar se a resina não interfere no posicionamento correto da moldeira sobre o rebordo.

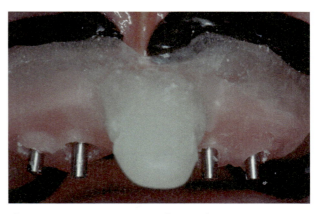

Figura VI-154 – Os espaços destinados aos componentes de moldagem devem ser fechados com lâminas de cera, deixando-se de fora apenas as extremidades dos parafusos de trabalho.

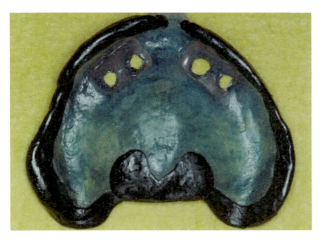

Figura VI-155 – Adesivo para poliéter aplicado na moldeira e sobre a godiva do vedamento periférico.

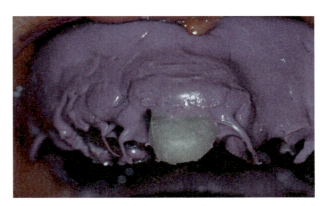

Figura VI-156 – Moldeira em posição com o material de moldagem.

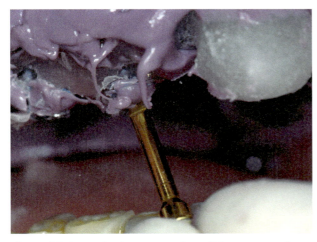

Figura VI-157 – Após a presa do poliéter, os parafusos devem ser soltos para...

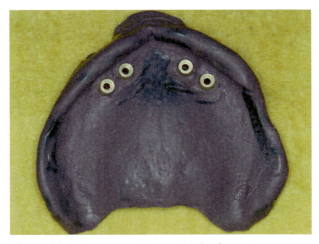

Figura VI-158 –...permitir a retirada do conjunto.

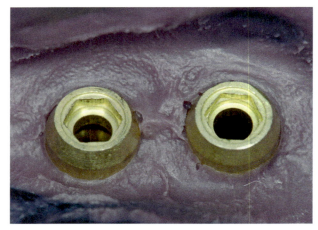

Figura VI-159 – Detalhe do molde mostrando os componentes de moldagem registrando os posicionamentos dos implantes.

A desinfecção de moldes de poliéter, previamente ao vazamento do gesso (Figs. VI-160 a VI-162), pode ser obtida borrifando-se sobre estes uma solução de hipoclorito de sódio a 1% e mantendo-os em um recipiente fechado por 10 minutos.

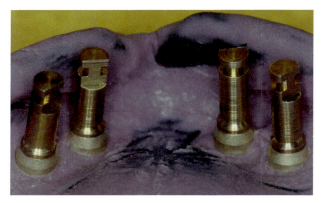

Figura VI-160 – Réplicas dos implantes aparafusadas nos componentes de moldagem previamente ao vazamento do gesso.

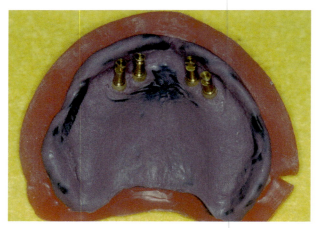

Figura VI-161 – Encaixotamento do molde.

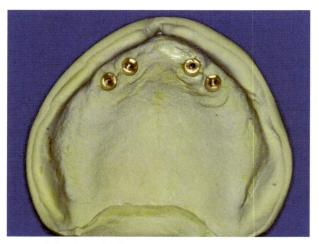

Figura VI-162 – Modelo de trabalho com as réplicas nas posições dos implantes.

Em casos inferiores, a confecção de uma moldeira com os espaços para os transferentes pode torná-la pouco resistente aos procedimentos de vedamento periférico. Nesses casos, pode-se deixar para fazer os recortes na moldeira após o vedamento periférico (Figs. VI-163 a VI-171).

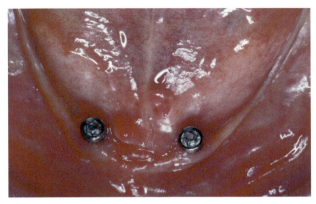

Figura VI-163 – Rebordo edentado com 2 implantes na região anterior que terão seus respectivos posicionamentos registrados concomitantemente à moldagem funcional para a confecção de uma sobredentadura.

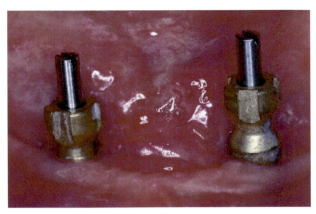

Figura VI-164 – Após a colocação dos componentes de moldagem nos implantes,...

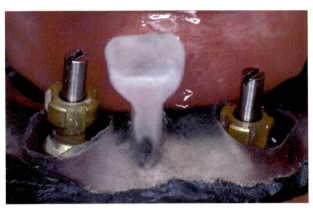

Figura VI-165 –...devem ser feitos os recortes na moldeira para acomodar os componentes de moldagem, sem que estes interfiram no assentamento da moldeira sobre o rebordo.

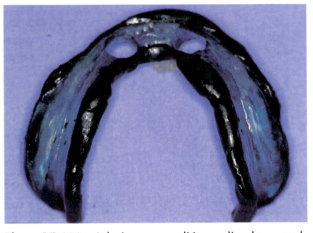

Figura VI-166 – Adesivo para poliéter aplicado na moldeira e sobre a godiva do vedamento periférico.

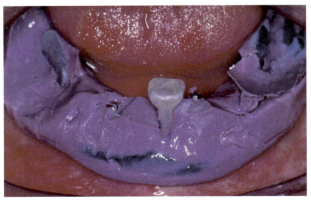

Figura VI-167 – Moldeira em posição com o material de moldagem.

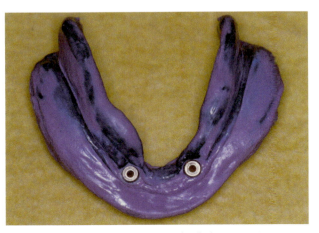

Figura VI-168 – Conjunto retirado da boca após a presa do material de moldagem.

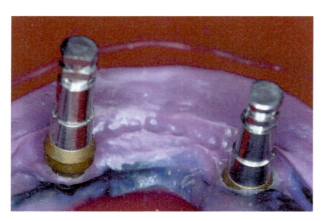

Figura VI-169 – Réplicas dos implantes colocadas nos transferentes antes do vazamento do gesso.

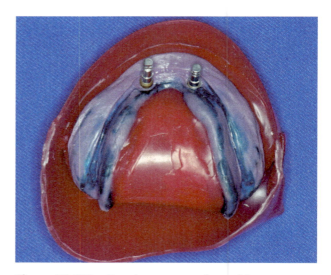

Figura VI-170 – Encaixotamento do molde.

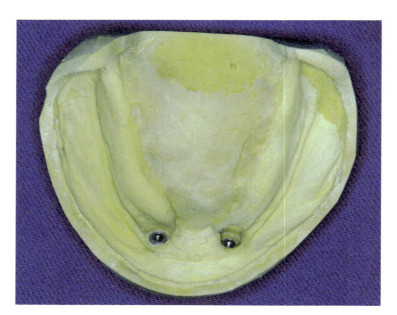

Figura VI-171 – Modelo de trabalho obtido.

Os elastômeros também costumam funcionar melhor nos casos com defeitos ósseos ou áreas muito retentivas. Nessas situações, as propriedades de viscosidade e escoamento ajudam a controlar o comportamento do material e a elasticidade facilita a remoção do molde da boca e do modelo de gesso (Figs. VI-172 a VI-177).

Capítulo VI – Moldagem Funcional   153

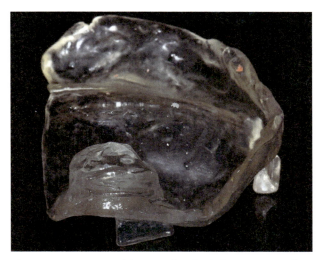

Figura VI-172 – Moldeira individual de resina acrílica termopolimerizada prensada de paciente portador de perfuração na região de tuberosidade, gerando uma comunicação bucossinusal (ver Fig. V-46).

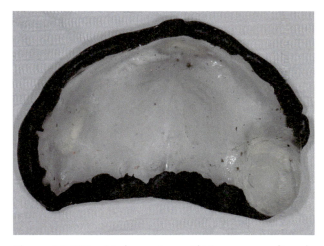

Figura VI-173 – Vedamento periférico com godiva de baixa fusão.

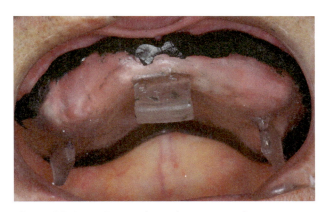

Figura VI-174 – Prova do vedamento na boca.

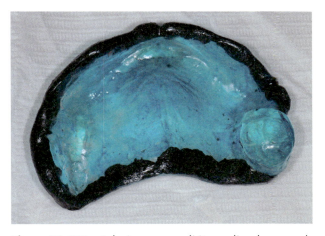

Figura VI-175 – Adesivo para poliéter aplicado na moldeira e sobre a godiva do vedamento periférico.

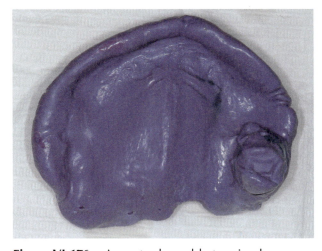

Figura VI-176 – Aspecto do molde terminado.

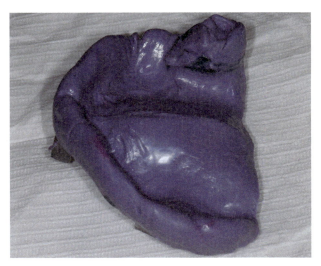

Figura VI-177 – Molde após a remoção do excesso de material que escorreu para a região posterior na garganta.

Referências

1. Saizar P. Prostodoncia total. Buenos Aires: Ed. Mundi; 1972.
2. Le Pera F. Enfoque nous-biomecanico en el tratamiento del totalmente desdentado. Buenos Aires: Ed. Mundi; 1973.
3. Schreinemakers J. La lógica en la prótesis completa. Utrecht: Editorial G. J. & D.; 1965.
4. Drücke W, Klemt B. Bases de la protesis dental total. Barcelona: Ed. Doyma; 1991.
5. Grant AA, Heath JR, McCord JF. Complete Prosthodontics - problem, diagnosis and management. London: Wolfe; 1994.
6. Hobkirk JA. A colour atlas of complete dentures. London: Wolfe; 1985.
7. Uhlig H. Prótesis para desdentados. Berlin: Quintessence; 1973.
8. Wöstmann B, Schulz H. Prótese total - atlas colorido. São Paulo: Ed. Santos; 1991.
9. Geering AH, Kundert M. Protesis total y sobredentaduras. Barcelona: Salvat; 1988.
10. Heartwell Jr. CM, Rahn A. Syllabus of complete dentures. 4th ed. Philadelphia: Lea & Febiger; 1986.
11. Neill DJ, Nairn RI. Dentaduras completas. São Paulo: Ed. Santos; 1984.
12. Tamaki T. Dentaduras completas. 4ª ed. São Paulo: Sarvier; 1988.
13. Johnson DL, Stratton RJ. Fundamentos da prótese removível. Rio de Janeiro: Quintessence; 1988.
14. Winkler S. Prostodoncia total. Mexico: Interamericana; 1982.
15. Levin B. Impressions for complete dentures. Chicago: Quintessence; 1984.
16. Nagle RJ, Sears VH, Silverman SI. Protesis dental: dentaduras completas. Barcelona: Ed. Toray; 1965.
17. Kull H. Tecnica practica Trubyte para dentaduras completas. York: The dentists' supply company of New York; 1963.
18. Passamonti G. Atlas of complete dentures. Chicago: Quintessence; 1979.
19. Sharry JJ. Prostodoncia dental completa. Barcelona: Ed. Toray; 1977.
20. Aldrovandi C. Dentaduras completas. 2ª ed. Rio de Janeiro: Ed. Científica; 1960.
21. Azzam MK, Yurkstas AA, Kronman J. The sublingual crescent extension and its relation to the stability and retention of mandibular complete dentures. J Prosthet Dent. 1992 Feb;67(2):205-10.
22. Arbree NS, Yurkstas AA, Kronman JH. The coronomaxillary space: literature review and anatomic description. J Prosthet Dent. 1987 Feb;57(2):186-90.
23. Tautin FS. Denture esthetics is more than tooth selection. J Prosthet Dent. 1978 Aug;40(2):127-30.
24. Esposito SJ. Esthetics for denture patients. J Prosthet Dent. 1980 Dec;44(6):608-15.
25. Appelbaum M. El sello palatino posterior. In: Winkler S. Prostodoncia total. México: Interamericana; 1982. p. 155.
26. Teixeira LMS, Reher P, Reher VGS. Anatomia aplicada à Odontologia. Rio de Janeiro: Guanabara Koogan; 2001.
27. Neil E. The upper and the lower. Chicago: Coe laboratories; 1941.
28. Jooste CH, Thomas CJ. The influence of the retromylohyoid extension on mandibular complete denture stability. Int J Prosthodont. 1992 Jan-Feb;5(1):34-8.

PARTE 3

Estética e Relações Intermaxilares – Os Instrumentos de Reintegração Social

Capítulo VII

Estética e Reintegração Social. Conceitos Fundamentais

Daniel Telles
Ronaldo de Moraes Telles
Ronaldo Walter Pinheiro
Veridiana Salles

*"Quando adolescente, julgava a natureza perfeita
porque acreditava que ela não errava. Hoje, considero a
natureza perfeita, porque ela erra também. Ao errar, ela
cria o antibelo, elemento de aferição do belo."*

Ronaldo Walter Pinheiro

Sendo o ser humano uma unidade biopsicossocial, é de se compreender que sua imagem corpórea receba influências do meio com o qual se relaciona. Essa interação inevitavelmente cria uma identidade pessoal. Parte altamente significativa dessa identidade está no rosto dos indivíduos. Este pode transmitir sensações agradáveis quando existe uma distribuição equilibrada das partes que o compõem. O inverso também é verdadeiro.

Pode-se considerar que três elementos participam das expressões faciais, estando mais comumente associadas à atração facial: (1) os olhos; (2) a musculatura da face; e (3) a cavidade bucal. Como se sabe, os dois últimos ficam dramaticamente afetados com a perda dos elementos dentários, o que faz com que a reposição dos dentes seja essencial na recuperação da identidade dos indivíduos.

Atualmente, cresce a importância do enquadramento dos indivíduos nos padrões estéticos de seu contexto social, uma vez que pessoas "mais atraentes" são consideradas, mesmo que por preconceito, mais qualificadas e confiáveis e, em geral, recebem melhor tratamento[1]. Nesse quadro, pode-se dimensionar a importância do cirurgião-dentista (CD) como reabilitador da função estética perdida com a perda dos dentes.

A estética também deve ser pensada como um problema de diagnóstico. Dessa forma, as dificuldades que possam advir das condições clínicas e das técnicas utilizadas serão superadas mais facilmente.

Qual a importância da educação no sucesso estético das próteses totais?

Educação pode ser definida como o desenvolvimento metódico de uma faculdade.

Paradoxalmente, a abordagem de um assunto tão subjetivo quanto pode ser a estética necessita de objetividade e método para que um resultado clinicamente satisfatório seja obtido. Assim, fica clara a necessidade de que as partes envolvidas na reabilitação estética de um edentado passem por um processo educacional preparativo para a aplicação prática de conceitos básicos de estética.

Dessa forma, pode-se considerar que a aplicação prática desses conceitos envolve três fases educacionais distintas.

A *primeira fase* é a educação do CD. O CD deve estar treinado a observar um sorriso que o leigo apenas reconhece como bonito e saber explicar *por que* aquele sorriso pode ser considerado bonito (Fig. VII-1).

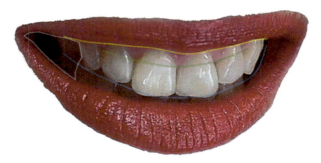

Figura VII-1 Características de um sorriso, tais como linha do sorriso (linha azul), altura das papilas (linha verde), altura gengival em relação ao lábio (linha amarela) e corredor bucal (linha branca) podem ser percebidas por um leigo, mas dificilmente serão descritas ou explicadas. O CD deve reconhecer e saber explicar as variáveis envolvidas em cada uma dessas características.

Por outro lado, o leigo identifica facilmente uma dentadura quando são desprezadas as possibilidades estéticas contidas na proporção, forma e disposição dos dentes artificiais.

O hábito de fixar mentalmente formas de rostos e dentes de pessoas, pessoalmente ou em fotografias, é uma forma de treinamento para aumentar o conteúdo ideativo do CD. Dessa forma, este desenvolve sua sensibilidade para perceber as características consideradas como belas em um sorriso no contexto social do paciente (Fig. VII-2), entendendo que essas características podem se modificar à medida que novos traços culturais forem acumulados, ou que os antigos se modifiquem (Fig. VII-3).

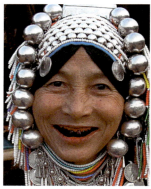 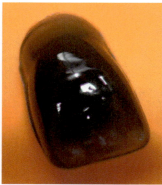 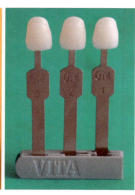

Figura VII-2 – Camponesa vietnamita com os dentes manchados de negro pelo hábito de mascar noz de Areca (à esquerda); e dente artificial de resina acrílica preta produzido para a confecção de próteses para indivíduos dessas comunidades (ao centro). Em contraponto, como uma necessidade surgida a partir da utilização de técnicas de clareamento, são produzidas atualmente cerâmicas para mimetizar a aparência de dentes clareados (à direita).

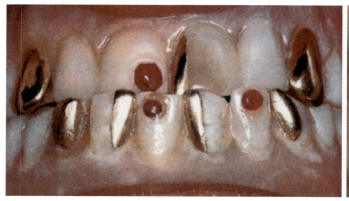 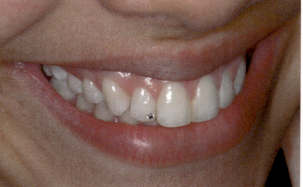

Figura VII-3 – PT caracterizada com o uso de pedras preciosas e restaurações de ouro, características de um sorriso certamente consideradas como geradoras de aspectos positivos na estética dos sorrisos dos indivíduos da comunidade ao qual o indivíduo portador dessa prótese pertence (à esquerda). Piercing dental em mulher jovem e portadora de um sorriso esteticamente bastante agradável, demonstrando que as características que definem um sorriso bonito são mutáveis (à direita).

É importante aderir à rotina de fotografar a boca de todos os pacientes, estejam com dentes naturais ou não. Essas fotografias devem mostrar o rosto do paciente de frente e de perfil, em ambos os lados. Deve-se também fazer fotografias em aproximação da boca com as próteses antigas em posição ou com os dentes naturais que eventualmente estejam presentes. Essas fotografias são registros valiosos das condições existentes antes da extração dos dentes e devem ser feitas antes do início de qualquer trabalho.

A *segunda fase* educacional diz respeito à assimilação pelo técnico em prótese dentária dos conceitos de estética. O técnico deve saber a importância de como transformar as manobras clínicas, como, por exemplo, a obtenção do contorno adequado do plano de cera, em realidades no laboratório, no caso, com posicionamento correto dos dentes artificiais, obedecendo ao contorno do plano de cera (Fig. VII-4).

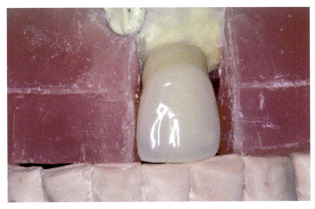

Figura VII-4 – As referências presentes no plano de cera devem ser respeitadas pelo técnico, pois são o principal elo entre eles e as manobras clínicas.

E a *terceira fase* é a educação do próprio paciente que, em análise final, deve ficar satisfeito. Entretanto, sem a compreensão do que a estética adequada poderá representar para si, não desenvolverá um desejo ou mesmo não estará condescendente a submeter-se às técnicas que serão aplicadas, sem saber valorizar o trabalho do CD e do técnico.

É especialmente importante a educação do paciente no sentido de chamar sua atenção sobre o quanto esse objetivo é individualizado às suas necessidades estéticas, ensinando-o a valorizar tais procedimentos como se ensina alguém a admirar uma obra de arte, valorizando seu contexto. Para isso, o CD deve explicar o que se pretende conseguir em cada passo, possibilitando ao paciente opinar de forma mais consciente sobre sua aparência com a futura prótese, facilitando imensamente a aceitação do resultado final do tratamento.

Cabe ao CD a educação tanto do técnico como do paciente, funcionando como um aglutinador de posturas para atingir um objetivo comum que beneficie a todos.

QUAL A IMPORTÂNCIA DA AUTO-IMAGEM NA REINTEGRAÇÃO SOCIAL DO INDIVÍDUO?

A imagem que um indivíduo faz de si não é um fenômeno estático. Ela é adquirida, construída, conseguida no contínuo contato com o mundo, sofrendo modificações sucessivas na relação do sujeito com aspectos internos e externos. As alterações culturais, sociais e corporais refletem-se nesta configuração que se expressa por meio dos sentimentos e conhecimentos que o sujeito tem de si. O homem constitui-se pelo somatório de suas experiências, desde as mais remotas até as mais atuais. Segundo este raciocínio, pode-se dizer que, se o nascimento dos dentes constitui parte importante na organização psíquica, sua perda poderá implicar em alterações com conseqüências desfavoráveis para a vida emocional do sujeito.

A auto-imagem organiza-se a partir das percepções que o indivíduo tem de si em relação às suas experiências de interação com os outros e com o meio ambiente. A auto-estima de um indivíduo está diretamente relacionada à auto-imagem que este tem de si e à imagem ideal que a sociedade impõe àqueles que nela vivem (Fig. VII-5).

A concepção narcisista da cultura atual faz com que as pessoas se preocupem muito com suas imagens, inclusive a imagem corporal. Nesta sociedade, o sorriso tem conotações bastante significativas: anuncia bem-estar, alegria, segurança, satisfação em relação a si e ao outro e boa acolhida à aproximação. É uma mensagem ritual de oferenda e receptividade, onde este ritual é influenciado pela aparência dos dentes[2]. A inibição do sorriso tem conseqüências, pois destrói a postura desejável, diminui a auto-esti-

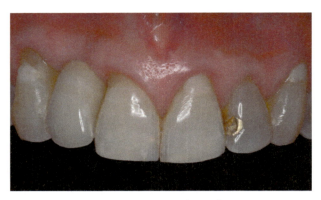

Figura VII-5 – Paciente com alta solicitação estética para o qual foi confeccionada uma coroa sobre implante para o elemento 12, utilizando-se componentes cerâmicos, mas que convivia com uma restauração de ouro no elemento 22, considerando-a parte de sua auto-imagem e não manifestando desejo de substituí-la por outra feita com material estético.

ma, impede a demonstração da alegria e do acolhimento, prejudicando o convívio social.

O indivíduo com idade mais avançada não se sente tão forte e capaz como se sentiria se fosse mais jovem. Esse declínio faz com que as pessoas sintam-se menos valorizadas e mais dependentes, o que pode resultar em danos à sua auto-estima. Esta auto-estima também é afetada por fatores sociais, como a rejeição de familiares, a falta de expectativa de vida ou mesmo a perda de pessoas importantes. Sob tais circunstâncias, a perda dos dentes que resulta no desequilíbrio das funções mastigatórias, deglutição, fala e estética contribui sobremaneira para o total declínio da auto-estima do paciente edentado[3].

A perda dos dentes pode ser sentida como um ataque à própria identidade do indivíduo, bem como a identidade social e familiar. Ao sentir que não está de acordo com o ideal estético, a pessoa retrai-se, e descreve sintomas de isolamento social e depressão, que são conseqüências de um estado de desequilíbrio.

O paciente idoso reage à perda dos dentes de duas formas distintas. Alguns se mostram inconformados, com sentimentos de impotência, incapacidade e ansiedade, buscando evitar esta perda a qualquer custo e dispondo-se a qualquer sacrifício para restaurar a estética; já outros reagem de maneira conformista e depressiva, encarando a perda dos dentes como algo inerente à idade, mostrando-se passivos diante da situação e do tratamento.

Enquanto o envelhecimento é visto como um processo gradual, o sentimento de "ser velho" realmente ocorre como resultado de algo abrupto, perda ou evento que o precipita, podendo a perda dos dentes ser um desses fatores[4].

A reposição de dentes por meio de prótese ou implante visa um retorno à aparência anterior, e a preocupação com a estética é maior do que com a função dos dentes. O uso da prótese visa à superação de uma falha corporal. Busca-se a prótese como um recurso de retorno à imagem que se queria continuar tendo, e que é exigida por uma sociedade que valoriza basicamente as possibilidades produtivas do sujeito e sua conformidade a um determinado padrão estético, fatores relacionados com a posse de um corpo jovem. A reconstrução da aparência estética por meio de prótese ou implante dentário resolverá o problema emocional que havia se criado, desde que atenda às expectativas do paciente[2].

Há atualmente uma perceptível pressão dos usuários para que suas próteses pareçam com dentes naturais e, se possível, com seus próprios dentes quando eles ainda os possuíam[5] (Fig. VII-

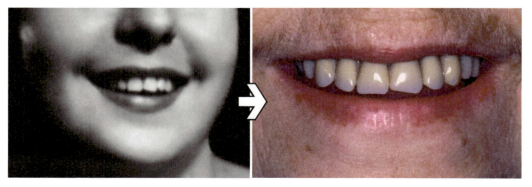

Figura VII-6 – Fotografias dos dentes naturais podem servir de parâmetros para a escolha e o posicionamento dos dentes artificiais.

6). Por essa razão, é fundamental a participação do paciente durante o tratamento.

Entretanto, nem sempre o que já existiu num determinado instante da vida do paciente, criado pela natureza, pode apresentar resultados harmônicos quando imitado. Isso ocorre em função das modificações processadas no complexo facial devido às perdas dos dentes.

Quais as diferenças fundamentais entre *estética* e *beleza*?

A *estética* é originalmente definida como a ciência das faculdades sensitivas humanas, voltada para a reflexão a respeito da beleza sensível, por meio da qual os seres humanos afirmam um determinado objetivo artístico através da harmonia das formas e/ou das cores.

Já *beleza* é a qualidade atribuída a objetos e realidades naturais ou culturais, apreendida primordialmente através da sensibilidade (e não do intelecto), e que desperta no homem que a contempla uma satisfação, emoção ou prazer específicos e um sentimento de adesão por seu valor moral ou intelectual.

Pelas definições pode-se aferir um cunho mais técnico e objetivo para a *estética* e um mais pessoal e subjetivo para a *beleza*.

Por essa abordagem, os profissionais envolvidos na confecção de PTs precisam entender as sutilezas que separam os conceitos relacionados à estética e a beleza, pois nem sempre será possível controlar todas as variáveis relacionadas à última.

Uma prótese esteticamente adequada deve transmitir segurança para o paciente em relação à sua auto-imagem e permitir ao mesmo ter uma vida de relação e integração sociais.

O objetivo final deve ser o de conseguir uma prótese com a estética adequada e, se possível, bela. Eventualmente, a beleza no resultado final do trabalho será percebida por uns, mas não por todos.

Filosofias estéticas em próteses totais

O entendimento das diferenças fundamentais entre *estética* e *beleza* pode ir além da técnica individual de cada profissional para se tornar base para diferentes filosofias estéticas na reabilitação dos edentados.

A filosofia que mais reforça o conceito de que estética é diferente de beleza tem em Frush e Fisher[6-11] seus principais divulgadores. Esses autores introduziram nos anos 50 a *teoria "dentogênica"*, na qual os fatores sexo, personalidade e idade são levados em consideração, e as características que cada um deles pode determinar na escolha, caracterização e posicionamento dos dentes são incorporadas à prótese. Por esse conceito, uma prótese para uma pessoa de mais idade deve refletir os desgastes e a coloração de dentes envelhecidos, e não a beleza de dentes íntegros e de cor clara.

Em oposição à teoria dentogênica, Lombardi[12] estabeleceu a *teoria do princípio da percepção visual* na qual a estética só é alcançada quando o resultado final espelha toda a beleza que o caso pode exibir. Os dentes artificiais são claros e sem os ajustes que deveriam ser feitos para mimetizarem uma dentição já desgastada pela idade.

Uma teoria que pode parecer curiosa, mas que deve ser considerada como bastante relevante, estabeleceu a filosofia do *visual dentadura*[13]. Refere-se aos pacientes que se acostumaram por muitos anos com uma prótese com características estéticas não encontradas normalmente na dentição natural, tais como dentes pequenos e posicionados de forma padronizada e pouco aparentes no sorriso, e que incorporaram tais características à sua auto-imagem (Fig. VII-7). Não raro, esses pacientes pertencem a comunidades com grande número de pessoas que utilizam próteses com essas características, eventualmente executadas pelos mesmos profissionais, e que acabam estabelecendo um padrão de esté-

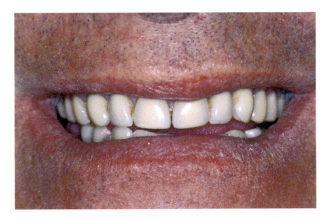

Figura VII-7 – Dentição facilmente identificável como prótese, em função do aspecto característico dos dentes artificiais, classificada como *visual dentadura*.

tica dentária para aquele contexto e no qual os pacientes querem se enquadrar.

Um profissional completo não se prende a uma só filosofia, podendo adotar filosofias distintas para pacientes diferentes. Passa então a ser uma questão de diagnóstico a melhor filosofia para cada caso.

POR QUE TRABALHAR A ESTÉTICA DAS PRÓTESES TOTAIS EM TRÊS SUCESSIVAS DIMENSÕES?

Uma vez perdidos todos os dentes, praticamente deixam de existir parâmetros intra-orais que possam orientar a reposição desses dentes através de próteses. Por essa razão, características remanescentes no indivíduo passam a ser os únicos parâmetros disponíveis para reconstruir adequadamente o padrão oclusal e estético perdidos.

Nesse contexto, a seqüência do restabelecimento da estética com Próteses Totais pode ser didaticamente dividida em três etapas classificadas como *dimensões da estética em PT*. Essas etapas devem ser sucessivamente seguidas como uma estratégia para se conseguir um resultado final consistente e de forma racionalizada.

A *primeira dimensão da estética* está relacionada com o *biótipo*. O espaço que os dentes artificiais vão ocupar deve ser determinado (1) pelo perfil do paciente; (2) pelo posicionamento postural da cabeça, que em última análise determina a referência do plano horizontal do sorriso; (3) pela dinâmica dos lábios no sorriso; e (4) pelo posicionamento vertical da mandíbula em relação à maxila.

Na prática, as características concernentes à *primeira dimensão da estética* são estabelecidas nos ajustes dos planos de referência. Após esse procedimento, tais características poderão ser visualizadas com os planos de cera em posição, na boca do paciente (Fig. VII-8).

A *segunda dimensão da estética* surge da necessidade de usar dentes artificiais que estejam em *harmonia* com o aspecto facial e do sorriso do paciente.

Na prática, a segunda dimensão da estética vai ser determinada no momento da seleção dos dentes artificiais.

Outras áreas que trabalham na estética consideram a forma básica do rosto para estabelecer parâmetros que facilitem a obtenção de harmonia facial e orientem procedimentos, como por exemplo a escolha de formas de armações de óculos que combinem com o rosto e até diferentes cortes de cabelos (Fig. VII-9).

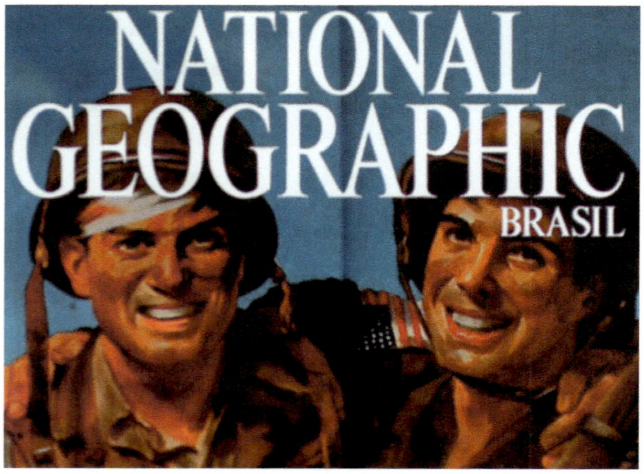

Figura VII-8 – Reprodução de um cartaz utilizado durante a 2ª guerra mundial para estimular os americanos a se alistarem no exército. Notar a expressão esteticamente agradável conseguida nos sorrisos dos soldados, sem que o desenhista tenha estabelecido nenhum traço dentário. O aspecto assemelha-se ao observado ainda nos ajustes dos planos de referência e ilustra perfeitamente a importância da primeira dimensão da estética na reconstrução do sorriso.

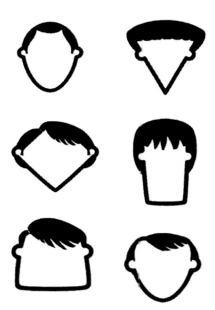

Figura VII-9 – Diferentes cortes de cabelo podem ser associados a formas de rostos distintas. A busca pela harmonia entre as partes que formam o aspecto do indivíduo está presente em todas as atividades relacionadas à estética.

A *terceira dimensão da estética* só representará um diferencial na individualização do arranjo dentário caso as duas dimensões precedentes tenham sido devidamente manipuladas para alcançar esse objetivo.

Na prática, a *terceira dimensão da estética* deverá ser percebida na individualização da posição de cada dente entre si, especialmente aqueles que compõem a bateria labial. Por ser uma característica dinâmica, cuja percepção varia de acordo com a incidência da luz, essa característica da estética é denominada *movimento*.

É importante ressaltar que o resultado estético deve ser construído em uma seqüência que leve os profissionais envolvidos a trabalharem dos conceitos mais simples para os mais complexos, pois estes dependem dos primeiros para serem entendidos e aplicados. Além disso, os eventuais erros serão corrigidos com mais facilidade se forem posicionados corretamente dentro da dimensão que estão ocorrendo.

Entretanto, de tudo que foi discutido, a compreensão das diferentes dimensões da estética encontra sua aplicação mais significativa no *diagnóstico estético* dos pacientes edentados. Frente a uma queixa inicial de insatisfação do paciente com a aparência de suas próteses compete ao profissional avaliar as possibilidades e as limitações do caso para dimensionar corretamente as expectativas do paciente.

Seguramente, o grau de complexidade estética do caso pode ser estabelecido pela localização da queixa em uma das três dimensões da estética. Queixas na primeira dimensão da estética estão geralmente relacionadas a próteses com erros grosseiros, fáceis de serem notados e de serem corrigidos. Já os erros na terceira dimensão da estética são sutis e exigem do profissional mais conhecimento e experiência e, não raramente, mais ajustes e consultas para se chegar ao resultado que o paciente espera (Fig. VII-10).

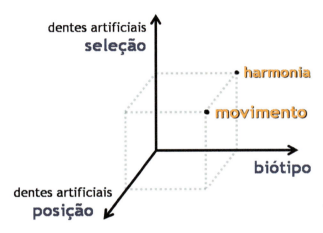

Figura VII-10 – O gráfico ilustra as três dimensões da estética: (1) o biótipo, nos ajustes dos planos de referência; (2) a harmonia, na escolha dos dentes artificiais com biótipo; e (3) o movimento, conseguido na individualização dos posicionamentos dos dentes artificiais.

Referências

1. Qualtrough AJ, Burke FJ. A look at dental esthetics. Quintessence Int. 1994 Jan;25(1):7-14.
2. Wolf SMR. O significado psicológico da perda dos dentes em sujeitos adultos. Rev Assoc Paul Cir Dent. 1998 Jul/Ago;52(4):307-16.
3. Alvi HA, Agrawal NK, Chandra S, Rastogi M. A psychologic study of self-concept of patients in relation to artificial and natural teeth. J Prosthet Dent. 1984 Apr;51(4):470-5.
4. Seger L. Psicologia e Odontologia. São Paulo: Ed. Santos; 1992.
5. Besford JN. Restoring the appearance of the edentulous person. Restorative Dent. 1984 Apr;1(1):17-8, 20, 22-3 passim.
6. Frush JP, Fisher RD. Dentogenics: its practical application. J Prosthet Dent. 1959 Nov/Dec; 9(6):914-21.
7. Frush JP, Fisher RD. How dentogenic restorations interpret the sex factor. J Prosthet Dent. 1956 Mar; 6(2):160-72.
8. Frush JP, Fisher RD. How dentogenics interpret the personality factor. J Prosthet Dent. 1956 Jul; 6(4):441-9.
9. Frush JP, Fisher RD. Introduction to dentogenic restorations. J Prosthet Dent. 1955 Sep; 5(5):586-95.
10. Frush JP, Fisher RD. The age factor in dentogenics. J Prosthet Dent. 1957 Jan; 7(1):5-13.
11. Frush JP, Fisher RD. The dynesthetic interpretation of the dentogenic concept. J Prosthet Dent. 1958 Jul; 8(4):558-81.
12. Lombardi RE. The principles of visual perception and their clinical application to denture esthetics. J Prosthet Dent. 1973 Apr;29(4):358-82.
13. Vig RG. The denture look. J Prosthet Dent. 1961 Jan/Feb; 11(1):9-15.

Capítulo *VIII*

BASES DE PROVA E PLANOS DE ORIENTAÇÃO

Ronaldo de Moraes Telles
Daniel Telles

Além de possuir um conhecimento profundo das características biotipológicas que determinam a estética e as relações intermaxilares, o profissional necessita de um meio adequado para registrá-las e transferi-las ao arranjo dos dentes artificiais das futuras próteses.

O melhor meio para isso é com o uso de planos de orientação, feitos com cera, ancorados em bases de prova. Os planos serão ajustados de acordo com as características biotipológicas do indivíduo, para simular a presença dos dentes artificiais, dando previsibilidade ao resultado final do trabalho.

Pode-se dizer que esta fase equivale à confecção de um projeto arquitetônico ou de engenharia. Os planos de cera ajustados e relacionados na boca vão orientar todos os passos de confecção das próteses a partir de então, funcionando como um verdadeiro projeto, quase um protótipo, pois sua presença na boca promove a recuperação de parte significativa das características estéticas perdidas. Essa recuperação deve ser atentamente observada, avaliada e, se necessário, modificada.

BASES DE PROVA

A precisão dos registros das características biotipológicas do indivíduo determinará a acuidade das relações intermaxilares, oclusais e do padrão estético das próteses terminadas. Por essa razão, as bases de prova devem ser rígidas, estáveis, retentivas e bem adaptadas ao rebordo residual[1].

As bases de prova são confeccionadas sobre os modelos obtidos das moldagens funcionais e podem ser feitas com resina acrílica termo, auto ou fotopolimerizável. Materiais termoplásticos, do tipo *ideal base* ou *trial base* em geral não são rígidos e estáveis suficientes para serem utilizados na confecção de bases de prova.

As bases de provas confeccionadas com *resina acrílica prensada termopolimerizada* (Figs. VIII-1 e VIII-2) apresentam duas grandes vantagens, que certamente representam diferenças clínicas significativas para o tratamento: (1) possibilitam a confirmação do resultado da moldagem funcional antes do término do trabalho, num momento em que ainda pode ser refeita, bastando para isso colocarem-se cabos nas bases de prova, transformando-as em moldeiras individuais; (2) são mais estáveis sobre os rebordos edentados, facilitando e tornando mais precisos os procedimentos de registros[1].

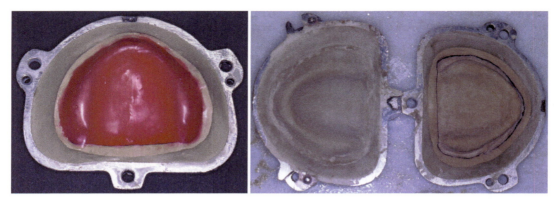

Figura VIII-1 – Enceramento de base de prova no modelo superior em mufla. Observar o preenchimento completo da região de fundo de vestíbulo e a uniformidade da cera em toda a porção que recobre o palato e o rebordo, com a espessura de uma lâmina de cera 7 (à esquerda). Após o vazamento do gesso na contramufla, a cera foi removida para a prensagem da resina acrílica (à direita).

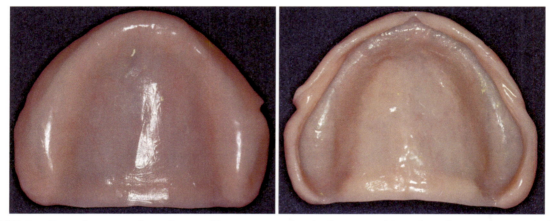

Figura VIII-2 – Base de prova de resina acrílica rosa terminada (à esquerda) e vista da porção gengival da base de prova (à direita). De acordo com a preferência do profissional ou paciente, a base de prova pode ser feita com resina incolor.

Bases de prova prensadas são especialmente indicadas nos casos com defeitos ósseos ou áreas muito retentivas (Figs. VIII-3 e VIII-4).

O processo de confecção de uma base de prova prensada normalmente leva à destruição do modelo de gesso obtido na moldagem funcional. Portanto, a menos que seja executada uma moldagem final com os dentes montados na base de prova, esta deverá ser novamente incluída em mufla, para que os dentes sejam unidos a ela com resina acrílica, e a mesma passe a fazer parte da base da futura prótese, formando a porção que entra em contato com a mucosa. Quando usadas dessa maneira, essas bases são chamadas de bases de provas definitivas.

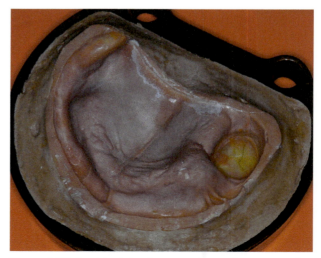

Figura VIII-3 – Modelo de gesso de paciente portador de perfuração na região de tuberosidade, gerando uma comunicação bucossinusal, incluído em mufla para a prensagem da base de prova.

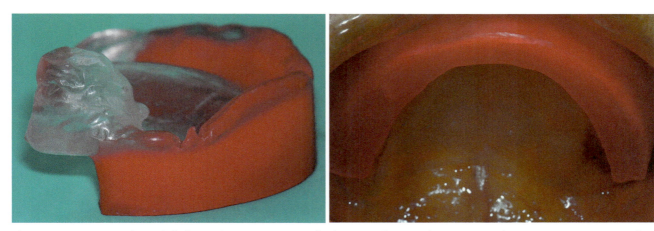

Figura VIII-4 – Vista lateral da base de prova terminada destacando o prolongamento de resina que vai preencher a perfuração na boca (à esquerda) e base de prova em posição na boca (à direita). Notar que, mesmo com os afastadores utilizados na fotografia, a base permanece retida em posição sobre o rebordo.

Resinas acrílicas auto ou fotopolimerizáveis em geral são aplicadas sobre os modelos manualmente para a confecção de uma base de prova. Entretanto, como esta não poderá ser incorporada à base definitiva da PT, as porções retentivas do modelo deverão ser previamente aliviadas, preservando-o para a prensagem, durante o processo de acrilização da prótese, ao final do tratamento (Figs. VIII-5 a VIII-9).

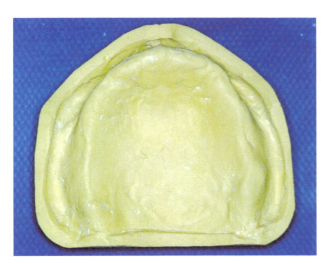

Figura VIII-5 – Modelo de trabalho obtido com uma moldagem funcional.

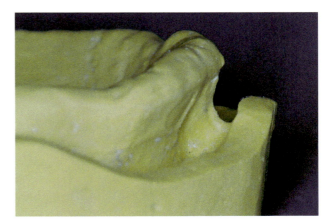

Figura VIII-6 – As áreas retentivas foram...

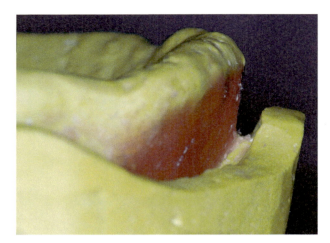

Figura VIII-7 –...aliviadas com cera para...

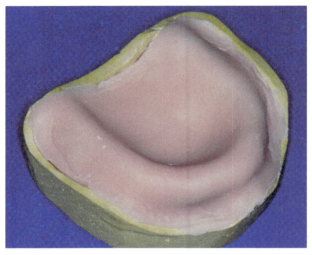

Figura VIII-8 –...permitir que uma base de prova de resina acrílica autopolimerizável fosse obtida com a aplicação direta da resina sobre o modelo, previamente isolado com um macrofilme (tipo Cel-lac®), sem danificá-lo.

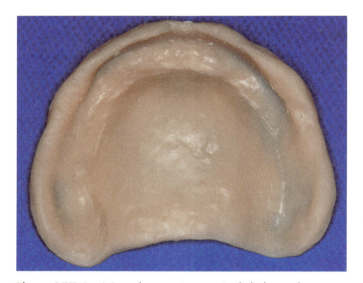

Figura VIII-9 – Vista da porção gengival da base de prova.

Nos casos de sobredentadoras, especialmente quando existem réplicas dos implantes incorporadas ao modelo, a necessidade de preservação desse modelo dificulta a obtenção de uma base de prova prensada.

Uma opção eventualmente viável é utilizar resina resiliente nas áreas retentivas dos modelos para prescindir dos alívios em cera (Figs. VIII-10 a VIII-14).

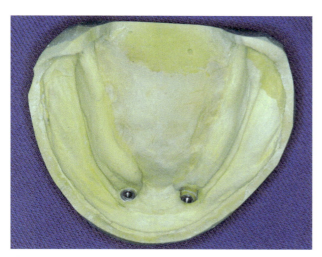

Figura VIII-10 – Modelo de trabalho com réplicas de implantes incorporadas.

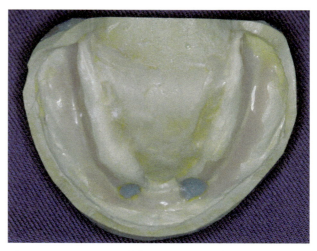

Figura VIII-11 – Modelo com as réplicas protegidas e as áreas retentivas do gesso recobertas com resina resiliente.

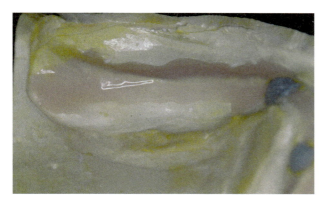

Figura VIII-12 – Detalhe do alívio com resina resiliente.

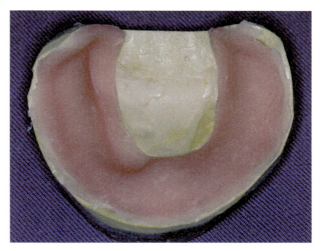

Figura VIII-13 – Resina acrílica autopolimerizável aplicada sobre o modelo.

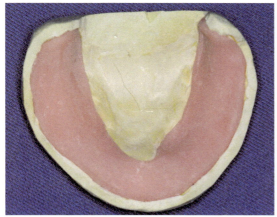
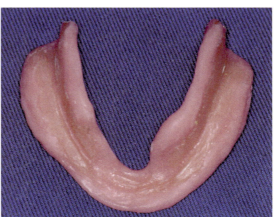

Figura VIII-14 – Base de prova terminada sobre o modelo, após acabamento e polimento. Notar que o *debrum* permanece em toda volta do modelo de gesso, estabelecendo claramente os limites da base de prova (à esquerda). Vista da porção gengival da base de prova com as partesss relativas às áreas retentivas do modelo de trabalho em resina resiliente, o que permitia que esta fosse retirada e colocada no modelo sem danificá-lo (à direita).

PLANOS DE ORIENTAÇÃO

Os planos de orientação ou planos de referência devem ser confeccionados em cera 7 ou 9 fundida em um conformador (Figs. VIII-15 a VIII-17), o que resulta em planos de cera mais resistentes. Planos de cera fundidos também podem ser comprados prontos (Fig. VIII-18), o que torna mais prática sua utilização.

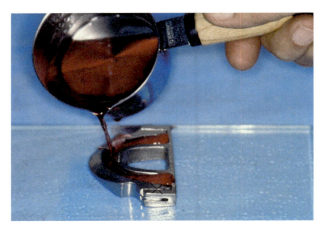

Figura VIII-15 Cera fundida sendo vertida no conformador sobre uma placa de vidro previamente isolada para a obtenção de um plano de cera.

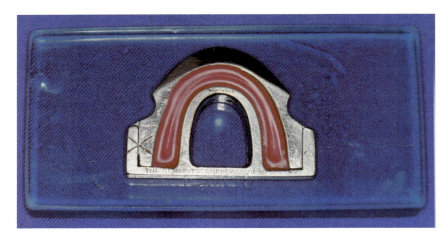

Figura VIII-16 – Aspecto da cera após resfriada.

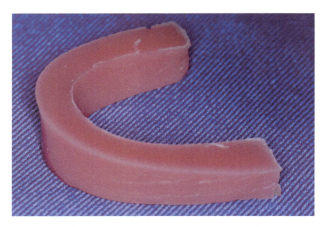

Figura VIII-17 Plano de cera removido do conformador.

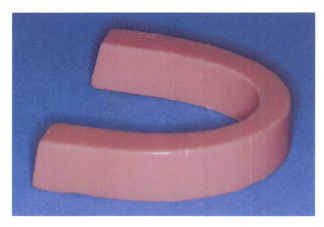

Figura VIII-18 – Plano de cera em cera fundida vendido pronto.

Ocasionalmente, os planos podem ser confeccionados com lâminas de cera plastificadas e dobradas sobre si (Fig. VIII-19). Apesar de ser um método mais fácil de obter, um plano de cera, se comparado com a técnica da cera fundida, os planos não apresentarão resistência adequada, podendo ocorrer deformações e a remoção indesejável de lâminas inteiras de cera durante os ajustes (Figs. VIII-20 e VIII-21).

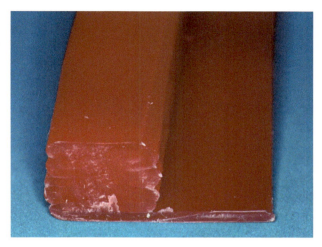

Figura VIII-19 – Planos de cera podem ser confeccionados plastificando-se e dobrando-se uma lâmina de cera 7 ou 9 várias vezes sobre si mesma.

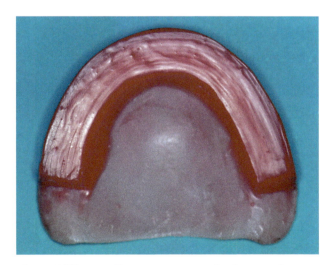

Figura VIII-20 – Entretanto, essa técnica produz um plano de cera menos resistente...

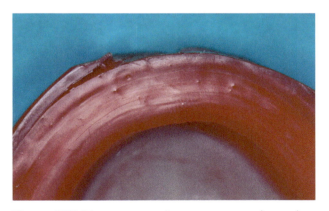

Figura VIII-21 –...e que não raramente sofre o desprendimento de lâminas inteiras, comprometendo os ajustes.

A colocação dos planos de orientação sobre as bases de prova deve seguir determinadas regras com o objetivo de diminuir a quantidade de ajustes com o paciente.

O plano de cera superior deve ser aquecido e remodelado para acompanhar o perímetro da base de prova (Figs. VIII-22 a VIII-27), com uma angulação anterior de aproximadamente 75° (Figs. VIII-28 e VIII-29) em relação ao plano oclusal.

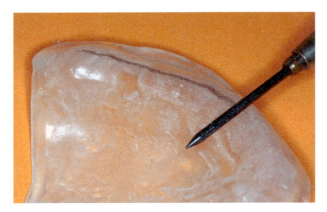

Figura VIII-22 – A crista do rebordo pode ser demarcada com a lateral de um grafite.

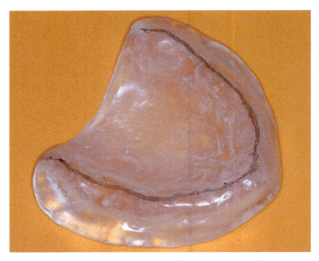

Figura VIII-23 – A crista do rebordo delineada servirá para orientar o contorno e posicionamento do plano de cera.

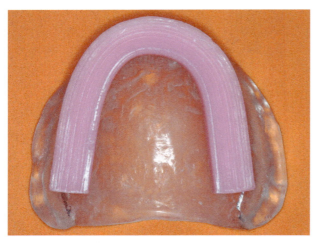

Figura VIII-24 – Como possui um formato padrão, o plano de cera pré-fabricado deve ser aquecido para que seja conformado de forma a acompanhar o formato da base de prova,...

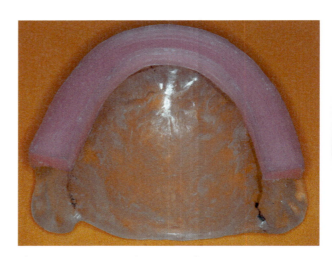

Figura VIII-25 –...tendo como referências seu perímetro externo e...

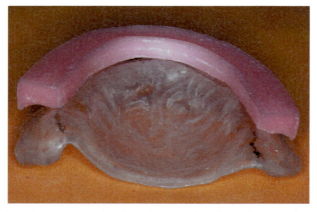

Figura VIII-26 – a crista do rebordo com a qual a face interna do plano de cera deve coincidir.

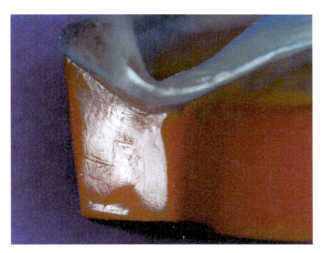

Figura VIII-27 – Vista posterior do plano de cera posicionado sobre a base de prova.

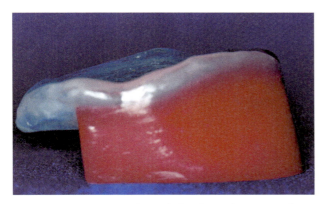

Figura VIII-29 – Vista lateral do plano de cera na base de prova mostrando sua inclinação anterior.

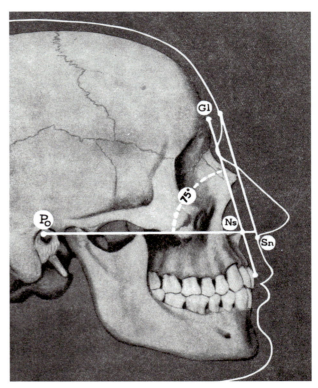

Figura VIII-28 – A linha frontodentária (Gl-Ns) tangencia o incisivo central superior e representa sua inclinação. Ela forma um ângulo de aproximadamente 75° com o plano de Camper (linha Po-Ns) que é paralelo ao plano oclusal. Portanto, a inclinação média do incisivo central superior é de aproximadamente 75° com o plano oclusal. Essa é uma referência que, se estabelecida previamente no plano de cera, pode facilitar seus ajustes. Figura adaptada de Altube[2].

Além disso, deve ser posicionado à frente do rebordo residual, cerca de 12 mm da borda posterior da papila incisiva[3] (Fig. VIII-30), uma vez que, com a perda dos dentes, o rebordo superior sofre uma reabsorção de fora para dentro, não devendo ser considerado como um indicativo do posicionamento dos dentes artificiais.

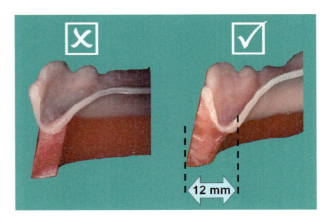

Figura VIII-30 – O plano de cera não deve ser posicionado centralizado no rebordo residual sobre a base de prova (à esquerda). A vestibular do plano de cera deve estar posicionada à frente do rebordo residual, a cerca de 12 mm da borda posterior da papila incisiva (à direita).

O plano de orientação de cera inferior deve ser aquecido e remodelado de acordo com o formato do rebordo (Figs. VIII-31 a VIII-33) e colocado com sua face superior paralela ao mesmo, respeitando-se a altura distal de 2/3 da papila piriforme (Figs. VIII-34 a VIII-37).

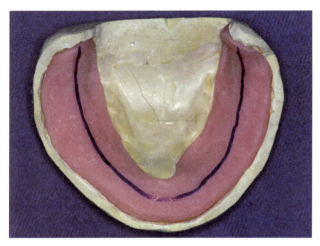

Figura VIII-31 – A crista do rebordo deve ser demarcada sobre a base de prova.

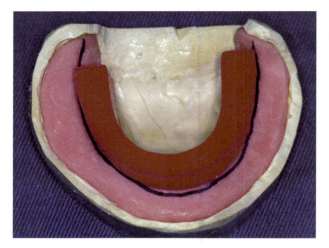

Figura VIII-32 – O plano de cera feito no conformador normalmente também não acompanha o formato do rebordo inferior.

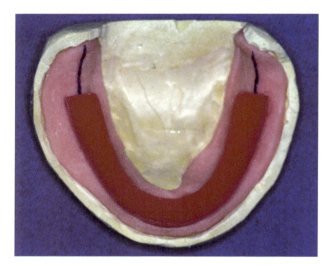

Figura VIII-33 – O plano foi aquecido e conformado de acordo com o formato do rebordo.

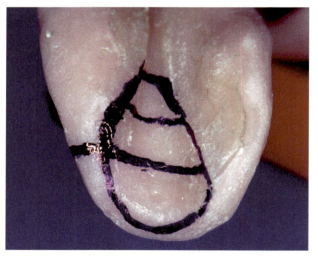

Figura VIII-34 – Demarcação da papila piriforme na face gengival da base de prova, dividindo-a em três partes de comprimentos iguais.

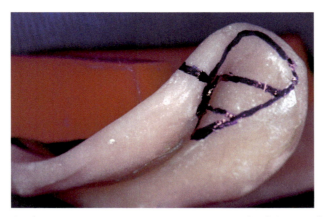

Figura VIII-35 – A marcação da divisão entre o terço superior e o médio foi estendida para servir de referência para a altura distal do plano de cera.

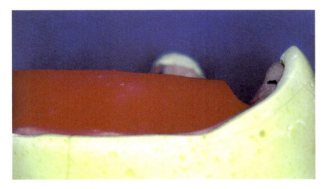

Figura VIII-36 – Vista lateral do plano de cera devidamente posicionado e preso com cera à base de prova inferior.

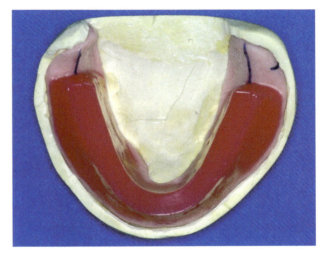

Figura VIII-37 – Vista oclusal do plano de cera inferior.

Referências

1. Langer A. The validity of maxillomandibular records made with trial and processed acrylic resin bases. J Prosthet Dent. 1981 Mar;45(3):253-8.
2. Altube, LAC. Estudio mecanico del aparato dentario. Buenos Aires: Ediar Editores; 1952.
3. Grave AM, Becker PJ. Evaluation of the incisive papilla as a guide to anterior tooth position. J Prosthet Dent. 1987 Jun;57(6):712-4.

Capítulo IX

INDIVIDUALIZAÇÃO DO PLANO DE ORIENTAÇÃO SUPERIOR

Daniel Telles
Ronaldo de Moraes Telles

Os ajustes no plano de orientação superior obedecem, em sua maior parte, a parâmetros estéticos.

O objetivo principal é o de recuperar, com o contorno do plano de orientação, a sustentação dos tecidos do terço inferior da face, perdida com as extrações dos dentes naturais.

Vale ressaltar que esse trabalho será desenvolvido na *primeira dimensão* da estética.

SUPORTE LABIAL

O reposicionamento correto dos músculos orbiculares é essencial para a recuperação estética do paciente edentado (Fig. IX-1). Com esse objetivo, dois fatores igualmente importantes devem ser observados: (1) a compensação para a perda alveolar, na fase de moldagem, com o espessamento do flange labial da prótese; e (2)

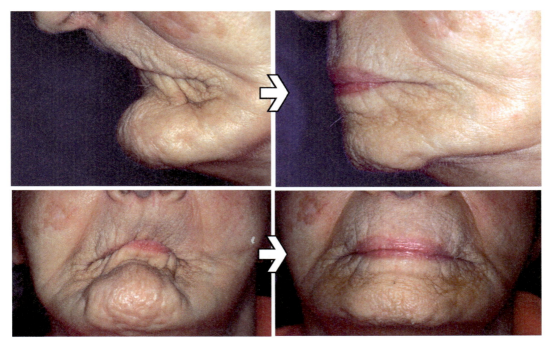

Figura IX-1 – A ausência dos dentes e a reabsorção acentuada do rebordo causaram um colapso total do terço inferior da face (acima à esquerda), que será revertido com a instalação das PTs (acima à direita). Vista frontal do colapso facial (abaixo à esquerda) e de sua recuperação (abaixo à direita).

o contorno adequado do plano de cera para dar suporte à musculatura e facilitar a colocação dos dentes artificiais.

Em alguns casos, a base da prótese deve ser engrossada para compensar uma reabsorção acentuada do rebordo remanescente (Figs. IX-2 e IX-3).

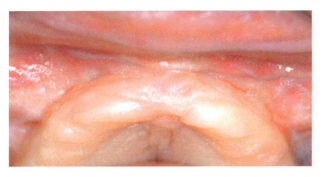

Figura IX-2 – Rebordo remanescente superior com grande reabsorção óssea na região anterior.

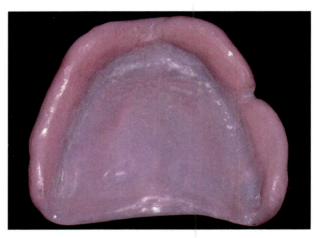

Figura IX-3 – A base da prótese foi engrossada, na parte da borda relativa à porção anterior do rebordo remanescente, a fim de compensar a perda óssea e dar suporte para recompor a arquitetura dos tecidos.

Por outro lado, a sobreextensão ou o excesso de espessura das bordas da prótese no flanco labial dá ao paciente a aparência de possuir um rolete de algodão por baixo do lábio (Figs. IX-4 a IX-9).

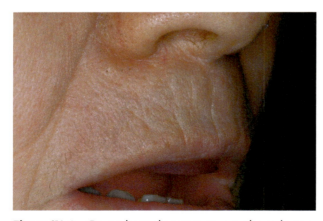

Figura IX-4 – Com a base de prova com o plano de cera colocada na boca, a porção mais superior do lábio, próxima ao sulco nasolabial, foi projetada, dando uma aparência antiestética semelhante àquela que resulta quando se coloca um rolete de algodão sob o lábio.

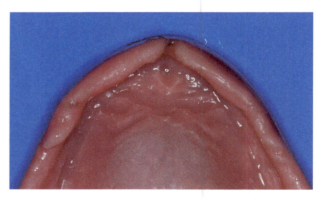

Figura IX-5 – Essa condição aparece com mais freqüência quando se confecciona a base de prova com resina autopolimerizável, em função do alívio necessário para evitar danos ao modelo, o que afasta a base do rebordo, projetando-a para fora (ver Figs. VIII-6 e VIII-7). Nesse caso, em que a base de prova foi prensada em resina termopolimerizável, a deformação do lábio foi atribuída à espessura da base no fundo de vestíbulo abaixo do lábio.

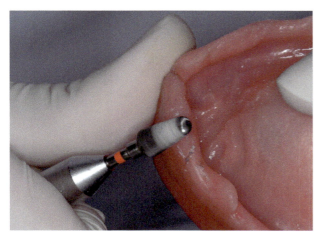

Figura IX-6 – A base foi desgastada para solucionar o problema estético.

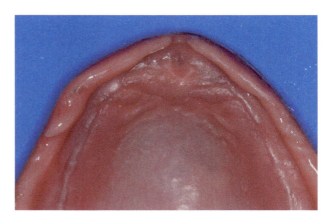

Figura IX-7 – Aspecto da base após o desgaste.

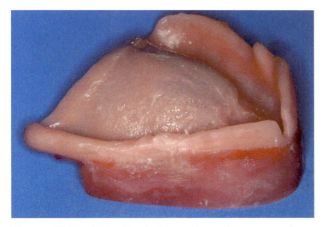

Figura IX-8 – Relação da base ajustada com o plano de cera.

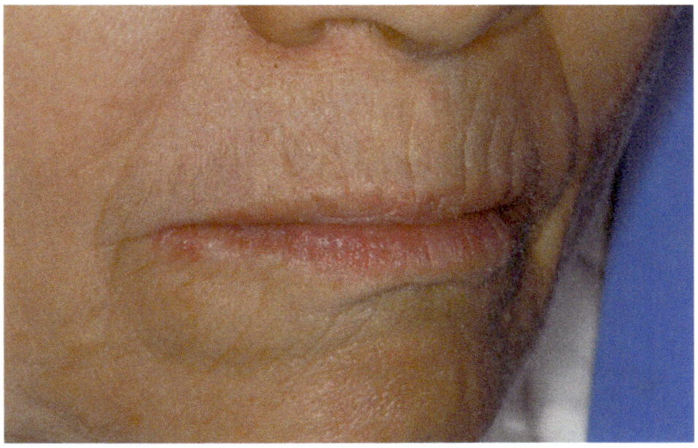

Figura IX-9 – Aspecto do lábio com a base de prova corrigida em posição.

As inclinações dos dentes anteriores maxilares e mandibulares, em especial os incisivos centrais, são geralmente paralelas ao perfil do paciente (Fig. IX-10) devido às pressões que os lábios exercem sobre esses dentes durante o desenvolvimento.

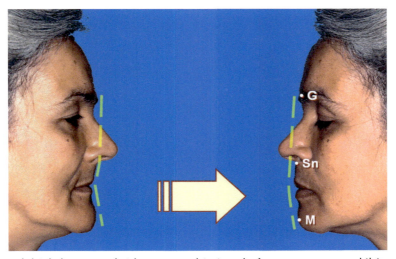

Figura IX-10 – O suporte labial deve ser obtido com o objetivo de fazer com que os lábios acompanhem o perfil do paciente, o qual é determinado em tecido mole por três pontos: glabela (G), subnásio (Sn) e mento (M).

Essa característica será trabalhada nos planos de cera fazendo-se acréscimos ou desgastes conforme a necessidade de projetar os lábios para a frente ou para trás, para que fiquem harmônicos com o perfil do paciente (Fig. IX-11).

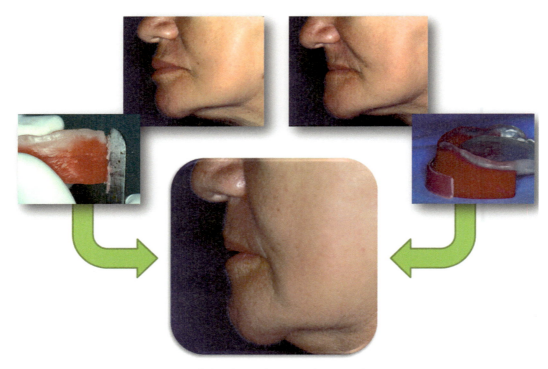

Figura IX-11 – A partir da inclinação inicial do plano de cera, deve-se desgastá-lo para aumentar o ângulo nasolabial e reduzir a projeção do lábio para anterior (à esquerda) ou acrescentar lâminas de cera para diminuir o ângulo nasolabial e o aumentar projeção do lábio para anterior (à direita).

O uso de espátula metálica larga aquecida, do tipo normalmente utilizada para aplicação de massa em pinturas ou para confeitar, facilita os ajustes dos planos de cera (Figs. IX-12 e IX-13).

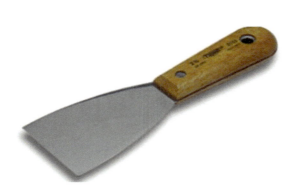

Figura IX-12 Uma espátula metálica para a aplicação de massa com largura entre 8 e 10 cm é um bom instrumento para ajustar os planos de referência de cera.

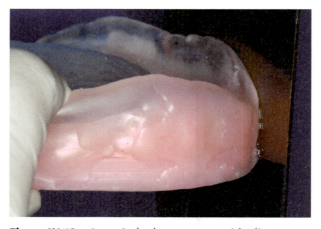

Figura IX-13 – A espátula deve ser aquecida diretamente em chama e sua parte plana passada com o intuito de reduzir e aplainar as superfícies vestibular e oclusal do plano de cera.

Em pacientes retrognatas e prognatas, o padrão de inclinação dos dentes, típicos dessas situações, devem servir de guia para a colocação inicial dos dentes (Fig. IX-14).

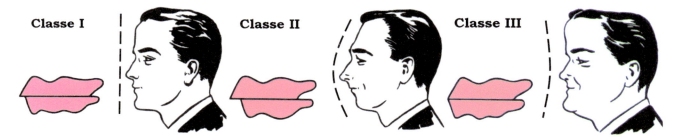

Figura IX-14 – Relação esquemática dos planos de cera em pacientes de perfis esqueléticos tipo classe I (à esquerda), classe II (ao centro) e classe III (à direita) de Angle.

Talvez o erro mais comum, o qual resulta em falha no suporte dos músculos orbiculares, seja a colocação dos dentes superiores mais para trás, sobre o rebordo alveolar residual. Não importando a quantidade de reabsorção do rebordo, a colocação fisiológica adequada dos dentes anteriores é a única maneira de se conseguir um resultado estético satisfatório (Fig. IX-15).

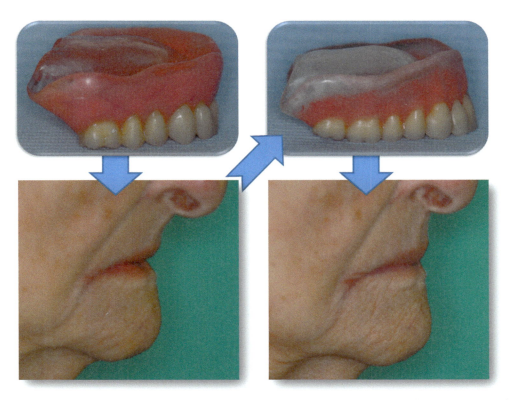

Figura IX-15 – Prótese com os dentes posicionados sobre o rebordo (acima à esquerda), o que se traduzia em falta de suporte labial com a prótese em posição (abaixo à esquerda). Com a confecção de uma nova prótese, com dentes posicionados à frente do rebordo (acima à direita), conseguiu-se um suporte de lábio compatível com o perfil e a idade da paciente (abaixo à direita).

Colocar os dentes sobre o rebordo freqüentemente irá requerer o uso de dentes muito pequenos para a face do paciente. Como resultado, haverá ausência de suporte muscular, levando a uma redução no vermelhão do lábio e resultando em aprofundamento do sulco nasolabial e pregueamento dos lábios[1] (Fig. IX-16).

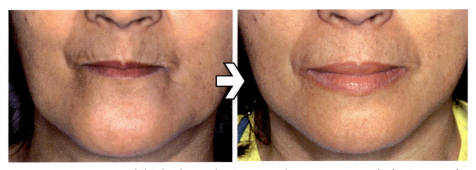

Figura IX-16 – Paciente sem o suporte labial adequado (à esquerda) e com o restabelecimento do suporte labial (à direita). Observar a variação do volume do vermelhão do lábio.

ALTURA INCISAL

Chama-se de altura incisal à determinação da porção visível dos dentes com o lábio em repouso (Fig. IX-17).

É importante saber que, nos indivíduos dentados, o tubérculo do lábio superior pode ficar acima (20,0%), no nível (43,3%) ou abaixo (36,0%) da linha imaginária que passa pelas comissuras com os lábios em repouso[2] (Fig. IX-18). O tipo de lábio (respectivamente arqueado, reto ou caído) pode determinar diferenças no posicionamento e até na escolha do tamanho dos dentes artificiais.

Em relação ao sexo, pode-se estimar que os homens apresentem uma média de 1,9 mm de exposição incisal, enquanto para as mulheres esse valor é 3,4 mm[3].

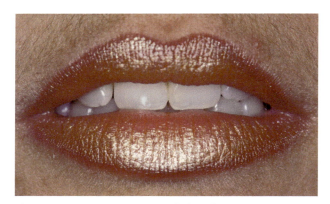

Figura IX-17 – Porção visível dos dentes com o lábio em repouso.

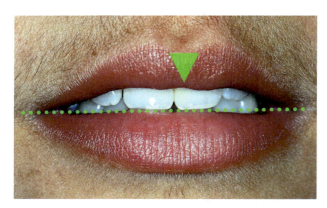

Figura IX-18 – A relação do tubérculo do lábio (seta) com a linha imaginária que passa pelas comissuras labiais determina o tipo de lábio do paciente.

Embora o posicionamento arbitrário do plano de oclusão de 1 a 2 mm abaixo da linha do lábio em repouso resulte num aspecto estético agradável (Fig. IX-19), essa característica pode variar com a idade.

Em pacientes mais idosos, o plano pode ficar um pouco mais alto, reproduzindo o desgaste natural dos dentes com a idade e acompanhando a flacidez do lábio. Entretanto, nunca deve ficar acima do nível do lábio superior em repouso para que o suporte labial seja mantido[4] (Fig. IX-20).

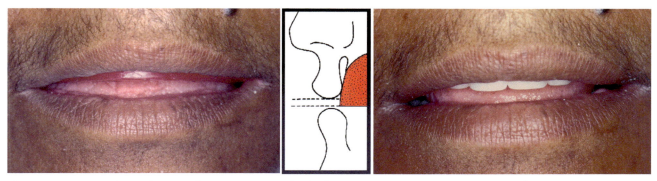

Figura IX-19 – O plano de cera deve ser recortado de forma a mostrar em cera, com o lábio em repouso (à esquerda e ao centro), a quantidade exata de dente que vai aparecer nessa mesma condição, na prótese terminada (à direita).

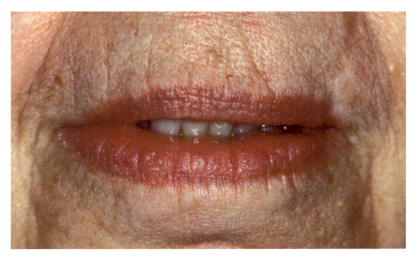

Figura IX-20 – Mulher de 83 anos de idade com dentes naturais. Pela flacidez da musculatura e o desgaste da porção incisal, os dentes superiores não aparecem com o lábio em repouso.

Linha do sorriso

Os dentes naturais formam uma curva suavemente ascendente, que acompanha a borda superior do lábio inferior. Essa curva é chamada linha do sorriso[5] (Fig. IX-21).

Tanto a posição anterior (altura incisal) como a posterior do plano de oclusão têm significado estético. Se o plano oclusal é posicionado posteriormente mais baixo e/ou anteriormente mais alto, os dentes posteriores maxilares assumirão um aspecto descendente, criando uma relação antiestética com o lábio inferior e uma curva reversa ao arranjo anterior, também chamada de *sorriso invertido*[6] (Fig. IX-22).

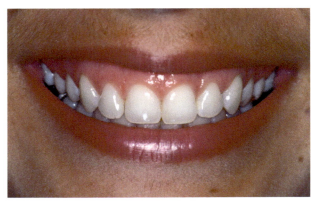

Figura IX-21 – Em um bonito sorriso, os dentes naturais formam uma curva ascendente que acompanham o lábio inferior.

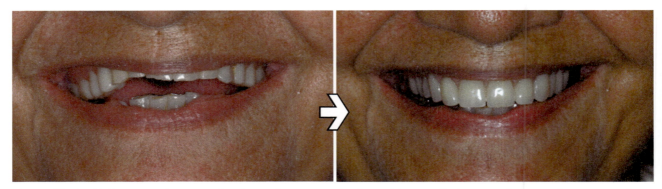

Figura IX-22 – Prótese esteticamente inadequada com sorriso invertido, condição normalmente não encontrada na dentição natural (à esquerda), e aspecto da nova prótese corrigindo o problema (à direita).

A orientação correta do plano oclusal, paralelo ao plano de Camper e à linha bipupilar, em geral produz automaticamente uma linha do sorriso em harmonia com o lábio inferior do paciente[7] (Fig. IX-23).

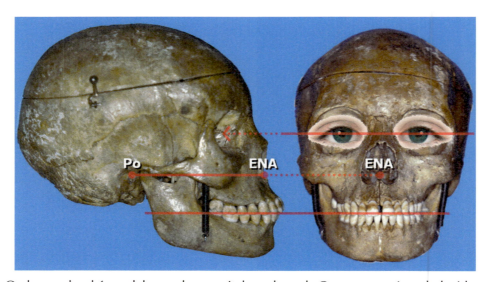

Figura IX-23 – O plano oclusal é paralelo no plano sagital ao plano de Camper, que é estabelecido em tecido duro pelas linhas que passam bilateralmente pelo Pórion (Po) e pela Espinha Nasal Anterior (ENA). No plano frontal, o plano oclusal é paralelo à linha bipupilar, também chamada de linha ou plano de Fox.

Para seguir essas referências craniométricas, o plano de cera pode ser ajustado utilizando-se uma régua ou esquadro de Fox (Figs. IX-24 e IX-25).

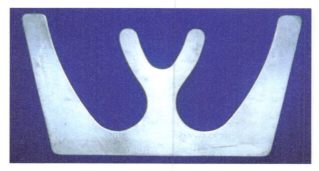

Figura IX-24 – Esquadro de Fox. O garfo central deverá ser apoiado sobre o plano de cera dentro da boca para que as aletas laterais sirvam de orientação extrabucal para a inclinação do plano de referência.

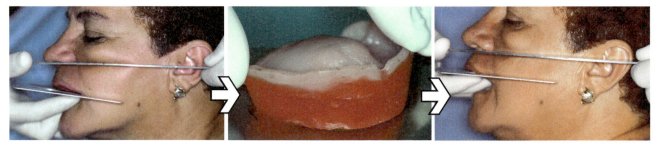

Figura IX-25 – Com o esquadro de Fox apoiado sobre o plano de cera, pode ser avaliada a sua relação com o plano de Camper, que é estabelecido em tecido mole pela linha que vai da borda superior do trágus à borda inferior da asa do nariz (à esquerda). O plano de cera deve ser ajustado, com o auxílio de uma espátula metálica larga aquecida (ao centro), mantendo-se a altura incisal previamente definida, até que o plano oclusal fique paralelo ao plano de Camper no plano sagital, estabelecendo-se essa relação nos dois lados da face do paciente (à direita). Notar as posições das mãos do operador para manter os esquadros posicionados.

Entretanto, é importante ressaltar que a inclinação do plano oclusal varia também com o ponto de referência escolhido no trágus pelo operador para determinar o plano de Camper (Fig. IX-26).

Ao final do ajuste deve haver um paralelismo entre o plano oclusal ajustado e a linha bipupilar, que é uma referência estética muito importante, pois normalmente representa o plano horizontal (Fig. IX-27).

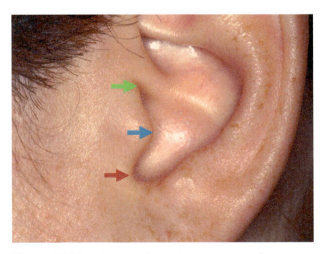

Figura IX-26 – Apesar de muitos autores adotarem o ponto central ou vértice do trágus (seta azul) como ponto de referência posterior do plano de Camper, seria mais correto do ponto de vista anatômico utilizar a borda superior (seta verde) como referência em tecido mole. Entretanto, alguns trabalhos[8] feitos em indivíduos dentados sugeriram que haveria uma coincidência maior com a borda inferior do trágus (seta vermelha).

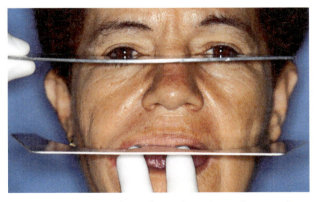

Figura IX-27 – No plano frontal, o plano de cera deve ficar paralelo à linha bipupilar.

Independentemente da utilização do esquadro de Fox, em última análise, após os ajustes, o plano de referência deve estar paralelo ao lábio inferior do paciente quando o mesmo sorrir (Fig. IX-28).

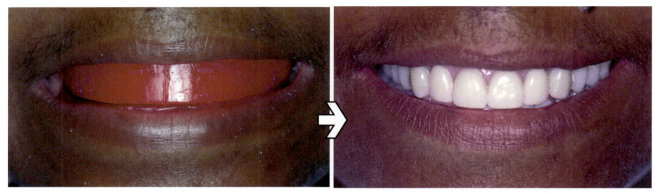

Figura IX-28 – Ao final do ajuste, o plano de cera deve acompanhar o lábio inferior do paciente quando sorri (à esquerda) para que o mesmo efeito seja conseguido com os dentes artificiais (à direita).

Entretanto, não se deve dar uma importância exagerada às referências craniométricas citadas para orientar a determinação do plano oclusal. Pequenas discrepâncias têm pouca ou nenhuma influência na funcionalidade da prótese. Bom senso estético e o espaço para a montagem dos dentes posteriores superiores, que diminui à medida que o plano oclusal se eleva, podem e devem ser levados em conta na determinação da inclinação do plano oclusal (Fig. IX-29).

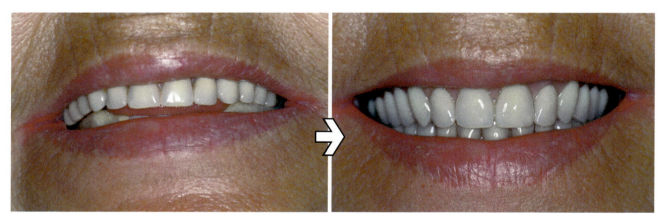

Figura IX-29 – O paciente utilizava uma PT superior com o plano oclusal acompanhando o lábio superior, resultando em uma linha do sorriso que comprometia a estética (à esquerda). Na nova prótese, o lábio inferior foi utilizado como referência para a inclinação do plano oclusal. Entretanto, à medida que o espaço para a montagem de dentes foi diminuindo para posterior, a distância das pontas cúspides para o lábio inferior foi deliberadamente diminuida. Isso é tolerável desde que a altura incisal, que determina a altura do plano oclusal na região anterior, permita que os dentes posteriores não fiquem mais baixos que os anteriores (à direita).

Casos em que as tuberosidades maxilares estejam exageradamente aumentadas podem inviabilizar a obtenção de um resultado estético satisfatório.

Se a queixa do paciente for referente ao aspecto estético desagradável que essa condição estabelece para a prótese, deve-se esclarecê-lo sobre essa limitação e a possibilidade de reduzir cirurgicamente as tuberosidades para conseguir o espaço necessário para posicionar os dentes com uma linha de sorriso adequada (Figs. IX-30 a IX-32).

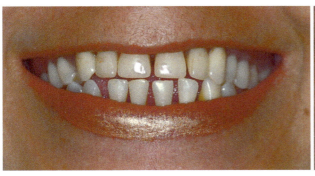
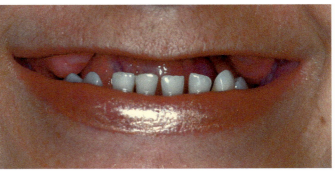

Figura IX-30 – Aspecto do sorriso de paciente com queixa estética da PT superior. Notar que os dentes posteriores assumem posições descendentes em relação aos anteriores, o que é comumente chamado de sorriso invertido (à esquerda). Aspecto do sorriso da paciente sem a prótese. Notar que as tuberosidades podem ser visualizadas abaixo da linha do lábio superior, em um posicionamento que impede a colocação dos dentes posteriores de forma esteticamente agradável (à direita).

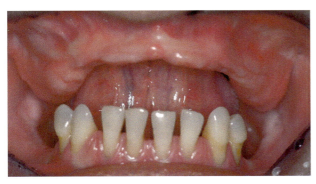

Figura IX-31 – Aspecto intra-oral evidenciando a forma invertida do próprio rebordo remanescente. A obtenção de uma estética que atenda às queixas do paciente passa obrigatoriamente por uma redução cirúrgica das tuberosidades.

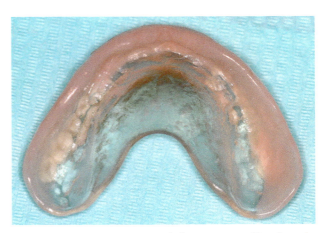

Figura IX-32 – Face gengival da prótese utilizada pela paciente, utilizada aqui como instrumento de diagnóstico. Notar que os dentes posteriores podem ser visualizados por transparência em função da pouca espessura de resina na base da prótese nessa região.

Funcionalmente, o plano oclusal deve se relacionar com as bordas laterais da língua e com as fibras horizontais do bucinador. Se o plano oclusal não for estabelecido corretamente, o paciente poderá ter prejudicada sua habilidade em mastigar. A língua, de um lado, e o bucinador, de outro, mantêm o bolo alimentar sobre as superfícies triturantes.

CORREDOR BUCAL

O corredor bucal é o espaço existente entre a superfície vestibular dos dentes posteriores e a mucosa interna da bochecha[6] (Fig. IX-33). É influenciado pela sombra da mesma, que altera progressivamente a iluminação dos dentes, auxiliando na obtenção do efeito de gradação ântero-posterior[9].

Do ponto de vista estético, o plano de orientação superior deve ser contornado tomando-se como orientação o perímetro externo da base de prova (e não a crista do rebordo), que foi produto da moldagem funcional, uma vez que essa porção do rebordo remanescente está menos sujeita a sofrer as alterações provenientes do processo de remodelação óssea.

Esse espaço deve ser criado no plano de referência e visualizado quando o paciente sorrir (Fig. IX-34).

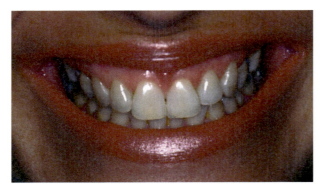

Figura IX-33 – O espaço que aparece entre a face vestibular dos dentes posteriores e a mucosa jugal, nos dois lados, quando o paciente sorri, é denominado corredor bucal.

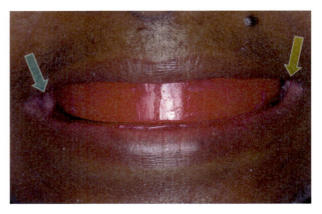

Figura IX-34 – Plano de cera com corredor bucal adequado no lado direito do paciente (seta verde) e precisando ser aumentado, por um desgaste no plano de cera, no lado esquerdo (seta amarela) para equilibrar o sorriso e torná-lo mais simétrico.

A presença do corredor bucal, também chamado de túnel de sombra, é essencial para se criar um sorriso natural[5] (Fig. IX-35).

É importante notar que o corredor bucal é influenciado pela posição e a inclinação dos caninos, apesar de só ser visualizado posteriormente a estes[10]. Isto ocorre por que o canino é o dente-chave no estabelecimento do formato da arcada durante a montagem dos dentes artificiais.

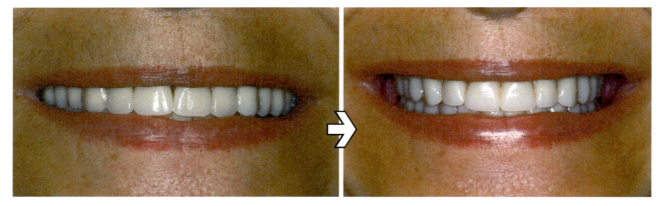

Figura IX-35 – Prótese com os dentes posicionados de forma a não possibilitar a formação do corredor bucal no sorriso. Nova prótese com corredor bucal adequado. Notar que o paciente possuía um sorriso muito baixo, com pouca exposição dos dentes, o que acentuava a importância do corredor bucal, já que outras características que poderiam dar uma bela expressão ao sorriso, apesar de presentes, não eram mostradas.

LINHA MÉDIA

O crescimento igual dos processos maxilares direito e esquerdo resulta em uma face com linha média reta e um alinhamento mais simétrico dos dentes anteriores superiores. Por outro lado, o crescimento desigual dos processos maxilares direito e esquerdo produz assimetrias nos ossos da face, linhas oblíquas no nariz, linha média defletida, posicionamento irregular dos incisivos e assimétricos dos caninos superiores[11].

Para se conseguir um arranjo harmônico dos dentes anteriores superiores com a face, deve-se posicionar os incisivos centrais superiores de forma a criar um ponto de apoio visual centralmente localizado dentro da fisiologia do ver.

Esse ponto de apoio visual, que coincide com o contato proximal entre as faces mesiais dos incisivos centrais superiores é chamado de linha média ou mediana.

Em cerca de 70% dos indivíduos ocorre uma coincidência entre a linha média determinada pelos incisivos e uma linha imaginária que divide o filtrum[12] (Fig. IX-36).

Já a distância entre as comissuras, quando em dinâmica máxima (o paciente rindo abertamente, mesmo que de forma forçada) é uma referência que permite situar a linha média centralizada em relação à cavidade bucal.

Tecnicamente, é importante que a linha média seja traçada sempre vertical em relação ao plano oclusal[10] (Figs. IX-37 e IX-38) para orientar o posicionamento dos longos eixos dos incisivos centrais superiores.

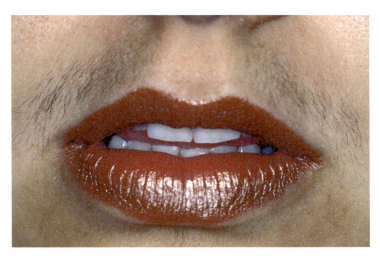

Figura IX-36 – A linha média geralmente está posicionada no meio do filtrum, logo abaixo do tubérculo do lábio.

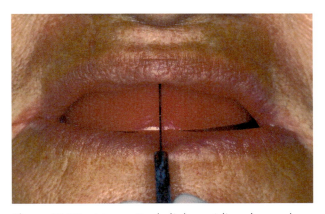

Figura IX-37 – Marcação da linha média sobre o plano de cera.

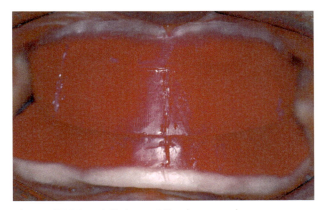

Figura IX-38 – A linha média demarcada serve como um importante referencial estético, porém tem pouca influência funcional.

REFERÊNCIAS

1. Frush JP, Fisher RD. How dentogenics interpret the personality factor. J Prosthet Dent. 1956 Jul; 6(4):441-9.
2. Souza CP. Estudo das posições do lábio superior, subnásio, tubérculo do lábio e exposição gengival em dentados e desdentados com vista à estética facial [tese de doutorado]. São Paulo (SP): Faculdade de Odontologia da USP; 1996.
3. Rufenacht C. Fundamentals of esthetics. Chicago: Quintessence; 1990.
4. Walmsley AD, Pinsent RH, Laird WR. Complete dentures: 3. Jaw relationships and tooth selection. Dent Update. 1991 Oct;18(8):344-6, 348-50.
5. Maier HJ. Natural dentures... natural smiles. J Can Dent Assoc. 1991 Apr;57(4):289-90.

6. Curtis TA, Shaw EL, Curtis DA. The influence of removable prosthodontic procedures and concepts on the esthetics of complete dentures. J Prosthet Dent. 1987 Mar;57(3):315-23.

7. Monteith BD. A cephalometric method to determine the angulation of the occlusal plane in edentulous patients. J Prosthet Dent. 1985 Jul;54(1):81-7.

8. Arciniega Salas JD, Torres Teran JF, Aquino Ignacio M, García Romero J, Moreno Maldonado V. Línea de Camper un auxiliar para la orientación protésica. Revista dentista y paciente. 2000 Jun; 10(120): Junio 2002.

9. Sharry JJ. Essential concepts in denture esthetics. In: Goldstein R. Esthetics in dentistry. Philadelphia e Toronto: J. B. Lippincott Co.; 1976.

10. Frush JP, Fisher RD. The dynesthetic interpretation of the dentogenic concept. J Prosthet Dent. 1958 Jul; 8(4):558-81.

11. Gerber A. Complete dentures 8. Creative and artistic tasks in complete prosthodontics. Quintessence Int Dent Dig. 1975 Feb;6(2):45-50.

12. Miller EL, Bodden WR Jr, Jamison HC. A study of the relationship of the dental midline to the facial median line. J Prosthet Dent. 1979 Jun;41(6): 657-60.

Capítulo X

INDIVIDUALIZAÇÃO DO PLANO DE ORIENTAÇÃO INFERIOR.
O RESTABELECIMENTO DA POSIÇÃO MANDIBULAR

Daniel Telles
Ronaldo de Moraes Telles

Os ajustes no plano de orientação inferior estão essencialmente relacionados ao restabelecimento da posição da mandíbula em relação à maxila nos planos vertical e horizontal. Essa posição era mantida pela oclusão dos dentes naturais, enquanto existiam contatos estáveis, do tipo cúspide em fossa, simultâneos e bilaterais entre eles. A perda progressiva dos dentes e os eventuais desgastes e restaurações que estes possam ter sofrido, foram paulatinamente alterando a relação postural original da mandíbula, levando o indivíduo a um processo contínuo de acomodação postural da mesma. Este processo, senão fisiológico, pode ser considerado natural.

O sistema estomatognático é composto pelas seguintes estruturas: (1) sistema ósseo; (2) sistema muscular; (3) sistema neurológico; (4) ATM (articulação temporomandibular) direita; (5) ATM esquerda; e (6) oclusão dentária. Quando a harmonia funcional desse sistema é perdida, pelo comprometimento de uma ou mais de suas estruturas, cria-se a necessidade da busca de parâmetros funcionais nas demais estruturas para nortear os procedimentos reabilitadores.

O objetivo alcançável *não* é o de restabelecer exatamente a posição mandibular original, pois não haverá parâmetros suficientemente precisos para tal. Além disso, mesmo que essa posição pudesse ser objetivamente estabelecida, as alterações ósseas que sucederam as perdas dentárias podem determinar dificuldades importantes para a execução da reabilitação na posição mandibular original. A partir desse ponto, assume-se que a posição mandibular na reabilitação oral de um indivíduo edentado passa a ser uma questão de conveniência protética, determinada por parâmetros estéticos ou funcionais.

Como não existe ainda um consenso sobre quais seriam as melhores técnicas para atingir esses objetivos, torna-se necessária a associação de diversas técnicas para que o resultado obtido com uma técnica sirva de compensação para o erro inerente de outra técnica.

DIMENSÃO VERTICAL

Chama-se de Dimensão Vertical (DV) à altura do terço inferior da face ou a relação espacial da mandíbula em relação à maxila no plano vertical.

Conceito

Cabe conceituar que nessa altura inclui-se, além da altura determinada pelos contatos dentários, o espaço existente entre os dentes quando a mandíbula se encontra em posição de repouso, na qual o tônus muscular está em estado de equilíbrio, também chamado de *espaço funcional livre*.

O entendimento dessa dinâmica é essencial, pois as próteses serão confeccionadas na relação vertical da mandíbula com a maxila, na qual os dentes se tocam, denominada Dimensão Vertical de Oclusão (DVO), relação que os articuladores conseguem reproduzir e que não inclui o espaço funcional livre.

Apesar de os indivíduos possuírem uma boa tolerância de adaptação em relação a aumentos na DVO[1-3], grandes aumentos em relação à DVO das próteses que esses indivíduos já utilizam são clinicamente difíceis de serem administrados, portanto, só devem ser realizados por profissionais com formação especializada e em pacientes que possam ser continuamente acompanhados.

O planejamento adequado de uma reabilitação protética não deve imputar o restabelecimento da DVO às próteses novas, no momento final do tratamento, sob risco de o paciente desenvolver uma forte rejeição à essas próteses, uma vez que o período mínimo que o paciente necessita para se readaptar a uma DVO diferente é de 3 a 4 semanas[4].

Por se tratar de um procedimento eminentemente diagnóstico, o restabelecimento da DVO deve ser obtido de forma gradual e no início do tratamento. Tecnicamente, isso poderá ser feito de 4 maneiras: (1) com acréscimos de resina acrílica na superfície oclusal dos dentes artificiais de uma prótese que o paciente eventualmente faça uso; (2) com o reposicionamento dos dentes sobre a base da prótese; (3) com uma placa de mordida; ou (4) com a confecção de próteses provisórias.

Métodos de determinação

Os principais métodos para determinar a DVO serão discutidos a seguir. Tais métodos são de fácil aplicação e, quando associados, produzem bons resultados clínicos, tanto do ponto de vista estético como funcional.

É importante ressaltar que, por se tratar de uma conduta subjetiva e muitas vezes interpretativa, o profissional deve dominar mais de um método para a obtenção da DVO e, sempre que julgar necessário, aplicá-los no mesmo paciente para que o resultado obtido com um método seja confirmado por outros.

Método métrico

Em 1930, Willis[5], fundamentando-se na observação de pacientes dentados, definiu que a distância do canto externo do olho até a comissura labial seria igual à distância do ponto subnasal ao gnátio. Nesta posição o paciente estaria em DV, que inclui o espaço funcional livre (Fig. X-1).

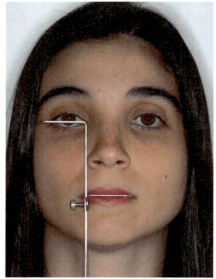
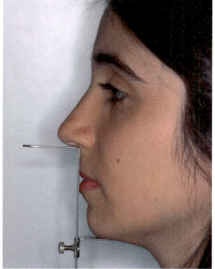

Figura X-1 – Proporção métrica de Willis. A medida da distância do canto externo do olho até a comissura labial (à esquerda) deve ser igual à distância vertical da base do mento à base do nariz com a mandíbula em repouso (à direita).

Através de uma régua com um cursor ajustável, idealizada pelo próprio autor e denominada compasso de Willis (Fig. X-2), registra-se a distância do canto externo do olho até a comissura labial e diminui-se arbitrariamente cerca de 3 a 4 mm, equivalentes ao espaço funcional livre, para se estabelecer a altura na qual o plano de orientação inferior deverá ser ajustado para se chegar à DVO, posição na qual a reabilitação será realizada.

Apesar de esse método ser bastante utilizado, estima-se que em apenas 13% dos indivíduos dentados essa correlação métrica possa ser de fato estabelecida[6].

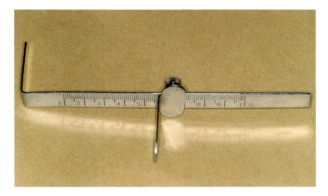

Figura X-2 – Compasso de Willis.

Método fisiológico

A posição fisiológica de repouso da mandíbula fornece uma boa referência para a determinação da DV[7]. O método constitui-se em registrar a altura do terço inferior da face com a mandíbula em repouso, utilizando um compasso de Willis ou um compasso comum (Fig. X-3) e diminuir de 3 a 4 mm relativos ao espaço funcional livre para se chegar à DVO por acréscimo ou subtração de cera no plano de orientação inferior (Fig. X-4).

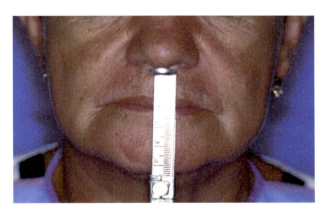

Figura X-3 – Medição da altura do terço inferior da face com a mandíbula em repouso, sem os planos de cera na boca.

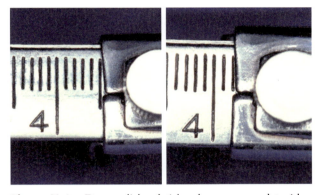

Figura X-4 – Da medida obtida, devem ser subtraídos 3 a 4 mm relativos ao espaço funcional livre para se chegar à DVO.

O paciente deve ser desencostado da cadeira e posicionado de forma a manter sua postura por si próprio. Mantida nessa posição por alguns minutos, a mandíbula tende a assumir sua posição de repouso. Pode-se solicitar ao paciente que faça alguns movimentos de deglutição, utilizando a própria saliva, para verificar se a mandíbula retorna sempre a mesma posição.

Método estético

Esse método baseia-se na reconstituição facial para a determinação da DVO. O ponto básico de referência para o estabelecimento dessa reconstituição é a obtenção da harmonia do terço inferior da face com as demais partes do rosto. Apesar de ser um método bastante eficiente, depende da sensibilidade e da experiência do profissional para apresentar bons resultados.

O estabelecimento correto da DVO é particularmente importante no posicionamento adequado dos músculos orbiculares e associados (Fig. X-5). Se o paciente é desprovido de uma DVO adequada, o colapso muscular estará presente, não importando o quão artístico for o arranjo dos dentes, resultando nas mudanças de

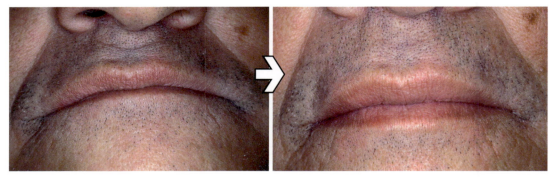

Figura X-5 – Com a DVO diminuída, o fechamento exagerado da boca faz com que o lábio inferior pressione o lábio superior, provocando encurtamento anormal esteticamente indesejável (à esquerda). Com o restabelecimento da DVO o lábio superior retorna imediatamente ao seu comprimento adequado, recuperando o padrão estético (à direita).

aparência características do envelhecimento por edentulismo. Por outro lado, uma DVO excessivamente alta, no esforço para eliminar as linhas da idade e melhorar a aparência do paciente, resulta quase sempre em efeito oposto, piorando, além da estética, as funções musculares, de fala e mastigação[8].

Alterações na DVO podem ser percebidas também no perfil do paciente ao ponto de modificar sua classificação. Esta é uma referência estética importante, pois é facilmente perceptível, tanto pelo profissional quanto pelo leigo (Fig. X-6).

Método fonético

O método fonético para determinar a DVO foi introduzido por Silverman[9], em 1953. Na verdade, trata-se de um método cujo objetivo é o de aferir a funcionalidade da DVO previamente estabelecida. O procedimento consiste em solicitar ao paciente que pronuncie palavras com sons sibilantes, como "mississipi" e "sessenta e seis", enquanto se observa o movimento da mandíbula, formando um espaço interoclusal denominado *espaço funcional de pronúncia* (Fig. X-7).

Por ser baseado em um parâmetro fisiológico, o espaço funcional de pronúncia é mais confiável como método de avaliação que o espaço funcional livre[10].

Apesar de sua eficiência, esse método só é particularmente útil para a conferência final da

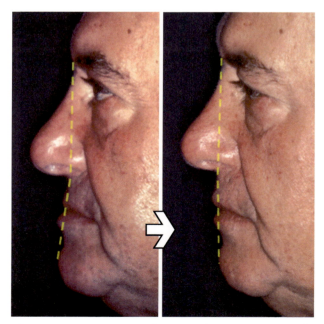

Figura X-6 – A variação da DVO alterou a posição do ponto de referência inferior do perfil, fazendo-o variar de côncavo (linha amarela à esquerda) para reto (linha amarela à direita).

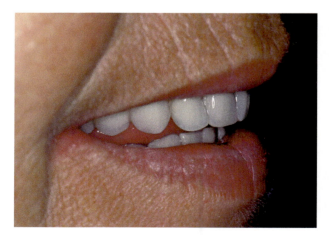

Figura X-7 – Avaliação do espaço funcional de pronúncia através da observação do espaço entre os dentes quando o paciente emite sons sibilantes.

DVO, quando os dentes artificiais já estiverem fixados sobre as bases de prova, uma vez que ainda na fase de ajustes dos planos de orientação as avaliações fonéticas são dificultadas pelo volume dos mesmos.

Relação Cêntrica

O termo Relação Cêntrica (RC) refere-se à posição mais posterior da mandíbula em relação à maxila no plano horizontal, determinada pelos músculos e ligamentos que atuam sobre o complexo côndilo/disco da ATM, independentemente de contatos dentários, estando os côndilos na posição mais anteriorizada na cavidade glenóide, contra a vertente posterior da eminência articular.

Conceito

A posição mandibular determinada pelo maior número de contatos dentários é chamada de Máxima Intercuspidação Habitual (MIH). Quando a MIH ocorre em RC, havendo coincidência nos determinantes dentários e anatômicos do posicionamento mandibular, considera-se que o paciente possui uma Oclusão em Relação Cêntrica (ORC).

A decisão de reabilitar um paciente em ORC ou MIH depende primariamente da avaliação desta última posição mandibular. Os dentes devem apresentar morfologia oclusal adequada e estar presentes em número suficiente para preservar a estabilidade das relações da mandíbula com a maxila nos sentidos horizontal e vertical.

Com a perda dos dentes deixa de existir uma posição habitual, o que obriga a realização da reabilitação em ORC.

Nos quadros de DTM (Disfunção Temporomandibular), é bem tênue a linha diagnóstica que separa a estrutura do sistema estomatognático primariamente atingida das demais estruturas que absorvem o quadro sintomatológico. Isso ocorre pela íntima interdependência fisiológica dessas estruturas. Por essa razão, no tratamento da DTM, procura-se atuar em todos os níveis estruturais – oclusal, muscular, neurológico e articular – do sistema estomatognático, optando-se pela posição de ORC para facilitar o reequilíbrio funcional do sistema.

Entretanto, nos trabalhos de Celenza[11], os pacientes reabilitados em ORC, após 12 anos, não apresentavam mais a ocorrência de MIH em RC, sem que com isso apresentassem qualquer indício de DTM. Segundo esse autor, ocorre uma adaptação funcional e fisiológica dos côndilos em relação às estruturas circundantes da articulação. Como a maioria da população apresenta essa diferença sem danos, ela deve ser preservada nos tratamentos protéticos quando o paciente apresentar um padrão oclusal funcional.

No caso dos pacientes edentados, todavia, a RC é a posição de escolha para a reconstrução oclusal, muito mais por se constituir na única alternativa clinicamente reproduzível, do que por suas supostas qualidades terapêuticas outrora tão apregoadas[12].

Em alguns casos, a posição de RC cria uma relação oclusal no nível de pré-molares muito desfavorável (Fig. X-8), o que indica que o pa-

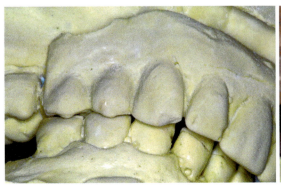
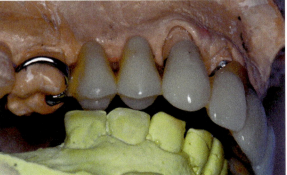

Figura X-8 – Modelo superior de PPR posicionado em MIH sobre o modelo dos dentes antagonistas inferiores (à esquerda). Ao confeccionar uma nova prótese, a posição de RC criou uma relação oclusal inadequada no nível de pré-molares (à direita). Notar a presença da raiz do canino, que foi utilizada para a colocação de um elemento de retenção, que conjuntamente com o molar restringe o posicionamento dos dentes superiores, praticamente obrigando a adoção de uma posição mandibular anterior à RC.

ciente provavelmente possuía uma MIH muito anteriorizada em relação à RC. Esses casos são solucionados de forma mais adequada com uma posição mais para anterior da mandíbula, pois ao posicionar a mandíbula dessa maneira as cúspides cêntricas dos dentes inferiores caminham automaticamente para vestibular, facilitando a obtenção do arranjo oclusal. Por sua complexidade, essa situação requer a avaliação de um profissional mais experiente para se tomar a melhor decisão para a reabilitação.

Métodos de obtenção

O mais importante é não tentar forçar essa posição!

A posição mais posterior da mandíbula deve ser guiada com o "consentimento" da musculatura. A tentativa de forçar essa posição resultará em uma posição anteriorizada em relação à RC, como conseqüência da reação da musculatura a este movimento forçado. Além disso, se a musculatura ou as ATMs apresentarem alguma sintomatologia dolorosa, característica das DTMs, é improvável que seja obtido esse posicionamento do complexo côndilo/disco dentro da cavidade articular.

Uma vez que a DVO tenha sido estabelecida de forma criteriosa, torna-se mais fácil conseguir-se uma posição horizontal fisiologicamente compatível para a reabilitação.

Como na determinação da DVO, a precisão do registro da posição de RC aumenta quando uma associação de métodos é utilizada. Na verdade, a posição de RC pode variar, no mesmo indivíduo, não só segundo o método empregado para sua obtenção, como também com diferentes operadores e até mesmo em diferentes períodos do dia[13, 14].

Os métodos mais utilizados podem ser divididos em (1) métodos de manipulação; (2) métodos fisiológicos; (3) métodos mecânicos; e (4) métodos gráficos.

Métodos de manipulação

Consistem na tentativa de levar-se a mandíbula para a posição mais retruída com o auxílio de uma ou das duas mãos do operador.

O mais importante é que, independente da técnica adotada (com uma ou duas mãos), deve-se ter o cuidado de manter a base de prova inferior apoiada sobre o rebordo para não comprometer a precisão do registro, o que se consegue mais facilmente manipulando-se a mandíbula com uma das mãos enquanto a outra mantém a estabilidade da base de prova (Fig. X-9).

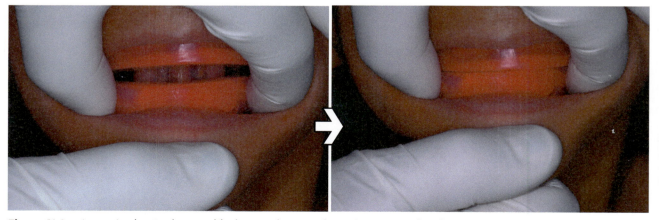

Figura X-9 – A manipulação da mandíbula não deve ser forçada; o operador deve guiar a mandíbula para RC e não tentar induzi-la a ir para essa posição. A estabilização da base de prova com uma das mãos enquanto se manipula a mandíbula com a outra é a técnica mais viável.

Métodos fisiológicos

Utilizar parâmetros fisiológicos para reabilitar indivíduos lesados parece ser a situação que mais se aproxima do ideal. Entretanto, acreditar que os resultados obtidos a partir do balizamento de tais parâmetros sejam os únicos corretos, ou mesmo possíveis de serem recriados, pode gerar problemas desnecessários ao tratamento.

Os métodos fisiológicos funcionam melhor quando aplicados em associação com outros métodos, como os de manipulação. A técnica de levantamento de língua (quando se pede para o paciente colocar a ponta da língua no palato) pode ser usada para direcionar o fechamento da mandíbula durante a manipulação e a técnica da deglutição (quando se orienta o paciente para deglutir saliva, levando a mandíbula à posição que assume no momento da deglutição) para manter a posição do registro.

Métodos mecânicos

São os métodos que utilizam dispositivos, como o *jig* de Lucia ou as tiras de Long (também chamadas de *leaf gauge*), que funcionam como um ponto de apoio na região anterior da mandíbula, impedindo os contatos dentários posteriores e levando-a para uma posição mais retruída.

São métodos que só podem ser utilizados em edentados, caso haja estruturas rígidas presas a implantes na região anterior das arcadas, uma vez que utilizar bases de prova apoiadas sobre mucosas com esses métodos resultaria invariavelmente no comprometimento da precisão do registro.

Métodos gráficos

São métodos mais complexos, pois exigem o uso de dispositivos especiais para determinar as trajetórias dos movimentos mandibulares. Tais dispositivos, chamados de registradores, podem ser do tipo intra ou extra-oral.

Apesar de os métodos mais simples resultarem em resultados satisfatórios na maioria dos casos, em algumas situações os métodos gráficos podem ser úteis, pois possibilitam a avaliação visual da técnica (Figs. X-10 e X-11).

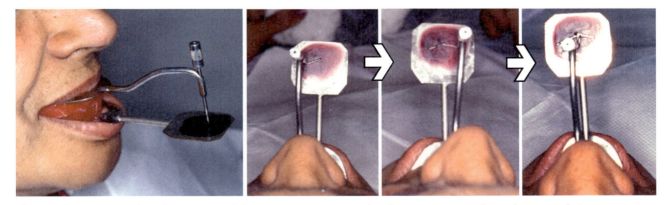

Figura X-10 – Um registrador extra-oral é composto por uma plataforma presa ao plano de cera inferior e uma pua presa ao plano superior (à esquerda). Uma fina camada de cera macia é aplicada sobre a plataforma, e o paciente é orientado a realizar os movimentos de lateralidade direita (centro à esquerda), lateralidade esquerda (centro à direita) e protrusivo, mantendo-se a pua em contato com a plataforma (à direita).

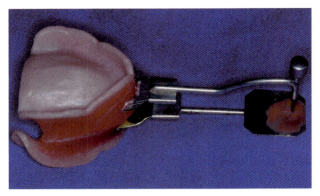

Figura X-11 – A pua imprime na cera um traçado que é uma expressão gráfica dos movimentos mandibulares. Os planos de cera devem ser imobilizados no ponto de convergência dos movimentos mandibulares e retirados da boca nessa posição para serem montados no articulador.

O dispositivo intra-oral encontrado no mercado brasileiro é constituído de três partes: uma plataforma, uma pua registradora e um disco com uma perfuração central (Fig. X-12). A plataforma tem a forma do arco dental e um tamanho tal que cobre a parte lingual do arco superior. A pua é constituída de um sistema de tripés que sustenta um pino central móvel no seu longo eixo. A plataforma é fixada no plano de orientação superior (Fig. X-13) e a pua na base de prova inferior (Fig. X-14). O pino central móvel deve ser ajustado para manter a DVO determinada (Figs. X-15 e X-16). Com a ajuda de uma espátula aquecida, coloca-se uma camada de cera macia sobre a parte central da plataforma (Fig. X-17) e levam-se as bases de prova à boca. O paciente é instruído a realizar movimentos de lateralidade e de protrusão com a pua em contato com a plataforma fixada no plano superior. Após alguns movimentos, a pua desenhará na cera sobre a plataforma um traçado chamado *arco gótico* (Fig. X-18). Remove-se o conjunto superior e posiciona-se o disco perfurado com o furo coincidindo com o vértice do traçado, prendendo o disco com um pouco de cera colante (Fig. X-19). O conjunto é levado novamente à boca e o paciente é orientado a realizar novamente os movimentos para que o pino da pua, ao passar pelo furo central do disco, fique travado, imobilizando a mandíbula nessa posição. A posição relativa das bases é registrada (Fig. X-20) e as bases são retiradas da boca (Fig. X-21) para serem posicionadas no articulador[14].

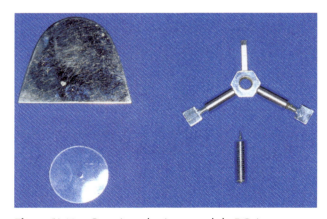

Figura X-12 – O registrador intra-oral de RC é composto por uma plataforma metálica (à esquerda acima), uma pua de altura regulável apoiada em um tripé (à direita) e um disco de acrílico incolor com uma perfuração central (esquerda abaixo).

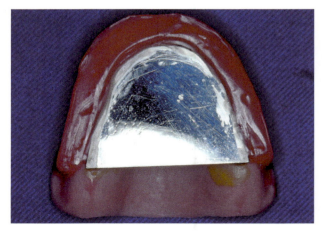

Figura X-13 – Plataforma fixada no plano de cera superior.

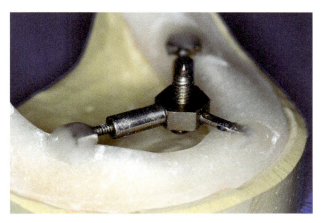

Figura X-14 – Pua fixada na base de prova inferior.

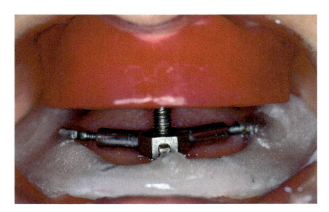

Figura X-15 – A altura do parafuso central da pua deve ser regulada para, em contato com a plataforma presa no plano de referência superior,...

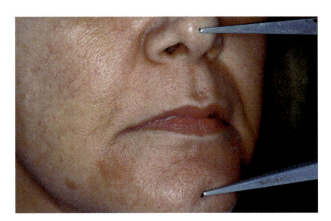

Figura X-16 – ...manter a DVO previamente estabelecida.

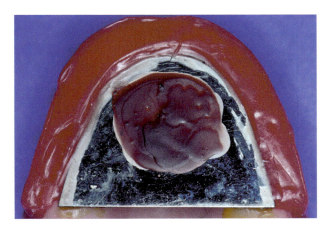

Figura X-17 – Cera macia aplicada sobre a plataforma presa no plano superior.

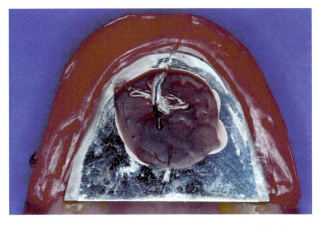

Figura X-18 – Traçado dos movimentos mandibulares: lateralidades esquerda e direita, e protrusivo.

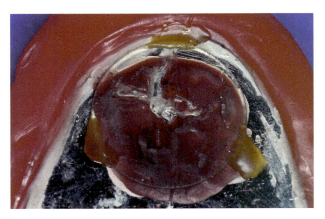

Figura X-19 – Disco de acrílico perfurado posicionado com o orifício no vértice do traçado, o qual representa a intersecção dos movimentos mandibulares.

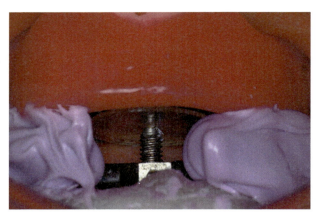

Figura X-20 – Registro da posição mandibular com elastômero rígido, no caso um poliéter.

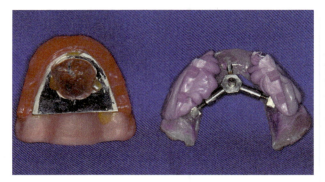

Figura X-21 – Bases de prova retiradas da boca. Notar os sulcos de referência no plano de cera superior copiados pelo material de registro.

Referências

1. Carlsson GE, Ingervall B, Kocak G. Effect of increasing vertical dimension on the masticatory system in subjectswith natural teeth. J Prosthet Dent. 1979 Mar; 41(3):284-9.
2. Hellsing G, Ekstrand K. Ability of edentulous human beings to adapt to changes in vertical dimension. J Oral Rehabil. 1987 Jul; 14(4):379-83.
3. Manns A, Miralles R, Guerrero F. The changes in electrical activity of the postural muscles of the mandible uponvarying the vertical dimension. J Prosthet Dent. 1981 Apr; 45(4):438-45.
4. Kratochvil FJ. Maxillomandibular relations and registrations. In:____ Partial removable prosthodontics. Philadelphia: Saunders; 1988. p. 132.
5. Willis FM. Esthetics of full denture construction. J Amer dent Ass. 1930 Apr; 17(4):636-42.
6. Russi S. Verificação experimental do método de Willis: contribuição ao estudo da dimensão vertical [Tese de Doutorado]. Araraquara (SP): Faculdade de Odontologia de Araraquara – UNESP; 1965.
7. Pleasure M. Correct vertical dimension and freeway space. J Am Dent Ass. 1951 Aug; 43: 160-3.
8. Esposito SJ. Esthetics for denture patients. J Prosthet Dent. 1980 Dec; 44(6):608-15.
9. Silverman MM. The speaking method in measuring vertical dimension. J Prosthet Dent. 1953 Mar; 3(2):193-99.
10. Hayes SM, Sturm PG. Phonetics – the major determinant of vertical dimension in full denture construction. J N J Dent Assoc. 1984 Fall; 55(4):43-5.
11. Celenza FV. The theory and clinical management of centric positions: I. Centric occlusion. Int J Periodontics Restorative Dent. 1984; 4(1):8-26.
12. Bonachela WC, Telles D. Planejamento em reabilitação oral com prótese parcial removível. São Paulo: Ed. Santos; 1998.
13. Kantor ME, Silverman SI, Garfinkel L. Centric relation recording techniques: a comparative investigation. J Prosthet Dent. 1973 Oct; 30(4):604-6.
14. Strohaver RA. A comparison of articulator mountings made with centric relation and myocentricposition records. J Prosthet Dent. 1972 Oct; 28(4):379-90.

Capítulo XI

Montagem dos Modelos em Articulador

Daniel Telles
Ronaldo de Moraes Telles

Após os ajustes, os planos de referência sobre as bases de prova devem ser relacionados em um articulador para reproduzir a relação estática e dinâmica da mandíbula com a maxila. Isso vai possibilitar que os dentes artificiais sejam posicionados sobre as bases de prova, de acordo com os parâmetros estéticos e funcionais previamente estabelecidos nos ajustes dos planos de referência.

Tipos de articuladores para próteses totais

Articuladores do tipo charneira (Fig. XI-1) não devem ser utilizados, pois, em especial em relação ao arco de abertura e fechamento, não simulam adequadamente os movimentos mandibulares. Além disso, em geral são instrumentos imprecisos, o que dificulta um trabalho que supostamente deveria ser minucioso.

Os principais articuladores semi-ajustáveis fabricados no Brasil são do tipo Arcon (Fig. XI-2). Por essa razão, a descrição da técnica de montagem dos modelos de estudo no articulador seguirá as normas determinadas para esse tipo de articulador, o que não impede que a técnica seja aplicada a outros tipos de articuladores, fazendo-se as adequações pertinentes a cada caso.

Uma excelente opção para PTs (Próteses Totais) são os articuladores pré-ajustados em médias (Fig. XI-3). São leves, precisos, dispensam os ajustes e têm um preço mais atraente. Têm

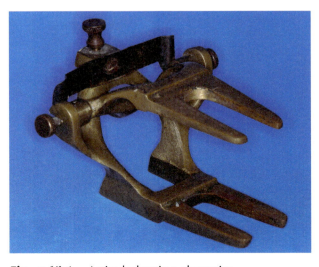

Figura XI-1 – Articulador tipo charneira.

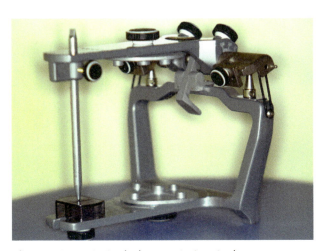

Figura XI-2 – Articulador semi-ajustável.

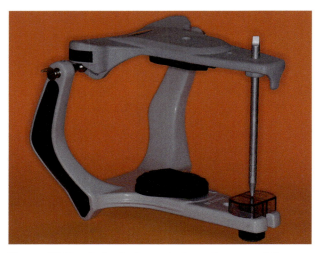

Figura XI-3 – Articulador pré-ajustado em médias.

as mesmas dimensões de um articulador semi-ajustável, apresentando um arco de fechamento compatível e reproduzindo as relações maxilomandibulares a contento para o desenvolvimento de um bom trabalho laboratorial.

Ajustes do articulador semi-ajustável

Antes da montagem dos modelos, o articulador deve ser ajustado.

Em alguns modelos, os elementos condilares do articulador, que simulam os côndilos das ATMs, podem ser fixados em 3 posições, de acordo com a distância intercondilar obtida pelo arco facial. Esta distância pode estar explicitada como P, M ou G (ou 1, 2 ou 3), de acordo com o fabricante. Caso haja dúvida quanto à determinação correta dessa distância, pelo alinhamento das marcações que a determinam, deve-se optar pela maior entre as duas. A distância intercondilar deve ser estabelecida nos guias condilares, acrescentando-se ou tirando-se espaçadores dos guias condilares. Os espaçadores chanfrados devem ser os primeiros a serem posicionados, com as partes chanfradas voltadas para os guias.

Nessa fase, os guias condilares devem estar ajustados com o ângulo de lateralidade (Benett) em 15º (Fig. XI-4) e o ângulo de protrusão (α) em 30º (Fig. XI-5)[1]. O manual do articulador deve ser consultado a respeito de mais detalhes desses procedimentos.

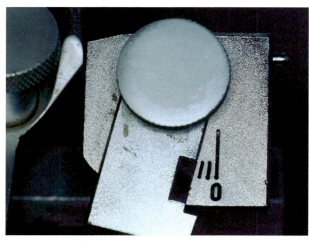

Figura XI-4 – Ângulo de lateralidade ajustado em 15º.

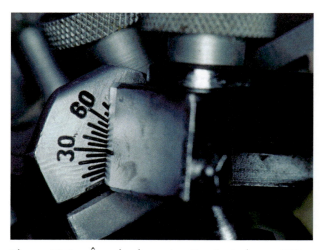

Figura XI-5 – Ângulo de protrusão ajustado em 30º.

Montagem do modelo superior – o arco facial é mesmo indispensável?

Para a montagem do modelo superior no articulador, em geral utiliza-se um dispositivo acessório chamado arco facial.

Imaginando-se que os articuladores foram projetados para simularem as posições e movimentações da mandíbula em relação à maxila, e que as mesmas são em parte definidas pelo posicionamento espacial das arcadas em relação às ATMs, o arco facial é utilizado para registrar esse posicionamento no paciente e transferi-lo para o articulador. O uso do arco facial também permite a determinação de uma distância intercondilar aproximada, o que poderia ter alguma influência na eventual necessidade do restabelecimento da anatomia dentária em relação aos movimentos excursivos (Figs. XI-6 a XI-12).

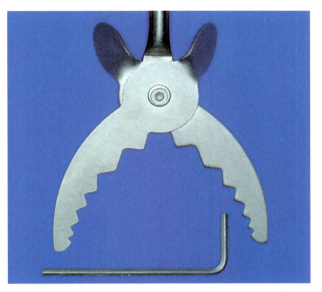

Figura XI-6 – Garfo regulável especificamente desenhado para edentados.

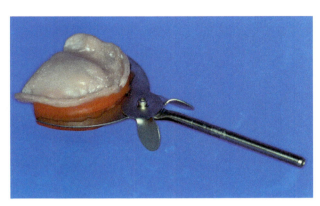

Figura XI-7 – Após ajustado ao contorno do plano de cera, deve ser aquecido e cravado no plano de cera.

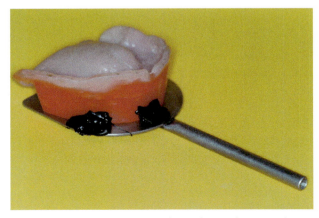

Figura XI-8 – O garfo para dentado também pode ser utilizado, prendendo-se o plano de cera com godiva.

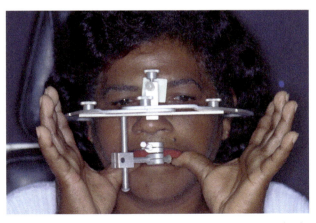

Figura XI-9 – Arco facial em posição para a tomada da posição espacial da maxila. Notar o posicionamento das mãos do paciente, que auxilia na manutenção do assentamento da base de prova sobre o rebordo com os polegares, enquanto mantém o arco posicionado com os dedos indicadores.

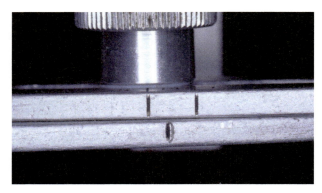

Figura XI-10 – O arco também determina a regulagem da distância intercondilar no articulador.

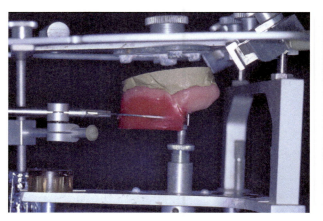

Figura XI-11 – Com o garfo posicionado no articulador e o conjunto amparado por um suporte telescópico, deve-se verificar se a placa de montagem não toca no modelo,...

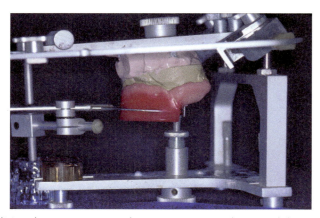

Figura XI-12 – ...o que impediria a locação correta do gesso que prende o modelo no articulador. Notar que o arco facial coincide com o ramo superior do articulador.

O uso do arco facial é especialmente importante nos casos de reabilitações na região anterior da arcada superior, uma vez que com seu uso registra-se uma possível discrepância do plano oclusal em relação ao plano horizontal, permitindo que o técnico tenha referências mais corretas para determinar a inclinação axial dos dentes anteriores durante a confecção da prótese.

Entretanto, nos casos de PT, o plano oclusal é determinado com o ajuste do plano de referência superior, o que já compensa uma possível discrepância com o plano horizontal, permitindo que o modelo superior seja montado no articulador utilizando-se uma mesa de montagem (Figs. XI-13 a XI-17).

Esta técnica possibilita ao profissional prescindir do uso do arco facial para montar o plano de referência superior no articulador, facilitando e tornando mais preciso esse procedimento.

Alguns autores acreditam que o uso do arco facial não influencia no resultado final das PTs[2,3], enquanto outros consideram que seu uso pode levar a erros significativos[4].

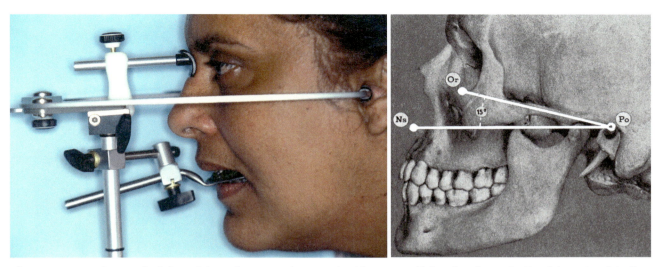

Figura XI-13 – O arco facial posicionado no paciente coincide com a linha do plano de Frankfurt (Po-Or). Este forma com o plano de Camper (Po-Ns) um ângulo de aproximadamente 15º. Como o plano de Camper é paralelo ao plano oclusal, a inclinação do garfo apoiado sobre o plano oclusal é de aproximadamente os mesmos 15º em relação ao ramo superior do articulador[4].

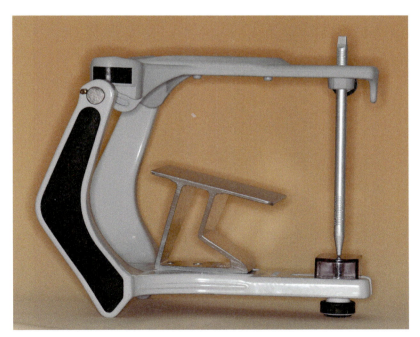

Figura XI-14 – A mesa de montagem, que também recebe o nome de Plano de Camper, possui uma inclinação de aproximadamente 15º com o ramo superior do articulador.

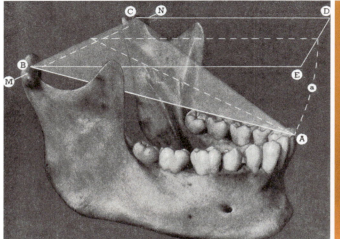 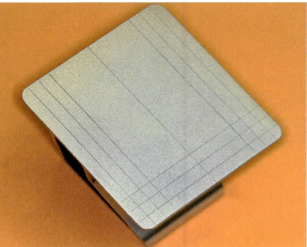

Figura XI-15 – Para definir o ponto mais anterior do plano oclusal, deve-se considerar o ponto em que o triângulo eqüilátero que passa pelos centros dos côndilos (pontos B e C) toca na mesa de montagem. Esse triângulo é chamado de Triângulo de Bonwill e tem o seu vértice dentário no nível do ponto de contato incisal dos incisivos centrais inferiores (A), também chamado de ponto de Bonwill[4]. Como alguns articuladores possibilitam o ajuste da distância intercondilar, as mesas costumam possuir marcações para serem usadas nas diferentes distâncias intercondilares, utilizando-se o ponto mais anterior, à medida que se aumente a distância intercondilar. Como o objetivo é o de prescindir do uso do arco facial, pode-se utilizar o ponto do meio e ajustar o articulador para distância intercondilar média.

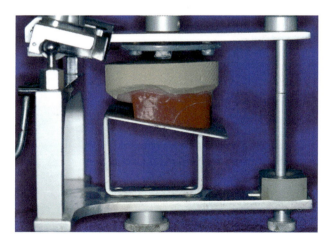 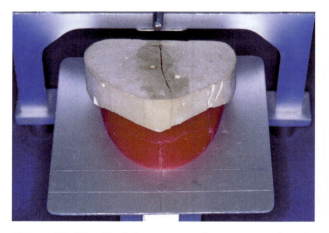

Figura XI-16 – Inclinação do modelo de gesso apoiado sobre a mesa de montagem com o plano de cera superior previamente ajustado.

Figura XI-17 – Posicionamento ântero-posterior do modelo de gesso apoiado sobre a mesa de montagem, com o plano de cera superior previamente ajustado.

O modelo de trabalho (Fig. XI-18), mesmo danificado, deverá ser usado para prender a base de prova com o plano de cera no articulador.

Caso o modelo tenha sido utilizado para a confecção de uma base de prova de resina acrílica prensada, e não possa ser recuperado, deve-se obter um novo modelo vazando-se gesso no interior da base de prova aliviada (Figs. XI-19 a XI-22) ou utilizando-se silicone de laboratório (Figs. XI-23 e XI-24).

Capítulo XI – Montagem dos Modelos em Articulador

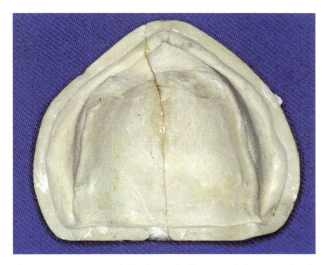

Figura XI-18 – Modelo de trabalho parcialmente danificado, após a confecção da base de prova prensada, que foi colado com adesivo à base de cianoacrilato para ser utilizado para prender a base de prova no articulador.

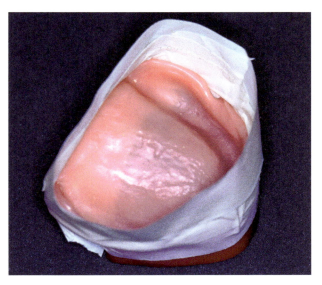

Figura XI-19 – Caso nesse mesmo tipo de procedimento o modelo seja perdido, deve-se fazer um dique com fita crepe e,...

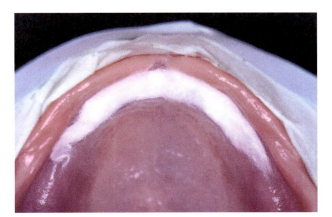

Figura XI-20 –...após aliviar as retenções internas da base de prova com algodão,...

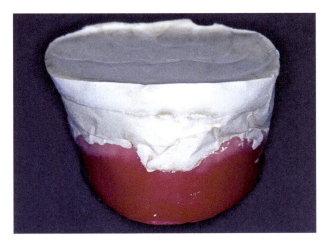

Figura XI-21 –...vazar gesso no interior da base de prova para...

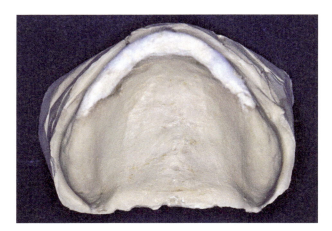

Figura XI-22 – ... se obter um modelo para prender a base de prova com o plano de cera no articulador.

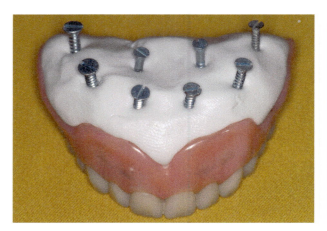

Figura XI-23 – A base da PT superior foi preenchida por silicone para laboratório, no qual foram colocados alguns parafusos para servirem de retenção para o gesso que vai prender...

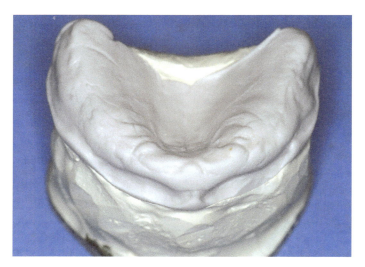

Figura XI-24 –...o modelo de silicone obtido no articulador.

Modelo inferior

Como discutido anteriormente, os modelos deverão estar relacionados no articulador em RC. Com este objetivo, deve-se lançar mão de alguma técnica que permita interpor um material de registro entre as arcadas do paciente com a mandíbula nessa posição.

Nos edentados, além da manutenção da RC, o material de registro deve também manter a relação vertical da mandíbula com a maxila (DVO). Por essa razão, em geral utilizam-se planos de cera sobre bases de prova.

É importante salientar que as posições relativas da maxila e da mandíbula, nos planos horizontal e vertical, são interdependentes e por isso devem ser obtidas de forma concomitante, ou seja, deve haver uma preocupação, enquanto se ajusta a altura do plano de orientação inferior, em se manter a mandíbula em uma posição horizontal adequada em relação à maxila (Figs. XI-25 a XI-29).

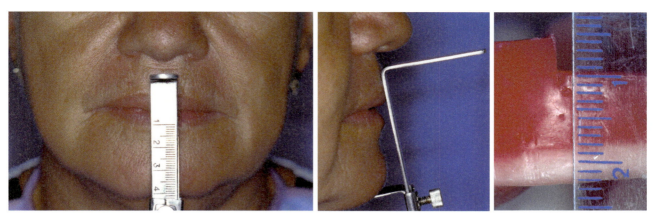

Figura XI-25 – Com a colocação dos planos de cera na boca tem-se uma diferença entre a altura estabelecida anteriormente com o compasso de Willis e a altura do terço inferior da face mantida pelos planos de cera (à esquerda). A diferença dessas alturas, determinada pela distância da haste horizontal fixa do compasso de Willis à base do nariz (ao centro), deve ser demarcada em milímetros na região anterior do plano de cera inferior (à direita).

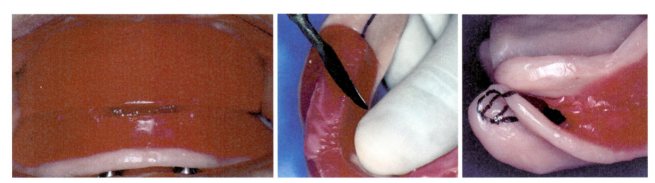

Figura XI-26 – Uma janela deve ser aberta na região anterior para servir de referência no ajuste do plano inferior (à esquerda). A cera nas regiões posteriores do plano deve ser plastificada com espátula aquecida (ao centro) e este deve ser levado novamente à boca. O paciente é então orientado a fechar a boca, pressionando o plano inferior contra o plano superior previamente isolado com vaselina pastosa, fazendo com que a cera plastificada escoe lateralmente e a altura do plano inferior diminua. Nesse momento, é importante observar se as bases de prova se tocam nas regiões de tuberosidade e papila piriforme, alterando o registro. Caso isso ocorra, as bases devem ser desgastadas até que parem de se tocar e possibilitem a obtenção adequada do registro (à direita).

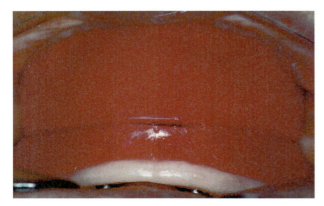

Figura XI-27 – Esse procedimento deve ser repetido até que o plano inferior toque no plano superior na região anterior, onde foi aberta a janela de referência,...

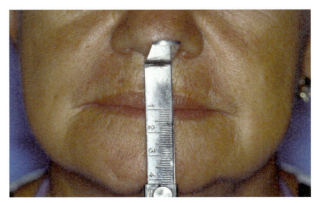

Figura XI-28 – ...quando a DVO desejada é então obtida.

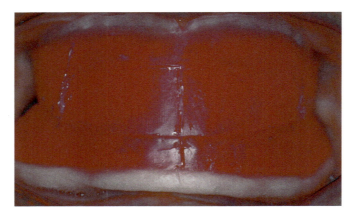

Figura XI-29 – Ajustes dos planos de cera terminados. Notar a desproporção presente na região anterior das alturas dos planos superior e inferior. Isso ocorre por que com os planos não se consegue o trespasse vertical que será obtido com a montagem dos dentes artificiais.

O registro pode ser obtido com um elastômero rígido (Figs. XI-30 a XI-32). O registro obtido (Fig. XI-33) deve ser levado ao modelo superior montado no articulador (Fig. XI-34) e sobre o mesmo, encaixar-se perfeitamente. Sobre esse conjunto encaixa-se então o modelo inferior com as ranhuras para o aumento de retenção do gesso confeccionadas em sua base.

Nesse momento, ajusta-se o pino guia do articulador, colocando-o com a marcação zero (linha contínua) coincidindo com a porção superior de seu orifício, para que o ramo superior fique paralelo ao ramo inferior do articulador. Após o pino guia ajustado, deve-se observar se a placa de montagem, fixada no ramo inferior do articulador, não toca na base do modelo, impedindo o pino guia de tocar na mesa incisal (Fig. XI-35).

Com o registro interposto, os modelos devem ser firmemente presos para evitar que saiam de posição durante o vazamento do gesso que vai fixar o modelo inferior no ramo inferior do articulador. Isso pode ser feito com o uso de espátulas de madeiras ou palitos de fósforos presos aos modelos com godiva de baixa fusão, cera colante ou pistolas de cola.

A base do modelo deve ser hidratada e uma quantidade de gesso tipo IV, suficiente apenas para prender o modelo à placa de montagem, deve ser colocada sobre esta. O ramo inferior do articulador é então posicionado com os dispositivos condilares em perfeito contato com as paredes internas dos guias condilares e o pino guia incisal tocando na mesa incisal (Fig. XI-36). Os fabricantes dos articuladores fornecem um elástico que pode ser colocado de forma a manter essa posição até a presa final do gesso.

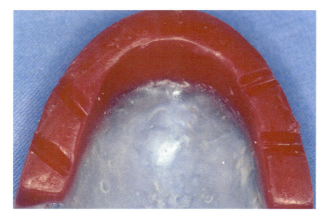

Figura XI-30 – Devem ser feitos sulcos de referência no plano superior.

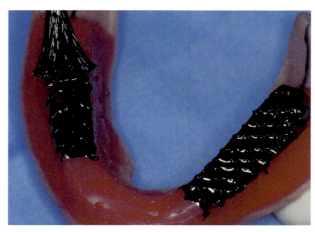

Figura XI-31 – Foi aplicado adesivo de um elastômero, no caso poliéter, apenas no plano inferior.

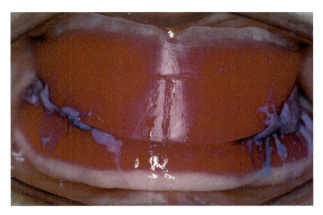

Figura XI-32 – Os planos foram levados novamente à boca, com pequena quantidade de poliéter interposta entre estes.

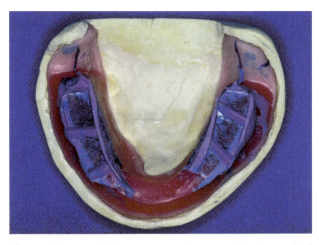

Figura XI-33 – Após a presa do material, é possível destacar os planos, tendo-se um registro preso ao plano inferior.

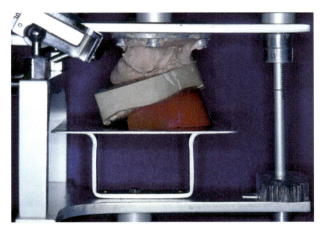

Figura XI-34 – O plano superior deve ser separado do inferior, para ser posicionado sobre a mesa de montagem e preso ao articulador.

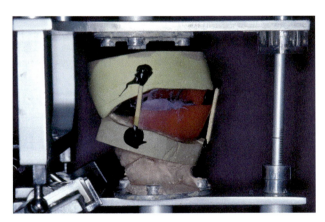

Figura XI-35 – Após a presa do gesso que prendeu o modelo superior, o modelo com o plano de cera inferior pôde ser posicionado e...

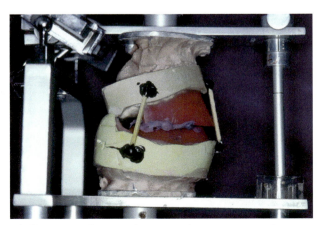

Figura XI-36 –...preso ao articulador. A confecção de um registro que permita a separação e posterior reposicionamento dos planos de cera otimiza o uso da mesa de montagem, pois permite que o registro seja realizado sem que o modelo superior já esteja montado no articulador, dispensando a presença do paciente em uma consulta apenas para esse fim.

Os planos de cera também podem ser presos um ao outro com uma espátula aquecida em dois ou três pontos de sua interface. Alguns profissionais utilizam grampos de papel que são aquecidos e cravados nos planos (Fig. XI-37). Funciona particularmente bem fixar os planos entre si com a interposição de pequena quantidade de pasta zincoenólica (Fig. XI-38).

Em todas essas técnicas, é necessário que o plano superior já esteja posicionado no ASA antes de ser preso ao plano inferior.

Após a presa final do gesso tipo IV, deve-se preencher os espaços restantes entre a base dos modelos e as placas de montagem com gesso comum.

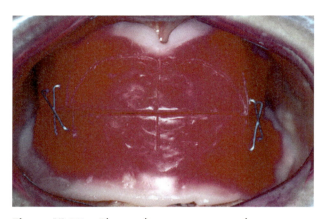

Figura XI-37 – Planos de cera presos na boca com o uso de grampos de papel.

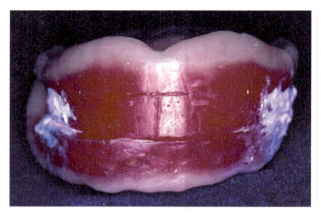

Figura XI-38 – Planos de cera que foram presos na boca com pasta zincoenólica.

Referências

1. Zarb GA, Bolender CH. Tratamento protético para os pacientes edentulos. 12ª ed. São Paulo: Ed. Santos; 2006.
2. Carlsson GE. Facts and fallacies: an evidence base for complete dentures. Dent Update. 2006 Apr;33(3):134-6, 138-40, 142.
3. Ellinger CW, Somes GW, Nicol BR, Unger JW, Wesley RC. Patient response to variations in denture technique. Part III: Five-year subjective evaluation. J Prosthet Dent. 1979 Aug;42(2):127-30.
4. Zuckerman GR. Practical considerations for using the face-bow for complete denture prosthodontics. J Prosthet Dent. 1985 Feb;53(2):219-21.
5. Altube LAC. Estudio mecánico del aparato dentario. Buenos Aires: Ediar Editores; 1952.

Capítulo XII

DENTES ARTIFICIAIS

Daniel Telles
Ronaldo de Moraes Telles
Ronaldo Walter Pinheiro

Apesar de, por razões didáticas, serem abordadas separadamente, a seleção e a montagem dos dentes artificiais devem ser encaradas em conjunto e sob os aspectos mecânico, estético e, em última análise, psicológico, pois um descontentamento com qualquer desses aspectos pode levar o paciente a não utilizar suas próteses.

Tais procedimentos requerem o conhecimento de ciências básicas, como a dinâmica de reabsorção dos ossos alveolares, do envelhecimento da pele, da fisiologia muscular do terço inferior da face, da língua e até de alguma sensibilidade artística.

Por essas razões, a seleção e a montagem dos dentes artificiais devem ficar sob a supervisão do CD(cirurgião-dentista), que pode avaliar com mais acuidade tais aspectos.

TIPOS DE DENTES ARTIFICIAIS

A grande oferta de dentes artificiais disponível no mercado odontológico atual, e a carência de evidências científicas elucidativas sobre a composição química desses materiais, dificultam uma escolha mais previsível dos dentes para a confecção de uma PT[1].

A maior preocupação em relação ao tempo em que se pode prever que a prótese permaneça em função geralmente recai sobre a resistência dos dentes artificiais ao desgaste (Fig. XII-1). Os fabricantes desenvolvem essa característica para contrapô-la aos fatores relacionados ao uso que podem levar a esse desgaste. Estes fatores são: (1) a freqüência mastigatória; (2) a força de mordida; (3) o tipo de dieta; (4) a presença de hábitos parafuncionais; (5) a ação de agentes de limpeza de próteses; e (6) a presença de ambiente empoeirado. O número de fatores envolvidos por si só evidencia a complexidade do fenômeno do desgaste dos materiais dentários no meio bucal[1].

O processo de fabricação e a natureza dos materiais utilizados na sua confecção são deter-

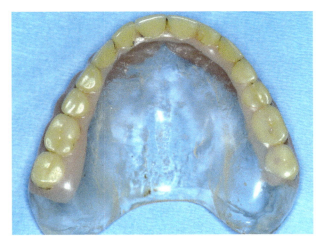

Figura XII-1 – Prótese apresentando dentes que não foram capazes de manter as relações maxilomandibulares e a estética, pela baixa resistência ao desgaste no meio bucal.

minantes nas características finais e no desempenho clínico dos dentes artificiais.

Dentes de porcelana

A porcelana odontológica foi o primeiro material utilizado para a fabricação de dentes artificiais durante o século XIX. Os dentes de porcelana apresentavam como principais vantagens: a durabilidade, a alta dureza, a estabilidade dimensional, a estabilidade de cor e a resistência ao desgaste.

Contudo, são caros e apresentam desvantagens, tais como o freqüente deslocamento da base da prótese, a baixa resistência ao impacto e a dificuldade para a realização dos procedimentos de desgaste e caracterização na fase de montagem dos dentes.

Adicionalmente, o contato entre os dentes de porcelana localizados nas arcadas superior e inferior cria freqüentemente um barulho audível, comumente encontrado em usuários de Próteses Totais mal adaptadas ou com a DVO inadequada.

Essas peculiaridades fazem com que o uso de dentes de porcelana em PTs e PPRs venha caindo gradativamente. Entretanto, em casos de PT em que os antagonistas forem próteses com as superfícies oclusais de porcelana, podem ser utilizados com o intuito de compatibilizar as durezas superficiais dos dentes entre si.

Dentes de resina

Um novo campo de materiais para uso na fabricação dos dentes artificiais surgiu com o advento dos dentes plásticos, em 1940[2].

A principal vantagem dos dentes artificiais de resina acrílica em relação aos dentes de porcelana é a presença de união química entre os dentes e a base da prótese. Além disso, são resistentes a rachaduras e ao ataque de solventes orgânicos; apresentam mais resistência flexural e ao impacto; transmitem uma sensação de contato dentário agradável e menos trauma ao rebordo residual; são fáceis de serem desgastados e permitem acréscimos e o repolimento, facilitando a realização de ajustes estéticos e oclusais.

Contudo, os dentes artificiais de resina acrílica apresentam como principal desvantagem a baixa tolerância ao meio bucal. Demonstram-se pouco resistentes ao desgaste e suscetíveis à absorção de fluidos, o que compromete suas estabilidades químico-físicas. Não possuem estabilidade de cor, pois sofrem a ação de corantes orgânicos, água, agentes de clareamento, luz solar e agentes químicos usados para a limpeza de próteses. Além disso, absorvem odores facilmente.

O principal avanço na produção dos dentes plásticos ocorreu com o advento dos agentes de ligação cruzada da resina acrílica ('cross-linked') na década de 50, o que solucionou o problema das rachaduras do material (Fig. XII-2).

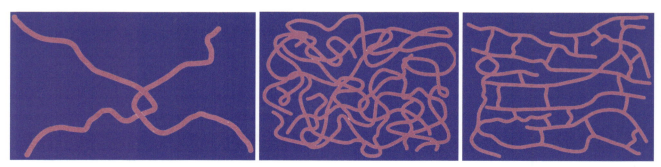

Figura XII-2 – Desenhos esquemáticos da estrutura das resinas acrílicas: cadeia polimérica individual (à esquerda), cadeia polimérica mecanicamente entrelaçada (ao centro) e cadeia polimérica com ligações cruzadas (à direita)[1].

A adição de moléculas monoméricas bifuncionais com ligações duplas reativas em cada extremidade (dimetacrilato de etilenoglicol) permitiu o cruzamento entre as cadeias poliméricas retilíneas e a formação de ramificações não-lineares[1].

A ligação cruzada provê a formação de pontes entre as macromoléculas retilíneas de forma tridimensional, o que contribui para a melhoria da resistência mecânica da resina (Fig. XII-3).

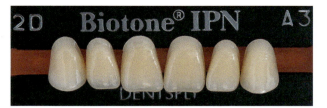

Figura XII-4 – Exemplo de dente feito de resina tipo IPN.

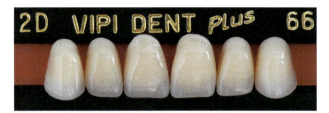

Figura XII-3 – Exemplo de dente de resina acrílica convencional com cadeias poliméricas com ligações cruzadas.

Usualmente, a macromolécula polimérica era formada pela polimerização de um mesmo tipo de unidade estrutural (monômero). Porém, para melhorar as propriedades físicas dos dentes artificiais, mostrou-se vantajoso usar dois ou mais monômeros quimicamente diferentes. O polímero formado é chamado de co-polímero e o processo para a sua formação é chamado de co-polimerização[1].

A primeira modificação de impacto ocorrida nos dentes plásticos com ligação cruzada foi o surgimento de resinas acrílicas com cadeias poliméricas interpenetradas, caracterizando um novo material: a resina acrílica IPN (*Interpenetrating Polymer Network*). A indústria pioneira na divulgação desse conceito foi a Dentsply no final dos anos 80 (Fig. XII-4). As cadeias moleculares da rede de polímeros interpenetrados não estão apenas cruzadas (como na resina acrílica convencional), mas sim multiplamente entrelaçadas[3].

Outra abordagem utilizada para o aperfeiçoamento dos dentes artificiais consistiu na inclusão de micro ou nanopartículas de carga inorgânica à matriz polimérica, caracterizando o surgimento dos dentes compósitos micro ou nanoparticulados.

O reforço obtido pela presença de partículas de carga inorgânica assegurou mais resistência ao desgaste e alta dureza para esses dentes em relação aos dentes de resina acrílica convencional. A sua microestrutura baseia-se na adição de carga mineral à matriz resinosa, seja ela constituída de resina acrílica (PMMA), de resina composta (BIS-GMA) ou da combinação de ambas, o que ocorre com mais freqüência[4].

Os primeiros dentes de resina composta a surgirem no mercado eram feitos em resina Isosit (Ivoclar Vivodent) (Fig. XII-5).

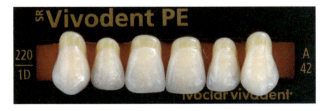

Figura XII-5 – Exemplo de dente de resina composta.

Se por um lado os dentes artificiais de resina acrílica com carga são mais resistentes, por outro tendem a sofrer com mais freqüência, em virtude da pobre adesão com a resina da base da prótese, problemas de infiltração na interface com a mesma (Fig. XII-6), levando a mau cheiro e comprometimento estético.

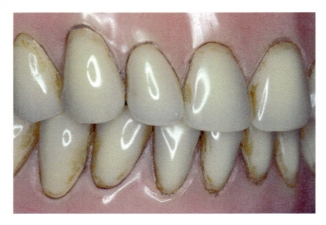

Figura XII-6 – PT utilizada pelo período de aproximadamente um ano, que sofreu infiltração severa na interface dos dentes artificiais com a resina da base da prótese, denotando uma adesão química ruim entre ambos.

Com o objetivo de melhorar a estética dos dentes artificiais, pigmentos de cor e de fluorescência foram adicionados a matriz resinosa pelos fabricantes visando à caracterização estética dos dentes artificiais de resina acrílica.

Outro fator importante para a obtenção de requisitos estéticos consistiu-se na prensagem dos dentes em múltiplas camadas, objetivando a caracterização estética intrínseca. A aplicação de camadas com espessuras e níveis de transparências diferentes permitiu a reprodução de caracterizações do esmalte incisal (Fig. XII-7), opalescência variável entre tonalidades e a criação de efeitos especiais de reflexão e refração da luz (Fig. XII-8).

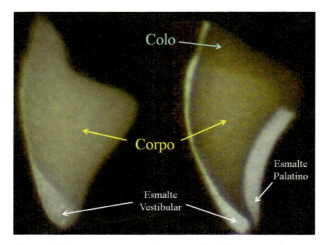

Figura XII-7 – Cortes de dentes artificiais prensados em duas camadas (à esquerda) e quatro camadas (à direita). Adotando-se uma técnica com um número maior de prensagens podem-se obter, pelas superposições das camadas e uma transmissão mais natural da luz, efeitos visuais semelhantes aos dos dentes naturais, tais como caracterizações do esmalte incisal e do colo em forma de raiz.

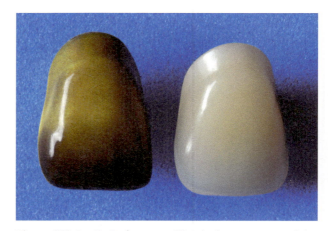

Figura XII-8 – Dois dentes artificiais do mesmo modelo, confeccionados com resinas de colorações diferentes. No dente à esquerda foi utilizada resina amarela na porção equivalente à dentina e uma resina preta na camada equivalente ao esmalte. O fabricante utiliza esse recurso para conseguir visualizar e estabelecer com mais facilidade a quantidade de cada resina, e as espessuras das camadas, para que o efeito de luz conseguido se aproxime da aparência dos dentes naturais quando forem utilizadas resinas nas cores dos dentes, como foi feito no dente à direita.

De acordo com a variante de polimerização utilizada durante o processo de fabricação da resina acrílica, é possível dividir os dentes artificiais resinosos disponíveis atualmente no comércio odontológico em dois grupos principais: (1) dentes convencionais; e (2) dentes de alta resistência[1].

Os dentes artificiais convencionais são compostos por resina acrílica cruzada de baixo peso molecular (cadeias poliméricas de pequena extensão), unidas quimicamente entre si através de ligações cruzadas covalentes simples (*cross-linked*), sem o usufruto de nenhuma outra variante de polimerização. Apesar da simplicidade na formulação química, esses dentes apresentam características de insolubilidade e relativa resistência ao desgaste[1].

Os dentes artificiais de alta resistência apresentam formulações químicas diferentes, de acordo com o artifício técnico utilizado para aperfeiçoar as propriedades da resina acrílica. A combinação dos vários artifícios técnicos durante a reação de polimerização da resina acrílica assegura a formação de diferentes subtipos de dentes artificiais de alta resistência[1].

Seleção dos dentes artificiais

Os dentes artificiais devem apresentar-se em *harmonia* com as características biotipológicas que orientaram os ajustes dos planos de orientação.

A seleção criteriosa dos dentes artificiais, principalmente quando feita no início do tratamento, demonstra ao paciente que o interesse do CD vai além de um sucesso puramente mecânico. Isso contribui para aumentar o interesse do paciente sua participação no desenrolar do tratamento, o que pode facilitar a obtenção de dados determinates para o seu sucesso final.

Seleção dos dentes anteriores

A harmonia na relação entre os dentes artificiais e os determinantes biotipológicos da estética do paciente edentado é obtida de forma mais objetiva, adotando-se os seguintes critérios para nortear a seleção dos dentes artificiais: tamanho, formato e cor.

Vale ressaltar que essa fase representa a *segunda dimensão* da estética.

Tamanho

Na estética dos edentados busca-se a justa relação de altura e largura dos dentes entre si e do conjunto formado por estes com a face do paciente e a fenda bucal em dinâmica. Essa característica é denominada *proporção*, definida como a relação e conformidade das partes entre elas e com o todo (Fig. XII-9).

A proporção da composição dentária é o vínculo que se persegue para dar um sentido de unidade entre esta e o todo facial. A proporção é, sobretudo, sentida.

Existem regras e dispositivos que auxiliam na busca do tamanho dos dentes. Como ponto de partida, estes recursos devem ser utilizados, tendo-se em mente que suas informações são relativas. A sensibilidade do profissional,

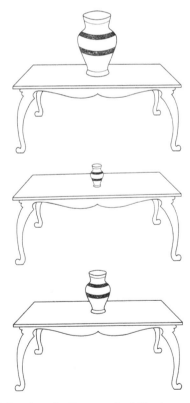

Figura XII-9 – As três figuras são idênticas no que diz respeito à forma e cor. A única variante foi o tamanho do objeto decorativo (vaso). Uma das três apresentará relação de conformidade para o observador e mais harmonia visual.

as informações que possam ser resgatadas sobre as características dos dentes naturais perdidos e as sugestões do paciente são igualmente importantes.

Técnica da dinâmica labial

Em 1908, Clapp[5] publicou um trabalho descrevendo uma nova técnica para a escolha dos dentes artificiais das PTs (Fig. XII-10). Essa técnica está entre as mais indicadas até hoje para a seleção dos dentes artificiais das PTs, em razão dos seguintes fatores: (1) é de fácil execução; (2) é uma técnica simples, pois não necessita de equipamentos especiais, tais como compassos ou esquadros de medição; (3) é uma técnica que busca na própria fisiologia do paciente os parâmetros para a escolha dos dentes artificiais, o que propicia a obtenção de bons resultados clínicos; e (4) a enorme aceitação pelos CDs e fabricantes de dentes artificiais, que passaram a produzir suas cartas-molde, de acordo com esta técnica, o que a torna compatível com o uso da maioria das marcas de dentes artificiais.

Nessa técnica, o CD é orientado a marcar os cantos da boca no plano de orientação superior, baseando-se nas comissuras labiais. Então, deve pedir ao paciente que levante o lábio tão alto quanto confortável, numa manobra de sorriso forçado ou sorriso máximo, e fazer outra marca no plano de cera superior, denominada *linha alta* (Fig. XII-11).

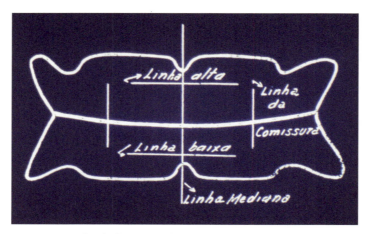

Figura XII-10 – Desenho esquemático das linhas que devem ser demarcadas nos planos de cera, a fim de orientar a escolha e a montagem dos dentes artificiais, idealizado por Clapp[5].

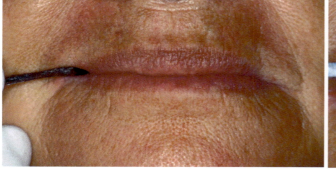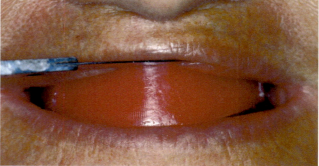

Figura XII-11 – Marcação das linhas das comissuras. Após os ajustes de contorno dos planos de cera ou de referência, devem ser feitas marcações no plano superior relativas aos cantos do lábio ou comissuras labiais, utilizando-se uma espátula romba para não ferir o paciente. As linhas das comissuras determinam a distância da face distal à face distal dos caninos superiores (à esquerda). Marcação da linha do sorriso alta. Deve-se pedir ao paciente para simular um sorriso amplo, fazendo com que o lábio superior mostre a maior quantidade possível do plano de cera. Faça uma marcação na altura máxima que o lábio atingir para determinar a altura do incisivo central (à direita).

Essas marcações determinarão medidas que devem ser interpretadas (Fig. XII-12). A distância entre ambas linhas dos cantos da boca marcadas no plano de cera superior, medida em curva com uma régua flexível (Fig. XII-13), determina a largura dos seis dentes anteriores superiores, de distal à distal dos caninos. Por essa razão, essas marcações são chamadas de linhas dos caninos.

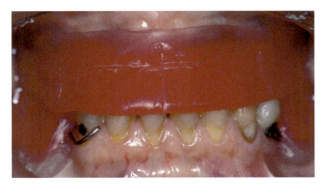

Figura XII-12 – Linhas de referência demarcadas no plano de cera. Do ponto de vista estético, deve-se privilegiar o posicionamento dos dentes superiores. Por essa razão, não é obrigatório que haja uma coincidência entre a linha média demarcada no plano superior com a linha média dos dentes naturais, caso o paciente os possua.

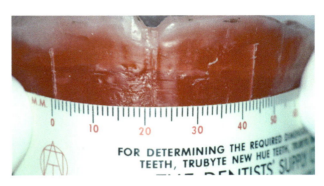

Figura XII-13 – Medição da distância em curva das linhas das comissuras com régua flexível, a qual equivale à largura dos seis dentes anteriores.

A distância da superfície oclusal do plano de cera superior à linha alta corresponde à altura da face vestibular do incisivo central superior que o paciente necessita para ter uma aparência agradável (Fig. XII-14).

Técnica das proporções faciais

O tamanho do incisivo central superior também pode ser estabelecido baseando-se em dados antropométricos, que estabelecem uma relação média de 1/16 da largura e da altura do incisivo central superior, respectivamente, com a largura e a altura da face do paciente.

Essas medidas podem ser estabelecidas com o auxílio de réguas comuns ou outros instrumentos de medições, medindo-se a altura e a largura da face nos pontos mais externos das órbitas, em tecido mole, e dividindo-se o valor obtido por 16. Existem réguas apropriadas para essa finalidade que facilitam o procedimento (Fig. XII-15).

Notar que a medida da altura do plano de cera até a linha do sorriso ou a proporção de 1/16 da altura e largura da face para a altura e largura do incisivo central são apenas referências que podem ser adotadas. Entretanto, essas referências necessitam de comprovação estatística quando se levam em consideração medidas tomadas em indivíduos dentados.

Os incisivos centrais superiores de modelos obtidos de uma população de universitários bra-

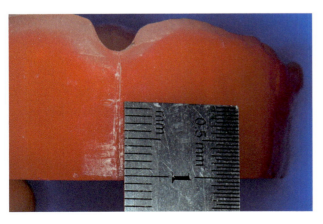

Figura XII-14 – A altura do incisivo central deve ser estabelecida pela medida da borda do plano de cera (altura incisal) até a linha demarcada, com o lábio superior em sorriso máximo, na linha média.

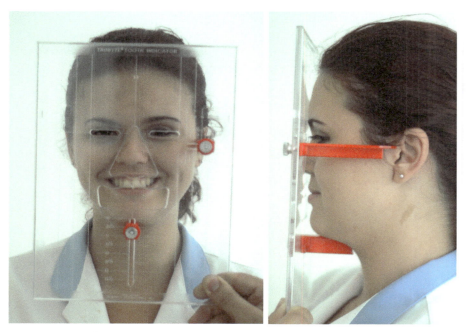

Figura XII-15 – Régua para escolha de dentes artificiais da Trubyte (Dentsply Inc., EUA). Com os orifícios bipupilares corretamente posicionados, os cursores devem tocar a face lateral do rosto e a base do queixo do paciente. Nessa posição, podem ser feitas leituras relativas às altura e largura dos dentes artificiais, considerando-se uma relação estabelecida pelo critério de proporcionalidade de 1/16.

sileiros[6], com 23 homens e 21 mulheres, foram medidos para se estabelecerem as dimensões médias desse dente. A *altura* média dos incisivos centrais superior foi 10,23 mm para homens e 9,67 mm para mulheres. A *largura* média dos incisivos centrais foi 8,44 mm para ambos os sexos.

Baseado nas informações coletadas, o CD deve consultar as cartas-molde fornecidas pelos fabricantes, nas quais os diversos modelos de dentes estão relacionados de acordo com tais medidas. Nas cartas-molde podem ser encontradas informações relativas à largura dos seis dentes anteriores em curva, ao comprimento do incisivo central e à largura do incisivo central (Fig. XII-16).

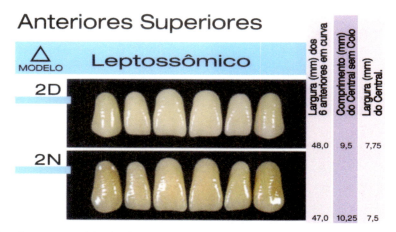

Figura XII-16 – Detalhe da carta-molde do dente Biotone IPN (Dentsply, Brasil). No canto superior esquerdo, há uma indicação da forma básica (no caso, triangular) dos modelos. Ao lado, o biótipo recomendado pelo fabricante (no caso leptossômico), que supostamente levará a um resultado mais harmonioso com os modelos especificados (no caso, 2D e 2N). Nas colunas à direita, os números referentes aos tamanhos dos dentes.

Formato

Em 1914, Williams[7] publicou um trabalho no qual procurou relacionar a forma dos incisivos centrais à do rosto dos indivíduos.

Embora tenha demonstrado de forma conclusiva que não havia nenhuma evidência científica que suportasse tal correlação, reconheceu que o problema dos dentes era eminentemente estético e, para evitar desarmonias, a forma do rosto do paciente poderia ser utilizada como ponto de partida para a seleção da forma dos dentes artificiais.

Desse trabalho surgiu o conceito, até hoje utilizado, das três formas básicas dos dentes artificiais: quadrado, triangular e ovóide (Fig. XII-17).

artificiais, pois produz resultados clínicos aceitáveis[8] por seguir um princípio de harmonia de formas.

A forma do rosto do paciente deve ser avaliada em observação frontal, baseando-se na proporcionalidade da largura de 3 linhas: (1) do cabelo; (2) das ATMs; e (3) dos ângulos da mandíbula. Caso a linha do cabelo seja a mais longa, o rosto será classificado como triangular; caso a linha das ATMs seja a mais longa, o rosto será considerado ovóide; e caso as três sejam equivalentes em comprimento, o rosto será considerado quadrado (Fig. XII-18).

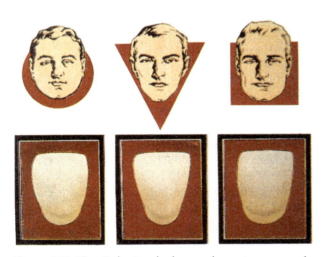

Figura XII-17 – Relação da forma do rosto com a do incisivo central superior invertido.

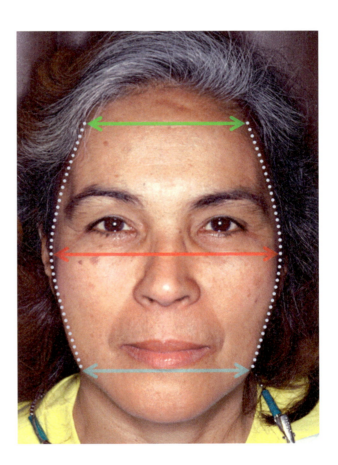

Figura XII-18 – A linha do cabelo (linha verde) une os ângulos que o cabelo forma na testa de um lado e de outro da face; a linha das ATMs (linha vermelha) une essas estruturas de um lado ao outro; e a linha dos ângulos da mandíbula (linha azul) une os ângulos da mandíbula também no plano frontal, de um lado ao outro.

Embora poucas evidências suportem a teoria da correspondência entre as formas do incisivo e a do rosto do paciente, esse critério ainda é usado pela maioria dos fabricantes de dentes

O biótipo, bem como a forma do rebordo, eventualmente pode sugerir a forma do dente do paciente[9] (Fig. XII-19).

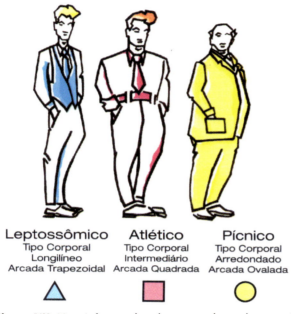

Figura XII-19 – A forma dos dentes pode ser harmonizada com os diferentes biótipos.

Em 1955, Frush e Fisher[10-15] introduziram a teoria "dentogênica", nome adotado de forma análoga à "fotogênica", para se referirem à arte, prática e técnica de se criar a ilusão de dentes naturais com próteses artificiais. Para atingir tal objetivo, os fatores sexo, personalidade e idade são levados consideração e as características que cada um deles pode determinar na escolha, caracterização e posicionamento dos dentes são incorporadas à prótese (Fig. XII-20).

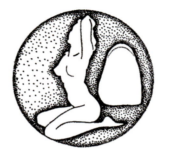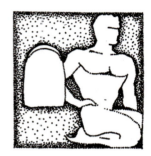

Figura XII-20 – Associações de formas e gêneros, segundo Frush e Fisher[11].

Apesar de analisados separadamente, esses fatores são inseparáveis e interdependentes. O fator personalidade está, na maioria dos casos, relacionada ao fator sexo, porém nada impede que uma mulher apresente uma personalidade classificada como vigorosa e um homem apresente-se com uma personalidade suavizada.

Esse fator é primariamente utilizado na escolha da forma dos dentes artificiais que pretendemos colocar na prótese do paciente.

As formas femininas geralmente são suaves e arredondadas, enquanto as formas masculinas são vigorosas e retas (Fig. XII-21).

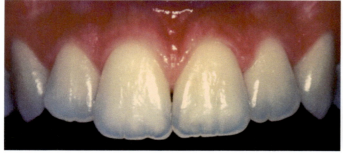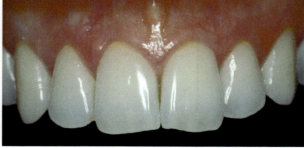

Figura XII-21 Dentes com características de formas predominantemente femininas (à esquerda) e masculinas (à direita), segundo Frush e Fisher[11].

Alguns fabricantes descrevem também nas cartas-molde os contornos das faces vestibulares dos diferentes modelos de dentes anteriores.

O conhecimento dessa característica possibilita que na escolha seja feita uma associação com o perfil do paciente (Figs. XII-22 e XII-23).

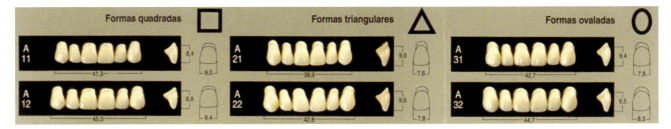

Figura XII-22 – Detalhe de carta-molde do dente SR Antaris (Ivoclar Vivadent, Liechtenstein) com indicações das formas básicas e dos tamanhos dos modelos dos dentes. Notar que, além da foto frontal dos modelos, o fabricante exibe também uma foto do perfil do incisivo central superior.

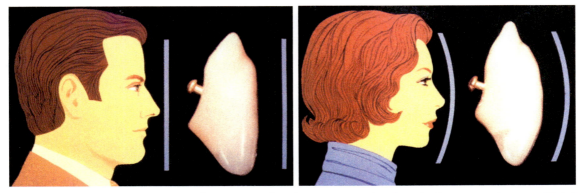

Figura XII-23 – O perfil do paciente pode ser considerado com o intuito de selecionar um dente artificial com o perfil semelhante.

Quando disponíveis, fotografias do paciente antes da perda dos dentes são preferíveis para determinar a forma dos dentes artificiais (Fig. XII-24).

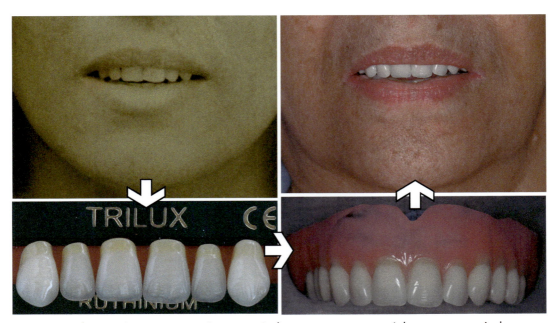

Figura XII-24 – Uma foto antiga com a paciente sorrindo, mesmo que parcialmente, mas ainda com os dentes naturais (acima à esquerda), inspirou a seleção (abaixo à esquerda) e o arranjo dos dentes artificiais (abaixo à direita) na busca de um resultado estético que pretendia recuperar o mais possível a aparência original do sorriso da paciente (acima à direita).

Uma boa fotografia pode prover informações valiosas para trabalhar a estética visando uma recuperação de auto-imagem. Entretanto, deve-se ter em mente, e esclarecer ao paciente, que as marcas da idade são indeléveis e permanecerão na nova imagem que o paciente pode conseguir com as próteses.

Outro recurso interessante pode ser o de buscar características biotipológicas em um parente próximo, geralmente um filho, para servir de base para a escolha dos dentes e as características do arranjo (Fig. XII-25).

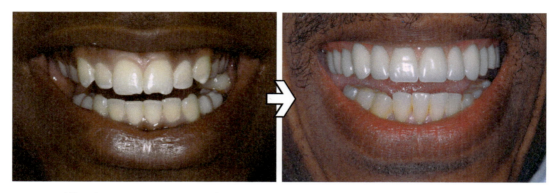

Figura XII-25 – O filho do paciente (à esquerda) compareceu à consulta, com a aquiescência do mesmo, para que fosse fotografado e as características do seu sorriso fossem, em alguma medida, incorporadas às próteses confeccionadas (à direita).

Os modelos dos dentes serão visualizados nas cartas-molde dos diversos fabricantes.

Os modelos de dentes e os códigos que cada fabricante utiliza para denominá-los não são padronizados. Por esta razão, durante a seleção, é importante ter em mãos as cartas-molde dos fabricantes de todos os dentes passíveis de serem utilizados.

A diversidade de características entre os diferentes modelos e fabricantes faz com que a opção por um determinado fabricante constitua-se em um quesito de individualização do caso em si. Por isso, não se deve ter uma marca de preferência, e sim selecionar o modelo de acordo com as características de cada caso.

Considerando-se um nível de qualidade mínimo na fabricação dos dentes artificiais, pode-se considerar que não existe um dente artificial mais bonito que outro; são apenas diferentes. Essas diferenças fazem com que um caso seja melhor resolvido com o uso de um dente de um fabricante específico, que pode não funcionar tão bem para outro caso. Entretanto, é importante ressaltar que essas diferenças podem ser sutis e que, para percebê-las durante a escolha dos dentes artificiais, pode ser necessário ter os dentes em mãos e não apenas compará-los através das cartas-molde (Fig. XII-26).

O fator idade pode ser incorporado à prótese pela escolha da cor e pela alteração da forma dos dentes artificiais, principalmente na sua porção incisal, por meio de desgastes com broca (Fig. XII-27).

As formas finais dos dentes surgirão quando os mesmos encontrarem suas posições definitivas. A partir do momento em que as posições dos dentes são modificadas de forma gradual do arranjo feito inicialmente, surgirá a necessidade de retoques em suas formas em relação ao conjunto dos dentes e ao rosto do paciente.

Os dentes anteriores inferiores e os posteriores normalmente são selecionados baseados nas tabelas de articulação constantes nas cartas-molde dos fabricantes (Fig. XII-28).

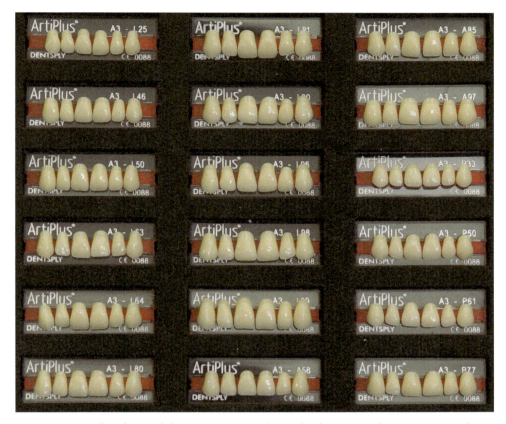

Figura XII-26 – Detalhe do modelário com os modelos do dente Artiplus IPN (Dentsply, Brasil).

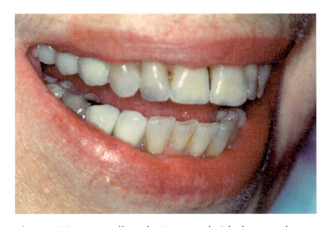

Figura XII-27 – Mulher de 83 anos de idade com dentes naturais apresentando os desgastes naturais da idade, em especial na porção incisal.

Anteriores Superiores	Anteriores Inferiores	Posteriores Sup. e Inf. 33°
2D	2D	30M-30L
3D	3D	30M-32M
2N	2N	30L
2P	2P	34L-32L
A23	3M	30M
A25	2E	30M-32M
A26	46	32M

Figura XII-28 – As cartas-molde possuem uma tabela de articulação, que permite relacionar o modelo de dente anterior superior escolhido com os anteriores inferiores e posteriores que combinam entre si.

Cor

Quando o indivíduo possui dentes naturais remanescentes, é necessário que a escolha da cor dos dentes artificiais seja feita pela comparação destes com as escalas de cores (Fig. XII-29) fornecidas ou indicadas pelos fabricantes dos dentes artificiais que se pretende utilizar (Fig. XII-30).

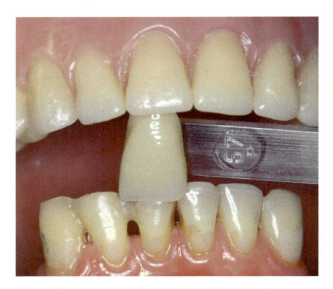

Figura XII-29 – Seleção da cor dos dentes artificiais por comparação com a escala de cor própria do fabricante do dente que se pretende utilizar.

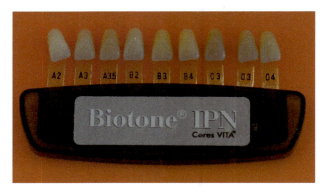

Figura XII-30 – Escala de cores de dente de resina.

Para facilitar a percepção por parte do operador na comparação entre cores, a fonte de luz utilizada deve possuir uma temperatura de cor de aproximadamente 5.500 a 6.500°K e um índice de rendimento de cor, que é determinado pela proximidade da fonte de luz ao objeto, acima de 90%[16]. Aparelhos que utilizam lâmpadas com essas características (Fig. XII-31) podem ser encontrados no comércio e produzem resultados clínicos satisfatórios.

Apesar de existirem equivalências nominais entre padrões de cores de diferentes fabricantes, esse parâmetro não deve ser considerado absoluto como critério de escolha quando se trabalhar com materiais diferentes (Fig. XII-32).

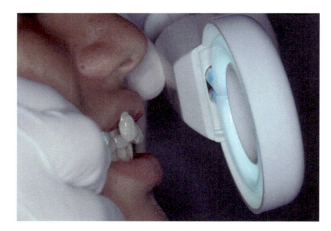

Figura XII-31 – Luz corrigida para a seleção de cores.

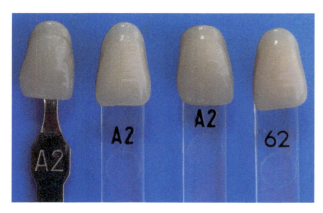

Figura XII-32 – Escalas de fabricantes e modelos diferentes, as três primeiras obedecendo ao mesmo padrão de cor (Escala Vita), que deveriam apresentar semelhanças de cor, mas que, por causa de variações inerentes ao processo de fabricação, são distintas.

Embora a escolha da cor dos dentes tenha um aspecto muito pessoal, tanto para o clínico como para o paciente, os dentes não podem ser excessivamente claros a ponto de parecerem falsos, uma vez que com a idade os dentes naturais tendem a se tornar mais escuros[8] (Fig. XII-33).

Nos indivíduos de raça branca, o tom da pele pode ser um fator determinante na seleção de um dente mais claro ou mais escuro. Já os da raça negra tendem a possuir dentes mais claros.

Em especial, os caninos devem ser pelo menos um tom mais escuro que os incisivos (Fig. XII-34). Dentes artificiais de boa qualidade já estão disponibilizados com esta característica incorporada, entretanto, o mesmo efeito pode ser obtido utilizando-se caninos de outro jogo de dentes com uma tonalidade mais escura.

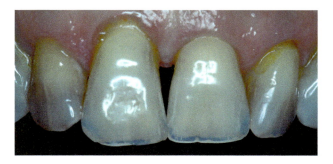

Figura XII-33 – Mulher de 83 anos de idade com dentes naturais escurecidos e apresentando os desgastes naturais da idade, especialmente na porção incisal, o que pode ser observado pelo efeito halo exagerado nessa porção.

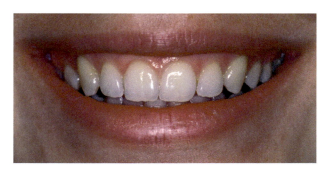

Figura XII-34 – Os caninos normalmente se apresentam com a cor um pouco mais saturada que os incisivos.

Seleção dos dentes posteriores

Na prática, na maioria dos casos, quando os dentes anteriores são selecionados automaticamente fica estabelecida uma indicação para os dentes posteriores. Essa indicação obedece a tabelas de equivalências fornecidas pelos fabricantes nas cartas-molde dos dentes artificiais (ver Fig. XII-28).

O tamanho dos dentes posteriores em geral acompanha o dos dentes anteriores, entretanto, como o posicionamento dos dentes posteriores é determinado anteriormente pela face distal do canino inferior e posteriormente pela mesial da papila piriforme, à medida de tais limites pode subverter a correlação de tamanho sugerida pelos fabricantes entre modelos de dentes anteriores e posteriores (Fig. XII-35).

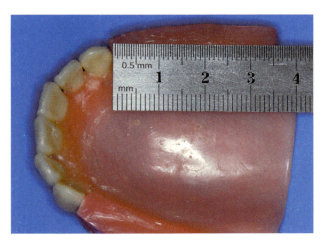

Figura XII-35 – Após a montagem dos dentes anteriores, pode-se estimar a distância que será ocupada pelos dentes posteriores.

Os dentes posteriores diferenciam-se basicamente por sua morfologia oclusal. No comércio podem ser encontrados dentes artificiais com 33°, 20° e 0° de inclinação das cúspides em relação ao plano oclusal. Também são chamados, respectivamente, de anatômicos, semi-anatômicos (Fig. XII-36) e não-anatômicos (Fig. XII-37).

Do ponto de vista funcional, a eficiência mastigatória melhora à medida que aumenta a inclinação das cúspides, uma vez que com cúspides mais altas a penetração no bolo alimentar é facilitada. Por outro lado, aumenta também a possibilidade de serem geradas forças oblíquas, que tendem a instabilizar as próteses, especialmente as inferiores nos casos de PT removível (Fig. XII-38).

Uma vez selecionados os dentes artificiais, as informações relativas ao fabricante, modelos e cor destes devem ser anotadas na ficha do paciente, pois podem ser úteis na eventualidade de um futuro reparo ou mesmo para a posterior confecção de próteses novas[17].

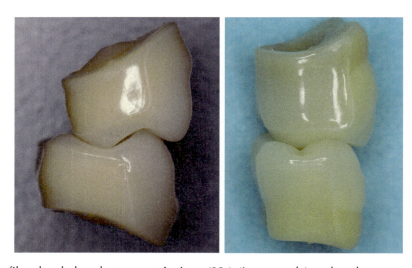

Figura XII-36 – Perfil oclusal dos dentes anatômicos (33°) (à esquerda) e dos dentes semi-anatômicos (20°) (à direita).

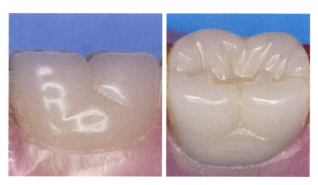

Figura XII-37 – Os dentes não-anatômicos (0°) possuem cúspides planas (à esquerda) e mesa oclusal com sulcos de escape para os alimentos (à direita).

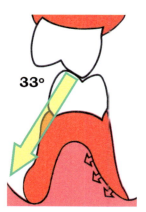

Figura XII-38 – Os planos inclinados das cúspides dos dentes anatômicos tendem a gerar vetores de força direcionados para fora da área de suporte da prótese.

REFERÊNCIAS

1. Reis KR. Avaliação da microdureza superficial Knoop e da resistência ao desgaste de dentes artificiais de resina acrílica [dissertação de mestrado]. Bauru (SP): Faculdade de Odontologia de Bauru – USP; 2005.
2. Cornell JA, Jordan JS, Ellis S, Rose EE. A method of comparing the wear resistance of various materials used for artificial teeth. J Am Dent Assoc 1957;54:608-14.
3. Satoh Y, Nagai E, Azaki M, Morikawa M, Ohyama T, Toyoma H, Itoh S, Sakurai H, Iwasawa A, Ohwa M, et al. Study on high-strength plastic teeth. Tooth discoloration. J Nihon Univ Sch Dent. 1993 Sep;35(3):192-9.
4. Hirano S, May KB, Wagner WC, Hacker CH. In vitro wear of resin denture teeth. J Prosthet Dent. 1998 Feb;79(2):152-5.
5. Clapp GW. How the science of esthetic tooth-form selection was made easy. J Prosthet Dent. 1955 Sep; 5(5):596-608.
6. Telles DM. Incidência de lesões cervicais não cariosas em estudantes de odontologia e sua relação com aspectos oclusais [tese de doutorado]. Bauru (SP): Faculdade de Odontologia de Bauru – USP; 2000.
7. Williams JL. A new classification of human tooth forms with special references to a new system of artificial teeth. Dental Cosmos. 1914; 56: 627-36.
8. Walmsley AD, Pinsent RH, Laird WR. Complete dentures: 3. Jaw relationships and tooth selection. Dent Update. 1991 Oct;18(8):344-6, 348-50.
9. Kretschmer E. Physique and character. New York: Hartcourt Brace & Co.; 1925.
10. Frush JP, Fisher RD. Dentogenics: its practical application. J Prosthet Dent. 1959 Nov/Dec; 9(6):914-21.
11. Frush JP, Fisher RD. How dentogenic restorations interpret the sex factor. J Prosthet Dent. 1956 Mar; 6(2):160-72.
12. Frush JP, Fisher RD. How dentogenics interpret the personality factor. J Prosthet Dent. 1956 Jul; 6(4):441-9.
13. Frush JP, Fisher RD. Introduction to dentogenic restorations. J Prosthet Dent. 1955 Sep; 5(5):586-95.
14. Frush JP, Fisher RD. The age factor in dentogenics. J Prosthet Dent. 1957 Jan; 7(1):5-13.
15. Frush JP, Fisher RD. The dynesthetic interpretation of the dentogenic concept. J Prosthet Dent. 1958 Jul; 8(4):558-81.
16. Preston JD. Cor em cerâmica dental. In: Schärer P, Rinn LA, Kopp FR. Normas estéticas para a reabilitação bucal. São Paulo: Quintessence; 1986. p. 21-2.
17. Telles RM. Ficha rebordoscópica. Rev Bras Odont. 1987 Nov/Dez;44(6):27-30.

Capítulo XIII

Montagem dos Dentes Artificiais – Arranjos Estéticos e Oclusais em Próteses Totais

Ronaldo de Moraes Telles
Daniel Telles
Henrique Hollweg
Luciano Castellucci

A montagem dos dentes artificiais precisa ser executada em sintonia muito fina com os procedimentos clínicos que a precedem e sucedem. Nessa fase, aumenta a possibilidade de exacerbar-se, de forma a produzir um resultado clínico negativo, o somatório dos pequenos erros que fatalmente serão encontrados na prótese concluída.

Montagem dos dentes anteriores

O formato da arcada dos dentes artificiais já está definido pela conformação do plano de cera criado na boca do paciente (Fig. XIII-1).

É essencial que os dentes sejam posicionados obedecendo a essa conformação para que os

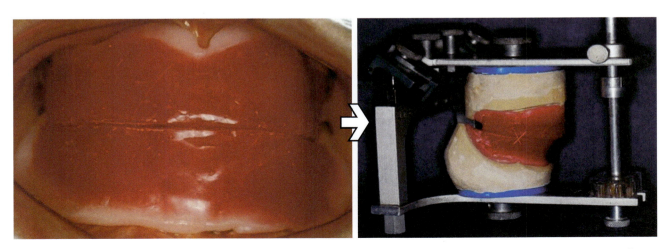

Figura XIII-1 – Os dentes serão posicionados obedecendo aos contornos dos planos de referência obtidos na boca (à esquerda) e transferidos para o articulador (à direita).

resultados estéticos conseguidos com os ajustes dos planos de cera, relativos à sustentação dos tecidos do terço inferior da face, sejam obtidos também com os dentes montados[1, 2] (Figs. XIII-2 a XIII-7).

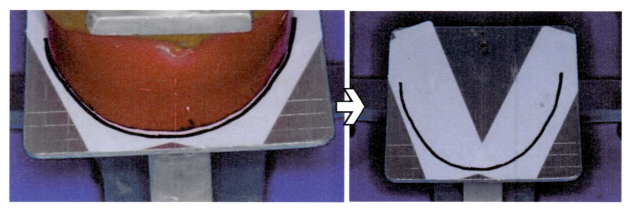

Figura XIII-2 – Caso o modelo superior tenha sido montado no articulador com o uso da mesa de montagem, o contorno do plano superior pode ser delineado sobre a mesa para preservar essa referência e permitir, se necessária, uma conferência dessa posição após os dentes montados.

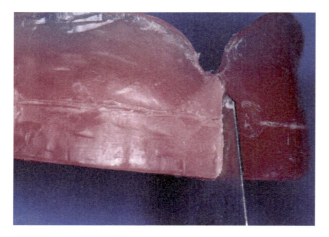

Figura XIII-3 – Com uma faca ou estilete, abre-se uma janela exatamente a partir da linha média demarcada...

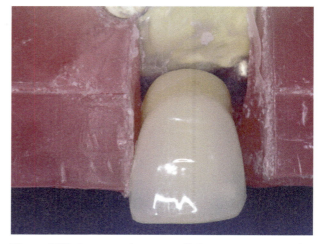

Figura XIII-4 –...com largura suficiente para acomodar o incisivo central.

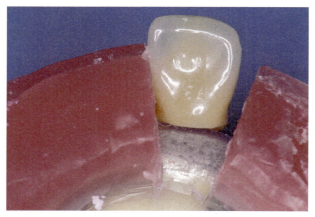

Figura XIII-5 – Se o espaço criado não for suficiente para acomodar o dente,...

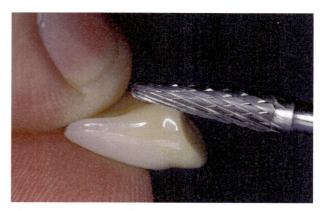

Figura XIII-6 –...este deve ser desgastado até que possa ser posicionado de forma a recompor o contorno exato do plano de cera.

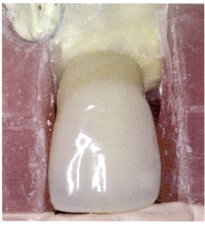 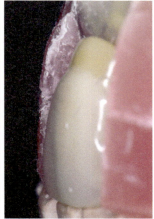

Figura XIII-7 – A borda incisal do incisivo central deve acompanhar a altura incisal do plano de cera (à esquerda); e a face vestibular deve estar posicionada com a mesma inclinação do plano para vestibular (à direita).

Os dentes devem ser presos às bases de prova, preferencialmente, com cera apropriada para a montagem de dentes (Figs. XIII-8 a XIII-13). Ceras comuns não possuem adesividade suficiente

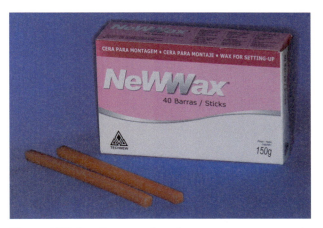

Figura XIII-8 – Cera em bastão para a montagem de dentes.

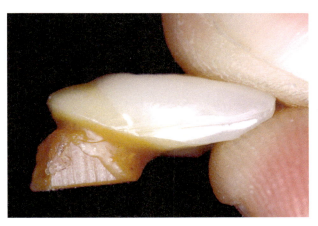

Figura XIII-9 – A cera deve ser presa ao dente com espátula quente e...

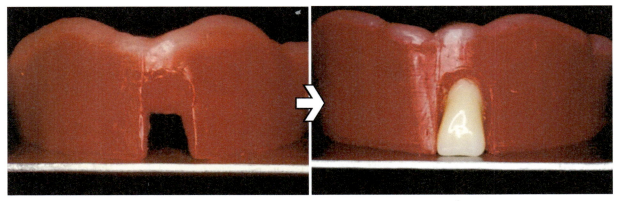

Figura XIII-10 –...diretamente à base de prova na janela aberta no plano de cera. É importante manter o plano de cera apoiado sobre uma superfície plana, como uma placa de vidro ou a própria mesa de montagem do articulador, a fim de manter a referência incisal do plano de cera.

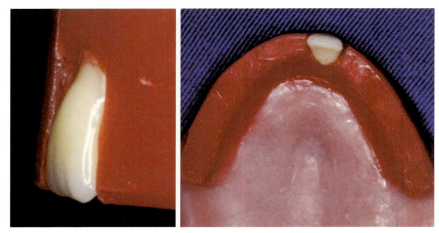

Figura XIII-11 – Vista proximal do incisivo central preso com a cera de montagem à base de prova, acompanhando o contorno vestibular do plano de cera (à esquerda). Em uma vista oclusal, a porção incisal dos dentes também deve acompanhar o formato do plano de cera (à direita).

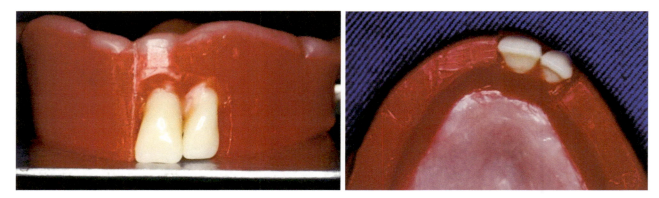

Figura XIII-12 – As porções do plano de cera devem ser retiradas à medida que os dentes são montados. Deve-se retirar apenas a quantidade necessária para posicionar cada dente individualmente, pois caso grande quantidade do plano seja removida corre-se o risco de que a referência do posicionamento espacial dos dentes seja perdida.

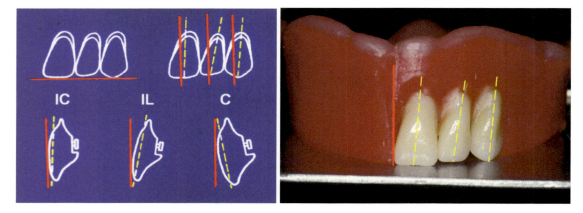

Figura XIII-13 – Desenhos esquemáticos das posições relativas dos incisivos centrais (IC), incisivos laterais (IL) e caninos (C) em relação ao plano de cera (linhas vermelhas). As linhas amarelas indicam os longos eixos dos dentes. Dentes posicionados de acordo com o desenho esquemático (à esquerda). Enquanto nos incisivos centrais o colo e a incisal acompanham o contorno vestibular do plano de cera, nos incisivos laterais o colo fica mais para dentro, e nos caninos a incisal assume essa posição. Preferencialmente a montagem deve ser feita de um lado, preservando-se o plano de cera do lado oposto. Isso permite a comparação dos três dentes anteriores montados com a porção do plano preservada na mesma região do lado oposto, com a qual deve apresentar alguma simetria (à direita).

para prender os dentes à base de prova, além de não permitirem muita manipulação antes que fraturem, mesmo quando aquecidas.

Cada dente artificial normalmente necessita ser manipulado, depois de posicionado sobre a base de prova, até que apresente a inclinação desejada do longo eixo, a altura adequada e a relação oclusal correta com os antagonistas. Durante essa manipulação, a cera deve manter o dente preso à base de prova e conservá-lo assim após esses procedimentos.

A cera de montagem é bastante rígida à temperatura ambiente, mas quando aquecida fica flexível e pegajosa, podendo inclusive ser alongada, mantendo-se com essas características tempo suficiente para o posicionamento correto do dente sem que sofra fratura. Além disso, apresenta um resfriamento lento e com pouca contração, o que facilita o posicionamento dos dentes durante a montagem, permitindo pequenas rotações e inclinações, enquanto a cera encontra-se ainda em estado plástico.

O uso de cera inadequada freqüentemente faz com que os dentes se soltem ou saiam de posição durante os procedimentos de prova da estética e, praticamente, inviabiliza a prova e os ajustes da oclusão, em especial em casos nos quais forem adotados esquemas oclusais mais complexos como o balanceado bilateral.

Os dentes inferiores são montados a partir das posições determinadas pelos dentes superiores, mantendo inicialmente também padrões de posicionamentos preestabelecidos (Figs. XIII-14 a XIII-16).

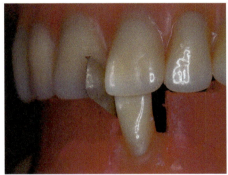
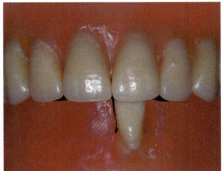

Figura XIII-14 – Com o auxílio de uma lâmina de matriz de aço interposta entre os incisivos centrais superiores (à esquerda), o incisivo central inferior é posicionado para manter a linha média (à direita).

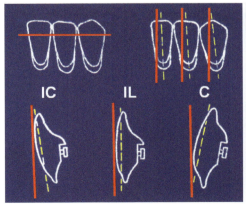
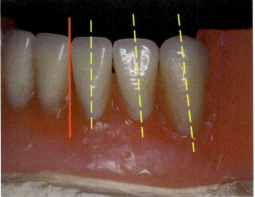

Figura XIII-15 – Desenhos esquemáticos das posições relativas dos incisivos centrais (IC), incisivos laterais (IL) e caninos (C) inferiores em relação ao plano de cera (linhas vermelhas). Notar que, no desenho esquemático, as bordas incisais ficam acima do plano de cera inferior após ajustado, em virtude do trespasse vertical dos dentes superiores. As linhas amarelas indicam os longos eixos dos dentes Enquanto nos incisivos centrais o colo fica mais para dentro, nos incisivos laterais o colo e a incisal acompanham o contorno vestibular do plano de cera; já nos caninos, a incisal fica mais para dentro (à esquerda). Dentes posicionados sobre a base de prova de acordo com o desenho esquemático (à direita).

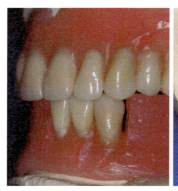
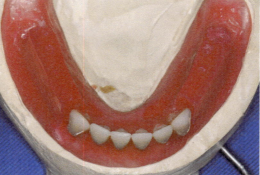

Figura XIII-16 – Relação oclusal dos dentes anteriores inferiores com os superiores (à esquerda) e bateria labial inferior montada (à direita).

INDIVIDUALIZAÇÃO DO ARRANJO ESTÉTICO DOS DENTES ARTIFICIAIS

A observação dos aspectos relacionados à estética é influenciada pela percepção de luz e sombra.

A cavidade bucal emite mais luz do que os olhos, a pele e o cabelo, devido ao grande contraste existente entre suas áreas de sombras e a cromaticidade intensa dos dentes.

Alguns desses contrastes são fáceis de serem observados, como o corredor bucal. Entretanto, a percepção das diferentes áreas de luz e sombra nos dentes exige algum treinamento.

A modificação constante da reflexão de luz nessas áreas, quando modificam as incidências das fontes que as iluminam, dá ao observador a dinâmica dos posicionamentos relativos dos dentes entre si. Por isso, essa característica é denominada *movimento* (Fig. XIII-17).

A individualização do sorriso passa obrigatoriamente pela manipulação da dinâmica

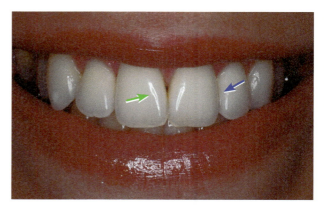

Figura XIII-17 – Em um sorriso podem ser visualizadas áreas de luz (seta verde) e sombra (seta azul). A dinâmica dessas áreas, variando à medida que varia a incidência da luz, dá o sentido de arranjo dentário.

desses posicionamentos, para se conseguir o que pode ser chamado de *arranjo estético dentário* (Fig. XIII-18).

Vale ressaltar que esse trabalho será desenvolvido dentro da *terceira dimensão* da estética.

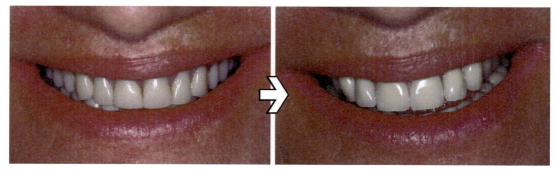

Figura XIII-18 – Quando o paciente utiliza próteses com características biotipológicas, tais como linha do sorriso e dimensão vertical, adequadas (à esquerda) o desafio estético recai sobre a individualização do arranjo dos dentes artificiais (à direita).

Qual a influência do biótipo no posicionamento dos dentes artificiais?

A relação dos dentes superiores com os inferiores depende das relações intermaxilares.

Três situações podem acontecer na seção anterior dos rebordos: (1) os dois rebordos estão alinhados no plano sagital (Classe I esquelética); (2) o rebordo superior está à frente do rebordo inferior (Classe II esquelética); e (3) o rebordo superior está atrás do rebordo inferior (Classe III esquelética) (Fig. XIII-19).

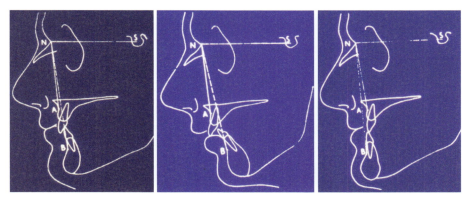

Figura XIII-19 – Padrão cefalométrico de um indivíduo Classe I. O valor do ângulo ANB é de aproximadamente 3° (à esquerda). Um indivíduo Classe II apresenta o ângulo ANB com cerca de 7° (ao centro). Um indivíduo Classe III apresenta o ângulo ANB com aproximadamente –3° (à direita).

Quando a relação maxilomandibular for do tipo Classe I, em um indivíduo considerado ortognata de perfil reto, os dentes anteriores superiores e inferiores serão posicionados próximos entre si, com trespasses vertical e horizontal pequenos.

Em uma relação tipo Classe II, em um indivíduo considerado retrognata de perfil convexo, as bordas incisais dos dentes superiores estarão mais afastadas das bordas incisais dos inferiores; há então, a possibilidade de aumentar também o trespasse vertical sem que a guia incisal aumente. Não é indicado modificar muito a posição dos dentes inferiores em relação aos superiores, ainda que o paciente deseje, para melhorar a estética, pois os dentes inferiores assumiriam uma posição mais externa em relação à crista do rebordo, podendo levar à instabilidade das próteses.

Nos casos de Classe III, em um indivíduo considerado prognata de perfil côncavo, a melhor relação será a posição de topo a topo, com ausência de contato em oclusão cêntrica, para preservar os rebordos. Todavia, será inevitável a desoclusão de dentes anteriores em movimento protrusivo.

Le Pera[3] desenvolveu uma abordagem teórica bastante interessante sobre as peculiaridades biotipológicas do sistema estomatognático. Segundo o autor, em cada tipo de perfil esquelético, predomina a atividade de um determinado músculo da mastigação. Como esta característica é inata, a predominância funcional de uma musculatura em um grupo sinérgico específico, constitui-se em um forte determinante na formação estrutural do sistema ao qual pertence, no caso o sistema estomatognático. Com esse raciocínio, o autor descreve a existência de três biótipos básicos: (1) temporal, compatível com perfil esquelético Classe I; (2) pterigóideo, compatível com o Classe II; e (3) masseterino, compatível com o Classe III. Essa análise vai além quando estabelece que, apesar de os seres humanos possuírem as características básicas dos três padrões mastigatórios dos mamíferos, os diferentes biótipos mastigatórios seriam um resquício de uma herança evolucionista, que convergiu para um padrão mastigatório extremamente sofisticado na espécie humana, expandindo as possibilidades alimentícias e dando mais competitividade à espécie. Dessa forma, o biótipo temporal guardaria semelhanças com o padrão mastigatório dos carnívoros, o biótipo pterigóideo com o dos roedores e o biótipo masseterino, com o dos ruminantes[3].

Como individualizar o arranjo dos dentes anteriores?

A individualização do arranjo, que dá personalidade à prótese, deve ser obtida a partir das posições básicas para a montagem dos dentes anteriores.

É importante ressaltar que a personalidade que o arranjo deve refletir é a do paciente, e não a personalidade profissional do CD ou do técnico em prótese dentária, que se não forem treinados a perceberem as características peculiares a cada indivíduo, acabam acostumando-se a posicionar dentes sempre da mesma maneira.

Apesar de altamente subjetivas, estudos clínicos comprovaram que as teorias de Frush e Fisher[4-9] sobre estética podem servir de parâmetros para que se consigam resultados satisfatórios[10].

Esses autores[4-9] compararam os dentes anteriores a artistas num palco, interagindo entre si para representar o sorriso do paciente.

Incisivos centrais

Os incisivos centrais desempenhariam o papel principal na "peça" que os dentes representam.

Eles se situam na faixa mais central do rosto, constituindo-se em um ponto de atração visual para o centro da boca. Além disso, é o único par de dentes no qual estes se encontram lado a lado na cavidade bucal. Por isso, emitem mais luz do que os outros pares que estão distanciados da linha média.

Os incisivos centrais são a base para posicionar os dentes. Eles controlam a linha média, a linha da fala (altura incisal), o suporte labial, a labioversão e a composição da linha do sorriso. Se o seu posicionamento estiver correto, as posições dos demais dentes que compõem o sorriso tenderão ao correto. As proporções almejadas para o arranjo começam por esses elementos. A proporção dos incisivos centrais em relação ao rosto e à fenda bucal em dinâmica determinará as proporções para os elementos restantes.

Quando se quer destacar sua atuação, destaca-se seu posicionamento. Isso pode ser conseguido com alguma assimetria na montagem dos dois incisivos centrais ou pelo posicionamento mais proeminente em relação aos incisivos laterais (Fig. XIII-20).

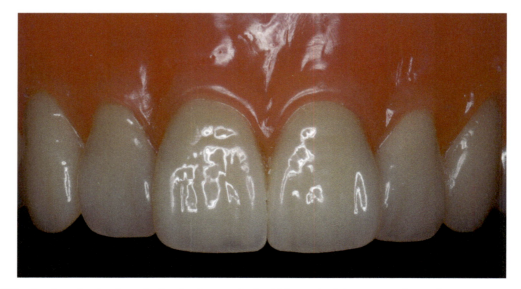

Figura XIII-20 – Em função da circunferência da arcada dentária, os incisivos centrais tendem a ocupar uma posição de destaque em relação aos incisivos laterais. Essa característica pode ser enfatizada ou atenuada com pequenas variações nos posicionamentos dos centrais sem, contudo, alterar o formato da arcada.

Com a idade, os incisivos centrais aparecem menos com o lábio em repouso e destacam-se menos dos incisivos laterais, em função do desgaste que sofrem na sua porção incisal.

Incisivos laterais

Os incisivos laterais apresentam variações de posições mais marcantes.

Podem contribuir para enfatizar ou suavizar a presença dos centrais: girados para mesial, permitem mais destaque para os centrais; já quando são girados para distal, mostrando suas faces mesiais, suavizam a presença do central (Fig. XIII-21), podendo eventualmente ser posicionados à frente desses (Fig. XIII-22).

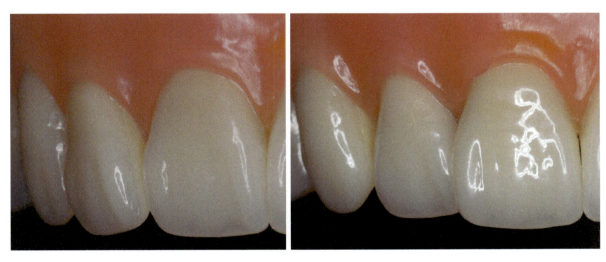

Figura XIII-21 – Incisivo lateral girado para distal no sentido horário, a fim de *suavizar* a presença do central (à esquerda); incisivo lateral girado para mesial no sentido anti-horário, para *enfatizar* a presença do central (à direita).

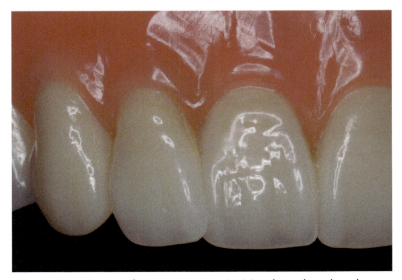

Figura XIII-22 – Como uma caracterização de montagem, o incisivo lateral pode sobrepassar o central, dividindo com ele a presença no meio da boca.

Caninos

Os caninos, pela posição desvantajosa que ocupam, devem dominar os incisivos laterais pela cor, forma e inclinação; do seu posicionamento dependerá o efeito moderador e a expressividade do sorriso.

Os caninos nunca devem ser colocados com a incisal mais para vestibular ou mais para distal que o colo. É evidente que uma proeminência dos caninos dá ao sorriso um aspecto mais vigoroso; entretanto, uma ligeira rotação para distal, para mostrar mais a face mesial, suaviza o arranjo dos dentes (Fig. XIII-23).

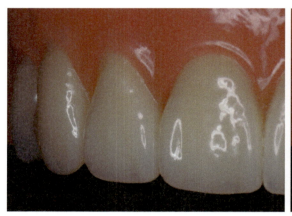 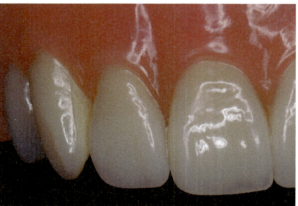

Figura XIII-23 – O canino do lado esquerdo mostra pouco da sua face mesial, o que faz com que sua altura predomine sobre a largura quando observado de frente (à esquerda); a rotação do canino no lado direito para distal no sentido horário aumenta a área de percepção visual de sua largura, equilibrando-a com a altura e suavizando o arranjo (à direita).

O uso de assimetrias é um recurso valioso e deve ser observado durante a montagem dos dentes anteriores. Entretanto, diastemas e giroversões não devem ser enfatizadas no sentido de copiar os defeitos da natureza, perpetuando uma aflição do paciente, mas como um recurso para personalizar o arranjo dos dentes e torná-lo mais natural. Para se obter o equilíbrio estético desejado, existem regras básicas: nas assimetrias que construímos, com os incisivos laterais, por exemplo, não se deve ter a inclinação do colo do lateral direito para distal e do colo do lateral esquerdo para mesial. Ambos devem ter inclinações para distal, mas em graus levemente diferentes. O mesmo vale para as rotações.

Dentes inferiores

Os dentes anteriores inferiores também desempenham um papel importante na aparência do paciente. Muitas vezes, esses dentes são mostrados em repouso e em expressões faciais da fala, como os sons sibilantes, tanto ou mais que os dentes superiores. Isso ocorre especialmente em homens com mais de 40 anos de idade, o que sugere que quando confeccionarmos próteses para esse grupo de indivíduos esse deve ser um fator a ser considerado. A situação que mais se afasta da normalidade é o alinhamento perfeito dos dentes anteriores inferiores, pois esses dentes quase sempre se apresentam com apinhamentos (Fig. XIII-24).

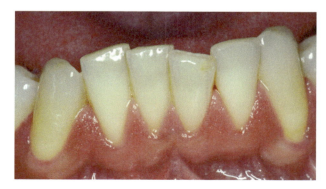

Figura XIII-24 – Os dentes anteriores inferiores naturais freqüentemente se encontram apinhados.

O que deve ser observado nas provas estéticas dos dentes montados em cera?

Para se ter uma idéia exata de seu efeito, os dentes devem ser observados em sua moldura adequada: a boca.

Terminada a montagem dos dentes anteriores, eles devem ser provados em boca para que sejam verificados o tamanho, a forma, a cor, a forma da arcada, a altura do plano incisal e a localização ântero-posterior da arcada.

No momento desta prova, é importante que exista contato posterior. Este contato é providenciado nos planos de cera, dispostos convenientemente para preservar a DVO e o plano oclusal (Fig. XIII-25).

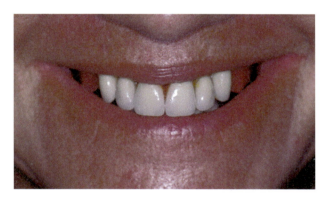

Figura XIII-25 – Prova estética dos dentes anteriores.

Se houver dúvida no arranjo dos dentes artificiais, pode-se fazer uma montagem do tipo "meio a meio", com um lado diferente do outro e, numa prova na boca, optar-se pelo melhor arranjo. A avaliação do CD deve sempre preceder à do paciente.

Segundo Mendes e Bonfante[11], na observação de coisas distinguem-se dois elementos diferentes que são inter-relacionados e inseparáveis: a figura e o fundo. Isto significa que só haverá percepção quando houver uma figura e o fundo, algo que se destaque sobre uma continuidade amorfa, indefinida, indiferenciada. Quando não se tem informação apropriada sobre essas partes, pode ocorrer um efeito reversível curioso, transformando sucessivamente o que é figura em fundo. Quando as arcadas dentárias se afastam num sorriso, destaca-se dos dentes um espaço escuro, chamado de espaço negativo ou fundo escuro da boca. O fundo escuro da boca tem importância fundamental, pois, além de enfatizar a forma do dente, dá à composição dos dentes uma relação dinâmica, realçando a montagem das PTs. Esse aspecto fica evidenciado principalmente no triângulo escuro formado pela convergência das faces proximais, dos ângulos incisais para o ponto de contato proximal dos dentes anteriores (Fig. XIII-26).

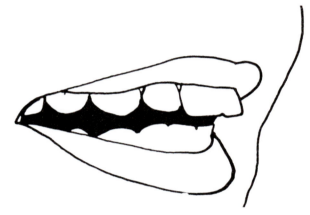

Figura XIII-26 – A observação do fundo escuro da boca dá uma boa perspectiva do posicionamento dos dentes pela observação dos ângulos de convergências proximais de suas porções incisais. Esse é um recurso importante na obtenção de simetrias ou assimetrias intencionais como meio de caracterizar a montagem.

O lábio inferior pode ser um bom indicador para verificar a posição vertical dos dentes anteriores superiores. Os incisivos centrais superiores devem ser posicionados de forma a tocarem suavemente a linha seca/úmida do lábio inferior quando o paciente articular os fonemas *f* e *v* (Fig. XIII-27).

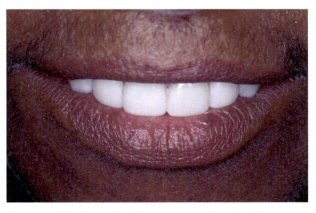

Figura XIII-27 – Posicionamento dos incisivos em relação ao lábio inferior enquanto o paciente emite os fonemas *f* ou *v*.

Se o *f* soa como *v*, os dentes estão longos[1]. Outros exemplos do uso de exercícios fonéticos na avaliação das PTs são: (1) estabelecimento do término posterior da PT superior pelo fonema *a*; (2) aferição da DV pela existência de espaço de pronúncia para o fonema *s* e prejuízo para os fonemas *p* e *b* caso o espaço seja excessivo; (3) estabilização do sobrepasse horizontal pelo uso do fonema *s*; (4) determinação da posição labiolingual dos anteriores inferiores pela dificuldade na pronúncia do *s*, indicando que os dentes estão muito lingualizados; (5) espessura excessiva de resina na região anterior do palato pela má pronúncia do *t*; (6) espessura excessiva de resina na região posterior do palato pela dificuldade de pronúncia do *g*.

OCLUSÃO EM PRÓTESES TOTAIS

Quando as cargas mastigatórias são geradas nas superfícies oclusais dos dentes artificiais, a estabilidade das PTs, mesmo as sobredentaduras, depende em sua maior parte do apoio mucoso.

Por outro lado, o padrão oclusal das PTs é obtido em articuladores, onde as bases de prova com os dentes artificiais montados permanecem sempre em contato com os modelos, o que na boca representa a característica de retenção das PTs.

Como a estabilidade e a retenção das PTs são obtidas em sua maior parte nos procedimentos de moldagem, o CD precisa ter em mente que o funcionamento oclusal da prótese dependerá da qualidade destes procedimentos.

Há muito um conceito de padrão oclusal chamado de *oclusão balanceada bilateral* tem sido preconizado para PTs, supostamente por prover mais estabilidade às mesmas, sem que tenha havido nos últimos anos a quantidade de debates suficientes para continuar a afirmá-lo como correto.

Tal conceito baseia-se na existência de contatos simultâneos bilaterais, tanto em RC como nos movimentos excêntricos, de lateralidades e protrusão, dentro dos limites normais da função mandibular (Fig. XIII-28).

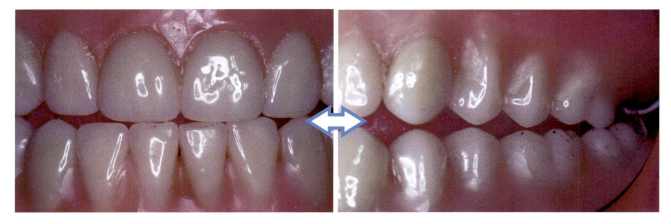

Figura XIII-28 – Na oclusão balanceada bilateral, o contato dos dentes em movimento protrusivo mandibular (à esquerda) deve ser concomitante com contatos bilaterais na região posterior (à direita).

O conceito de oclusão balanceada bilateral vem sendo preconizado quase que unanimemente, e de forma inquestionável, por muitos anos para as PTs. Entretanto, cresce atualmente entre os profissionais que atuam na área da PT o questionamento em relação ao benefício de se buscar esse tipo de padrão oclusal.

Um olhar crítico sobre o uso da oclusão balanceada bilateral em prótese total

A oclusão balanceada bilateral é tecnicamente mais difícil de ser obtida em razão da limitação do articulador semi-ajustável em simular os movimentos mandibulares e da diferença de resiliência entre os modelos de gesso (sobre os quais se apóiam as bases de prova com os dentes montados no articulador) e a mucosa que reveste os rebordos (sobre os quais a prótese vai se apoiar quando em função). Isso cria a necessidade de remontar as próteses no articulador após o processamento da resina acrílica[12].

Além disso, a oclusão balanceada bilateral é difícil de ser obtida com dentes com cúspides baixas: semi-anatômicos (20°) ou não-anatômicos (0°)[13]. Isso ocorre pela tendência natural (gerada pelos determinantes articulares da cinemática mandibular) que as porções posteriores dos rebordos têm de se afastarem nos movimentos excursivos. Para contornar esse problema, os profissionais costumam retirar os segundos molares das próteses superiores e inclinar os segundos molares inferiores para que os mesmos formem uma rampa e toquem os primeiros molares superiores durante os movimentos excursivos. Tal procedimento cria um plano inclinado que, durante a mastigação, quando as maiores cargas são geradas contra as próteses, tenderá a instabilizar a prótese inferior ao invés de ajudar a estabilizá-la.

Pelo mesmo raciocínio, pode-se dizer que o trespasse vertical dos dentes anteriores é crítico[14], uma vez que nos casos de pacientes que tenham o perfil compatível com Classes I e III de Angle é difícil alterar a quantidade de trespasse vertical, para se obter a oclusão balanceada bilateral, sem comprometer a estética (Fig. XIII-29).

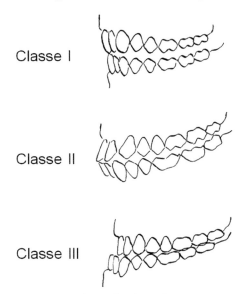

Figura XIII-29 – Padrão de desoclusão anterior dos pacientes com perfis esqueléticos compatíveis com as diferentes classes de Angle.

Por outro lado, estima-se que em apenas 1 ano a modificação dos contatos dentários das PTs é clinicamente significativa a ponto de alterar seu padrão oclusal[15]. Essa mudança ocorre em função do desgaste sofrido pelos dentes artificiais, pela constante readaptação do complexo côndilo/disco a novos padrões oclusais e, principalmente, por alterações no rebordo remanescente que sustenta as próteses.

Foram desenvolvidos trabalhos[16, 17] comparando os conceitos oclusais anterior (guia canino) e posterior (oclusão balanceada bilateral), em indivíduos portadores de duas PT, que mostraram um aumento significativo da atividade muscular com o uso da oclusão balanceada bilateral, sugerindo que a desoclusão posterior pode ser um importante fator de controle de atividade parafuncional em pacientes portadores de PT.

De fato, não se pode esperar que uma oclusão balanceada bilateral seja responsável pela estabilização das PTs, pois, se considerarmos que o principal momento de aumento das cargas instabilizadoras dá-se pelo interposicionamento do bolo alimentar durante a mastigação, não existe justificativa mecânica para se manterem contatos no lado de balanceio, o que também não aumenta a eficiência mastigatória da prótese[18].

Argumenta-se também que a oclusão balanceada bilateral seria um fator de controle de hábitos parafuncionais, em especial o hábito de apertamento que o paciente portador de PT inferior teria para coaptar a prótese contra o rebordo nos eventuais deslocamentos das mesmas pela ação da musculatura. Essa interpretação é perigosamente equivocada, à medida que pode estimular um hábito que aumenta as cargas sobre os rebordos, acelerando o processo reabsorção do osso remanescente. Na verdade, esse hábito é gerado por uma prótese inferior sobreestendida, produto de moldagem inadequada, que invadiu o espaço da função muscular e que deve ser corrigida pelo ajuste ou mesmo a troca da base protética. Além disso, os casos de eventuais hábitos noturnos podem ser prevenidos simplesmente pelo hábito de dormir sem, pelo menos, uma das próteses.

A principal característica positiva da oclusão balanceada bilateral para as PTs é o pequeno trespasse vertical no posicionamento dos dentes anteriores, essencial para a obtenção dos contatos excursivos posteriores. Isso facilita o desenvolvimento do controle neuromuscular por parte do paciente, demandando um menor grau de abertura de boca (translação do côndilo) em movimentos excursivos. Esse padrão oclusal pode ser facilmente obtido em uma PT sem obrigatoriamente a existência de contatos posteriores.

Por essas razões, é coerente afirmar que a adoção da oclusão balanceada bilateral não deve ser obrigatória ou supervalorizada como padrão na confecção de PTs tidas como tecnicamente adequadas.

Quais as características de uma oclusão ideal em prótese total?

Em geral, as estruturas mais afetadas pelas desarmonias oclusais são aquelas que suportam as próteses. São elas: (1) o complexo dentes/periodontos, no caso das próteses parciais fixas e removíveis; (2) o complexo intermediários/implantes, nas próteses sobre implantes; e (3) o complexo mucosa/osso, nas PTs convencionais e PPRs dento mucossuportadas.

Quando os dentes antagonistas das PTs entram em contato, parte das forças desenvolvidas sobre as cúspides dos dentes artificiais são transmitidas para a base da prótese de forma oblíqua em relação ao rebordo. Com a interposição do bolo alimentar, esse fenômeno tende a acentuar-se, o que, clinicamente, resulta em movimentos predominantemente laterais e/ou horizontais da prótese em relação ao rebordo.

Assim, a partir da linha de raciocínio estabelecida nos parágrafos anteriores, podem-se estabelecer os objetivos clínicos que determinarão as características oclusais das PTs: manutenção da estabilidade das próteses e preservação das estruturas que as sustentam.

Dessa forma, uma oclusão ideal para uma PT dupla deve possuir as seguintes características, que serão discutidas a seguir: (1) estabilidade em RC; (2) dentes com cúspides baixas; (3) movimentos excêntricos facilitados; e (4) dentes posicionados de acordo com o formato do rebordo remanescente.

Estabilidade em RC

A relação cúspide/fossa dos dentes artificiais deve ser tal que, ao se contatarem, não devem gerar movimentos que não se façam em direção perpendicular ao rebordo remanescente.

Apesar de a interposição de bolo alimentar dificultar esse controle de forças, à medida que os dentes aproximam-se no ciclo mastigatório, a relação de forças tenderá cada vez mais à perpendicularidade obtida em RC.

Caso esse tipo de relação não seja obtido, a repercussão imediata será o traumatismo da base sobre a mucosa que reveste o rebordo ósseo remanescente, em especial nas áreas aonde esta for mais delgada.

Dentes com cúspides baixas

Como visto anteriormente, a eficiência mastigatória melhora à medida que aumenta a altura das cúspides dos dentes posteriores, ao mesmo tempo que passa a haver uma tendência de a prótese apresentar menos estabilidade.

O esquema oclusal ideal deve buscar o equilíbrio entre essas duas características. Isso pode ser obtido de duas maneiras: (1) pelo uso de dentes semi-anatômicos (20°); ou (2) pela combinação de dentes anatômicos (33°), na prótese superior, com dentes não-anatômicos (0°), na prótese inferior, para usufruir dos benefícios dos dois tipos de dentes. Esse esquema oclusal para PTs é chamado de *oclusão lingualizada*, uma vez que apenas as cúspides palatinas dos dentes superiores fazem contato com os antagonistas inferiores (Fig. XIII-30).

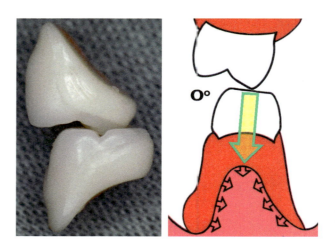

Figura XIII-30 – Oclusão lingualizada: uso combinado de dentes anatômicos na prótese superior com dentes não-anatômicos na prótese inferior. Dentes não-anatômicos tendem a gerar vetores de força direcionados predominantemente à área de suporte da prótese, o que é mais importante nas próteses inferiores. Por outro lado, os dentes anatômicos possuem um poder maior de cortar e mastigar os alimentos.

Na oclusão lingualizada, os contatos oclusais posteriores são reduzidos, ocorrendo somente através das pontas das cúspides palatinas dos dentes superiores contra as superfícies oclusais dos inferiores (Fig. XIII-31), que possuem uma anatomia plana.

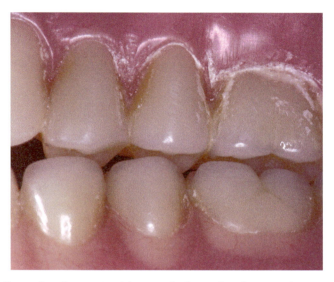

Figura XIII-31 – Na oclusão lingualizada, as cúspides vestibulares dos dentes inferiores, normalmente consideradas cúspides cêntricas, não fazem contato com as fossas antagonistas.

Dentes anatômicos podem ser desgastados para funcionarem dessa maneira (Fig. XIII-32). Tal disposição dentária é vantajosa porque cria um efeito tipo *gral e pistilo*, provendo uma capacidade mastigatória efetiva enquanto direciona perpendicularmente o esforço mastigatório em relação ao rebordo. Além disso, devido à eliminação das pontas das cúspides vestibulares inferiores, as interferências laterais são minimizadas. Finalmente, o reduzido número de contatos oclusais facilitaria a sua distribuição uniforme e diminuiria a possibilidade de contatos em planos inclinados que pudessem gerar forças laterais sobre as próteses.

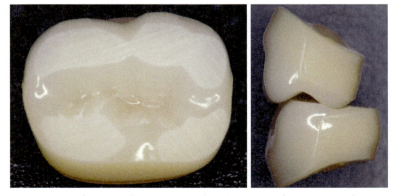

Figura XIII-32 – Dente anatômico desgastado com uma lixa (à esquerda) para se obter uma oclusão lingualizada (à direita).

Movimentos excêntricos facilitados

Um importante fator de adaptação do paciente a uma determinada PT removível é o controle neuromuscular que o indivíduo desenvolve para manter a prótese estável durante a função. Uma movimentação lateral que não implique em um movimento vertical, de abertura, da mandíbula vai solicitar a atuação de menos fibras musculares durante o movimento, simplificando o controle neuromuscular e facilitando o uso da prótese.

Essa característica traduz-se em um padrão de movimentação lateral durante o qual os dentes, a partir dos caninos, tenham suas cúspides vestibulares dirigidas para o ponto de convergência das arestas longitudinais dos dentes antagonistas (Fig. XIII-33).

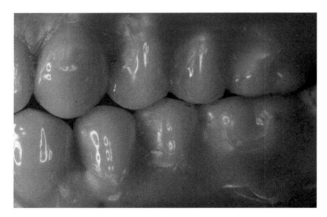

Figura XIII-33 – Padrão oclusal em lateralidade da oclusão ideal em PT.

Esse tipo de oclusão é chamado de *oclusão balanceada unilateral*, na qual os dentes contatam-se em um padrão de desoclusão semelhante a uma função em grupo, independentemente da existência ou não de contatos de balanceio no lado oposto da arcada.

Dentes posicionados de acordo com o formato do rebordo remanescente

Todo esforço deve ser feito para harmonizar o arranjo dos dentes artificiais com o formato do rebordo alveolar residual[1].

Existem três tipos básicos de rebordos[3] com os quais deve ser adequada a montagem dos dentes artificiais: ovóide, quadrado e triangular. Pode-se especular que as arcadas dos pacientes assemelhavam-se aos rebordos que estes passam a apresentar após as extrações dos dentes. Portanto, a forma do rebordo pode ser um bom indicador da forma do arranjo da arcada com os dentes artificiais.

A arcada ovóide tem como característica uma curva contínua entre os dentes anteriores e posteriores, não se definindo uma divisão clara entre os segmentos anterior e posterior (Fig. XIII-34). Geralmente, está associada a um indivíduo de perfil reto e rosto ovóide.

A arcada quadrada possui uma divisão marcante entre segmentos anterior e posterior definida pelo canino, que, nesse caso, é eventualmente referido como estando na "esquina" da arcada dentária (Fig. XIII-35). Freqüentemente pode estar acompanhado pelas seguintes características biotipológicas: palato em forma de U, base do nariz larga, face quadrada e perfil côncavo. O rebordo residual resultante forma um arco amplo em sua porção anterior.

Já na arcada triangular, o canino alinha-se com os dentes posteriores, pertencendo a esse segmento da arcada (Fig. XIII-36). Anatomicamente, é sugerida por palatos estreitos e profundos, nariz alto e estreito e uma face alongada cujo perfil geralmente tende ao convexo. O rebordo residual resultante forma uma arcada estreita, quase um vértice anterior.

Quando os dentes artificiais são posicionados em uma curvatura diferente da curvatura do rebordo remanescente, aumenta a quantidade de cargas direcionadas para fora do rebordo, em especial no segmento posterior da arcada. Passa a existir então um potencial de movimento da prótese em torno da linha que representa a crista do rebordo remanescente, que vai somar-se ao potencial de movimento criado pela angulação das cúspides dos dentes artificiais, resultando na instabilidade da PT removível.

Por outro lado, quando os dentes artificiais são posicionados em uma curvatura mais interna em relação à curvatura do rebordo remanescente, invadem o espaço funcional da língua, o que invariavelmente leva à instabilidade da prótese.

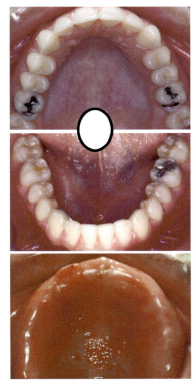

Figura XIII-34 – Arcadas ovóides (acima) e rebordo ovóide (abaixo).

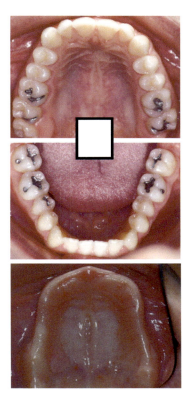

Figura XIII-35 – Arcadas quadradas (acima) e rebordo quadrado (abaixo).

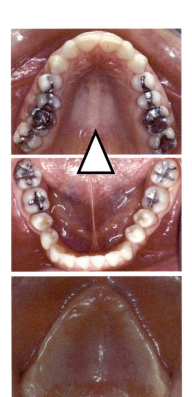

Figura XIII-36 – Arcadas triangulares (acima) e rebordo triangular (abaixo).

Técnica da zona neutra

Para tentar estabelecer a posição ideal dos dentes artificiais, foi proposta uma técnica conhecida como *técnica da zona neutra*[19], na qual se procurava registrar, através de um material de moldagem, o espaço funcional da língua para servir de orientação para o posicionamento dos dentes artificiais.

Neste ponto, esta técnica merece ser descrita (Figs. XIII-37 a XIII-51) e discutida, pois conceitualmente desconsidera a vantagem mecânica de posicionar os dentes artificiais sobre o rebordo remanescente.

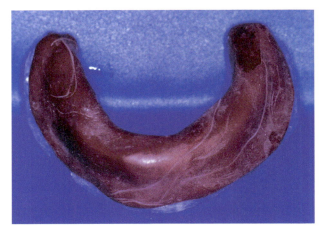

Figura XIII-37 – Na técnica da zona neutra, os planos de orientação são feitos com um material termoplástico, no caso godiva em placa, ao invés de cera.

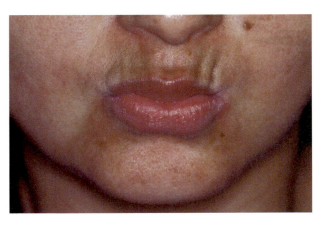

Figura XIII-38 – O paciente é orientado a fazer movimentos de deglutição ou outros movimentos considerados funcionais, com o plano de godiva plastificado.

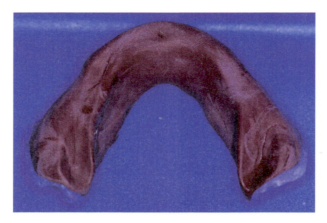

Figura XIII-39 – A língua pressiona o material por lingual e a musculatura jugal por vestibular, dando um formato ao material que registra o espaço de equilíbrio de esforços entre elas.

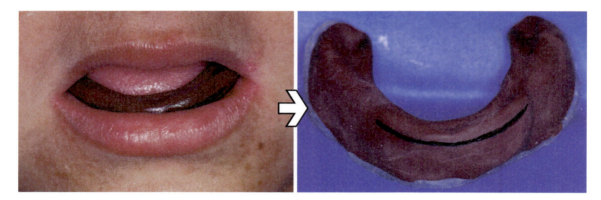

Figura XIII-40 – O plano de godiva é marcado no nível do lábio inferior e...

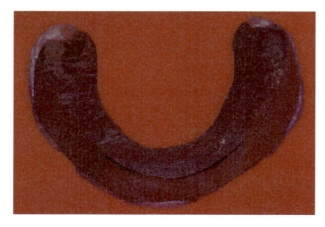

Figura XIII-41 –...recortado nesse nível.

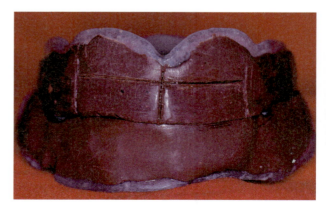

Figura XIII-42 – Planos de referência ajustados na DVO correta.

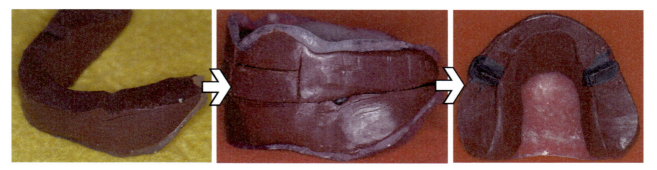

Figura XIII-43 – Canaletas no plano inferior (à esquerda) para fazer o registro da RC (ao centro) com godiva em bastão de baixa fusão (à direita).

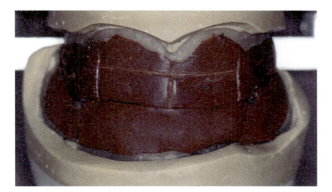

Figura XIII-44 – Modelos montados no articulador.

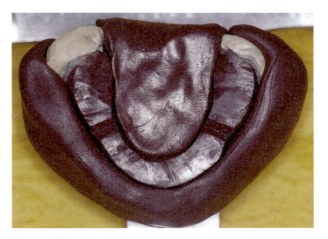

Figura XIII-45 – O formato do plano inferior é reproduzido por lingual e por vestibular, com godiva ou silicone de laboratório,...

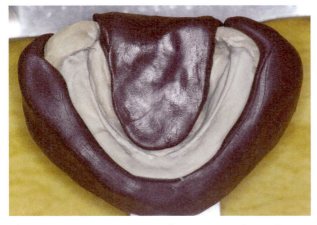

Figura XIII-46 –...o que evidencia, quando o plano é retirado, o espaço de equilíbrio de esforços registrado com o plano de orientação termoplástico.

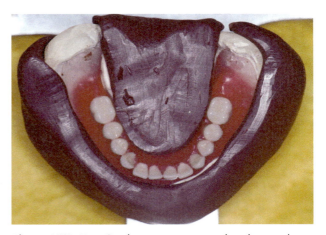

Figura XIII-47 – Os dentes são montados dentro desse espaço.

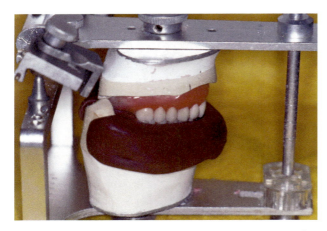

Figura XIII-48 – Os dentes superiores são montados de acordo com os dentes inferiores.

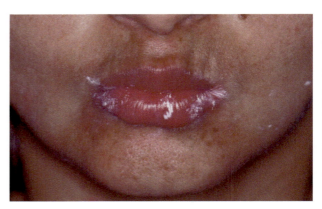

Figura XIII-49 – Após a prova dos dentes, os movimentos funcionais são repetidos com pasta zincoenólica sobre a cera que prende os dentes à base de prova para...

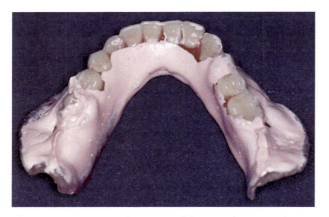

Figura XIII-50 –...refinar a moldagem da musculatura em função, enquanto o contorno da gengiva artificial da prótese é esculpido.

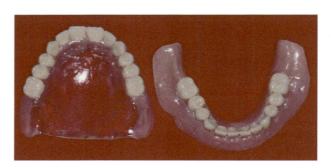

Figura XIII-51 – Próteses concluídas.

A aplicação da técnica da zona neutra freqüentemente resulta em um posicionamento externo dos dentes artificiais em relação à crista do rebordo remanescente[20] (Fig. XIII-52), o que não é desejável do ponto de vista estético, pois pode comprometer o corredor bucal.

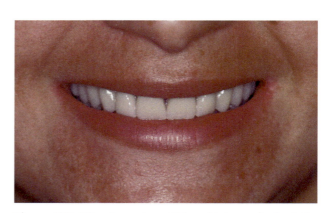

Figura XIII-52 – Aspecto estético. Notar a diminuição do corredor bucal.

A eficácia da técnica da zona neutra é discutível, pois conceitualmente parte de uma preocupação com as forças instabilizadoras que tendem a levantar a prótese do seu assentamento mucoso, desconsiderando a existência de cargas muito maiores, em sentido contrário, que podem levar a prótese a um eixo de deslocamento em torno do próprio rebordo remanescente, principalmente quando a posição dos dentes não respeita a forma do rebordo remanescente (Fig. XIII-53).

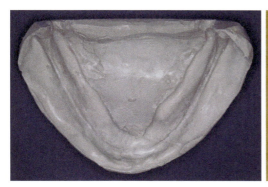 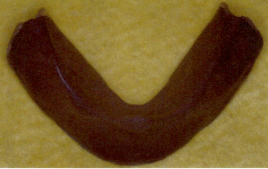

Figura XIII-53 – Modelo de gesso apresentando rebordo triangular (à esquerda) em um caso em que a utilização da técnica da zona neutra determinou um arranjo dentário ovóide (à direita).

Montagem dos dentes posteriores

A oclusão artificial deve ser projetada para se adaptar da melhor maneira possível às seguintes peculiaridades do ciclo mastigatório dos edentados: (1) a estabilidade desigual entre as bases das próteses superior e inferior; (2) a otimização da eficiência mastigatória; e (3) a necessidade de conservar os rebordos que restam.

Idealmente, para uma melhor neutralização de forças sobre o rebordo residual, o plano oclusal deve estar paralelo às bases e o espaço vertical disponível entre os rebordos deve estar dividido ao meio. Entretanto, como os rebordos muitas vezes apresentam reabsorções desiguais, nem sempre é possível conseguir essas características sem alterar o padrão estético determinado pelo plano superior, o qual deve predominar.

Para facilitar a localização vestibulolingual dos dentes de modo que suas oclusais fiquem centralizadas em relação ao rebordo inferior, é interessante traçar uma linha sobre o plano de orientação inferior para definir a crista do rebordo mandibular (Figs. XIII-54 a XIII-56). Esta linha, denominada *linha principal do esforço mastigatório*, representará a localização das fossas centrais dos pré-molares e molares inferiores.

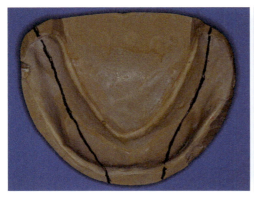 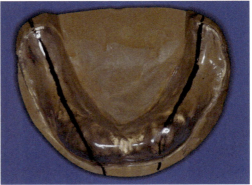

Figura XIII-54 – Linha que define a crista do rebordo inferior traçada sobre o modelo (à esquerda) e transferida para a base de prova (à direita).

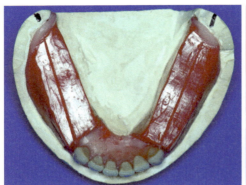
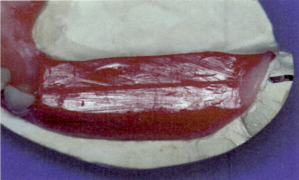

Figura XIII-55 – Linhas principais do esforço mastigatório demarcadas sobre o plano de cera.

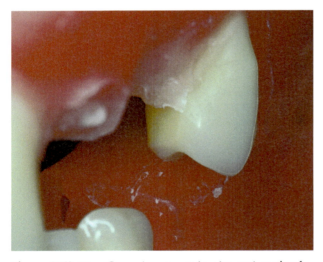

Figura XIII-56 – O canino e o primeiro pré-molar foram retirados, depois de montados, para que a relação das cúspides palatinas com a linha demarcada fosse fotografada no nível do segundo pré-molar. Notar que a ponta da cúspide palatina toca a linha.

A montagem dos dentes posteriores não é um problema essencialmente mecânico.

Os limites estabelecidos pela altura do plano de referência superior devem ser respeitados para que os dentes superiores acompanhem o lábio inferior quando o paciente sorrir.

É comum a situação na qual não há espaço suficiente para a montagem dos dentes posteriores sem que esses sejam desgastados (Fig. XIII-57). A negligência a essa observação resultará em um plano oclusal descendente para posterior, o que já foi descrito como "sorriso invertido", característica não encontrada na dentição natural.

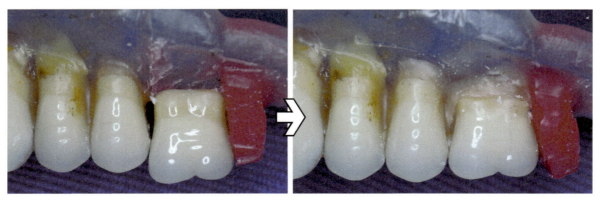

Figura XIII-57- Deve-se manter a porção distal do plano de cera para servir de referência de altura para os pré-molares e molares (à esquerda), já que quase sempre estes devem ser desgastados para não ficarem mais baixos que os dentes anteriores (à direita), interferindo na estética.

Entretanto, não se deve confundir a inclinação do plano oclusal com o estabelecimento da curva de Spee e da curva de Wilson.

Estas, chamadas de *curvas de compensação*, são obtidas a partir do posicionamento relativo das cúspides dos dentes posteriores com o plano oclusal (Fig. XIII-58) e são particularmente importantes na obtenção da oclusão balanceada bilateral, quando em geral são usados dentes anatômicos.

Terminada a montagem dos dentes posteriores superiores, estes devem contatar o plano inferior e/ou a mesa de montagem se reposicionada no articulador (Figs. XIII-59 e XIII-60).

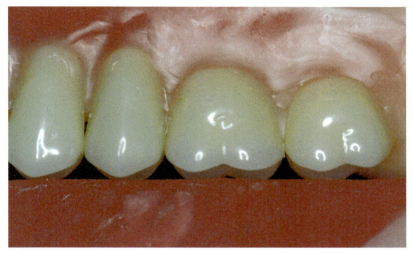

Figura XIII-58 – Posições relativas das cúspides dos dentes posteriores em relação ao plano oclusal, formando as curvas de Spee e de Wilson.

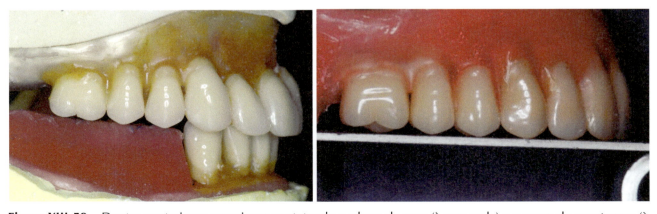

Figura XIII-59 – Dentes posteriores superiores contatando o plano de cera (à esquerda) e a mesa de montagem (à direita).

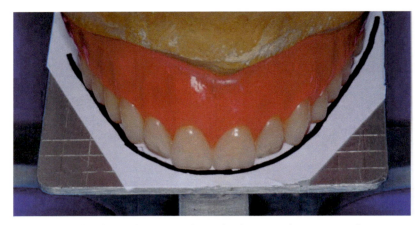

Figura XIII-60 – Caso o contorno do plano de cera tenha sido demarcado na mesa de montagem (ver Fig. XIII-2), as posições dentárias podem ser conferidas em relação ao contorno original do plano. Isso pode ser particularmente útil para determinar se o técnico se preocupou em seguir tal orientação.

A montagem dos dentes posteriores inferiores seguirá orientações voltadas para a otimização do desempenho mastigatório e o equilíbrio oclusal das próteses.

Para isso, devem-se definir precisamente os posicionamentos vestibulolingual e mesiodistal desses dentes.

No sentido mesiodistal, a posicão dos dentes inferiores tem como ponto base a intercuspidação entre os primeiros molares (Fig. XIII-61).

As relações devem respeitar o biótipo do paciente sob pena de não existir espaço para posicionar os dentes inferiores (Fig. XIII-62). Esse é um ponto crítico quando são utilizados dentes anatômicos, que se atenua com o uso de dentes

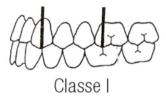

Classe I

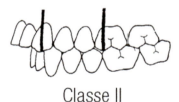

Classe II

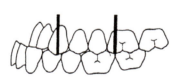

Classe III

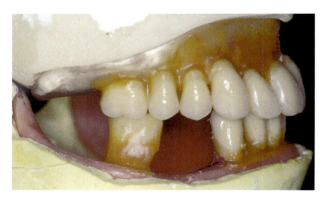

Figura XIII-61 – A montagem dos dentes posteriores inferiores inicia-se pelo primeiro molar inferior. A intercuspidação típica dos primeiros molares (chamada de chave de molar) orienta o posicionamento mesiodistal desses dentes.

Figura XIII-62 – Relações dentárias que devem ser seguidas nos diferentes biótipos, enfatizando as relações dos molares (chaves de molares) e dos caninos.

semi-anatômicos e, praticamente, deixa de existir com dentes não-anatômicos.

Se os dentes posteriores superiores não forem montados obedecendo à linha principal do esforço mastigatório, serão necessários ajustes no posicionamento vestibulolingual destes dentes para se conseguir uma intercuspidação correta entre os dentes superiores e os inferiores (Figs. XIII-63 a III-67).

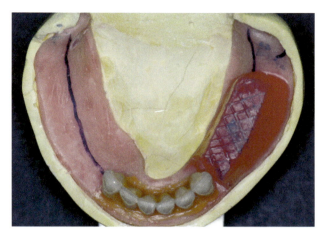

Figura XIII-63 – Com o plano de cera inferior retirado, a linha principal do esforço mastigatório demarcada sobre a base de prova orienta o posicionamento vestibulolingual dos dentes posteriores inferiores.

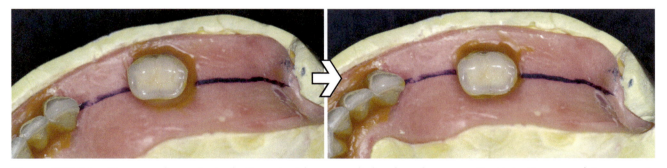

Figura XIII-64 – Caso o sulco principal não coincida com a linha de esforço mastigatório (à esquerda), seu posicionamento deve ser corrigido (à direita).

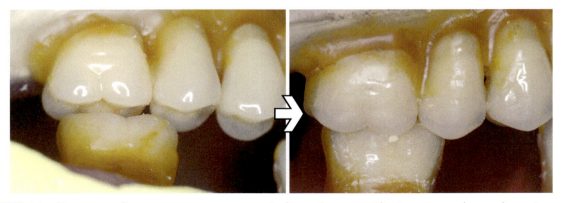

Figura XIII-65 – Esse procedimento quase sempre prejudica a intercuspidação correta dos molares (à esquerda), exigindo que seja feita uma correção no posicionamento vestibulolingual do molar superior (à direita).

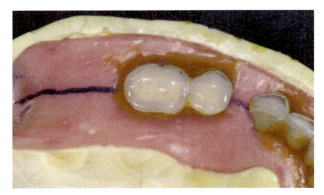

Figura XIII-66 – Esse critério deverá ser adotado para a montagem dos demais dentes posteriores,...

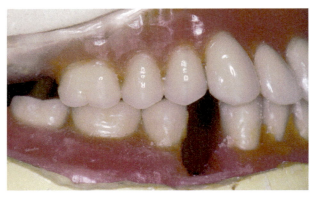

Figura XIII-67 –...corrigindo-se os superiores sempre que necessário e deixando por último a montagem do primeiro pré-molar, o qual deverá ser desgastado no sentido mesiodistal, de acordo com o espaço disponível. Eventualmente, esse desgaste pode ser dividido entre os dois pré-molares para que não apresentem muita discrepância no tamanho final.

Após a montagem concluída, ajustes finos nas posições ou por desgastes devem ser feitos para equilibrar os contatos dentários durante os movimentos excursivos ainda no articulador (Figs. XIII-68 a XIII-70).

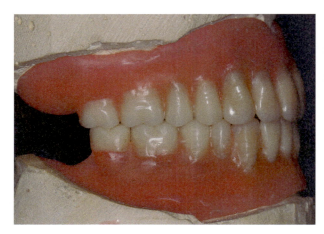

Figura XIII-68 – Vista lateral com todos os dentes posicionados.

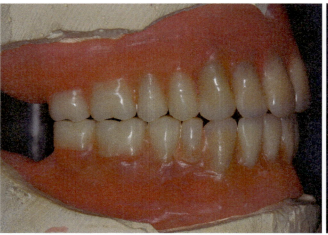
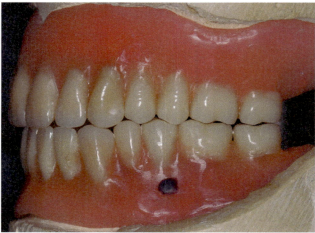

Figura XIII-69 – Lateralidade direita (à esquerda) e lateralidade esquerda (à direita) equilibradas.

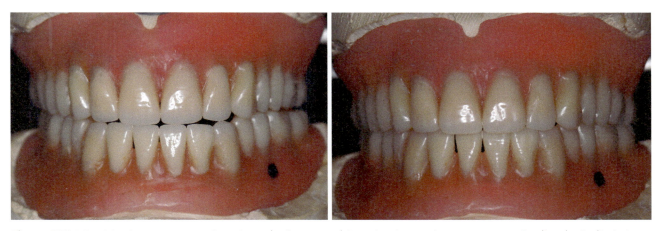

Figura XIII-70 – Movimento protrusivo ajustado (à esquerda) e cêntrica após a montagem finalizada (à direita).

Quais as implicações da colocação ou não de segundos molares nas próteses totais?

Muitas vezes em uma reabilitação oral, é feita a opção por um padrão oclusal com arcada dentária reduzida para evitar o uso de próteses mucossuportadas. Entretanto, com o uso desse tipo de prótese, pode-se assumir que a presença dos segundos molares aumenta a eficiência mastigatória, pois aumenta a área da superfície mastigatória da prótese, sem exigir um esforço que a musculatura não possa suportar.

Entretanto, a opção pela colocação ou não de segundos molares dependerá além da existência de espaço adequado, de seu posicionamento em relação à base (Fig. XIII-71), o qual é influenciado pelo padrão oclusal. Caso esta relação resulte em forças instabilizadoras, o segundo molar deve ser retirado (Figs. XIII-72 a XIII-74).

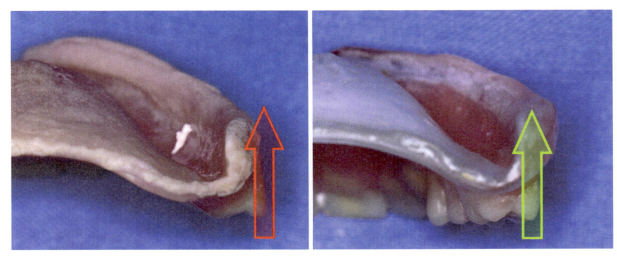

Figura XIII-71 – Caso o posicionamento do segundo molar protético se estabeleça em uma relação desfavorável com a base, este deve ser retirado. O traçado de uma perpendicular imaginária da cúspide vestibular direcionada diretamente para fora da área basal (seta vermelha) sugere a existência de vetores de forças instabilizadores durante a mastigação (à esquerda). Eventualmente, uma relação mais favorável (seta verde) pode ser obtida pela remoção do segundo molar ou pela extensão correta da base (à direita).

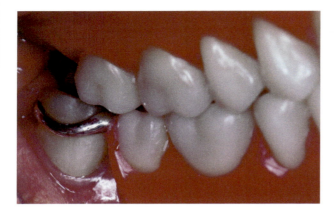

Figura XIII-72 – A colocação do segundo molar na PT superior, nesse caso condicionada pela existência de um dente natural existente na arcada inferior,...

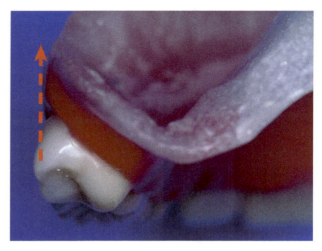

Figura XIII-73 –...gerou uma relação desfavorável com a base da PT superior (seta vermelha).

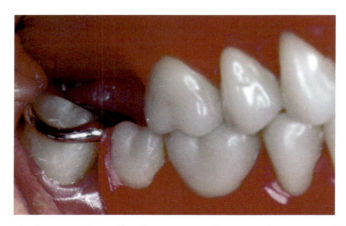

Figura XIII-74 – Com a retirada do segundo molar, foi conseguida uma relação mais favorável.

A presença dos segundos molares pode facilitar a obtenção de uma oclusão balanceada, entretanto, como foi discutido, o posicionamento desses dentes em forma de rampas para obter contatos posteriores geralmente traz mais problemas do que benefícios.

Quando e por que montar os dentes das Próteses Totais com mordida cruzada?

Como a prótese inferior normalmente sofre mais influência das forças instabilizadoras, o rebordo remanescente deve ser utilizado como guia no posicionamento dos dentes artificiais. Essa conduta em geral leva a um bom resultado estético, pois o padrão de reabsorção óssea do rebordo inferior é vertical.

Nos casos em que ocorra a invasão do espaço do corredor bucal, interferindo na estética, deve-se montar os dentes posteriores em mordida cruzada (Figs. XIII-75 a XIII-80), mantendo-se o posicionamento vestibulolingual dos dentes inferiores e deslocando os superiores para lingual afim de restabelecer o corredor bucal.

A esse respeito, pode-se assumir que o rebordo inferior determina o posicionamento vestibulolingual dos dentes superiores, e estes determinam o posicionamento mesiodistal dos dentes inferiores.

Capítulo XIII – Montagem dos Dentes Artificiais   259

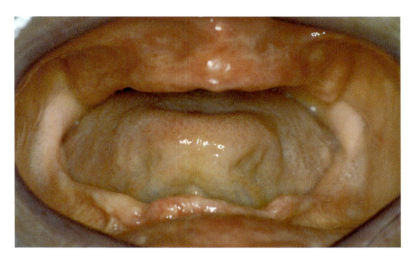

Figura XIII-75 – Observar o alinhamento desigual no plano frontal dos lados direito e esquerdo do rebordo superior em relação ao inferior.

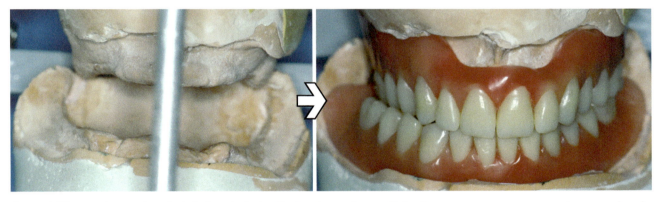

Figura XIII-76 – Com rebordo inferior do lado direito do paciente alinhado externamente ao superior e o rebordo inferior do lado esquerdo do paciente na mesma linha do superior (à esquerda), os dentes foram montados com mordida cruzada do lado direito do paciente (à direita).

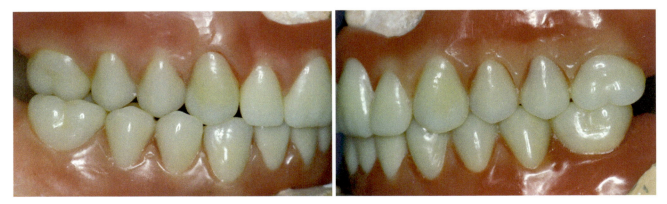

Figura XIII-77 – Vista lateral dos dentes montados em mordida cruzada no lado direito (à esquerda) e normal no lado esquerdo (à direita).

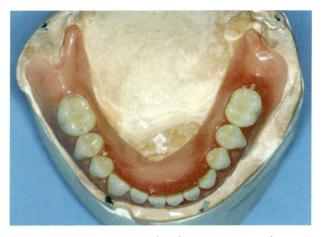

Figura XIII-78 – Vista oclusal que permite observar os dentes inferiores posicionados sobre o rebordo residual.

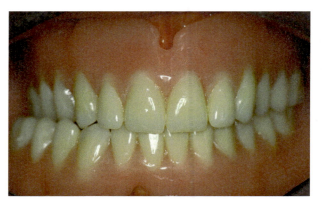

Figura XIII-79 – Próteses concluídas na boca, em oclusão.

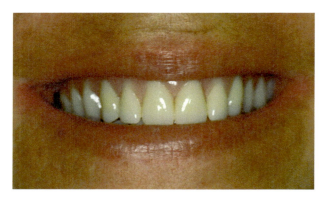

Figura XIII-80 – O padrão de montagem não pode ser percebido no sorriso do paciente.

PROVA DOS DENTES MONTADOS EM CERA

Concluída a montagem de todos os dentes, as bases de prova devem voltar à boca do paciente (Fig. XIII-81), e as relações oclusais entre os dentes inferiores e os superiores devem ser verificadas (Fig. XIII-82).

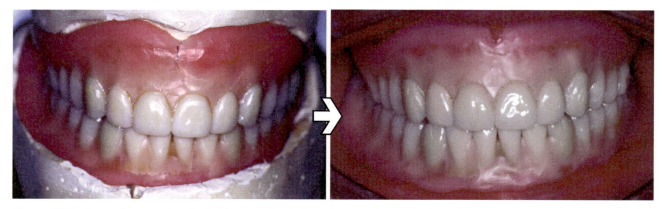

Figura XIII-81 – Relação oclusal obtida no articulador (à esquerda) e confirmada na boca do paciente (à direita).

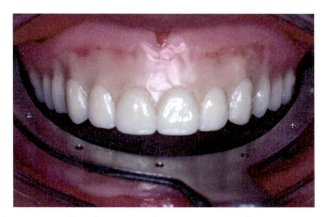

Figura XIII-82 – A oclusão deve ser verificada com carbono para articulação e ajustada

Quando a posição de RC obtida não corresponde com a do articulador, mas o padrão estético está satisfatório, os dentes posteriores inferiores devem ser removidos e novo registro, obtido. O modelo inferior é novamente montado no articulador e os dentes remontados.

Referências

1. Esposito SJ. Esthetics for denture patients. J Prosthet Dent. 1980 Dec; 44(6):608-15.
2. Landa LS. Practical guidelines for complete denture esthetics. Dent Clin North Am. 1977 Apr;21(2):285-98.
3. Le Pera F. Enfoque nous-biomecanico en el tratamiento del totalmente desdentado. Buenos Aires: Ed. Mundi; 1973.
4. Frush JP, Fisher RD. Dentogenics: its practical application. J Prosthet Dent. 1959 Nov/Dec; 9(6):914-21.
5. Frush JP, Fisher RD. How dentogenic restorations interpret the sex factor. J Prosthet Dent. 1956 Mar; 6(2):160-72.
6. Frush JP, Fisher RD. How dentogenics interpret the personality factor. J Prosthet Dent. 1956 Jul; 6(4):441-9.
7. Frush JP, Fisher RD. Introduction to dentogenic restorations. J Prosthet Dent. 1955 Sep; 5(5):586-95.
8. Frush JP, Fisher RD. The age factor in dentogenics. J Prosthet Dent. 1957 Jan; 7(1):5-13.
9. Frush JP, Fisher RD. The dynesthetic interpretation of the dentogenic concept. J Prosthet Dent. 1958 Jul; 8(4):558-81.
10. Frigério MLMA, Tamaki ST. Caracterização da montagem dos dentes em prótese total. Rev Odont USP. 1987 Jul/Set; 1(3):10-6.
11. Mendes WB, Bonfante G. Fundamentos de estética em odontologia. São Paulo: Ed. Santos; 1994.
12. Heartwell CM Jr. The effect of tissue resiliency on occlusion in complete denture prosthodontics. J Prosthet Dent. 1975 Dec;34(6):602-4.
13. Nagle RJ, Sears VH, Silverman SI. Protesis dental dentaduras completas. Barcelona: Ed. Toray; 1965.
14. Winkler S. Prostodoncia total. Mexico: Interamericana; 1982.
15. Utz KH. Studies of changes in occlusion after the insertion of complete dentures (part II). J Oral Rehabil. 1997 May;24(5):376-84.
16. Grunert I, Kofler M, Gausch K, Kronenberg M. Masseter and temporalis surface electromyography in patients wearing complete dentures comparing anterior and posterior occlusal concepts--a pilot study. J Oral Rehabil. 1994 May;21(3):337-47.
17. Miralles R, Bull R, Manns A, Roman E. Influence of balanced occlusion and canine guidance on electromyographic activity of elevator muscles in complete denture wearers. J Prosthet Dent. 1989 Apr;61(4):494-8.
18. Motwani BK, Sidhaye AB. The need of eccentric balance during mastication. J Prosthet Dent. 1990 Dec;64(6):689-90.
19. Beresin VE, Schiesser FJ. The neutral zone in complete dentures. J Prosthet Dent. 1976 Oct;36(4):356-67.
20. Fahmi FM. The position of the neutral zone in relation to the alveolar ridge. J Prosthet Dent. 1992 Jun;67(6):805-9.

Capítulo XIV

GENGIVA ARTIFICIAL

Daniel Telles
Ronaldo de Moraes Telles

A gengiva artificial é a porção de resina acrílica que prende os dentes artificiais à base da prótese, formando com esta um corpo único após a prótese concluída.

Desempenha um papel fundamental na estética dos casos, mantendo o suporte labial e funcionando como uma moldura para os dentes artificiais. Por isso, características como o contorno, a textura e a cor da porção visível da gengiva artificial podem influenciar a *percepção* do arranjo dentário.

Inicialmente a gengiva artificial é obtida acrescentando-se cera nas porções relativas às papilas e acima dos colos dentários, até o limite da área chapeável na base de prova, e esculpindo-se esta cera para obter um contorno gengival o mais natural possível. Então, o conjunto formado pela base de prova, pelos dentes artificiais e pela gengiva artificial ainda em cera deverá ser incluído em uma mufla para que a cera e, eventualmente, a base de prova sejam substituídas por resina acrílica nova.

Entretanto, as seqüências clínica e laboratorial adotadas serão determinantes na orientação do processo de inclusão da prótese na mufla.

INDIVIDUALIZAÇÃO DOS CONTORNOS DENTÁRIOS

Os contornos gengivais devem parecer naturais, com arquitetura gengival e proeminências radiculares devidamente esculpidos para não alterar a forma dos dentes e comprometer a estética (Figs. XIV-1 a XIV-4).

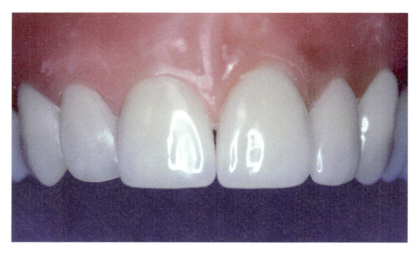

Figura XIV-1 – Prótese com a gengiva esculpida propositadamente com o lado direito com excesso de cera sobre o colo dos dentes, alterando a percepção de suas formas.

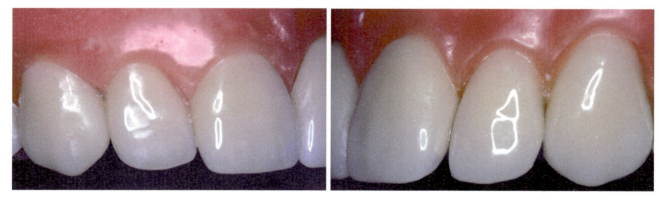

Figura XIV-2 – Lado direito, com escultura inadequada. Notar a altura uniforme dos dentes, com o canino apresentando a mesma altura do incisivo lateral. Lado esquerdo, a forma e a proporção entre os dentes se apresentam de forma mais natural.

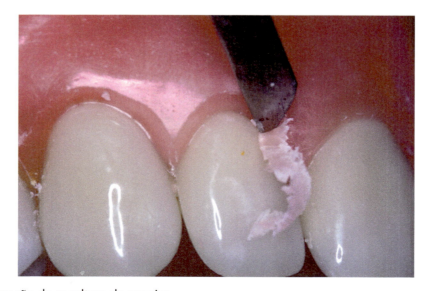

Figura XIV-3 – Correção da escultura da gengiva.

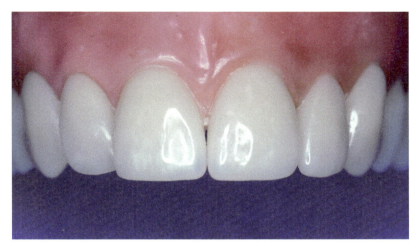

Figura XIV-4 – Equilíbrio estético obtido após a correção da anatomia gengival.

O conceito de individualização é fundamental para obter-se o maior realismo possível no arranjo dos dentes artificiais. Na fase de prova em cera, as superfícies interproximais dos dentes anteriores devem ser rotineiramente limpas para cada dente ser visto como uma entidade distinta e separada na prótese[1]. Cera entre os dentes se transforma em resina após a acrilização da base da prótese e dificulta a percepção individual de cada dente (Fig. XIV-5).

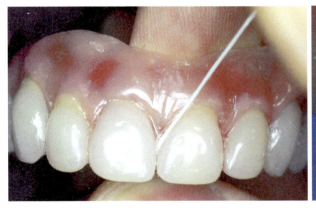 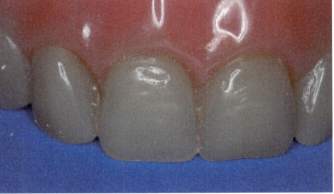

Figura XIV-5 – Um fio dental pode ser utilizado para remover a cera entre os dentes artificiais (à esquerda). Caso não seja removida, a cera se transforma em resina e prejudica a individualização dos dentes (à direita).

DETERMINANTES CLÍNICOS NO PROCESSO DE INCLUSÃO DAS PRÓTESES TOTAIS

A técnica previamente adotada para a confecção da base de prova é o principal determinante na escolha da técnica de inclusão em mufla para a acrilização de uma prótese total.

Se a base de prova não foi prensada sobre o modelo obtido a partir da moldagem funcional, esta deverá ser utilizada para a prensagem da resina que formará a base da prótese (Figs. XIV-6 a XIV-11).

266 Prótese Total – Convencional e sobre Implantes

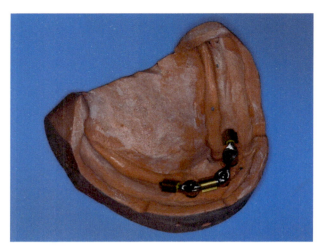

Figura XIV-6 – Modelo funcional utilizado para construir uma barra e sobre o qual a prótese será prensada.

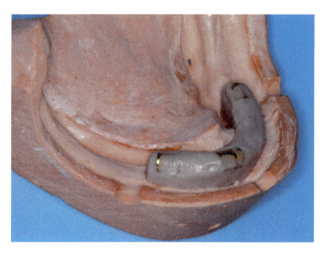

Figura XIV-7 – A barra foi recoberta com silicone de laboratório para criar um espaço sob a base da prótese.

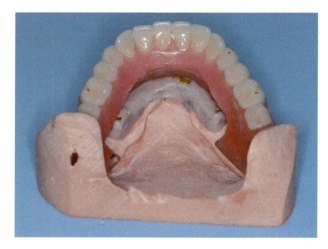

Figura XIV-8 – Por ser um caso de sobredentadura, a base de prova feita em resina acrílica autopolimerizável foi recortada para que pudesse ser reposicionada com os dentes montados sobre o modelo com a barra.

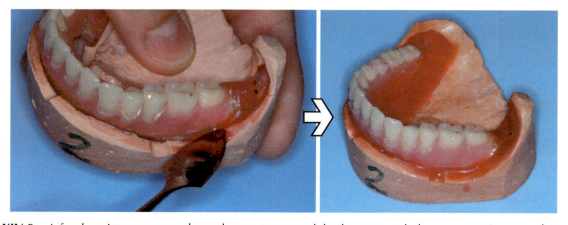

Figura XIV-9 – A fenda existente entre a base de prova e o modelo deve ser vedada com cera (à esquerda) para que o gesso que será vazado na contramufla não escoe para a área do modelo relativa ao rebordo (à direita).

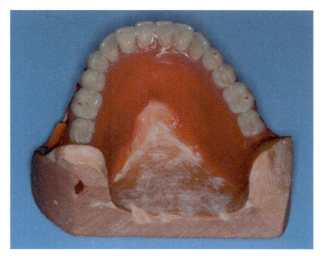

Figura XIV-10 – A gengiva artificial deve ser novamente esculpida sobre a barra aliviada presa ao modelo, preparando-o para ser incluído na mufla.

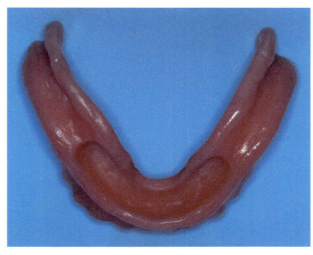

Figura XIV-11 – Vista gengival da prótese terminada antes da captura dos clipes na boca.

Quando a base de prova é prensada sobre o modelo de trabalho, que poderia ser utilizado para a prensagem da base da prótese, a integridade desse modelo geralmente fica comprometida.

Apesar dos benefícios que são obtidos com essa técnica, deve-se considerar que a inexistência de um modelo íntegro para a prensagem da base da prótese é um problema a ser solucionado.

Nesses casos, pode-se transformar a base de prova em base definitiva, incluindo-a diretamente na mufla. Este procedimento restringirá ao acréscimo de resina acrílica durante a prensagem a função de unir os dentes artificiais à base da prótese (Figs. XIV-12 a XIV-19).

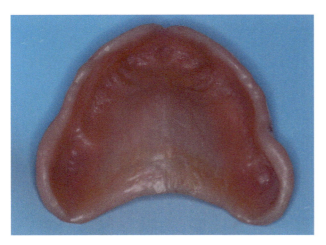

Figura XIV-12 – Vista gengival da base de prova prensada em resina acrílica termopolimerizada que será incorporada à prótese, transformando-se em base definitiva.

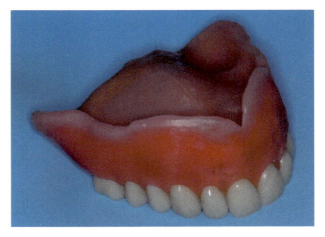

Figura XIV-13 – Dentes presos com cera sobre a base de prova prensada. Notar o limite do enceramento da gengiva artificial (em cera vermelha), evitando-se modificar o contorno da resina que forma o fundo de vestíbulo.

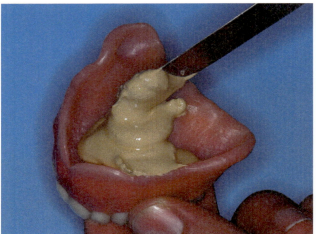 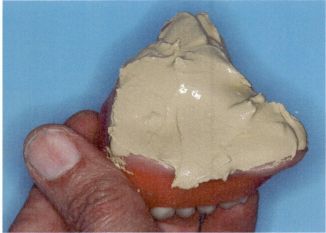

Figura XIV-14 – O gesso foi vazado diretamente na porção gengival da base de prova, que não necessita ser isolada (à esquerda), com o cuidado de preenchê-la totalmente, evitando-se a formação de bolhas (à direita).

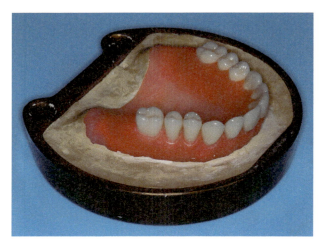 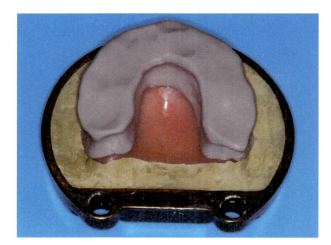

Figura XIV-15 – O conjunto foi incluído na mufla para que a cera que prende os dentes à base de prova pudesse ser substituída por resina acrílica.

Figura XIV-16 – Os dentes e a gengiva artificial esculpida em cera foram recobertos com silicone para laboratório, tomando-se o cuidado de não recobrir a porção exposta da base de prova, que deverá estar em contato com o gesso que será vazado na parte superior da mufla para minimizar o risco de ocorrerem distorções na base de prova durante o processo de polimerização da resina.

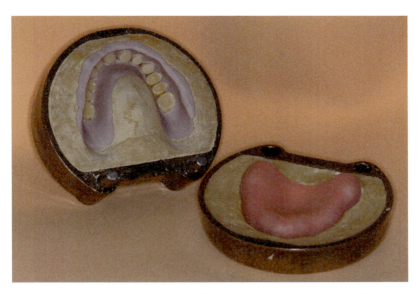

Figura XIV-17 – Após a abertura da mufla e da remoção da cera, a base de prova ficou presa ao gesso na parte inferior da mufla e os dentes ficaram presos na parte superior. A base de prova não deve ser removida do gesso antes da prensagem da resina, que ocupará o espaço da cera para compor a gengiva artificial e prender os dentes à base de prova.

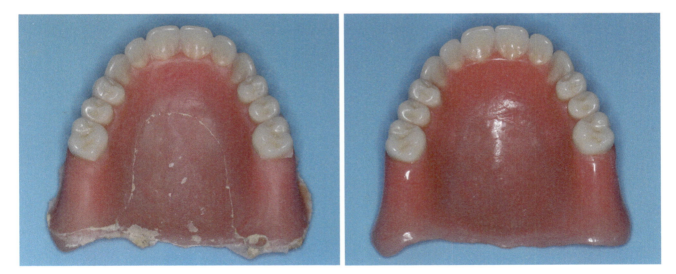

Figura XIV-18 – Vista oclusal da prótese após a acrilização (à esquerda) e após o acabamento (à direita).

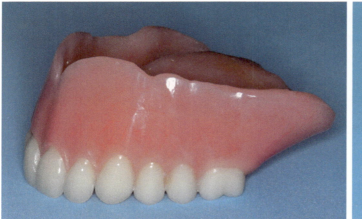
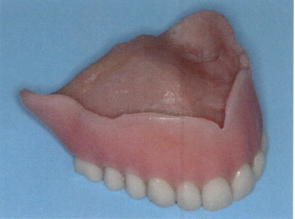

Figura XIV-19 – Vista vestibular da prótese concluída evidenciando a gengiva artificial em resina acrílica (à esquerda), formando um corpo único com a base da prótese (à direita).

Outra maneira de se obter um modelo para realizar a prensagem da base da prótese é fazer uma moldagem final com a própria base de prova.

MOLDAGEM FINAL

Após a prova dos dentes, pode ser feita uma última moldagem, utilizando-se a própria base de prova com os dentes prescs como moldeira (Fig. XIV-20).

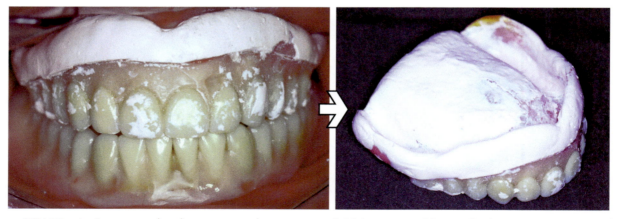

Figura XIV-20 – Após a prova dos dentes montados com cera, foi feita uma moldagem final com pasta zincoenólica de consistência fluida, orientando-se o paciente a manter os dentes em oclusão (à esquerda). Aspecto da moldagem final concluída (à direita).

Este procedimento está indicado quando uma base de prova feita previamente em resina acrílica termopolimerizada prensada não estiver sendo capaz de prover retenção adequada para a prótese. Pode-se optar por refazer ou não o vedamento periférico.

A moldagem final é um procedimento crítico, pois:
1. Há o risco de dentes se soltarem, especialmente se não for utilizada cera adequada para montagem de dentes artificiais.
2. A base não poderá ser posicionada novamente sobre o modelo no articulador para que se faça alguma correção de posição dentária.
3. Pode levar a alterações verticais e/ou horizontais nas relações maxilomandibulares.
4. Pode levar a um aumento exagerado na espessura da prótese na região palatina.

Para minimizar esses potenciais problemas, o procedimento deve ser bem indicado, feito com o paciente em oclusão e com material de baixa viscosidade.

Além disso, pode ser necessário que o técnico remova a região palatina da base da prótese, após o vazamento do gesso, para que esta seja refeita com uma espessura uniforme (Fig. XIV-21).

Quando a base de prova for construída sobre um modelo obtido a partir de uma moldagem anatômica, deve-se fazer o vedamento periférico e a moldagem funcional, após a prova dos dentes na boca, utilizando-se a base de prova com os dentes montados em cera como moldeira individual (Fig. XIV-22).

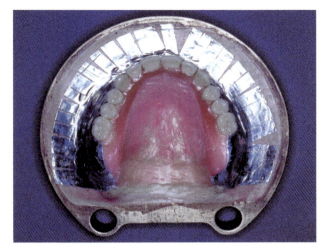

Figura XIV-21 – Após o vazamento de gesso, o conjunto foi incluído em mufla para o processamento final. Notar que a porção palatina da base da prótese foi removida e re-esculpida. Notar ainda que a porção relativa à escultura gengival da prótese foi recoberta com uma lâmina de estanho para evitar a contaminação da resina pelo gesso e facilitar os procedimentos de acabamento da prótese. Esse procedimento é muito eficaz, mas caiu em desuso por ser trabalhoso. Atualmente, a inclusão com silicone substitui a com lâmina de estanho.

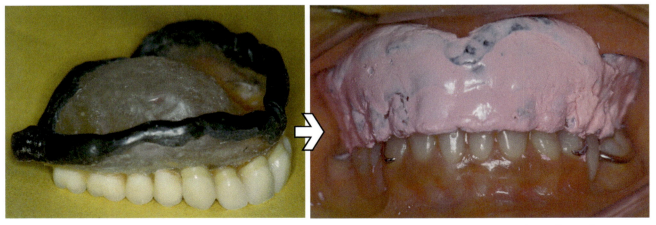

Figura XIV-22 – Vedamento periférico realizado com os dentes artificiais presos com cera sobre a base de prova (à esquerda) e a moldagem funcional com pasta zincoenólica com a prótese em oclusão (à direita). Deve-se ressaltar que os dentes foram previamente isolados com vaselina sólida para facilitar a remoção do excesso do material de moldagem e possibilitar a escultura da gengiva artificial.

INDIVIDUALIZAÇÃO DA COR GENGIVAL

Em alguns casos é importante selecionar a cor da resina da base da prótese, especialmente se o contorno gengival será visível (Fig. XIV-23).

Preferencialmente, deve-se fazer um esquema da distribuição das várias tonalidades gengivais para auxiliar na caracterização da base com o uso de pigmentos. A gengiva inserida e as proeminências radiculares são geralmente mais claras e as papilas interdentais e mucosa alveolar são mais escuras. Pacientes negros freqüentemente possuem concentrações de melanina que podem ser notadas (Figs. XIV-24 a XIV-32).

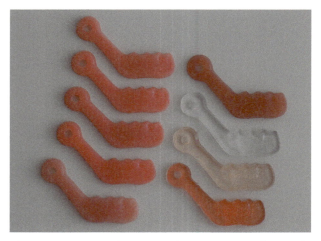

Figura XIV-23 – Fabricantes de resinas para bases de próteses oferecem diferentes tonalidades de gengiva.

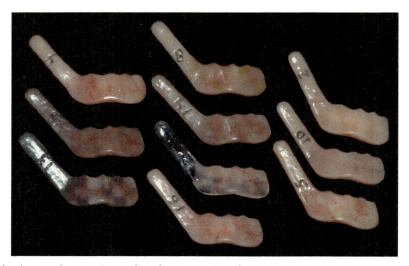

Figura XIV-24 – Escala de cor de gengiva utilizada na técnica de Tomaz Gomes[2].

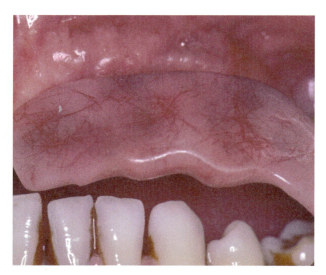

Figura XIV-25 – Seleção da cor da gengiva.

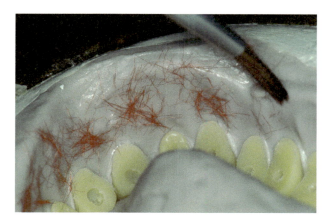

Figura XIV-26 – Antes da prensagem da resina, fibras são usadas para imitar vasos sanguíneos superficiais da gengiva.

Capítulo XIV – Gengiva Artificial

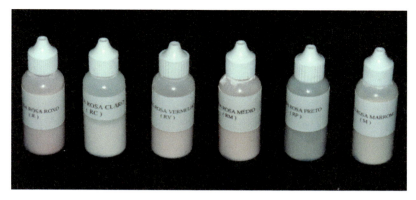

Figura XIV-27 – Para obter as diversas cores presentes na gengiva, são utilizadas diferentes resinas pigmentadas na técnica.

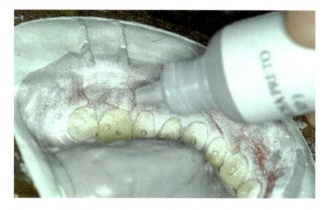

Figura XIV-28 – As camadas de resina vão sendo aplicadas em camadas segundo instruções específicas da técnica.

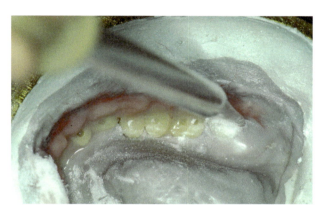

Figura XIV-29 – Após a aplicação de cada camada, estas são aglutinadas com o gotejamento de monômero.

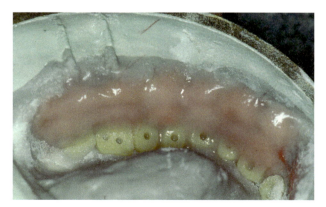

Figura XIV-30 – Camadas de resinas pigmentadas aplicadas.

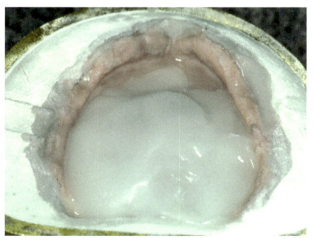

Figura XIV-31 – Após a aplicação da última camada, resina acrílica incolor é prensada sobre estas para formar a região palatina da prótese.

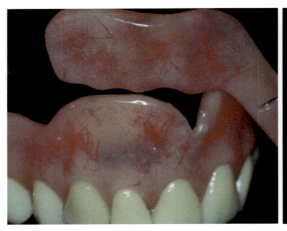
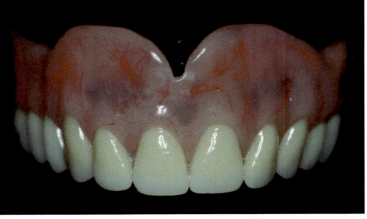

Figura XIV-32 – Comparação da escala de cor com o resultado obtido na gengiva artificial da prótese (à esquerda) e prótese caracterizada terminada (à direita).

Textura da superfície gengival

As superfícies polidas podem ser caracterizadas para ter um aspecto pontilhado, semelhante a uma casca de laranja (chamado em inglês de *stippling*), para se obter uma difusão mais agradável da luz refletida[3] (Fig. XIV-33).

Em casos com grandes defeitos ósseos, a base da prótese deve acompanhar a forma irregular do rebordo, preenchendo eventualmente os espaços vazios para recompor o contorno dos tecidos e manter a funcionalidade (Fig. XIV-34).

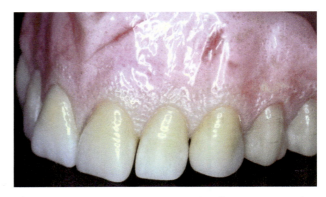

Figura XIV-33 – Prótese caracterizada com a gengiva esculpida com aspecto de casca de laranja.

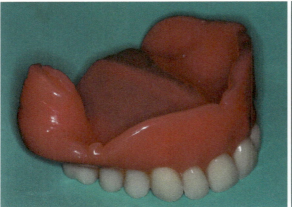
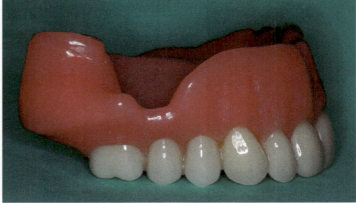

Figura XIV-34 – Vista gengival da prótese total de um paciente com perfuração no palato. Notar o volume anormal de resina necessário para preencer a perfuração (à esquerda). Vista lateral da prótese (à direita). Detalhes desse caso podem ser visualizados nas figuras V-46, V-47, VIII-3 e VIII-4.

CORREÇÕES DAS DISTORÇÕES NO PROCESSAMENTO DA RESINA ACRÍLICA DA BASE DA PRÓTESE

As relações oclusais conseguidas no ASA devem ser preservadas nas próteses terminadas. Entretanto, os materiais utilizados no processo de confecção das próteses (ceras, gessos e resinas acrílicas) sofrem alterações que não podem ser totalmente controladas. Por essa razão, o CD deve verificar se as alterações dimensionais desses materiais resultaram em uma alteração clinicamente significativa da prótese.

Com esse objetivo, os modelos de trabalho podem ser montados no articulador com referências que permitam o seu reposicionamento no articulador após a polimerização da resina, quando então os desajustes oclusais que porventura ocorram possam ser corrigidos. Essa técnica é chamada de remontagem, técnica do modelo dividido ou *split cast* (Figs. XIV-35 e XIV-36).

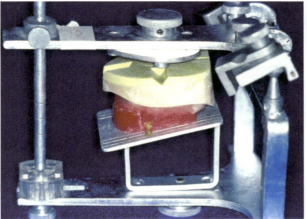
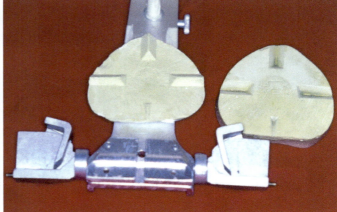

Figura XIV-35 – Modelo superior com plano de cera posicionado sobre a mesa de montagem (à esquerda) e com sulcos de referência na sua base (à direita).

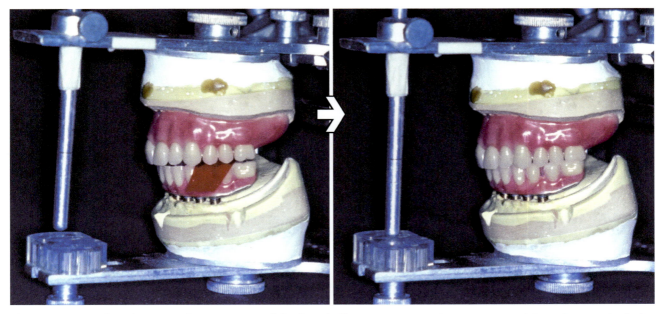

Figura XIV-36 – Os sulcos permitem que o modelo de trabalho possa ser precisamente reposicionado no articulador após o processamento da resina acrílica. As discrepâncias oclusais resultantes desse processamento fazem com que o pino guia do articulador deixe de tocar a mesa incisal com os dentes em contato. O carbono de articulação entre os dentes ilustra que um ajuste oclusal deve ser feito até que o pino guia volte a tocar a mesa incisal.

Quando as bases de prova forem feitas prensadas em resina termopolimerizável e se transformarem nas bases definitivas, poderão ser reposicionadas sobre o modelo no articulador, dispensando os procedimentos de remontagem (Figs. XIV-37 a XIV-40).

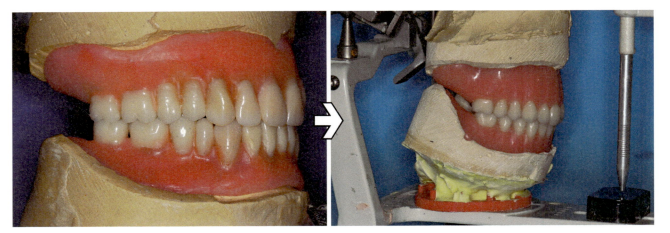

Figura XIV-37 – Bases de prova, feitas em resina termopolimerizada prensada, com os dentes montados em cera posicionadas no articulador (à esquerda). Após a acrilização, como os modelos não foram utilizados para a prensagem e a porção interna da base que fica em contato com o rebordo não sofreu alteração, as próteses podem ser reposicionadas no articulador para que as discrepâncias oclusais provenientes do processamento da resina acrílica possam ser corrigidas (à direita).

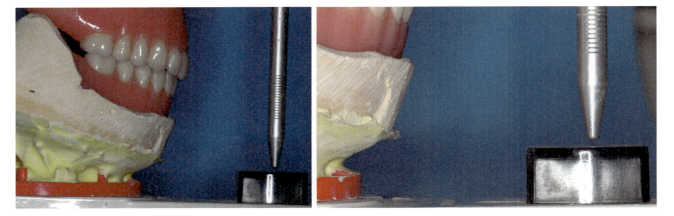

Figura XIV-38 – Discrepâncias aparecem com as próteses em oclusão quando o pino guia do articulador deixa de tocar na mesa incisal, na mesma altura em que se encontrava quando serviu de referência para a montagem dos dentes com cera (à esquerda). Detalhe do pino guia desencostado da mesa incisal (à direita).

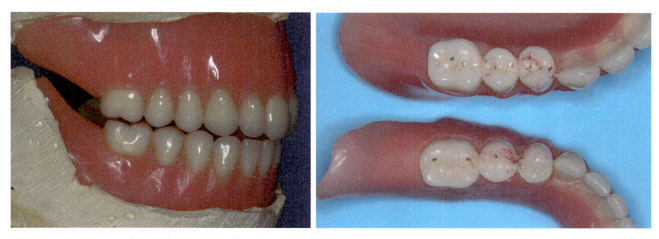

Figura XIV-39 – A oclusão deve ser verificada e ajustada tanto em movimentos excursivos (à esquerda) quanto em posição cêntrica (à direita).

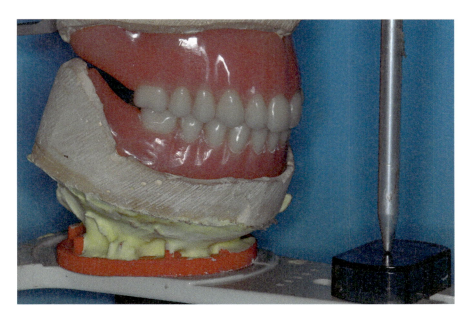

Figura XIV-40 – Os dentes devem ser ajustados até que o pino volte a tocar na mesa incisal quando os dentes estiverem em oclusão.

Caso seja conveniente verificar as alterações existentes em decorrência do processo de acrilização das bases das próteses na boca, as próteses devem ser processadas separadamente e checadas entre os dois processos (Figs. XIV-41 e XIV-42).

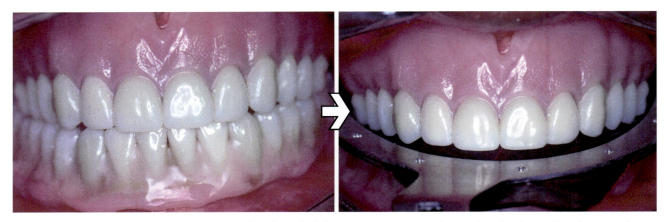

Figura XIV-41 – Prótese superior terminada e levada à boca para que o padrão oclusal seja verificado em relação à prótese inferior ainda com os dentes montados em cera (à esquerda). As discrepâncias ocusais que surgirem deverão ser creditadas às distorções da resina acrílica e corrigidas na prótese superior (à direita).

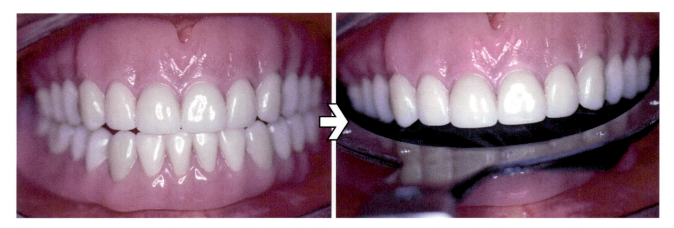

Figura XIV-42 – Prótese inferior terminada e levada à boca para que o padrão oclusal seja verificado em relação à prótese superior terminada anteriormente (à esquerda). As discrepâncias oclusais agora deverão ser creditadas às distorções da resina acrílica e corrigidas na prótese inferior (à direita).

REFERÊNCIAS

1. Sharry JJ. Essential concepts in denture esthetics. In: Goldstein R. Esthetics in dentistry. Philadelphia e Toronto: JB Lippincott Co.; 1976.
2. Gomes T, Mori N, Correa GA. Atlas de caracterização em prótese total e prótese parcial removível. São Paulo: Ed. Santos; 1996.
3. Curtis TA, Shaw EL, Curtis DA. The influence of removable prosthodontic procedures and concepts on the esthetics of complete dentures. J Prosthet Dent. 1987 Mar;57(3):315-23.

PARTE 4

PROSERVAÇÃO – AJUDANDO OS PACIENTES A CONVIVEREM COM AS PRÓTESES TOTAIS

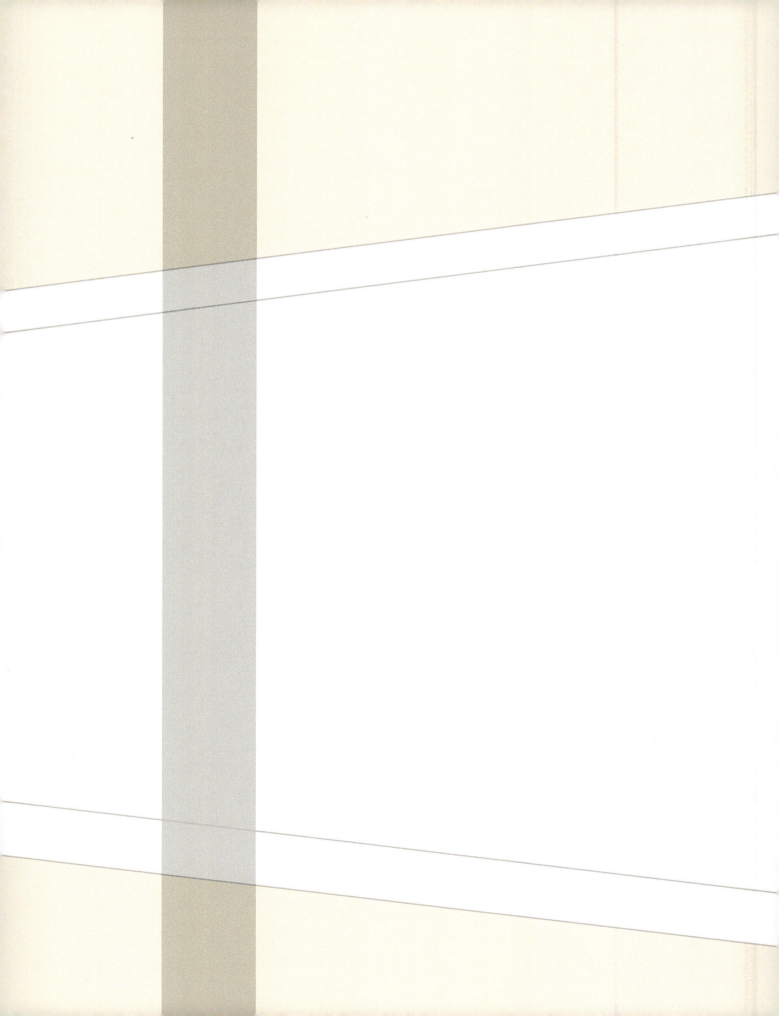

Capítulo XV

Instalação das Próteses Totais

Vinicius Carvalho Porto
Daniel Telles

A consulta de instalação das PTs deve ser encarada como um momento no qual o destino do tratamento pode ser definido em todos os aspectos que dependerem de uma manutenção adequada.

Na consulta de instalação, devem ser previstos ajustes, primeiramente na base da prótese em contato com a mucosa, em busca de pontos que o paciente relate como dolorosos ou traumáticos e, em um segundo momento, dos contatos oclusais dos dentes artificiais para corrigir distorções oriundas do processo de acrilização da base da prótese.

Não deve ser uma consulta rápida ou em um momento que o paciente ou o profissional não possam dar a devida atenção às orientações para o uso da prótese, especialmente em se tratando de uma sobredentadura que, além de todos os cuidados de uma prótese convencional, necessita também de cuidados especiais em relação aos componentes de retenção e aos implantes ou dentes. Algumas dessas orientações já devem ter sido discutidas previamente, por serem relevantes para o planejamento e o entendimento das complexidades do caso.

Ajustes preventivos na base da prótese

A base da prótese deve ser inspecionada visualmente e através de sensação tátil para detectar irregularidades ou asperezas que possam traumatizar a mucosa. Tais irregularidades devem ser removidas e as asperezas, polidas.

Pode-se utilizar uma pasta evidenciadora ou um elastômero de baixa viscosidade para tentar antecipar pontos traumáticos da base da prótese sobre a mucosa, e assim diminuir o número de consultas de retorno (Fig. XV-1).

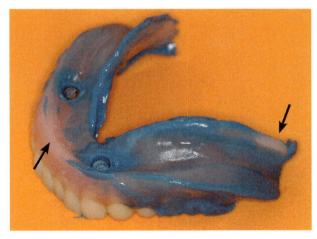

Figura XV-1 – Um silicone de baixa viscosidade (leve) foi aplicado, sem uso de adesivo, em toda a base da prótese e a mesma foi levada à boca e mantida em oclusão para tentar evidenciar potenciais áreas traumáticas para a mucosa (setas roxas). A decisão de desgastar preventivamente estas áreas dependerá da sensibilidade do profissional. No caso, a área que ficou evidenciada na porção posterior da base da prótese é mais propensa a causar úlceras traumáticas na mucosa, pois está localizada na porção em que a prótese apresenta mais movimentação por se tratar de uma sobredentadura apoiada em implantes na região anterior.

Ajuste oclusal em prótese total

Após os ajustes nas bases das próteses, os contatos oclusais devem ser ajustados para se obter o padrão funcional estabelecido no planejamento do caso.

O pré-requisito para o ajuste de uma oclusão é conhecer previamente os contatos dentários que devem existir no padrão oclusal no qual se está trabalhando.

No caso das PTs, deve existir pelo menos um contato em cada cúspide cêntrica com sua fossa antagonista correspondente.

Nos movimentos excursivos laterais da mandíbula (movimento de lateralidade), deve haver contatos de todos os dentes antagonistas a partir dos caninos. Essa característica vai nortear os ajustes, visto que uma cúspide equilibrada em cêntrica deverá manter esse equilíbrio também nos movimentos excursivos mandibulares.

Assim, quando for detectado que uma cúspide apresenta-se com um contato prematuro em cêntrica, deve-se verificar se esta mesma cúspide também se apresenta com contato prematuro em lateralidade. Caso isto ocorra, a cúspide em questão deve ser desgastada (Figs. XV-2 a XV-5); caso a cúspide apresente um contato prematuro em cêntrica, mas esteja equilibrada em lateralidade, o contato cêntrico deve ser ajustado pelo desgaste da fossa antagonista (Fig. XV-6).

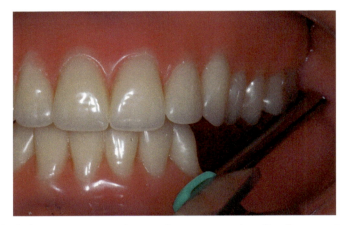

Figura XV-2 – Comece pelo lado em que o paciente relata estarem localizados os primeiros contatos prematuros em cêntrica. Os contatos oclusais, especialmente em posição cêntrica, devem ser evidenciados com o uso de um carbono para articulação.

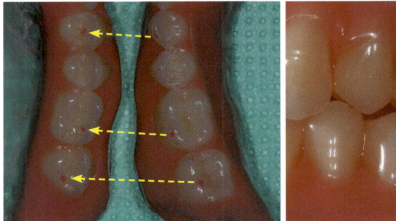 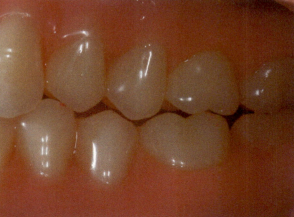

Figura XV-3 – Apenas três contatos cêntricos foram evidenciados no lado esquerdo do paciente (setas alaranjadas à esquerda). Em lateralidade, as mesmas cúspides tocavam os antagonistas, impedindo a obtenção de contatos simultâneos dos dentes posteriores em desoclusão (à direita).

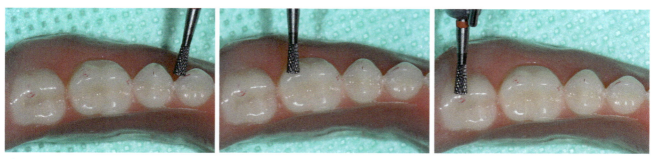

Figura XV-4 – Quando cúspides cêntricas estão em prematuridade, tanto na posição cêntrica como em lateralidade, devem ser desgastadas para equilibrar essas posições.

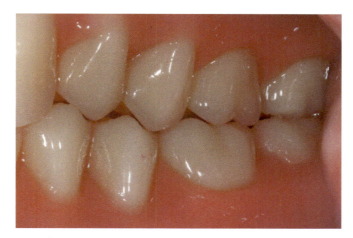

Figura XV-5 – Após os ajustes, todas as cúspides passaram a se tocar em lateralidade.

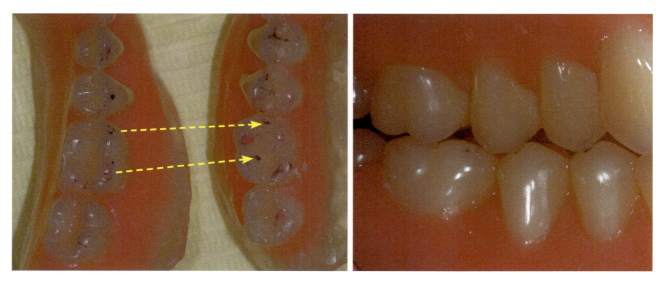

Figura XV-6 – Quando os contatos prematuros (setas amarelas à esquerda) já se encontram equilibrados em lateralidade (à direita), devem-se desgastar as fossas dos dentes antagonistas para se obter o equilíbrio oclusal em cêntrica. Caso as cúspides sejam desgastadas, ficarão sem contato em lateralidade, desequilibrando o movimento.

Em movimento protrusivo, os contatos deverão ser simétricos e equilibrados a partir da linha média e, se o biótipo do paciente permitir, com a presença de contatos posteriores bilaterais (Fig. XV-7).

Com o ajuste finalizado deve haver contatos equilibrados bilaterais em posição cêntrica, confirmados pela afirmação de conforto oclusal pelo paciente (Fig. XV-8).

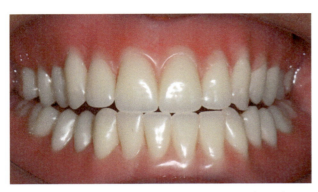

Figura XV-7 – No movimento protrusivo deve haver contatos equilibrados a partir da linha média e, quando possível, contatos bilaterais posteriores.

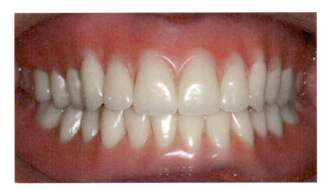

Figura XV-8 – Ao término dos ajustes, as próteses deverão apresentar contatos simultâneos, equilibrados e confortáveis para o paciente, nos dois lados da arcada.

Orientações ao paciente

O sucesso de uma prótese a longo prazo será aferido pela integridade e saúde dos tecidos com os quais esta mantém um contato mais direto. Nos casos das PTs convencionais, os tecidos sobre os quais estas se apóiam. Por conseguinte, tal sucesso depende principalmente dos cuidados de higienização e manutenção destas próteses.

O paciente deverá ser orientado a como proceder para conseguir os melhores resultados possíveis dentro das limitações de seu caso.

Como higienizar as próteses totais?

A higienização de uma Prótese Total tem início quando o CD a recebe do laboratório. Durante a sua confecção, o técnico laboratorial utiliza diversos materiais e instrumentais, tais como escovas de polimento, discos de feltro, lixas, brocas e pedras montadas que foram empregadas em outras próteses de outros pacientes[1-3]. A contaminação, dessa forma, é inevitável e o processo de higienização/desinfecção é o único meio de assegurar a descontaminação das PTs. As próteses trazidas das clínicas para os laboratórios para ajustes e reparos também contêm bactérias, vírus e fungos, colocando em risco a saúde dos técnicos em prótese dentária se não forem corretamente descontaminadas[4].

A higienização das próteses pode ser realizada de maneira mecânica, por escovação; de maneira química, através de soluções apropriadas, ou associando-se os dois métodos. Várias técnicas e produtos para a higienização de próteses foram desenvolvidos no final dos anos 60 e na década de 70[5], e grande parte dos trabalhos preconiza a associação da remoção mecânica do biofilme, por meio de escovação da prótese com sabão neutro ou dentifrícios, ao uso de soluções químicas[6-11]. Embora tais estudos comprovem a preferência do paciente pelo uso da escovação da prótese, os resultados afirmam que a limpeza mecânica sozinha não é suficiente para garantir a higienização adequada, reforçando a necessidade da associação da técnica mecânica com produtos químicos para limpeza eficiente das próteses, especialmente em pacientes acometidos por estomatites protéticas persistentes.

Após a entrega da prótese ao paciente, inicia-se outra etapa na qual os pacientes realizarão procedimentos de higienização/desinfecção.

A habilidade de microrganismos de se aderirem às superfícies expostas das próteses é um pré-requisito para a colonização microbiana. A presença de *Candida albicans* na superfície da PT em contato com a mucosa é o fator causal mais prevalente de estomatite protética[12]. Sabe-se que o biofilme em contato com a prótese está intimamente relacionado com o desenvolvimento desta patologia, principalmente por conter em sua composição leveduras de *Candida albicans*. Este biofilme tem sido considerado o principal fator etiológico desta doença[13, 14].

Estomatite causada por dentadura é uma condição comum em usuários desse tipo de prótese. É uma lesão iniciada por um trauma e seguida por uma infecção fúngica e possivelmente por bactérias aeróbicas e anaeróbicas[6, 15-17]. Para prevenir essa infecção, além da necessidade das dentaduras estarem bem adaptadas, elas devem ser removidas e limpas diariamente.

Existem escovas desenvolvidas especificamente para a limpeza mecânica das PTs (Fig. XV-9), mas o paciente também pode usar uma escova de dente convencional com um sabão neutro, pois as pastas de dente são muito abrasivas e podem, com uso constante, danificar as próteses.

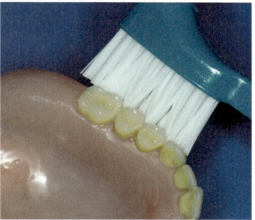 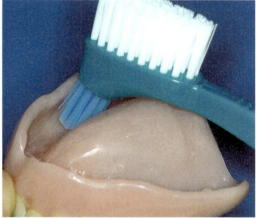

Figura XV-9 – Escovas próprias para a limpeza de próteses facilitam a higienização (à esquerda), em especial na parte da base que entra em contato com a mucosa (à direita).

A colonização de microrganismos na base da prótese é facilitada, principalmente, pela degradação da resina acrílica e por sua rugosidade superficial.

Os processos de degradação das resinas ocorrem com a ação de microrganismos orais que utilizam o carbono presente na estrutura química do metil metacrilato como fonte de nutrientes, contribuindo para o aumento da porosidade desse material[18].

Já a rugosidade superficial é inerente às técnicas de acabamento e polimento, e pode variar de acordo com a técnica utilizada, tanto para resinas acrílicas termopolimerizáveis quanto para as autopolimerizáveis. O polimento sempre reduz os valores de rugosidade superficial e, embora esses valores não sejam tão claros na literatura, preconiza-se ser inferior a 0,2 µm para dificultar a adesão microbiana[19, 20]. Todavia, as técnicas convencionais de acabamento e polimento de bases de PTs dificilmente atingem níveis de rugosidade superficial inferiores a 0,2 µm e mesmo em superfícies lisas, qualquer irregularidade no polimento já é suficiente para facilitar o acúmulo de microrganismos[21].

Em avaliações de próteses recém-saídas do polimento para serem entregues aos pacientes, a rugosidade superficial no palato das próteses, região de maior acúmulo de microrganismos, é cerca de dez vezes superior ao valor crítico. Devido a essa grande capacidade de se aderir ou de colonizar a superfície acrílica das próteses, o biofilme microbiano forma-se, com penetração do patógeno em até 3 mm na prótese[22], proporcionando, assim, o desenvolvimento da estomatite protética.

Em uma prótese nova, não existe a necessidade imediata de utilizar soluções químicas desinfetantes, entretanto, frente à absorção de líquidos e outros constituintes orgânicos da saliva, e a partir do momento que um quadro clínico de estomatite se instala, o tratamento irremediavelmente recairá no uso destas soluções.

A literatura aponta uma variedade de produtos químicos que podem ser utilizados para o controle da formação de biofilme microbiano sobre a base das próteses. O procedimento de desinfecção por imersão deve ser sempre utilizado, pois este método assegura a exposição de todas as superfícies do objeto pela substância química durante o período recomendado[23, 24].

Idealmente, uma solução química para limpeza de PTs deve ser efetiva na remoção de manchas e depósitos orgânicos e inorgânicos sobre a superfície da prótese. Além disso, deve ter ação bactericida e fungicida[25]. Entretanto, nenhum desinfetante disponível preenche todos os critérios de um desinfetante ideal[26, 27].

Deve-se considerar que a eficácia dos desinfetantes de superfície e de imersão depende de muitos fatores: (1) concentração e tipo de microrganismos; (2) concentração da substância química; (3) tempo de exposição; (4) quantidade de resíduos orgânicos acumulados; (5) porosidade do objeto; e (6) o pH da solução.

Uma solução química que pode ser facilmente preparada pelo próprio paciente é obtida com a diluição de 15 ml de hipoclorito de sódio, com concentração entre 2 e 3% (água sanitária), em um copo (cerca de 300ml) de água. Esta solução tem ação antimicrobiana, atuando também sobre restos orgânicos aderidos às próteses. Entretanto, não deve ser usada em próteses com metal em sua estrutura devido à presença do hipoclorito de sódio, que pode manchá-lo ou corroê-lo. O paciente pode deixar a prótese à noite nessa solução e escová-la pela manhã sob água corrente[28].

As soluções químicas para a limpeza das PTs podem ser divididas, dependendo de sua composição e seus mecanismos de ação, em 5 grupos: ácidos; hipocloritos alcalinos; peróxidos alcalinos; desinfetantes; e enzimas, sendo os três últimos, em geral, mais eficazes do que os dois primeiros[29].

A eficácia de alguns agentes limpadores efervescentes de PTs na remoção dos microrganismos ocorre devido a sua alta alcalinidade, visto que boa parte dos microrganismos se reproduz e sobrevive em meio ligeiramente ácido. A efervescência é considerada um meio de eliminar os fragmentos e as películas presentes nas próteses. O perborato de sódio contido nestes produtos é um composto que libera oxigênio e se decompõe em peróxido de hidrogênio e borato de sódio. É considerado um agente oxidante e alvejante, que proporciona abrasividade, quando associado à escovação, e ainda é menos prejudicial que os hipocloritos e mais seguro para o uso em próteses com componentes metálicos[30].

Vários pesquisadores preocuparam-se com os possíveis efeitos causados pelas soluções sobre as resinas para base de PT. Propriedades tais como estabilidade dimensional[31], resistência flexural[31, 32], microdureza[31, 33, 34] e rugosidade superficial[35] foram estudadas sem apresentarem alterações clinicamente significativas. Como não há alteração na estrutura da resina para prótese, esse achado reforça ainda mais a necessidade de se estabelecerem protocolos de desinfecção rápidos, quando assim for necessário, visto que não há comprometimentos ao material desinfetado.

Recentemente, uma nova geração de soluções químicas contendo polímeros de silicone foi desenvolvida para, além de remover, inibir a formação de placa bacteriana na superfície de resina acrílica das PTs. O uso dessas soluções reduziu o acúmulo médio entre 51 e 66%[25, 36] nos trabalhos publicados (Figs. XV-10 a XV-15).

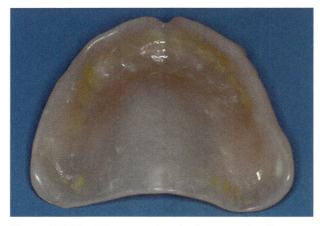

Figura XV-10 – PT com acúmulo de restos de alimentação e placa bacteriana...

Capítulo XV – Instalação das Próteses Totais 287

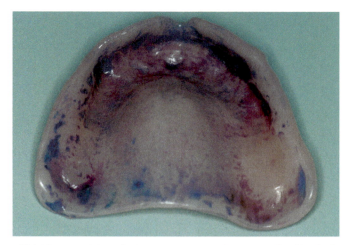

Figura XV-11 – ...evidenciados com o uso de uma solução de fucsina.

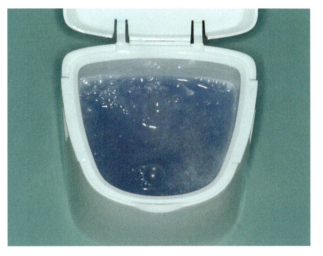

Figura XV-12 – A próteses foi mergulhada em uma solução enzimática que...

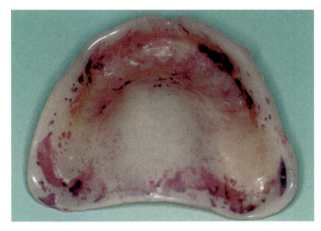

Figura XV-13 - ...removeu parte significativa dos acúmulos.

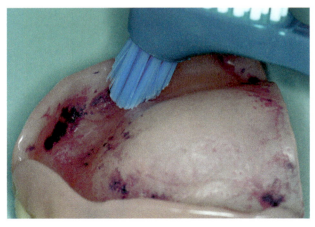

Figura XV-14 – Entretanto, houve a necessidade do uso do método mecânico...

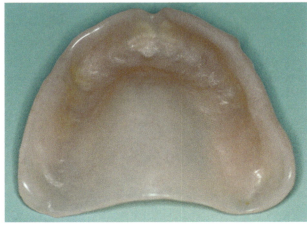

Figura XV-15 – ...para limpar completamente a prótese.

O digluconato de clorexidina também tem sido utilizado para a desinfecção de PTs. Em uma concentração de 4%, em imersões de 10 minutos, garantiu eficácia na desinfecção, independentemente da agitação em ultra-som[37].

Um questionamento muito freqüente durante o tratamento da estomatite por prótese é se apenas um procedimento de desinfecção seria suficiente como terapêutica. Trabalhos recém-realizados mostraram que a recolonização de *Candida albicans* após a desinfecção ocorreu em apenas 1 dia. Com exceção do digluconato de clorexidina (3 dias), as demais soluções e potências do microondas necessitam de uso diário, combinadas com outros procedimentos terapêuticos, tais como, como a mudança da base protética, antifúngicos locais e, em alguns casos mais avançados, antifúngicos sistêmicos (ex.: Fluconazol 2mg, 2 vezes por semana).

Poucos são os estudos que promoveram um acompanhamento dos pacientes e/ou de suas próteses, verificando a necessidade de uma nova intervenção para a desinfecção. Banting e Hill[38], em estudo clínico, observaram que a reinfestação por *Candida albicans* e infecção nos tecidos moles subjacentes a PTs superiores diminuíram sensivelmente quando as próteses eram submetidas à desinfecção em microondas e imersão em solução de clorexidina.

A limpeza da prótese é comumente negligenciada, tanto pelos pacientes como pelos cirurgiões-dentistas, já que freqüentemente ambos desconhecem um protocolo bem definido de higienização e desinfecção.

Não existem muitos estudos relacionados ao intervalo em que se inicia a recolonização das próteses pelos microrganismos, mas, sim, estudos relacionados ao período de imersão e eficácia. Dessa forma, fica clara a importância da conscientização dos profissionais e, conseqüentemente, uma melhor orientação para os pacientes, com relação à higienização e desinfecção das PTs.

Como higienizar a boca sem dentes?

Apesar de a ausência dos dentes reduzir os nichos de acúmulos de placa bacteriana e restos alimentares, persiste a necessidade dos pacientes realizarem a limpeza de suas bocas. Com uma escova de dentes com cerdas macias, o paciente deve escovar e massagear a língua, a gengiva e o palato para eliminar a placa bacteriana e os resíduos alimentares, estimulando a circulação nesses locais.

Existem no mercado produtos para enxágüe bucal, cujos fabricantes apregoam a eficiência de seus princípios ativos para fazer a assepsia bucal, inclusive de pacientes edentados. Além de conterem agentes antiinfecciosos, também apresentam inúmeros outros ingredientes em suas fórmulas, incluindo os que dão sabor, os adoçantes, os conservantes e os agentes surfactantes. A maioria deles tende a ser ácido e muitos contêm etanol. Em realidade, o etanol é o principal agente antiinfeccioso local presente nesses colutórios.

Preparações contendo derivados fenólicos, tais como o timol, têm utilidade limitada e sabor desagradável.

O peróxido de hidrogênio (água oxigenada), um antigo agente de limpeza, tem pequena ou nenhuma atividade antimicrobiana, mas pode remover restos por ação física do oxigênio que é liberado pela sua dissociação química.

O cetilpiridínio é um derivado de amônia quaternária, que tem leve atividade bacteriostática.

A clorexidina, uma biguanidina, é mais efetiva contra bactérias Gram-positivas do que Gram-negativas e fungos, entretanto mostrou-se eficaz no combate à *Candida albicans*[39]. É ineficiente contra esporos e vírus. O digluconato de clorexidina, na concentração de 0,12% é aprovado para o tratamento de gengivite, contra a formação de placa bacteriana e na cicatrização de feridas advindas da inserção de PTs[40]. É também utilizada como agente de escovação para cirurgia, na concentração de 2% a 4%. Ela se liga a tecidos moles, duros e proteínas salivares, sendo então liberada lentamente, uma característica desejável. Entretanto, apresenta alguns efeitos adversos, nos quais se incluem uma percepção alterada de sabor (em especial ao sal) e o aparecimento de manchas na língua e nos dentes naturais e artificiais, que não podem ser removidas por escovação normal.

Compostos comumente encontrados no mercado à base de Tirotricina, Prednisolona, Benzidamina, Hexamidina, Fusafungina e Malva não se mostraram eficazes no combate à *Candida albicans*, principal agente causador das estomatites protéticas[39]. O mesmo aconteceu com soluções à base de Triclosan[41].

Como utilizar os adesivos para próteses totais?

Adesivos ou "fixadores de próteses" são produtos comercializados para aumentar a retenção e a estabilidade das PTs.

Segundo dados dos fabricantes, cerca de 5 milhões de pessoas nos EUA e 504 mil no Brasil são usuários de adesivos para PTs[42]. Nos EUA, cerca de 75% dos cirurgiões dentistas recomendam seu uso.

Os professores de Prótese tendem a ignorar o uso de adesivos para PTs ou a afirmar que a necessidade do seu emprego é um resultado de falhas de retenção ou deficiências nos procedimentos técnicos e/ou clínicos. Essa postura gera mal entendidos, tanto por parte do profissional, que considera depreciativo à sua capacidade o fato de seus pacientes recorrerem ao uso de adesivo para melhorar o desempenho das próteses, quanto por parte dos pacientes, que ao se depararem com a necessidade do uso de um adesivo podem pensar que seu CD não fez um bom trabalho[43].

Contrário à atitude negativa por parte dos profissionais de Odontologia em relação aos adesivos, o uso destes pode ser um procedimento legítimo, terapêutico e muito eficaz durante a confecção e posterior uso da PT. Usuários de PTs, sendo devidamente orientados, podem fazer uso de adesivo, quando indicado, gozando de segurança, conforto e mais estabilidade de sua prótese e sem comprometimento do tecido sobre o qual ele é aplicado[43, 44].

Um pouco de história

O uso de adesivos é tão antigo quanto a Odontologia moderna, datando do fim do século XVIII.

Os adesivos do século XIX, fabricados por boticários, eram uma mistura de gomas vegetais, que formavam um material capaz de absorver a umidade da saliva. Ao hidratar-se, essa mistura aumentava de volume transformando-se em um material viscoso, possibilitando a adesão da prótese à mucosa da boca[43].

A primeira patente de um adesivo foi emitida em 1913, logo seguida de outras nas décadas seguintes; e a primeira referência pela *American Dental Association* foi feita em 1935, quando estes produtos foram considerados não medicinais.

Atualmente, existem dois tipos básicos de adesivos disponíveis no mercado: os não solúveis (almofadas impregnadas de cera) e os solúveis (pós, pastas e cremes), os mais comuns, os quais terão seus aspectos mais importantes discutidos a seguir.

Características de um adesivo ideal

Um adesivo ideal deve ser atóxico, não irritante e biologicamente compatível com a mucosa bucal. Não deve promover o crescimento de microrganismos e deve ser inodoro, insípido e de fácil aplicação e remoção.

O ponto-chave para os fabricantes é buscar o equilíbrio entre a capacidade de retenção (alta viscosidade) com a facilidade de higienização (baixa viscosidade). Além disso, o adesivo deve manter suas propriedades aderentes por 12 a 16 horas antes de nova aplicação.

A característica física do adesivo ideal é a forma de creme ou gel, pois não é removido pela saliva tão rapidamente quanto o pó, dando à prótese uma melhor aderência por um período mais longo.

O adesivo ideal deve proporcionar retenção (adesão e coesão) e estabilidade à prótese, assegurando ao paciente conforto, segurança e eficiência para falar, mastigar, bocejar, sorrir e beijar.

Composição

São três os tipos de componentes identificados em um adesivo tipo solúvel: (1) materiais responsáveis pelas propriedades aderentes (goma caraia, tragacanto, acácia, pectina, gelatina, metil celulose, hidroximetil celulose, carboximetil celulose e polímeros sintéticos, como o óxido de polietileno, as acrilamidas e o poliacetato de vinila); (2) agentes antimicrobianos (benzoato de sódio, etanol, hexaclorofeno, propilparabeno e metilparabeno); e (3) agentes aditivos úmidos e aderentes[43].

O sabor é dado pelo óleo de hortelã ou pelo óleo de gualtéria, dentre outros.

Modo de ação

A retenção da prótese na cavidade bucal é controlada por uma complexa inter-relação de adesão, coesão, pressão atmosférica, tensão superficial e viscosidade. Os adesivos formam uma interface mais estável entre a base da prótese e a mucosa bucal, maximizando as forças retentivas através de uma fina camada intermediária de saliva.

Pós

Pós adesivos podem incluir uma goma vegetal como acácia, tragacanto ou caraia. Estes materiais são, em grande parte, carboidratos que aumentam de volume em contato com a água e adquirem viscosidade e propriedades retentivas.

Os adesivos em pó atingem seu grau máximo de eficiência logo após a sua aplicação, entretanto a durabilidade do efeito retentivo tende a ser menor, uma vez que seus ingredientes ativos são rapidamente removidos pela saliva, em função da ausência de uma base oleosa presente nos cremes adesivos[45].

Pastas e cremes

Pastas e cremes adesivos devem suas propriedades de retenção a um polímero como a metil celulose, a hidroximetil celulose ou a carboximetil celulose. Estes cremes adesivos espalham-se lateralmente, não permitindo a entrada de ar e de saliva no tecido em contato com a PT. O aumento da viscosidade da camada de creme em comparação com a saliva é o fator que aumenta a retenção.

Atingem o grau máximo de retenção cerca de 3 horas após a aplicação, mantendo esse efeito por mais tempo em função da composição oleosa de sua base[45].

Adesivos em forma de fita, apesar de serem mais espessos em sua apresentação, têm um modo de ação semelhante aos adesivos em forma de pastas ou cremes. Alguns pacientes relatam mais facilidade de controlar o escoamento e os excessos de adesivo com as fitas adesivas, especialmente em próteses mal-adaptadas.

Eficácia

Os estudos sobre o uso de adesivos para PTs confirmam a melhora na estabilidade e retenção[46], inclusive na capacidade de incisar os alimentos com os dentes anteriores[47-49], tanto para usuários de longo tempo quanto para os mais recentes. Estima-se que o aumento da retenção pode chegar a quase 70% na força necessária para deslocar as PTs da mucosa[50].

Este aumento na estabilidade e na retenção permite que o paciente aproveite melhor a força durante a mastigação, diminuindo o tempo e o número de ciclos necessários para que o alimento alcance o estágio de deglutição[51]. Pode-se especular que este seja um importante fator no controle de forças e na diminuição do cansaço muscular em pacientes portadores de PT que apresentem sinais e sintomas de DTM (disfunção temporomandibular).

O uso de adesivos proporciona efeito amortecedor, reduz a quantidade de partículas acumuladas sob a prótese e auxilia na distribuição das forças de oclusão sobre os pontos de apoio da prótese, minimizando a pressão local[43].

Indicações

Além de melhorar o desempenho das PTs quando em uso, os adesivos podem ser úteis durante a execução de procedimentos clínicos quando se desejar mais estabilidade para bases, especialmente as inferiores.

Fixação de guias tomográficos durante o exame

A instabilidade pode gerar o desalojamento de uma prótese ou guia com marcadores radiopacos, utilizados para criar referências de posições dentárias em uma tomografia. Essa situação pode induzir o profissional a uma interpretação errada dos posicionamentos dentários, levando a posicionamentos dos implantes diferentes dos que seriam ideais para a confecção da prótese.

Essa situação é particularmente crítica para os planejamentos de cirurgias guiadas.

O uso de um adesivo durante a aquisição das imagens tomográficas mantém o guia em posição, diminuindo o risco de ocorrerem discrepâncias entre os posicionamentos reais e na tomografia dos marcadores radiopacos.

Estabilizar as bases de prova durante os registros

Os registros exatos da posição da mandíbula dependem de bases estáveis, que não se desloquem durante os procedimentos. Muitas bases de prova fabricadas com placas modeladas à mão, a partir de resina acrílica autopolimerizável, não apresentam a estabilidade e retenção da prótese definitiva. O uso do adesivo estabiliza a base de prova para possibilitar a obtenção de registros mais acurados.

Prova da montagem dos dentes

A prova dos dentes em cera com bases instáveis ou sem retenção torna difícil ou imprecisa a verificação das relações intermaxilares, da oclusão e da estética. Além disso, pacientes neste estágio podem tornar-se apreensivos quanto à estabilidade final da prótese. O uso do adesivo diminuirá os temores do paciente e aumentará a precisão da prova dos dentes ainda presos com cera nas bases de prova.

Próteses imediatas

Após a extração dos dentes e a inserção da prótese imediata, a rápida absorção óssea e a cicatrização do tecido resultam em retração gengival e uma contínua desadaptação da prótese.

Posteriormente, a prótese imediata será reembasada ou uma prótese nova será confeccionada. Neste ínterim, o uso de um adesivo pode aumentar retenção da prótese, fazendo com que o paciente sinta-se mais seguro, sabendo que não experimentará desconforto permanente devido ao desajuste de sua prótese.

Deve-se evitar, entretanto, o uso de adesivos na primeira semana após as extrações, quando a ferida cirúrgica está mais sujeita a infecções, e em bases de materiais resilientes, que são mais porosas (resinas) ou tem uma adesividade pobre com a base da prótese (silicones).

Pacientes com mucosas sensíveis

O uso de adesivo é recomendado para aqueles pacientes que tenham mucosas particularmente sensíveis, já que reduz os vários tipos de irritação de tecidos, como úlceras por compressão e inflamação da mucosa[52]. Seu efeito amortecedor alivia o tecido do contato com a prótese e reduz um possível estrangulamento do suprimento de sangue para a mucosa.

Pacientes com diminuição do fluxo salivar

Determinadas doenças sistêmicas podem resultar numa diminuição do fluxo salivar. Pacientes nesta situação, que usem prótese dentária, podem beneficiar-se de um adesivo, especialmente em forma de pasta ou creme, se estiverem experimentando um ressecamento da boca, em geral causado por medicamentos ou pela radioterapia nas áreas de cabeça e pescoço.

Pacientes com dificuldades de coordenação neuromuscular

Pacientes com desordens hormonais ou de neurotransmissão, nas quais o controle muscular é afetado, tais como miastenia grave, distrofia muscular, males de Parkinson e Alzheimer e disquinesia bucolinguofacial, podem necessitar do adesivo para estabilizar suas próteses[43].

Pacientes submetidos à cirurgia bucomaxilofacial

A reabilitação maxilofacial após uma cirurgia ablativa, que deixa pacientes de tumores com grandes defeitos maxilares ou mandibulares, requer próteses extensas com pouca ou nenhuma retenção.

Particularmente, pacientes edentados com grandes defeitos de mandíbulas podem necessitar do adesivo para reter suas próteses.

Próteses provisórias

A presença de implantes pode dificultar o uso de PTs removíveis como provisórias.

O uso de um adesivo pode viabilizar o uso dessas próteses nos períodos após a colocação dos implantes, que precedem a reabilitação com próteses fixas sobre implantes.

Pacientes que necessitem de mais segurança em situações especiais

Pacientes com carreiras de exposição pública, como políticos, advogados, executivos, atores, locutores, professores e cantores necessitam do uso de adesivos para ter a segurança de uma prótese bem retentiva. Seu pensamento constante é evitar um acidente embaraçoso devido a uma prótese instável.

Aqueles usuários cujo meio de vida depende de um discurso efetivo e de boa aparência, podem recorrer ao uso de um adesivo para melhorar as qualidades de sua prótese, sem demérito ao CD ou aos procedimentos clínicos e técnicos utilizados na confecção da mesma.

Freqüentemente, a razão para o uso de adesivos em uma prótese bem confeccionada e bem ajustada é a segurança psicológica.

Contra-indicações

Pacientes alérgicos ao adesivo ou a qualquer de seus componentes devem abster-se do seu uso.

Deve ser descontinuado o uso de adesivos em próteses mal-adaptadas ao rebordo residual ou quebradas. O potencial agressivo de próteses nessas condições ultrapassa a capacidade adaptativa dos adesivos. O reparo das próteses ou a confecção de próteses novas são recomendados. Adesivos devem ser usados preferencialmente em próteses novas.

Pacientes que tenham usado adesivos sem a limpeza apropriada da prótese, resultando na formação de um depósito estratificado de adesivo endurecido, devem ser informados quanto à maneira apropriada de proceder a limpeza da prótese. Se os pacientes não forem capazes de retirar o material adesivo antigo de suas próteses, estes pacientes devem ser instruídos a descontinuar o uso de adesivos.

Como o paciente deve usar os adesivos para Próteses Totais?

A espessura do adesivo aplicado é uma questão de necessidade pessoal de cada paciente e é influenciada pelo volume de material que pode ser acomodado entre a base da prótese e a mucosa.

Deve-se aplicar somente o suficiente para que a prótese fique assentada corretamente, sobre uma fina camada de adesivo, com uma sobra mínima de material. Quando o adesivo é corretamente aplicado à prótese, nota-se uma camada uniforme promovendo contato bilateral com a mucosa.

A experiência ensina o paciente a aplicar a quantidade ideal para garantir uma boa aderência. A aplicação varia com o tipo de adesivo (pó, pasta ou creme) usado. As instruções dos fabricantes são guias úteis, mas a experiência do paciente com adesivos influenciará na aplicação correta.

A seguir estão descritas as recomendações que devem ser prescritas para o uso adequado de um adesivo para PT.

1. Limpe e seque a superfície de apoio da prótese.

    ATENÇÃO! Remova completamente qualquer resíduo de material adesivo usado da base da prótese com o auxílio de toalhas de papel ou gaze.

    Evite usar artefatos que possam arranhar ou danificar a superfície de apoio da prótese.

2. Remova todo resíduo de adesivo, muco, saliva, e restos alimentares da mucosa epitelial que entrará em contato com a superfície de apoio da prótese.

3. Aplique pequenas quantidades de adesivo à superfície de contato da prótese com a mucosa.

    Umedeça a prótese antes de aplicar, caso esteja usando adesivo em pó (Fig. XV-16).

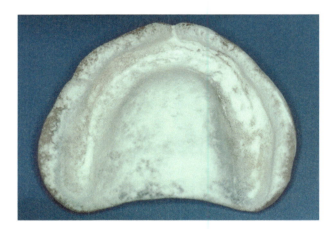

Figura XV-16 – Adesivo em pó aplicado na base da PT.

Aplique adesivo nas regiões do rebordo alveolar, centro do palato duro e selamento posterior palatino nas próteses superiores (Fig. XV-17);

Aplique adesivo na região relativa à crista do rebordo alveolar das próteses inferiores (Fig. XV-18).

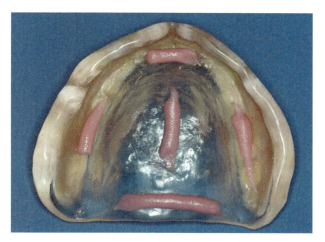

Figura XV-17 – Adesivo em creme aplicado em PT superior.

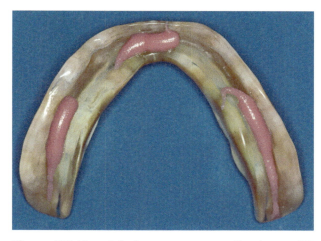

Figura XV-18 – Adesivo em creme aplicado em PT inferior.

4. Fixe a prótese pressionando-a firmemente com a mão por 5 a 10 segundos.
5. Feche a boca em oclusão cêntrica para distribuir o adesivo em fina camada entre a base da prótese e a mucosa, mantendo os dentes em contato por 1 minuto.

Retire o excesso de adesivo (que vazar pela borda) com gaze ou lenço de papel.

Os pacientes devem dormir com as próteses totais?

Para preservar a saúde dos tecidos bucais (mucosa e osso), é importante que estes sejam poupados da pressão exercida pela base da prótese por 6 a 8 horas por dia. Por essa razão, idealmente, deve-se remover as próteses à noite, permitindo que haja melhor circulação do sangue pelos tecidos mais afetados.

De fato, o uso noturno de PTs está associado a um considerável aumento da prevalência de estomatites protéticas[53].

Além disso, a não utilização da prótese à noite limitaria os danos que poderiam ser causados pelo eventual desenvolvimento de algum hábito parafuncional oclusal, como o bruxismo[54].

É importante ressaltar que, apesar de reconhecidas as vantagens do paciente dormir sem as próteses, em situações em que este durma com um parceiro para o qual não queira apresentar-se sem os dentes, torna-se inquestionável o benefício emocional e social do seu uso, sendo esta, aliás, uma das principais funções das próteses, devendo-se então priorizar tais benefícios, advertindo o paciente dos problemas potenciais que podem advir do hábito de dormir com as próteses, para que o mesmo tente minimizá-los.

REFERÊNCIAS

1. Wakefield CW. Laboratory contamination of dental prostheses. J Prosthet Dent. 1980 Aug; 44(2):143-6.
2. Williams HN, Falkler WA Jr, Hasler JF, Libonati JP. The recovery and significance of nonoral opportunistic pathogenic bacteria indental laboratory pumice. J Prosthet Dent. 1985 Nov;54(5):725-30.
3. DePaola LG, Minah GE, Elias SA, Eastwood GW, Walters RA. Clinical and microbial evaluation of treatment regimens to reduce denturestomatitis. Int J Prosthodont. 1990 Jul-Aug;3(4):369-74.
4. Brace ML, Plummer KD. Practical denture disinfection. J Prosthet Dent. 1993 Dec;70(6):538-40.
5. MacCallum M, Stafford GD, MacCulloch WT, Combe EC. Which cleanser? A report on a survey of denture cleansing routine and thedevelopment of a new denture cleanser. Dent Pract Dent Rec. 1968 Nov;19(3):83-9.
6. Budtz-Jørgensen E. Materials and methods for cleaning dentures. J Prosthet Dent. 1979 Dec;42(6):619-23.
7. Abelson DC. Denture plaque and denture cleansers: review of the literature. Gerodontics. 1985 Oct;1(5):202-6. .
8. Dills SS, Olshan AM, Goldner S, Brogdon C. Comparison of the antimicrobial capability of an

abrasive paste and chemical-soakdenture cleaners. J Prosthet Dent. 1988 Oct;60(4):467-70.

9. Chan EC, Iugovaz I, Siboo R, Bilyk M, Barolet R, Amsel R, Wooley C, KlitorinosA. Comparison of two popular methods for removal and killing of bacteria fromdentures. J Can Dent Assoc. 1991 Dec;57(12):937-9.

10. Odman PA. The effectiveness of an enzyme-containing denture cleanser. Quintessence Int. 1992 Mar;23(3):187-90.

11. Lombardi T, Budtz-Jörgensen E. Treatment of denture-induced stomatitis: a review. Eur J Prosthodont Restor Dent. 1993 Sep;2(1):17-22.

12. Waters MG, Williams DW, Jagger RG, Lewis MA. Adherence of Candida albicans to experimental denture soft lining materials. J Prosthet Dent. 1997 Mar;77(3):306-12.

13. Pires FR, Santos EB, Bonan PR, De Almeida OP, Lopes MA. Denture stomatitis and salivary Candida in Brazilian edentulous patients. J Oral Rehabil. 2002 Nov;29(11):1115-9.

14. Barbeau J, Séguin J, Goulet JP, de Koninck L, Avon SL, Lalonde B, Rompré P,Deslauriers N. Reassessing the presence of Candida albicans in denture-related stomatitis. Oral Surg Oral Med Oral Pathol Oral Radiol Endod. 2003 Jan;95(1):51-9.

15. Bell JA, Brockmann SL, Feil P, Sackuvich DA. The effectiveness of two disinfectants on denture base acrylic resin with anorganic load. J Prosthet Dent. 1989 May;61(5):580-3.

16. Budtz-Jorgensen E, Bertram U. Denture stomatitis. I. The etiology in relation to trauma and infection. Acta Odontol Scand. 1970 Mar;28(1):71-92.

17. Budtz-Jörgensen E, Löe H. Chlorhexidine as a denture disinfectant in the treatment of denture stomatitis. Scand J Dent Res. 1972;80(6):457-64.

18. Engelhardt JP. The microbial decomposition of dental resins and its importance to the microbial balance of the oral cavity. Int Dent J. 1974 Sep;24(3):376-86.

19. Quirynen M, Marechal M, Busscher HJ, Weerkamp AH, Darius PL, van Steenberghe D. The influence of surface free energy and surface roughness on early plaqueformation. An in vivo study in man. J Clin Periodontol. 1990 Mar;17(3):138-44.

20. Bollen CM, Lambrechts P, Quirynen M. Comparison of surface roughness of oral hard materials to the threshold surfaceroughness for bacterial plaque retention: a review of the literature. Dent Mater. 1997 Jul;13(4):258-69.

21. Verran J, Maryan CJ. Retention of Candida albicans on acrylic resin and silicone of different surface topography. J Prosthet Dent. 1997 May;77(5):535-9.

22. McCabe JF, Murray ID, Kelly PJ. The efficacy of denture cleansers. Eur J Prosthodont Restor Dent. 1995 Sep;3(5):203-7.

23. Merchant VA, Molinari JA. Infection control in prosthodontics: a choice no longer. Gen Dent. 1989 Jan-Feb;37(1):29-32.

24. Merchant VA. An update on infection control in the dental laboratory. Quint Dent Technol. 1997; 20:157-169.

25. Sheen SR, Harrison A. Assessment of plaque prevention on dentures using an experimental cleanser. J Prosthet Dent. 2000 Dec;84(6):594-601.

26. Molinari JA, Runnells RR. Role of disinfectants in infection control. Dent Clin North Am. 1991 Apr;35(2):323-37. .

27. Whitacre RJ. Environmental barriers in dental office infection control. Dent Clin North Am. 1991 Apr;35(2):367-81.

28. Pereira AH. Manual de prótese total da Pontifícia Universidade Católica de Minas Gerais; 1993.

29. Nikawa H, Yamamoto T, Hamada T, Sadamori S, Agrawal S. Cleansing efficacy of commercial denture cleansers: ability to reduce Candidaalbicans biofilm activity. Int J Prosthodont. 1995 Nov-Dec;8(6):527-34.

30. Abere DJ. Post-placement care of complete and removable partial dentures. Dent Clin North Am. 1979 Jan;23(1):143-51.

31. Polyzois GL, Zissis AJ, Yannikakis SA. The effect of glutaraldehyde and microwave disinfection on some properties ofacrylic denture resin. Int J Prosthodont. 1995 Mar-Apr;8(2):150-4.

32. Pavarina AC, Machado AL, Giampaolo ET, Vergani CE. Effects of chemical disinfectants on the transverse strength of denture baseacrylic resins. J Oral Rehabil. 2003 Nov;30(11):1085-9.

33. Pavarina AC, Vergani CE, Machado AL, Giampaolo ET, Teraoka MT. The effect of disinfectant solutions on the hardness of acrylic resin dentureteeth. J Oral Rehabil. 2003 Jul 30(7):749-52.

34. Neppelenbroek KH, Pavarina AC, Spolidorio DM, Vergani CE, Mima EG, MachadoAL. Effectiveness of microwave sterilization on three hard chairside reline resins. Int J Prosthodont. 2003 Nov-Dec;16(6):616-20.

35. Azevedo A, Machado AL, Vergani CE, Giampaolo ET, Pavarina AC, Magnani R. Effect of disinfectants on the hardness and roughness of reline acrylic resins. J Prosthodont. 2006 Jul-Aug;15(4):235-42.

36. Morgan TD, Wilson M. Anti-adhesive and antibacterial properties of a proprietary denture cleanser. J Appl Microbiol. 2000 Oct;89(4):617-23.

37. Pavarina AC, Pizzolitto AC, Machado AL, Vergani CE, Giampaolo ET. An infection control protocol: effectiveness of immersion solutions to reduce themicrobial growth on dental prostheses. J Oral Rehabil. 2003 May;30(5):532-6.

38. Banting DW, Hill SA. Microwave disinfection of

dentures for the treatment of oral candidiasis. Spec Care Dentist. 2001;21(1):4-8.

39. Ranali J, Biral RR. Avaliação da atividade antimicrobiana de soluções farmacêuticas comerciais utilizadas como colutório. Estudo "in vitro". Revista Paulista de Odontologia. 1989 Jan-Fev; 11(1):38-46.

40. Felpel LP. A review of pharmacotherapeutics for prosthetic dentistry: Part I. J Prosthet Dent. 1997 Mar;77(3):285-92. .

41. Giuliana G, Pizzo G, Milici ME, Musotto GC, Giangreco R. In vitro antifungal properties of mouthrinses containing antimicrobial agents. J Periodontol. 1997 Aug;68(8):729-33.

42. Stafford-miller. Corega® Technical update. 2000:2(3).

43. Adisman IK. The use of denture adhesives as an aid to denture treatment. J Prosthet Dent. 1989 Dec;62(6):711-5.

44. Tarbet WJ, Grossman E. Observations of denture-supporting tissue during six months of denture adhesivewearing. J Am Dent Assoc. 1980 Nov;101(5):789-91.

45. Ghani F, Picton DC. Some clinical investigations on retention forces of maxillary complete dentureswith the use of denture fixatives. J Oral Rehabil. 1994 Nov;21(6):631-40.

46. Karlsson S, Swartz B. Effect of a denture adhesive on mandibular denture dislodgment. Quintessence Int. 1990 Aug;21(8):625-7.

47. Grasso JE, Rendell J, Gay T. Effect of denture adhesive on the retention and stability of maxillary dentures. J Prosthet Dent. 1994 Oct;72(4):399-405.

48. Tarbet WJ, Silverman G, Schmidt NF. Maximum incisal biting force in denture wearers as influenced by adequacy ofdenture-bearing tissues and the use of an adhesive. J Dent Res. 1981 Feb;60(2):115-9.

49. Ghani F, Likeman PR, Picton DC. An investigation into the effect of denture fixatives in increasing incisalbiting forces with maxillary complete dentures. Eur J Prosthodont Restor Dent. 1995 Sep;3(5):193-7.

50. Psillakis JJ, Wright RF, Grbic JT, Lamster IB. In practice evaluation of a denture adhesive using a gnathometer. J Prosthodont. 2004 Dec;13(4):244-50.

51. Rendell JK, Gay T, Grasso JE, Baker RA, Winston JL. The effect of denture adhesive on mandibular movement during chewing. J Am Dent Assoc. 2000 Jul;131(7):981-6.

52. Niedenneier W, Krafi J, Land D. Denture retention by adhesives. A clinical-experimental study. Dtsch. Zahndrztl. 1984; 39:858-61.

53. Sadamori S, Kotani H, Nikawa H, Hamada T. [Clinical survey on denture stomatitis. 2. The relation between the maintenance of denture and denture stomatitis] Nihon Hotetsu Shika Gakkai Zasshi. 1990 Feb;34(1):202-7.

54. Winkler S. Essentials of complete denture prosthodontics. 2 ed. St. Louis: Mosby; 1988.

Capítulo *XVI*

Manutenção das Próteses Totais

Ronaldo de Moraes Telles
Daniel Telles

O profissional precisa ter em mente que a necessidade de atendimento aos pacientes não termina com a instalação das próteses. Esse acompanhamento deverá ser feito tanto a curto quanto a médio e longo prazos.

O aspecto mais importante das consultas de retorno é a atitude do paciente em relação às necessidades de tais consultas.

Caso não tenha sido alertado previamente da sua necessidade como parte inerente ao tratamento, o paciente pode interpretar essas consultas de ajustes como sendo necessárias para corrigir uma prótese que supostamente ficou mal confeccionada ou tem algum problema. Isso pode gerar uma postura extremamente negativa de rejeição à prótese, em um momento em que o paciente ainda está efetivamente se adaptando ao uso da mesma.

Caso, por essa razão o paciente deixe de utilizar a prótese, esse pode ser considerado um fator de insucesso do tratamento. Evidentemente, nesse ponto fica claro o papel da manutenção das próteses como instrumento de fidelização dos pacientes.

Além disso, durante os procedimentos de manutenção, o profissional tem a oportunidade de aferir efetivamente o sucesso dos tratamentos por ele realizados, o que, em última análise, acaba se tornando um valioso meio de auto-avaliação de sua própria prática clínica.

Consultas de retorno

O principal problema ou queixa dos pacientes nas consultas que sucedem a instalação de uma prótese removível são as úlceras traumáticas causadas pelo contato direto da base da prótese sobre a mucosa. Essas lesões podem resultar de uma sobreextensão ou áreas de maior pressão sob a base da prótese; da suscetibilidade de áreas nas quais a mucosa que recobre o osso seja mais delgada (Fig. XVI-1); de desarmonias oclusais (Fig. XVI-2); ou mesmo de alguma irregularidade ou aspereza na resina acrílica do interior da base da prótese.

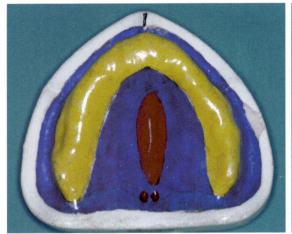 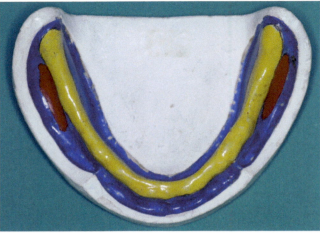

Figura XVI-1 – Modelos de gesso da maxila (à esquerda) e da mandíbula (à direita) edentadas pintados para permitir a visualização das zonas de Pendleton: áreas de suporte primário (amarelas), suporte secundário (azuis) e áreas de alívio (vermelhas). As áreas de alívio são mais propensas a apresentarem úlceras traumáticas, pois nessas áreas a mucosa costuma ser mais delgada.

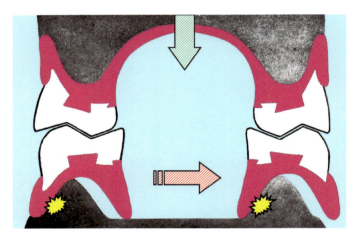

Figura XVI-2 – A translação horizontal da prótese inferior, que pode se originar de uma oclusão mal-equilibrada, tende a traumatizar a mucosa na porção vestibular de um lado e na lingual do outro.

O ponto traumático pode ser evidenciado com o uso de um creme apropriado (*pressure relief cream*) (Figs. XVI-3 a XVI-5), alternativamente com o uso da pasta branca da pasta zincoeugenólica, com algum elastômero de viscosidade baixa (Figs. XVI-6 e XVI-7) ou mesmo com o auxílio de um lápis-cópia, demarcando-se a lesão na boca e levando-se a prótese em posição para transferir a marcação para a área que deve ser desgastada na base da mesma.

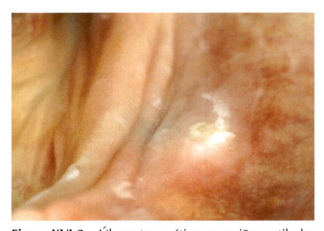

Figura XVI-3 – Úlcera traumática na região vestibular do rebordo inferior, relativa à área de alívio na qual a mucosa que reveste o osso geralmente é mais delgada, o que a torna mais suscetível às úlceras resultantes de traumatismos diretos da base da prótese.

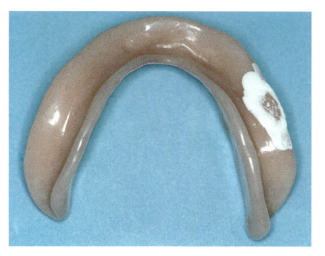

Figura XVI-4 – Uma pasta indicadora de pressão foi aplicada sobre a base da prótese e esta foi levada à boca para demarcar a área a ser desgastada para corrigir o problema.

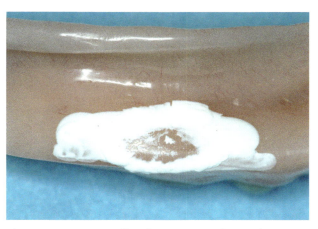

Figura XVI-5 – Detalhe da região evidenciada com o auxílio da pasta evidenciadora.

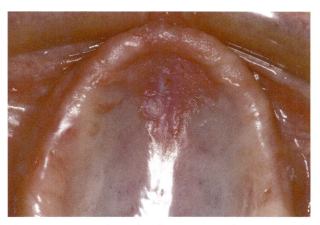

Figura XVI-6 – Além de úlceras, quando o apoio da base da prótese predomina sobre uma área de mucosa mais delgada pode levar a básculas ou movimentos indesejáveis da mesma.

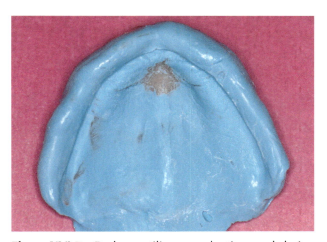

Figura XVI-7 – Pode-se utilizar um elastômero de baixa viscosidade, no caso um silicone polimerizado por condensação, para visualizar as áreas de compressão excessiva sob a base da prótese, que deverão ser aliviadas ou desgastadas.

Consertos

As PTs removíveis, por serem feitas basicamente de resina acrílica, aceitam modificações, por desgastes e/ou acréscimos, que podem melhorar ou restabelecer suas condições de uso e aumentar sua vida média.

Próteses fraturadas

Próteses totais removíveis quebram com mais freqüência quando apresentam áreas vulneráveis (pontos fracos) em suas bases de resina acrílica. Estas comumente se originam em partes mais finas de bases com espessuras irregulares, em especial na abóbada palatina.

Caso as partes possam ser perfeitamente coladas com um adesivo à base de cianoacrilato, a resina que contém o traço de fratura pode ser alternadamente trocada até que a fratura desapareça (Figs. XVI-8 a XVI-13).

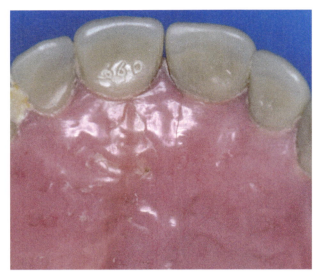

Figura XVI-8 – Observar traço de fratura da margem gengival do incisivo central esquerdo em direção à rugosidades palatinas. O traço de fratura deve ser unido com adesivo à base de cianoacrilato.

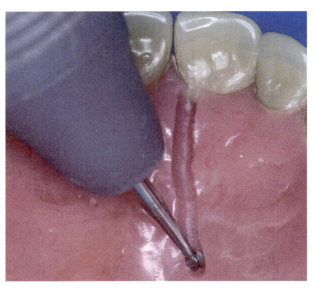

Figura XVI-9 – A resina no traço de fratura deve ser removida o mais possível, se necessário em partes para manter os pedaços unidos,...

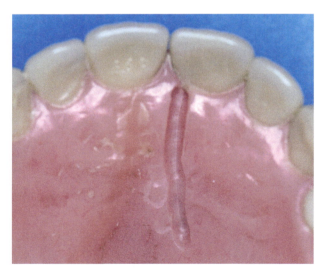

Figura XVI-10 – ...evitando-se perfurar a resina da base da prótese que entra em contato com a mucosa.

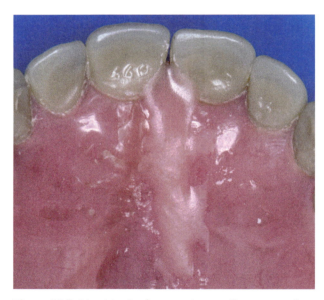

Figura XVI-11 – Manipula-se resina acrílica autopolimerizável para preencher o espaço criado no traço de fratura e...

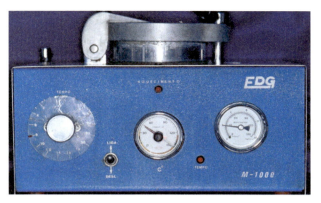

Figura XVI-12 – ...coloca-se a prótese um uma polimerizadora com água a 45° C com 30 lbf/pol² de pressão durante 8 minutos.

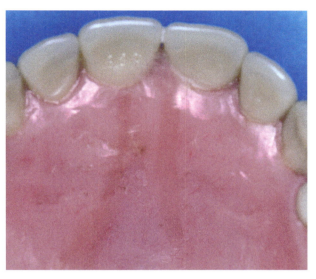

Figura XVI-13 – Após a polimerização da resina, retiram-se os excessos e faz-se o acabamento.

Algumas vezes, o paciente pode tentar consertar sua prótese com adesivo à base de cianoacrilato e, após algum tempo de uso, as partes fraturadas se separarem novamente. Caso isso aconteça, torna-se difícil uma segunda colagem com precisão (Fig. XVI-14). Nesses casos, as partes devem ser limpas, reposicionadas na boca e unidas com godiva de baixa fusão, para que seja vazado gesso no interior da base da prótese. Após a presa, o gesso manterá as partes em posição para que a resina do traço da fratura possa ser substituída.

Dentes soltos ou quebrados

Ao mesmo tempo em que os fabricantes conseguiram produzir dentes artificiais de resina mais resistentes ao desgaste, estes, entretanto, tornaram-se mais friáveis, suscetíveis a fraturas e com uma ligação química pobre com a base da prótese, aproximando-se de algumas características indesejáveis dos dentes de porcelana, aos quais vieram a substituir quase que integralmente. Isso contribuiu para aumentar a incidência de dentes quebrados e que se soltam das bases das próteses.

A substituição de dentes quebrados ou a reposição de dentes soltos é uma conduta relativamente simples e pode ser feita com resina acrílica autopolimerizável em apenas uma consulta clínica (Figs. XVI-15 a XVI-23).

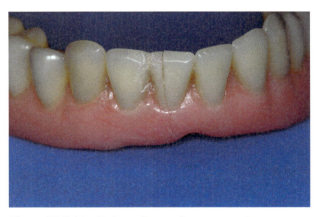

Figura XVI-14 – Prótese fraturada que o paciente tentou colar com adesivo à base de cianoacrilato, cujas partes não ficaram posicionadas corretamente.

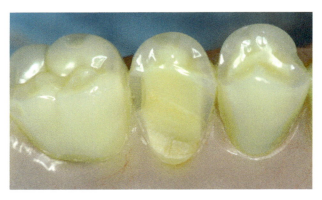

Figura XVI-15 – Cúspide vestibular de dente artificial fraturada, prejudicando a funcionalidade e, principalmente, a estética da prótese.

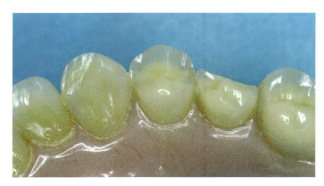

Figura XVI-16 – Numa vista lingual, notar as facetas de desgaste nos dentes adjacentes, evidenciando o alto grau de tensão ao qual os dentes foram submetidos e cujo padrão sugere a presença de hábitos oclusais parafuncionais.

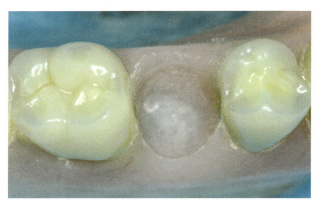

Figura XVI-17 – O dente foi totalmente removido, tomando-se o cuidado de preservar ao máximo o contorno da gengiva artificial na vestibular para evitar diferenças perceptíveis de tonalidades de resina em áreas visíveis.

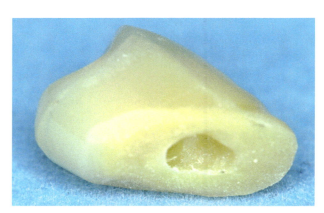

Figura XVI-18 – Um novo dente do mesmo fabricante, modelo e cor foi desgastado na sua porção cervical...

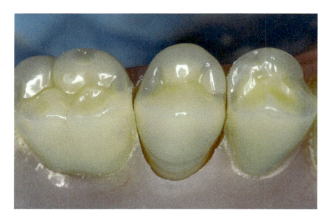

Figura XVI-19 – ...para que pudesse ser posicionado corretamente, tanto no seu aspecto estético...

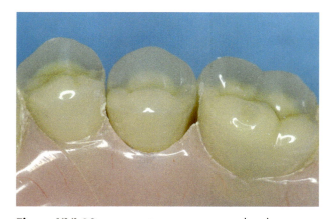

Figura XVI-20 – ...quanto no aspecto oclusal.

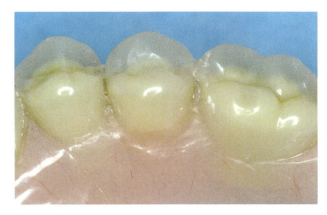

Figura XVI-21 – O dente foi preso em posição com resina acrílica autopolimerizável e a prótese foi colocada em uma polimerizadora com água a 45°C com 30 lbf/pol² de pressão durante 8 minutos.

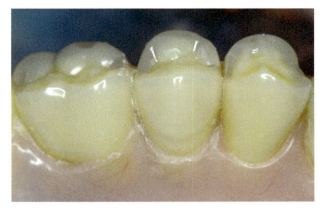

Figura XVI-22 – A preservação da gengiva vestibular teve por objetivo evitar que uma possível diferença de coloração entre a resina da base da prótese e a utilizada para o conserto comprometesse a estética.

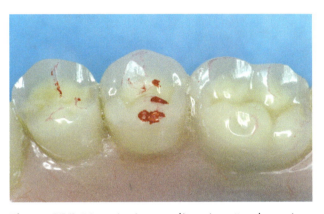

Figura XVI-23 – Após a polimerização da resina, os contatos oclusais foram novamente checados e ajustados.

Reembasamento com troca de toda a base da prótese total

O rebordo residual está constantemente sofrendo alterações na sua topografia e morfologia. A reabsorção óssea ocorre mais rapidamente nos primeiros 6 meses após a exodontia e tende a estabilizar sua progressão, em nível mais baixo, mas constante, após 12 meses. Em função disto, todos os pacientes reabilitados com próteses mucossuportadas devem ser examinados anualmente para a verificação dos níveis de reabsorção óssea e eventual falta de adaptação da base da prótese com a mucosa, que deverá ser corrigida[1].

Para administrar este problema, o CD deve executar um reembasamento com a troca da base da prótese, sempre que julgar necessário.

Indicações

- Próteses totais imediatas, de 3 a 6 meses após instalação.
- Próteses mal-adaptadas em razão de reabsorção do rebordo residual e com os padrões oclusal e estético aceitáveis.
- Corrigir eventuais problemas de distorções na polimerização, e conseqüente desadaptação, da resina acrílica da base de uma prótese nova.
- Próteses que serão utilizadas como guias para o planejamento e a instalação de implantes osteointegráveis.

Técnica

Basicamente, a técnica consiste em usar a própria prótese como moldeira individual e, refazendo a moldagem funcional, permitir ao técnico que substitua a base da prótese, mantendo os dentes artificiais. Isso é feito incluindo-se a prótese diretamente na mufla com silicone, o que permite sua remoção após a abertura da mufla e a troca de praticamente toda a base velha da prótese (Figs. XVI-24 a XVI-50).

Um detalhe importante é a necessidade de remoção e reenceramento da região do palato, antes da inclusão da prótese na mufla, para evitar que essa região da prótese fique excessivamente grossa. Dessa forma, obtém-se uma base com espessura adequada e uniforme, o que aumenta a resistência da mesma e restringe a necessidade de acabamento apenas à porção posterior do palato. Além disso, nas condutas de reembasamento, sempre deve existir a preocupação de se evitar um aumento de peso da prótese e a invasão do espaço existente entre o dorso da língua e o palato, com a mandíbula em repouso, chamado de espaço de Donders[2], o que levaria a uma sensação de desconforto para o paciente quando utilizar a prótese.

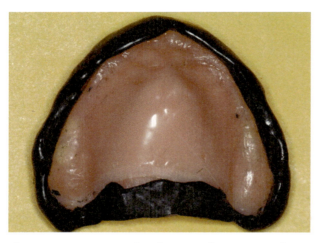

Figura XVI-24 – Foi realizado um vedamento periférico com godiva, trabalhando-se com a prótese como se fosse uma moldeira individual.

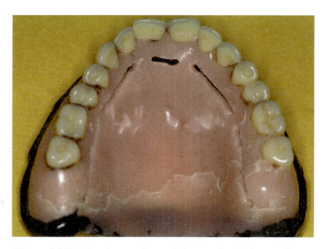

Figura XVI-25 – Antes da moldagem final, foram feitas canaletas em forma de traços de separação da região da base relativa à abóbada palatina.

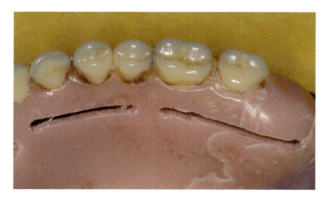

Figura XVI-26 – Foram mantidos istmos de resina que mantinham a região palatina da base.

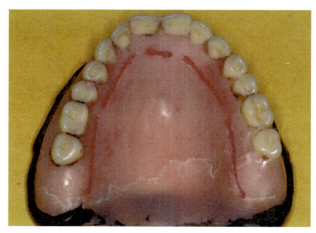

Figura XVI-27 – Os traços de separação foram preenchidos por cera para evitar o extravasamento excessivo do material durante a moldagem.

Capítulo XVI – Manutenção das Próteses Totais   305

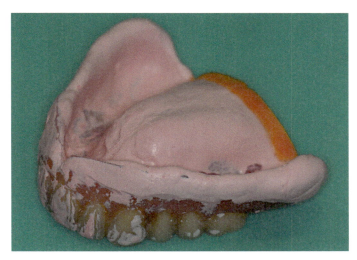

Figura XVI-28 – Após o vedamento, foi executada uma moldagem com material de baixa viscosidade, no caso, pasta zincoenólica.

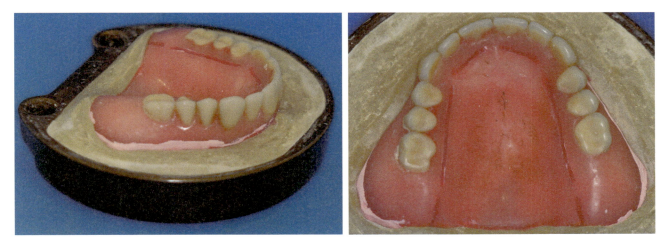

Figura XVI-29 – O gesso foi vazado e a prótese, incluída em mufla (à esquerda). Detalhe do palato da prótese que ainda não foi externamente copiado e que será substituído (à direita).

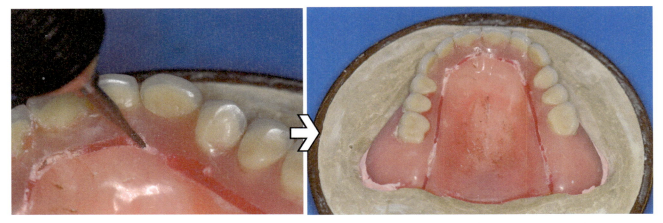

Figura XVI-30 – Com uma broca troncocônica picotada foram cortados os istmos de resina (à esquerda) que mantinham a porção palatina unida ao restante da base (à direita),...

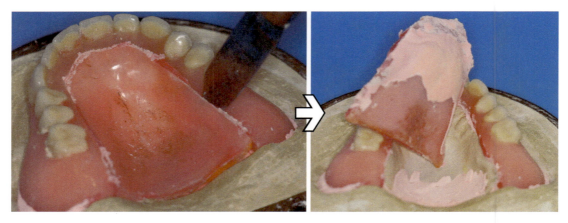

Figura XVI-31 – ...que, com a ajuda de uma faca de laboratório (à esquerda), foi removida (à direita).

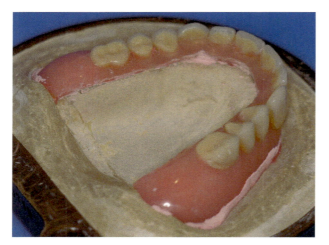

Figura XVI-32 – Aspecto da prótese após a remoção da porção palatina da base.

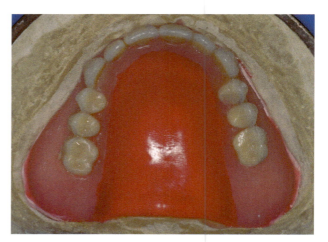

Figura XVI-33 – A porção palatina foi reencerada com uma lâmina de cera 7, aplicada com o cuidado de não afinar partes da cera. Recomenda-se não plastificar a lâmina de cera antes da aplicação.

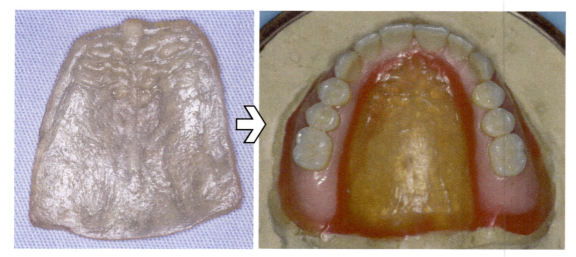

Figura XVI-34 – A porção palatina também pode ser reesculpida com o uso de uma rugosidade palatina artificial de silicone (à esquerda), o que garante a uniformidade da espessura da resina da base da prótese na porção palatina, além de dar uma textura mais natural para a base da prótese nessa região (à direita).

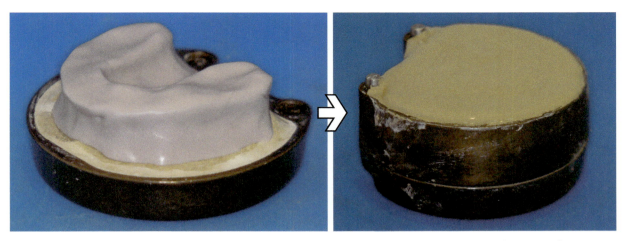

Figura XVI-35 – A prótese foi totalmente envolvida com silicone de laboratório (à esquerda) antes do vazamento do gesso na contramufla (à direita).

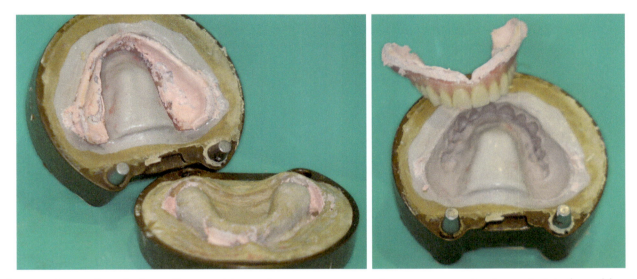

Figura XVI-36 – Depois da mufla aquecida em água quente para a abertura e remoção dos materiais de moldagem (à esquerda), os dentes presos ao que restou da base de resina acrílica foram removidos do silicone, cuja resiliência permite que isso seja feito (à direita).

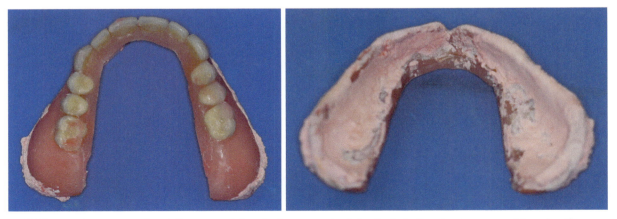

Figura XVI-37 – Aspecto oclusal (à esquerda) e da face gengival (à direita) dos dentes removidos do silicone que os envolvia dentro da mufla.

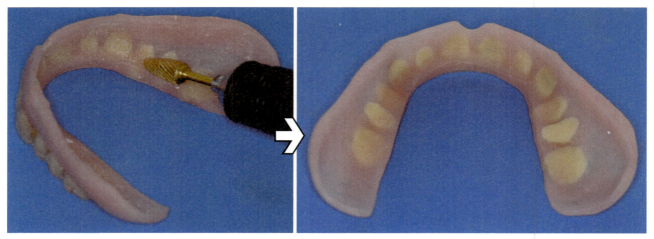

Figura XVI-38 – A base da prótese foi desgastada (à esquerda) para se eliminar o mais possível a resina velha (à direita).

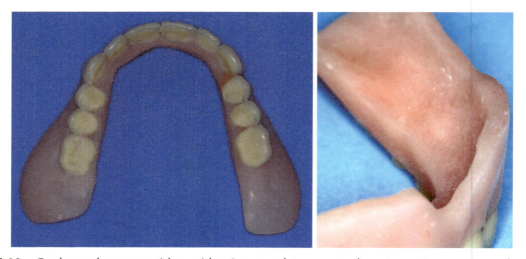

Figura XVI-39 – Os dentes foram mantidos unidos (à esquerda) e o corte da resina antiga, nas áreas de terminação da junção com a resina nova, foi feito plano, em ângulo reto, e não em bisel interno ou externo. Isso melhora a qualidade do acabamento na junção da resina antiga com a nova (à direita).

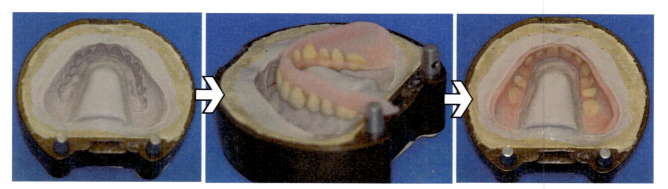

Figura XVI-40 – O silicone na contramufla foi limpo (à esquerda) e os dentes unidos (ao centro) foram reposicionados no seu interior (à direita).

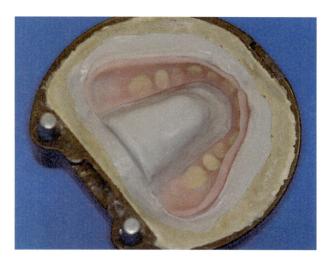

Figura XVI-41 – Dentes encaixados no silicone.

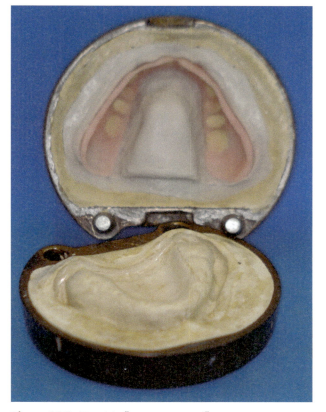

Figura XVI-42 – Mufla e contramufla prontas para que a resina nova fosse prensada.

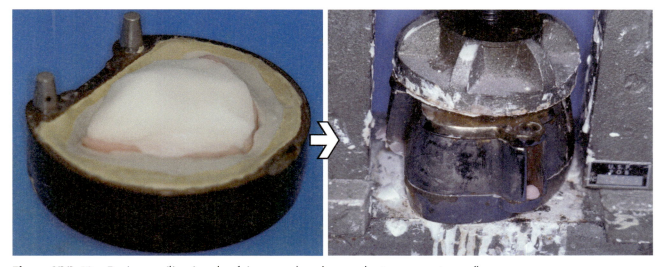

Figura XVI-43 – Resina acrílica incolor foi prensada sobre os dentes na contramufla.

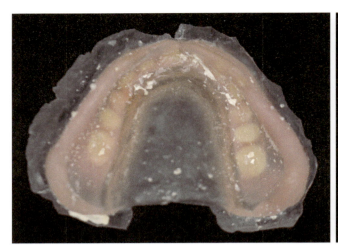
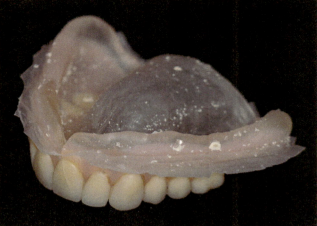

Figura XVI-44 – Prótese retirada da mufla após a polimerização da resina.

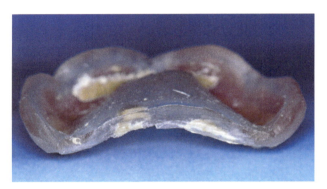

Figura XVI-45 – Após a polimerização da resina, a prótese necessita de acabamentos específicos para cada parte da base. No término posterior, a base geralmente fica grossa, o que causa desconforto para o paciente.

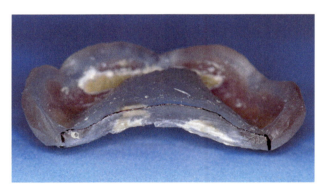

Figura XVI-46 – A aresta voltada para a mucosa foi demarcada para auxiliar no controle do desgaste durante o acabamento.

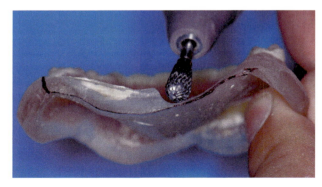

Figura XVI-47 – A base foi então afinada nessa região para que não formasse um degrau com a mucosa e o paciente tivesse uma sensação de continuidade entre o palato mole e a base da prótese.

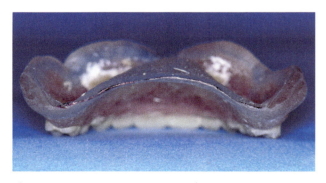

Figura XVI-48 – Vista posterior da prótese com o acabamento adequado do término posterior.

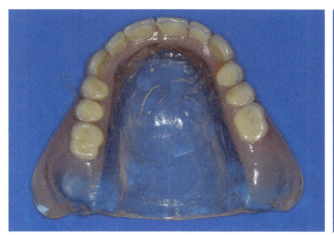 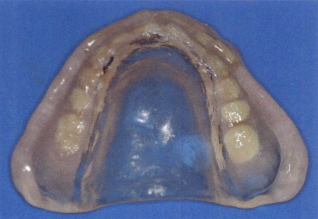

Figura XVI-49 – Prótese após o acabamento e polimento.

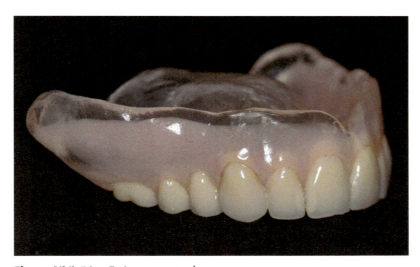

Figura XVI-50 – Prótese com a base nova.

REFERÊNCIAS

1. Winkler S. Prostodoncia total. México: Interamericana; 1982.
2. Nagle RJ, Sears VH, Silverman SI. Protesis dental dentaduras completas. Barcelona: Ed. Toray; 1965.

PARTE 5

PRÓTESES TOTAIS IMEDIATAS – O DESAFIO DE MINIMIZAR OS PROBLEMAS NO MOMENTO DAS PERDAS DENTÁRIAS

Capítulo XVII

PRÓTESES TOTAIS IMEDIATAS

Daniel Telles
Ronaldo de Moraes Telles

O Glossário de Termos Protéticos[1] define Prótese imediata como uma prótese confeccionada para ser instalada imediatamente após a extração dos dentes naturais.

A PT imediata não deve ser encarada simplesmente como uma alternativa inevitável a uma Odontologia mais conservadora, mas constituir-se em uma opção para amenizar a abrupta transição do estado de dentado para o estado de edentado sofrida em um determinado momento pelo paciente, quando os aspectos emocionais relacionados ao edentulismo discutidos no capítulo I estarão exacerbados. A PT imediata é um tipo de reabilitação que requer mais conhecimentos, habilidades e critérios do que a PT convencional, freqüentemente apresentando um resultado desconcertante para o profissional[2]. Conseqüentemente, pode provocar uma reação equivalente por parte do paciente quando percebe suas dificuldades depois da perda dos dentes naturais, geralmente por indicação do próprio dentista[2] (Figs. XVII-1 e XVII-2).

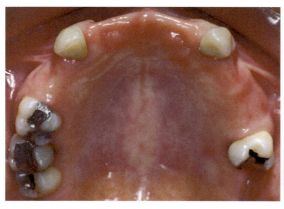 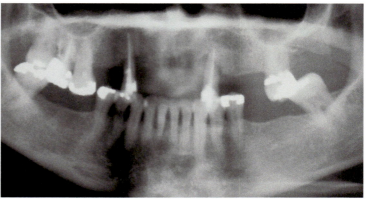

Figura XVII-1 – Casos em que o número e a distribuição dos dentes na arcada indiquem boas condições para a realização de uma prótese suportada por dentes podem ter o planejamento modificado em função das condições periodontais e...

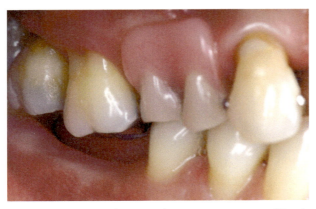

Figura XVII-2 – ...do grau de extrusão, o que dificultaria a obtenção de um bom padrão estético e oclusal, além de inviabilizar a confecção de prótese na arcada antagonista.

Portanto, para se obter um bom resultado do tratamento, minimizando o comprometimento da qualidade de vida do paciente com a perda dos dentes naturais, o CD precisa compreender as consequências de se subestimarem as dificuldades inerentes a esse tipo de tratamento.

QUANDO INDICAR UMA PRÓTESE TOTAL IMEDIATA?

Sempre que houver a indicação da extração dos dentes remanescentes, um paciente pode se beneficiar-se das vantagens que uma PT imediata pode proporcionar (Figs. XVII-3 e XVII-4).

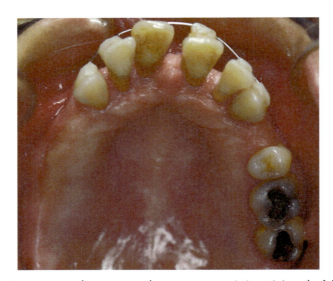

Figura XVII-3 – Dentes anteriores com abertura em leque, característica típica de falta de suporte posterior, em geral associado com comprometimento periodontal.

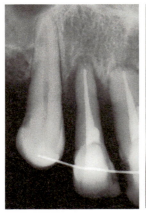 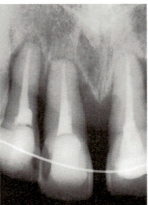 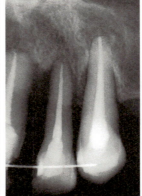 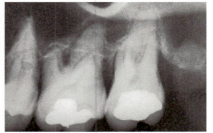

Figura XVII-4 – Radiografias periapicais evidenciando o colapso periodontal, inviabilizando a recuperação desses elementos.

Saizar[2] analisou e dividiu essas vantagens em: (1) anatômicas; (2) funcionais; (3) estéticas; e (4) psicológicas.

Vantagens anatômicas
- Impede a perda imediata da DVO.
- Minimiza as alterações na ATM.
- Evita o espraiamento lingual.
- Impede o colapso labial e o afundamento das bochechas.

Vantagens funcionais
- Permite aos músculos afetados seguirem funcionando em suas posições normais.
- Reduz a maior parte dos transtornos e reajustes fonéticos com a perda dos dentes.
- Facilita a mastigação, reduzindo os reajustes dietéticos e digestivos.

Vantagens estéticas
- Impede o colapso facial, evitando o arqueamento da linha de selamento dos lábios e comissura, condição que dá aspecto de envelhecimento e tristeza.
- Com freqüência, permite melhorar o aspecto estético do paciente.

Vantagens psicológicas
- Elimina a humilhação que os pacientes sofrem ao se apresentarem sem os dentes.
- Permite manter o equilíbrio emocional, facilitando a continuidade da vida de relação.
- Facilita a decisão de sacrificar os dentes naturais, quando necessário.
- Reduz os transtornos pelos quais passa o paciente para se acostumar com o uso de uma PT, evitando uma fase de adaptação entre uma suposta condição de edentado sem usar prótese para uma de usuário de prótese.

Por outro lado, as PTs imediatas são contra-indicadas (1) em pacientes cujos estados físicos e/ou psíquicos não suportariam a intervenção cirúrgica; (2) em casos com alterações patológicas que requeiram grande remoção de tecido; (3) sempre que não se obtenha, por parte do paciente, ampla cooperação e a certeza de seu conhecimento e concordância quanto às dificuldades e limitações desse tipo de reabilitação; e (4) quando um profissional envolvido no tratamento não estiver apto a fazê-lo, já que um erro de avaliação ou de conduta dificilmente pode ser corrigido sem comprometer a instalação da prótese em uma única sessão[3].

Como superar as dificuldades em moldar o rebordo remanescente e os dentes naturais concomitantemente?

A moldagem para a confecção de uma PT imediata deve ser, o mais possível, semelhante à moldagem de uma PT convencional.

Entretanto, em função da presença de dentes, geralmente se usa uma técnica mista, com características das técnicas para dentados e edentados, objetivando moldar rebordo e dentes simultaneamente (Figs. XVII-5 a XVII-16).

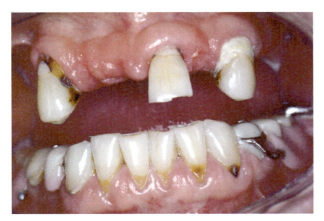

Figura XVII-5 – Os dentes 13, 21 e 23 serão extraídos para a instalação de uma PT imediata.

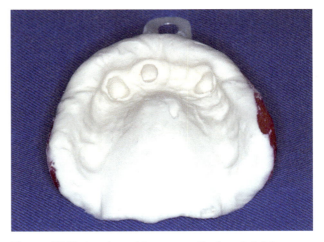

Figura XVII-6 – A moldagem preliminar foi feita com alginato.

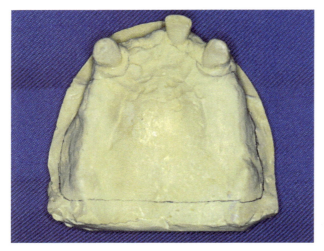

Figura XVII-7 – Modelo anatômico obtido.

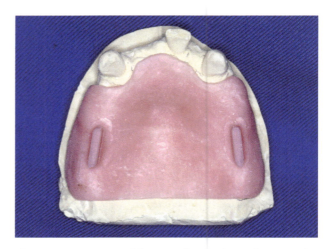

Figura XVII-8 – Moldeira individual confeccionada, abrangendo a área edentada posterior.

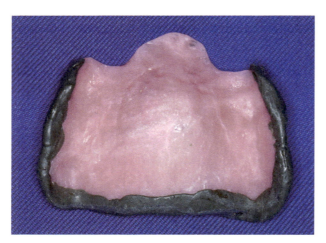

Figura XVII-9 – Vedamento periférico obtido com a moldeira individual.

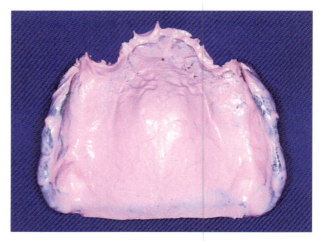

Figura XVII-10 – Molde com pasta zincoeugenólica.

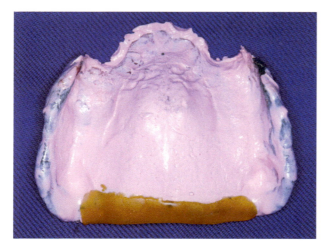

Figura XVII-11 – Vedamento posterior com cera de moldagem.

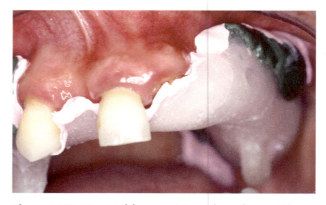

Figura XVII-12 – Molde reposicionado na boca. Observação: não estranhar a presença de apenas dois dentes, pois essa foto pertence a outro caso clínico, servindo apenas para ilustrar o procedimento.

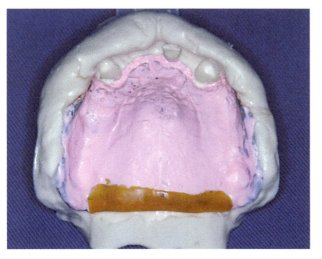

Figura XVII-13 – Uma nova moldagem com alginato foi feita sobre o molde funcional posicionado na boca.

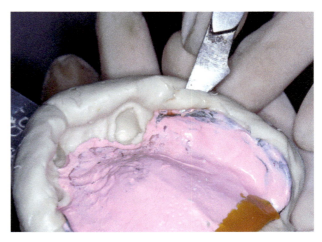

Figura XVII-14 – O alginato sobreposto ao vedamento periférico na moldeira individual foi cortado,...

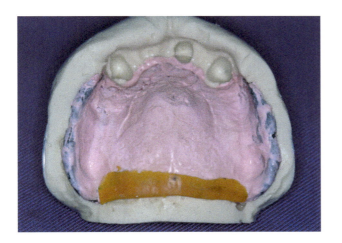

Figura XVII-15 – ...expondo o contorno da godiva...

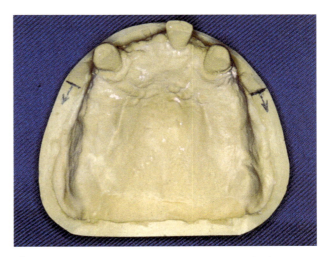

Figura XVII-16 – ...para que o gesso vazado formasse um *debrum* (observar sentido das setas desenhadas no modelo) no modelo de trabalho.

Em alguns casos, quando a cirurgia demanda a extração de muitos dentes em diferentes áreas do rebordo, a moldagem funcional torna-se complexa e pouco vantajosa. Nesses casos, deve-se optar por uma técnica de moldagem simples, mas que copie adequadamente a região de fundo de vestíbulo (Figs. XVII-17 a XVII-23). Essa limitação faz com alguns profissionais prefiram realizar as extrações dos dentes naturais em etapas diferentes, iniciando pelos dentes posteriores e esperando uma cicatrização inicial para facilitar e tornar mais acurados os procedimentos de moldagem, em especial a moldagem funcional dos segmentos posteriores das arcadas.

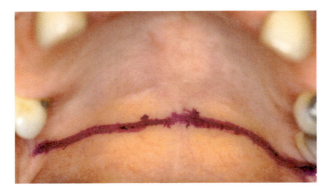

Figura XVII-17 – Limite posterior demarcado pela linha do "Ah".

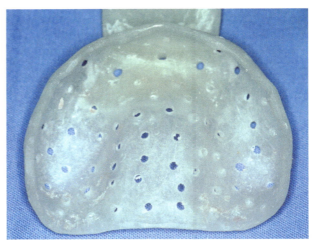

Figura XVII-18 – Apesar de não obrigatória, em alguns casos, pode ser vantajosa a confecção de uma moldeira individual para a moldagem com o alginato ou algum elastômero.

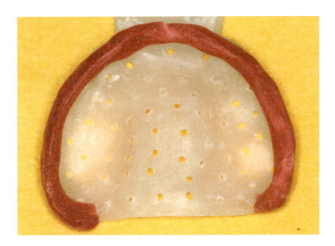

Figura XVII-19 – Cera periférica ou utilidade colocada na borda da moldeira...

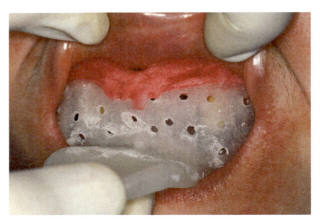

Figura XVII-20 – ...para levá-la à boca antes da colocação do material de moldagem...

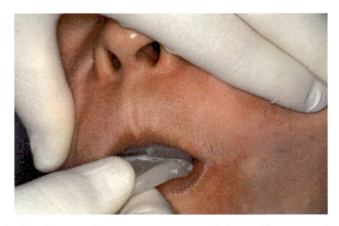

Figura XVII-21 – ...e individualizá-la para dar suporte ao material de moldagem no fundo de vestíbulo.

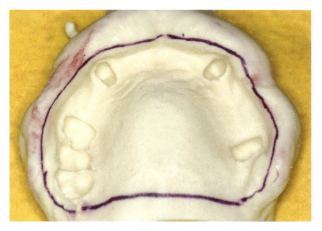

Figura XVII-22 – Molde realizado com os limites anatômicos demarcados com lápis-cópia.

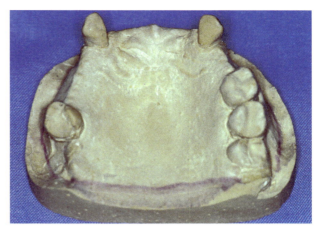

Figura XVII-23 – Modelo de trabalho obtido.

Quais os registros necessários para a montagem dos dentes artificiais de uma prótese total imediata?

Como em outros tipos de reabilitações, haverá a necessidade de montar os modelos em ASA para reconstruir o padrão oclusal e estético do paciente.

Montagem do modelo superior no articulador com o arco facial

O modelo superior será montado preferencialmente com o auxílio do arco facial (Figs. XVII-24 e XVII-25), uma vez que o plano oclusal deverá estar alterado, necessitando ser corrigido.

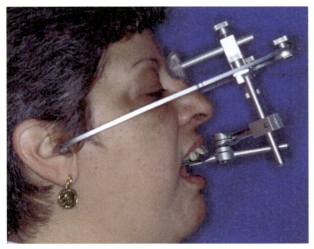

Figura XVII-24 – Pela presença de dentes, o arco facial deve ser utilizado para registrar as inclinações do plano oclusal.

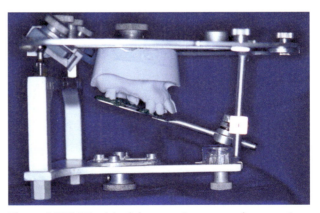

Figura XVII-25 – Modelo superior montado no articulador com o arco facial.

Avaliação da DVO

Deve-se avaliar se a DVO fisiológica está mantida e se há a necessidade, quase sempre presente, de se confeccionar um registro, eventualmente restabelecendo-se a DVO, para a montagem do modelo inferior (Figs. XVII-26 a XVII-28).

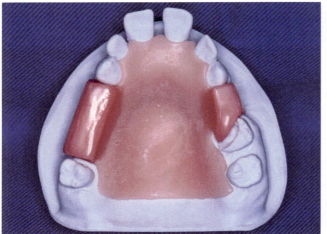
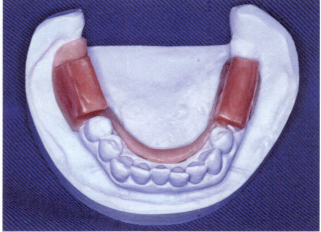

Figura XVII-26 – Bases de prova de resina acrílica autopolimerizável com planos de cera nas áreas edentadas...

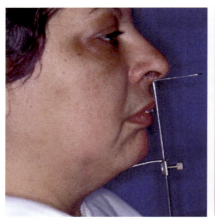
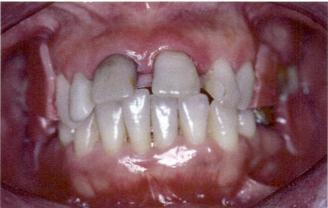

Figura XVII-27 – ...para a avaliação e o registro da DVO,...

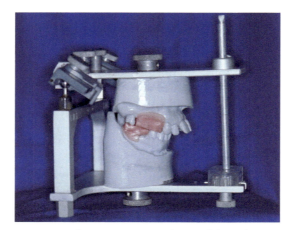

Figura XVII-28 – ...visando a montagem do modelo inferior no articulador.

Estética

O padrão estético deve ser avaliado e as correções necessárias devem ser registradas.

A presença do incisivo central permite estabelecer referências de inclinação axial, altura incisal, linha média e, eventualmente, suporte labial (Figs. XVII-29 a XVII-38).

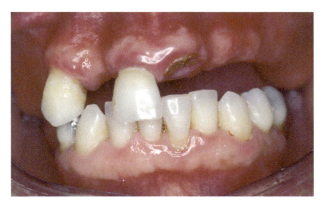

Figura XVII-29 – A presença de um incisivo central bem posicionado pode servir de parâmetro para a avaliação de características estéticas importantes, tais como...

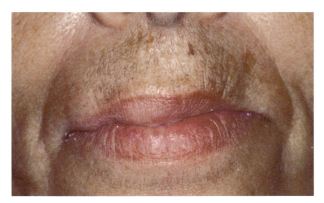

Figura XVII-30 – ...o suporte labial,...

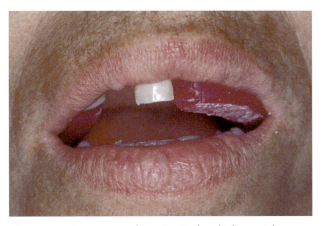

Figura XVII-31 – ...a altura incisal, a linha média...

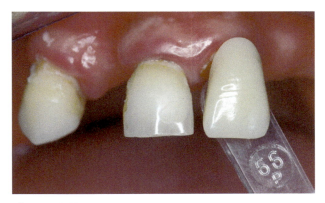

Figura XVII-32 – ...e a cor.

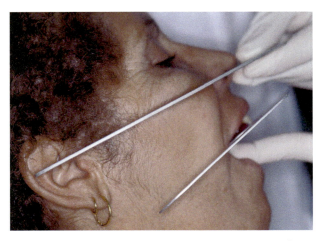

Figura XVII-33 – Outras características, como a inclinação do plano oclusal devem ser reavaliadas...

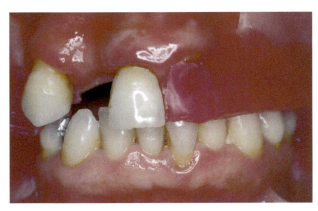

Figura XVII-34 – ...e registradas em plano de cera...

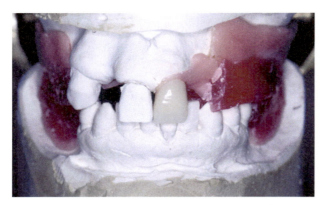

Figura XVII-35 – ...para a montagem dos modelos no articulador.

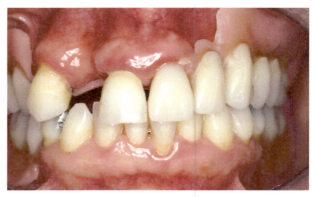

Figura XVII-36 – Nesses casos, é possível realizar uma prova dos dentes artificiais montados, antes das extrações dos dentes naturais.

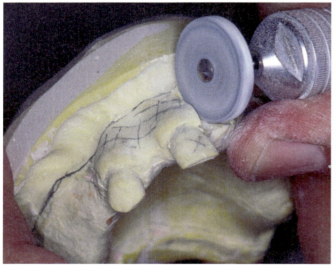
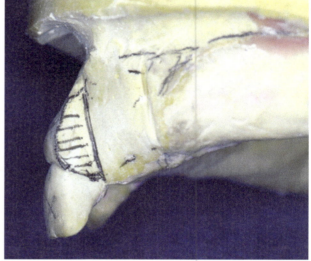

Figura XVII-37 – O modelo de gesso deverá então ser desgastado para possibilitar o posicionamento estético correto dos dentes que vão ocuparão o espaço dos dentes naturais ainda presentes.

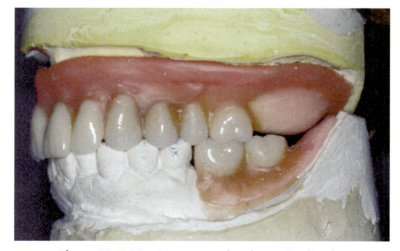

Figura XVII-38 – Montagem dos dentes finalizada.

Em casos com a presença dos dentes anteriores, esses servirão de parâmetro, tanto para uma avaliação *positiva*, quando bem posicionados, quanto para uma avaliação *negativa* (Figs. XVII-39 a XVII-43) do padrão estético.

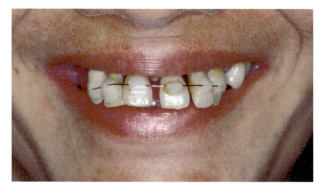

Figura XVII-39 – Dentes naturais posicionados de forma esteticamente inadequada.

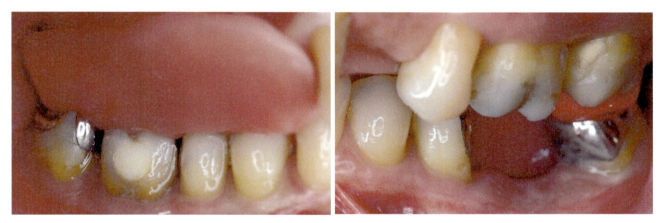

Figura XVII-40 – Registro para a montagem do modelo no articulador.

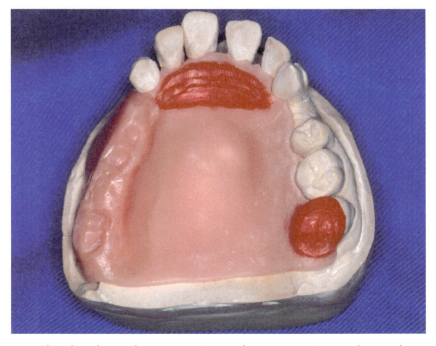

Figura XVII-41 – Foram utilizados planos de cera e resina acrílica, concomitante, de acordo com as características oclusais de cada região da arcada.

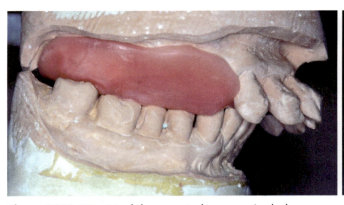
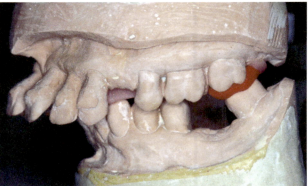

Figura XVII-42 – Modelos montados no articulador.

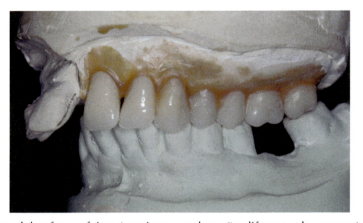

Figura XVII-43 – Novos modelos foram feitos (por isso, a coloração diferente dos gessos), apenas para preservar a documentação do caso, e os dentes artificiais anteriores montados em posições diferentes daquelas que os dentes naturais ocupavam.

Poucos casos possibilitam a realização de provas dos dentes artificiais montados antes das extrações dos dentes naturais (Figs. XVII-44 a XVII-61).

A impossibilidade de provas dificulta a previsibilidade e pode, eventualmente, comprometer o resultado final do tratamento.

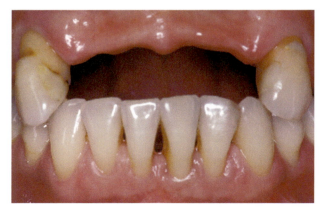

Figura XVII-44 – Em um caso com ausência dos incisivos centrais, o planejamento estético fica facilitado, pois é possível realizar provas do posicionamento desses dentes antes de concluir a PT imediata.

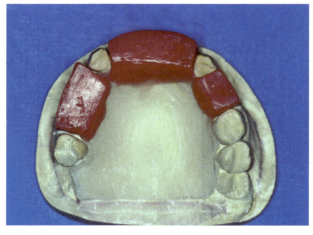

Figura XVII-45 – Planos de cera utilizados para realizar os registros estéticos e as relações intermaxilares.

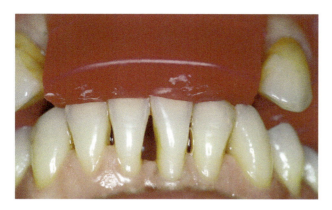

Figura XVII-46 – Quando houver dentes inferiores...

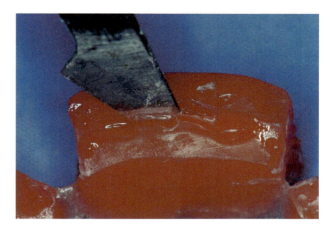

Figura XVII-47 – ...o plano de cera deve ser afinado na região anterior para...

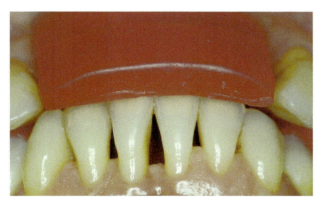

Figura XVII-48 – ...permitir os trespasses verticais dos dentes, possibilitando o registro da altura incisal no plano superior.

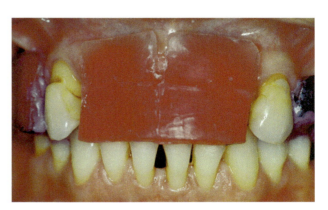

Figura XVII-49 – Vista intrabucal dos registros no plano de cera, inclusive com a linha média demarcada para orientar a montagem dos incisivos centrais.

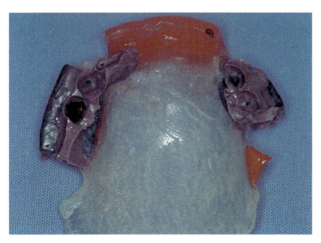

Figura XVII-50 – Vista do registro oclusal obtido com um elastômero.

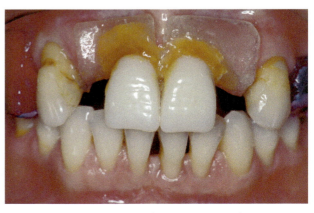

Figura XVII-51 – Prova da montagem dos incisivos centrais.

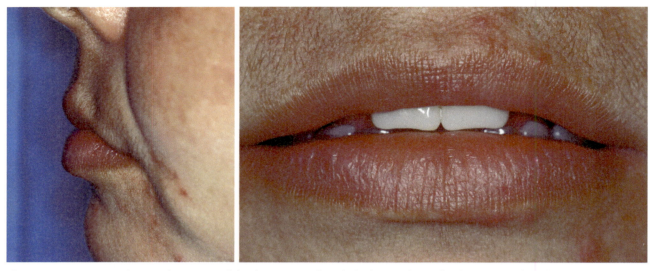

Figura XVII-52 – Avaliação do suporte labial (à esquerda), da linha média e da altura incisal (à direita).

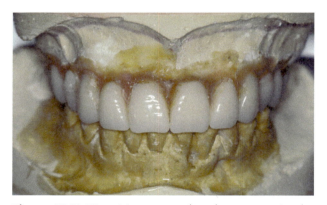

Figura XVII-53 – Montagem dos dentes terminada, obtida a partir do posicionamento dos incisivos centrais.

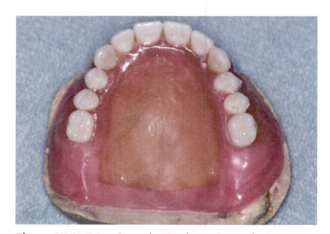

Figura XVII-54 – Ceroplastia da região palatina.

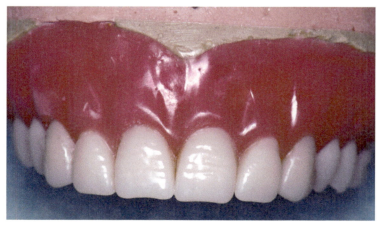

Figura XVII-55 – Escultura da gengiva artificial.

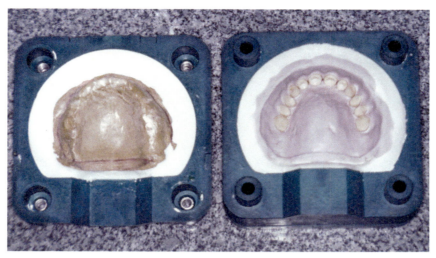

Figura XVII-56 – Antes da prensagem da resina acrílica,...

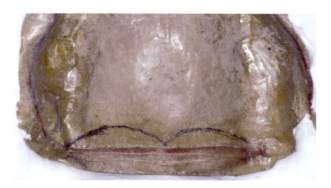

Figura XVII-57 – ...a região relativa ao vedamento posterior deve ser demarcada, caso este não tenha sido obtido na moldagem, e...

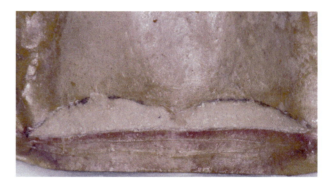

Figura XVII-58 – ...escavada no modelo para se obter um vedamento por compressão na região posterior,...

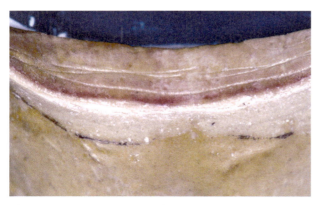

Figura XVII-59 – ...raspando-se o gesso progressivamente até cerca de 0,5 a 1,0 mm de profundidade no término posterior, relativo à linha do "Ah" demarcada na boca.

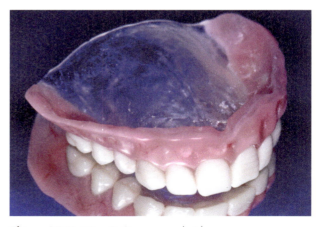

Figura XVII-60 – Prótese concluída.

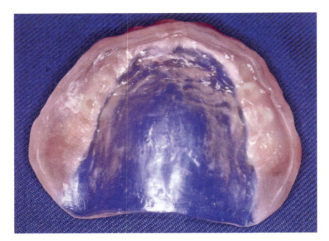

Figura XVII-61 – Vista gengival da prótese concluída.

Quais os cuidados específicos em uma cirurgia para a instalação de uma prótese total imediata?

Segundo o professor Cerveira Netto[3], enquanto as PTs mediatas são produtos de atos eminentemente protéticos, as PTs imediatas necessitam da conjugação de manobras cirúrgicas e protéticas. Isso é obtido com o uso de um guia cirúrgico (Figs. XVII-62 a XVII-73), que é uma réplica transparente da base da prótese (Figs. XVII-74 a XVII-77), em geral feita de resina acrílica.

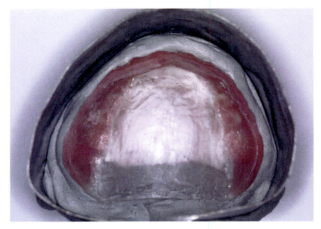

Figura XVII-62 – Obtenção do guia cirúrgico. A prótese concluída foi envolvida por uma muralha feita em folha de flandres – pode ser feito um encaixotamento com cera – para...

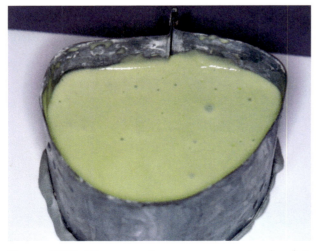

Figura XVII-63 – ...conter um vazamento de alginato...

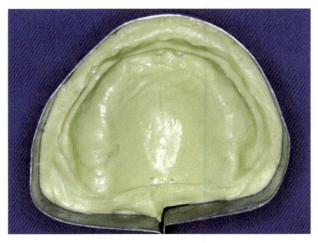

Figura XVII-64 – ...a fim de reproduzir a base da PT imediata.

Capítulo XVII – Próteses Totais Imediatas 331

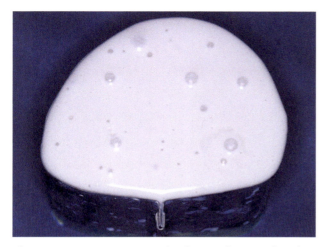

Figura XVII-65 – Um segundo alginato foi vazado sobre o primeiro previamente isolado com um macrofilme (tipo Cel-lac®).

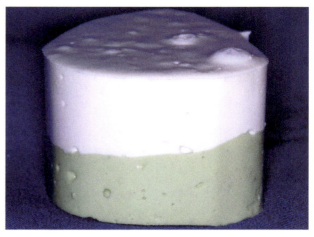

Figura XVII-66 – Foram utilizados alginatos com cores diferentes, por razões didáticas e fotográficas.

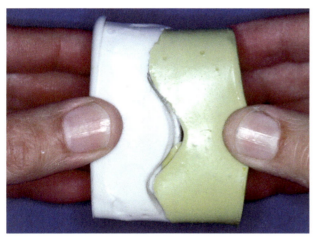

Figura XVII-67 – Após a presa, os moldes de alginato foram facilmente separados e...

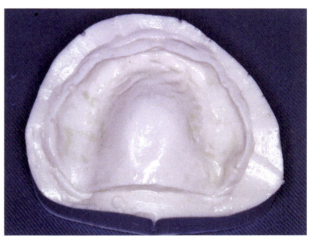

Figura XVII-68 – ...sobre o segundo molde foi...

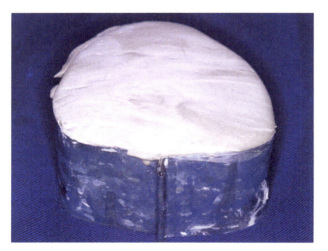

Figura XVII-69 – ...vazado gesso...

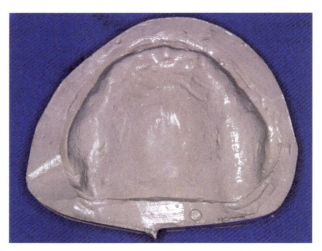

Figura XVII-70 – ...para se obter um modelo...

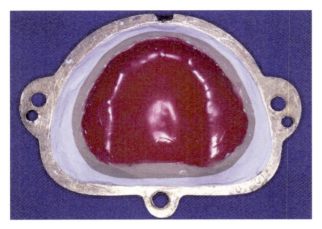

Figura XVII-71 – ...sobre o qual foi encerada e prensada...

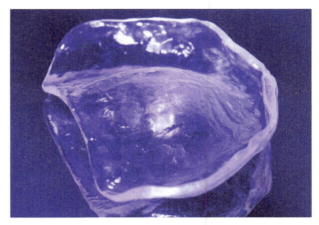

Figura XVII-72 – ...uma base de resina acrílica transparente...

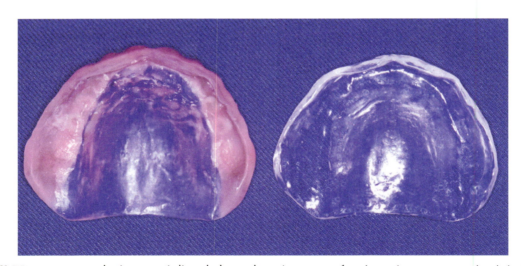

Figura XVII-73 – ...para produzir uma réplica da base da prótese, que funcionará como um guia cirúrgico.

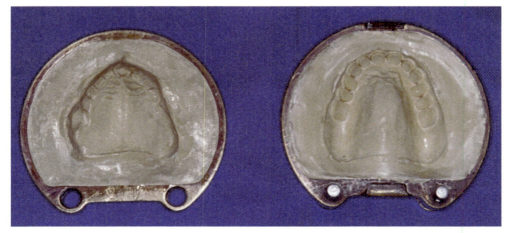

Figura XVII-74 – Pode-se obter um guia cirúrgico de forma mais simples, fazendo-se no momento da prensagem da prótese...

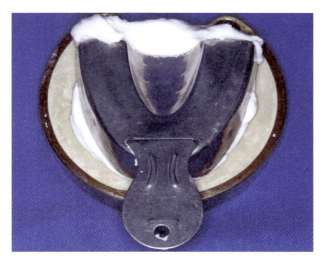
Figura XVII-75 – ...uma moldagem com moldeira de estoque do modelo de trabalho na mufla,...

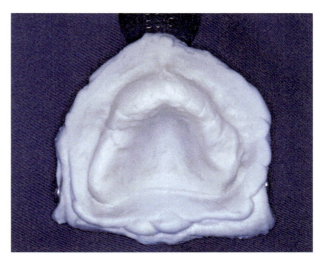
Figura XVII-76 – ...com alginato,...

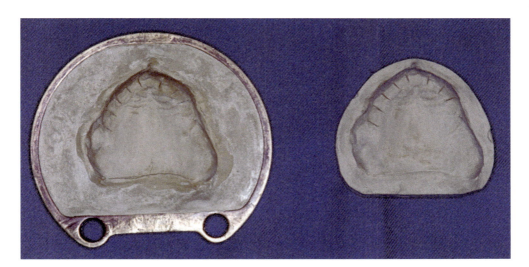
Figura XVII-77 – ...e, sobre o modelo obtido, cópia do modelo de trabalho, confeccionar o guia cirúrgico.

Alguns profissionais optam por confeccionar a prótese inteiramente de resina acrílica incolor para que esta funcione também como um guia cirúrgico.

Além de todos os cuidados inerentes a uma cirurgia oral, deve-se esterilizar a própria prótese (que vai entrar em contato com a ferida cirúrgica), o guia cirúrgico, bem como todos os artefatos que possam ser utilizados para realizar pequenos ajustes na prótese, tais como brocas e polidores.

A esterilização da prótese e do guia cirúrgico deverá ser obtida com um meio químico, preferencialmente não alcoólico, como uma solução de glutaraldeído (Figs. XVII-78 a XVII-81). Os demais artefatos utilizados poderão ser autoclavados ou submetidos a outro processo de preferência do profissional (Fig. XVII-82).

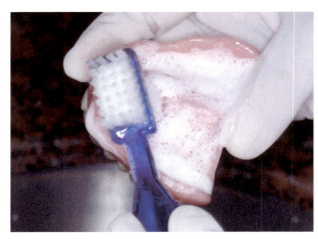

Figura XVII-78 – A prótese e o guia cirúrgico devem ser lavados,...

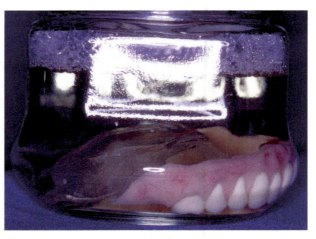

Figura XVII-79 – ...esterilizados em meio químico,...

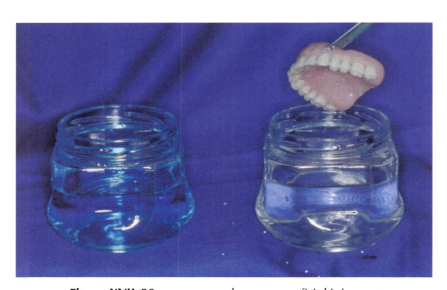

Figura XVII-80 – ...enxaguados em soro fisiológico e...

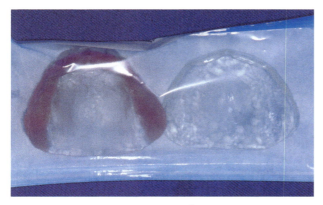

Figura XVII-81 – ...armazenados até a cirurgia em invólucro estéril.

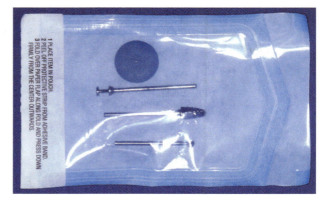

Figura XVII-82 – Os artefatos, tais como discos e brocas, que poderão ser utilizados para ajustes na prótese devem, preferencialmente, ser autoclavados.

O guia cirúrgico é o melhor elemento para controlar os procedimentos cirúrgicos, promovendo a integração entre estes e os procedimentos protéticos (Figs. XVII-83 a XVII-86).

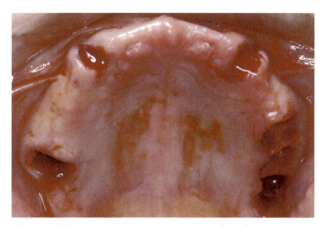

Figura XVII-83 – Após as extrações dos dentes,...

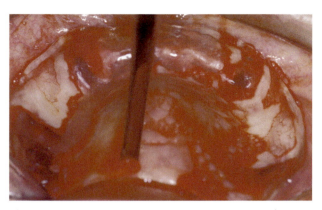

Figura XVII-84 – ...o guia cirúrgico é posicionado para a visualização de áreas isquêmicas que devem ter seus volumes cirurgicamente diminuídos, de preferência às custas de tecido mole,...

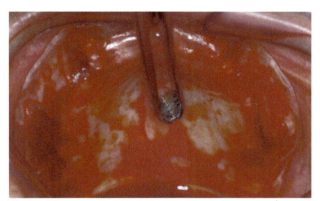

Figura XVII-85 – ...até que permitam a inserção do guia cirúrgico sem a formação de áreas isquêmicas.

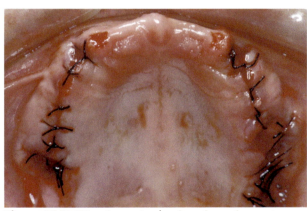

Figura XVII-86 – Aspecto da cirurgia após a sutura.

Na maioria dos casos, é vantajoso fazer um reembasamento imediato logo após a cirurgia para melhorar a adaptação da prótese sobre o rebordo resultante. O ideal é utilizar um material resiliente e manter o controle sobre sua degradação no meio bucal (Figs. XVII-87 a XVII-89).

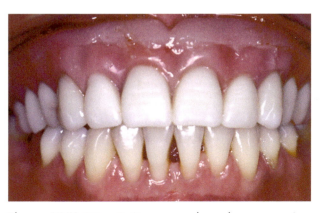

Figura XVII-87 – Prótese reembasada com resina resiliente.

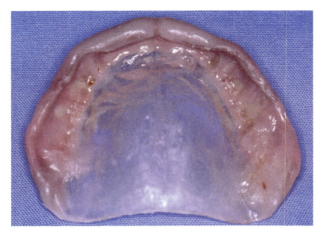

Figura XVII-88 – Vista gengival da base da prótese com o material resiliente.

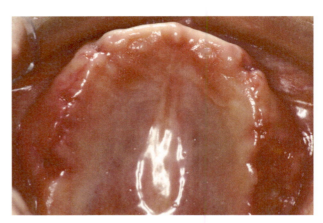

Figura XVII-89 – Ferida cirúrgica, uma semana após a remoção das suturas.

O uso do guia cirúrgico possibilita, quando necessário, o ajuste do próprio rebordo ósseo à base da prótese (Figs. XVII-90 a XVII-93). Essa conduta minimiza os procedimentos de ajustes na prótese, logo após a cirurgia, para possibilitar a sua inserção (Figs. XVII-94 e XVII-95). Quanto melhor a adaptação da prótese ao rebordo, menos ajustes oclusais serão necessários para a sua inserção.

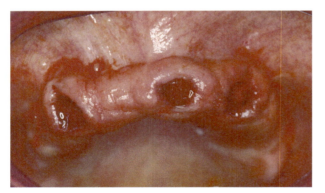

Figura XVII-90 – Em casos em que o osso alveolar esteja mantido,...

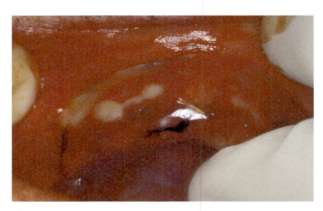

Figura XVII-91 – ...os pontos isquêmicos...

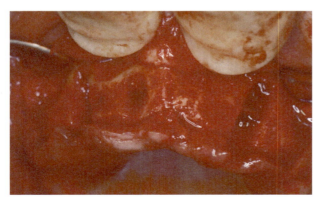

Figura XVII-92 – ...só são eliminados às custas de remoção de tecido ósseo.

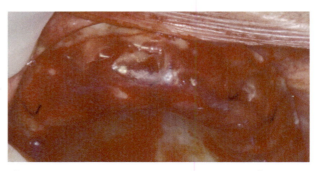

Figura XVII-93 – Guia cirúrgico posicionado sem a formação de pontos isquêmicos.

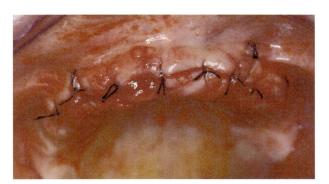

Figura XVII-94 – Após as suturas,...

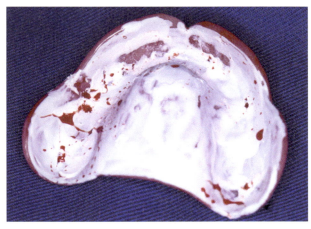

Figura XVII-95 – ...pode-se usar, se necessário, uma pasta evidenciadora de pontos de pressão para melhorar a adaptação da prótese ao rebordo.

Quando não houver a disponibilidade de um material resiliente, o uso de resina acrílica convencional autopolimerizável, apesar de não totalmente contra-indicado, pode ser difícil de ser administrado, pois a mucosa estará sensível e mais suscetível a sofrer traumatismos da base da prótese no período pós-cirúrgico. Neste contexto, pasta zincoeugenólica (Figs. XVII-96 a XVII-101) e cimento cirúrgico são boas opções para realizar um reembasamento imediato.

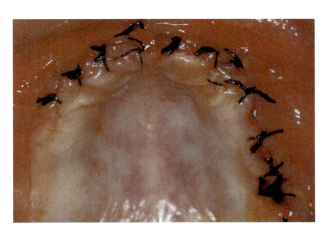

Figura XVII-96 – Após as suturas,...

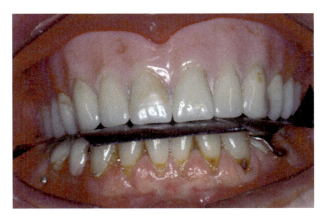

Figura XVII-97 – ...os contatos oclusais devem ser ajustados,...

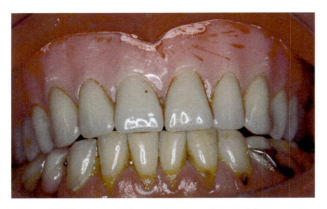

Figura XVII-98 – ...pois a prótese será mantida em oclusão para ser reembasada com pasta zincoeugenólica.

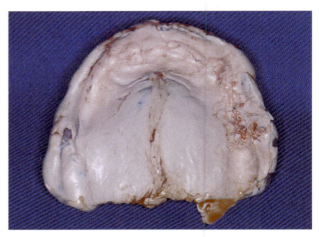

Figura XVII-99 – Material logo após o reembasamento.

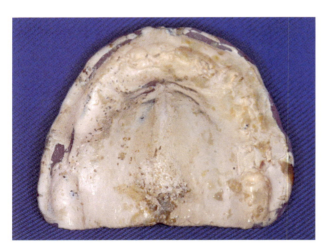

Figura XVII-100 – Aspecto do material uma semana depois. Apesar da degradação do material e da falha de higienização por parte do paciente,...

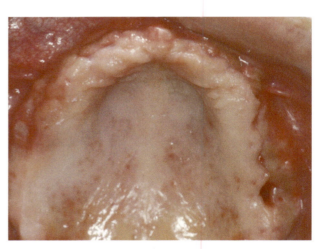

Figura XVII-101 – ...o aspecto da ferida cirúrgica após a remoção das suturas é muito bom.

FARMACOTERAPIA APLICADA

As complexidades inerentes às prescrições em um quadro operatório não deixa espaço para uma abordagem direcionada para drogas específicas, sem que esta se torne leviana.

Dessa forma, as prescrições pré e pós-operatórias devem ser embasadas na anamnese e ficarão a critério dos profissionais envolvidos no tratamento. As preferências e as experiências de cada profissional com as prescrições de drogas específicas, confrontadas com as necessidades e as possíveis restrições do paciente, determinarão as melhores indicações.

De modo geral, a aplicação de gelo para minimizar o edema deve ser iniciada logo após a cirurgia, se possível ainda no consultório odontológico.

Alguns pacientes podem se beneficiar do uso de um ansiolítico antes da cirurgia.

Os antiinflamatórios diminuem o desconforto pós-operatório, desde que sejam controlados os possíveis efeitos colaterais desse tipo de medicamento.

É restrito o uso de ácido acetilsalicílico como analgésico.

Nos casos que envolvam remoções ósseas extensas, é prudente fazer uma cobertura antibiótica nos dias subseqüentes ao procedimento.

QUAIS OS CUIDADOS APÓS A INSTALAÇÃO DA PRÓTESE

Em uma situação clinicamente tão complexa, é importante ter a certeza de que o paciente está compreendendo em que pontos sua colaboração é decisiva para o sucesso do tratamento. Por isso, deve receber instruções por escrito de como se comportar e cuidar da prótese recém-instalada após a cirurgia.

O paciente será orientado a não remover a prótese nas primeiras vinte e quatro horas. Essa medida visa a limitar o edema na área basal, o qual poderia impedir o reposicionamento correto da prótese.

Após esse período, a prótese deverá ser removida, preferencialmente pelo CD, e um programa de higienização da prótese e do rebordo operado terá início. O uso tópico de uma solução de clorexidina a 0,12% pode prevenir uma possível complicação pós-operatória por contaminação na cavidade bucal.

Nos primeiros trinta dias, o condicionador de tecido deverá ser trocado, pelo menos, a cada quinze dias. É importante manter a adaptação da base da prótese ao rebordo, o que provavelmente demandará ajustes também nas bordas, para evitar a formação de lesões de reação na mucosa do fundo de vestíbulo.

Após quatro a seis semanas, já houve a cicatrização dos sítios cirúrgicos, o que permite a substituição do material resiliente por resina acrílica autopolimerizável através de um reembasamento direto na boca, com a prótese em oclusão.

No período de três a seis meses após as extrações, pode-se fazer a troca da base da PT imediata, o que aumentará sua vida útil, transformando-a em uma PT convencional (Figs. XVII-102 a XVII-107). Não há um parâmetro definitivo de quando é melhor realizar um reembasamento permanente. Estima-se que 40% das alterações na maxila após as extrações tenham ocorrido ao final do primeiro mês; 65% ao final do terceiro mês; e 80% ao final de seis meses.

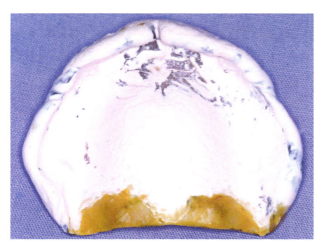

Figura XVII-102 – A prótese foi utilizada para a realização de uma moldagem funcional.

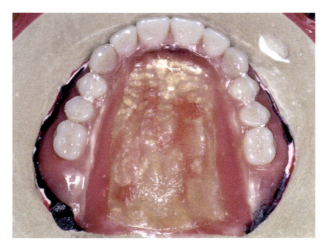

Figura XVII-103 – Após a moldagem, foi incluída em mufla para que a base fosse trocada.

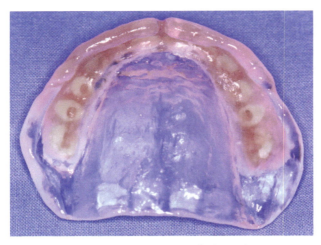

Figura XVII-104 – Vista gengival da prótese com a nova base.

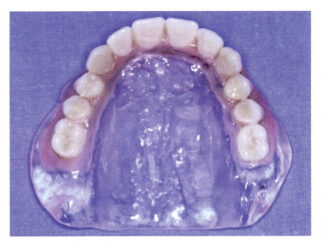

Figura XVII-105 – Vista oclusal da prótese com toda a resina da região palatina renovada.

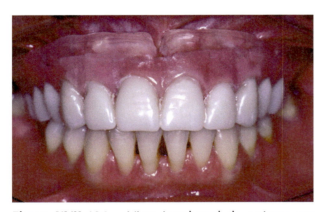

Figura XVII-106 – Vista intrabucal da prótese em oclusão.

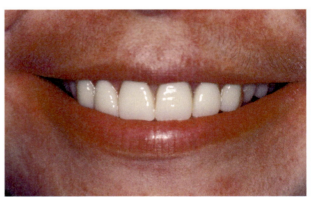

Figura XVII-107 – Aspecto estético do sorriso da paciente.

ANÁLISE CEFALOMÉTRICA E PARÂMETROS ESTÉTICOS EM CASOS DE PRÓTESES TOTAIS IMEDIATAS

Medidas obtidas a partir de traçados cefalométricos podem ser úteis em casos com dentes naturais apresentando grande trespasse horizontal (Figs. XVII-108 e XVII-109), nos quais normalmente são encontradas dificuldades na determinação clínica do posicionamento esteticamente mais favorável para os dentes artificiais[4]. Nesses casos, a impossibilidade de serem realizadas provas, com os dentes montados em cera sobre uma base de prova, surge como uma dificuldade a mais, diminuindo em níveis clinicamente críticos a previsibilidade do resultado estético final do tratamento (Fig. XVII-110).

Basicamente, a técnica de aplicação dos traçados cefalométricos consiste na comparação de medidas consideradas normais com o padrão estético que o paciente apresenta (Fig. XVII-111). É importante ressaltar que, caso necessário, a tomada radiográfica deve ser feita com planos de orientação na boca, mantendo a DVO adequada.

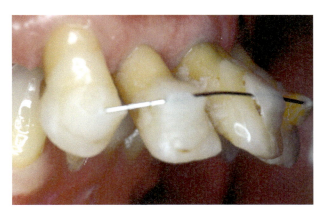

Figura XVII-108 – Dentes com grandes trespasses horizontais e verticais que serão extraídos geralmente não servem como parâmetros para o posicionamento dos dentes artificiais.

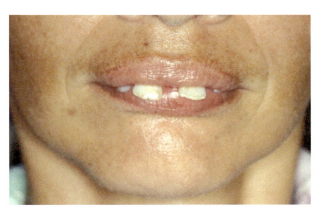

Figura XVII-109 – Aspecto da paciente com a boca fechada, evidenciando um posicionamento esteticamente inadequado dos dentes.

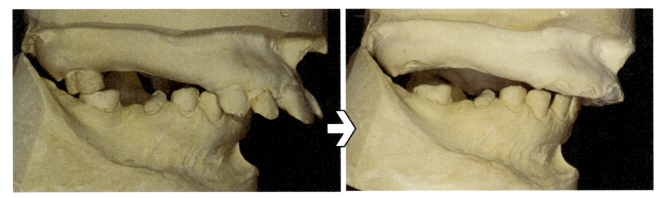

Figura XVII-110 – Modelos montados no articulador evidenciando o posicionamento desfavorável dos dentes superiores (à esquerda) e simulando a relação dos dentes inferiores com o rebordo remanescente após as extrações dos dentes superiores (à direita).

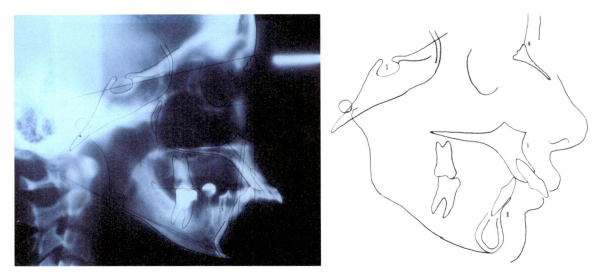

Figura XVII-111 – Telerradiografia com o traçado cefalométrico sobreposto (à esquerda) e o desenho das relações dentárias (à direita).

No traçado, podem-se estabelecer parâmetros objetivos para orientar o posicionamento do incisivo central superior em relação ao seu posicionamento vertical (Figs. XVII-112 e XVII-113), sua inclinação (Fig. XVII-114) e seu posicionamento ântero-posterior (Fig. XVII-115). O posicionamento desse elemento servirá, então, de baliza para posicionar os demais (Figs. XVII-116 a XVII-119).

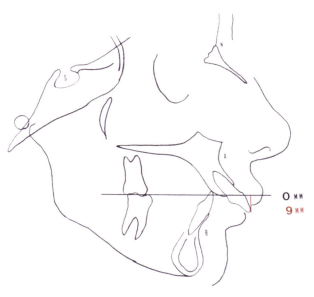

Figura XVII-112 – A distância do incisivo central ao plano oclusal deve ser de 0 mm. No caso, o incisivo central estava cerca de 9 mm abaixo do plano oclusal.

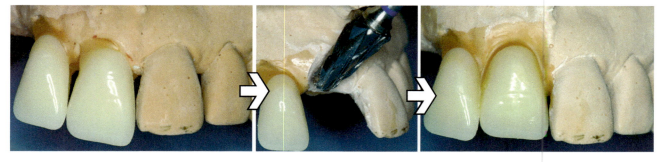

Figura XVII-113 – A partir de uma posição básica inicial, determinada pelo incisivo central do paciente que serviu de parâmetro para a análise cefalométrica, o incisivo central artificial do lado oposto será posicionado (à esquerda). O modelo de gesso deve ser desgastado para permitir o posicionamento correto do dente, de acordo com os parâmetros cefalométricos (ao centro). A altura do incisivo central foi corrigida (à direita).

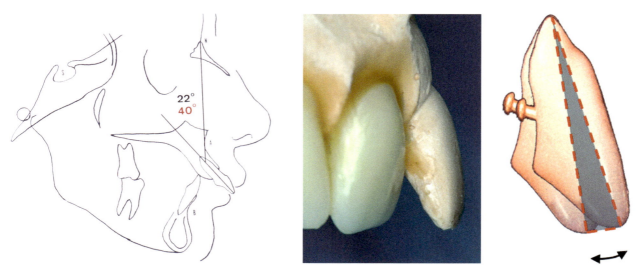

Figura XVII-114 – O longo eixo do incisivo central deve fazer um ângulo com a linha N-A de 22° (à esquerda). No caso, esse ângulo era de 40°, necessitando ser corrigido em 18° (ao centro). A cada milímetro que a borda incisal do incisivo central caminha para a frente ou para trás, mantendo-se a cervical na mesma posição em um movimento tipo pendular do dente, consegue-se uma correção de aproximadamente 6° na inclinação do incisivo central superior (à direita).

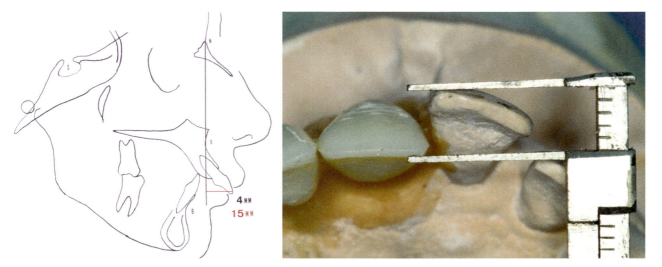

Figura XVII-115 – A distância da face vestibular do incisivo central superior à linha N-A deve ser igual a 4 mm. No caso, esta distância era de 15 mm (à esquerda). Parte dessa discrepância já foi corrigida com a correção da inclinação do dente. O restante deve ser conseguido movendo-se o dente sem alterar a sua inclinação. Para facilitar esse procedimento, o incisivo lateral artificial deve ser mantido em posição, enquanto o central é movimentado, para servir de referência da inclinação obtida anteriormente (à direita).

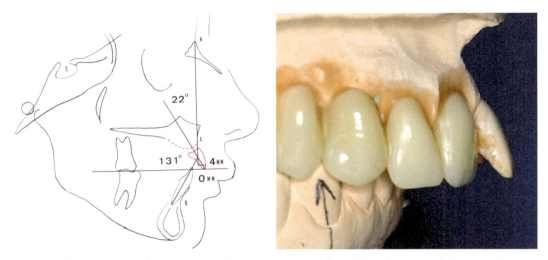

Figura XVII-116 – Planejamento do caso baseado na análise cefalométrica (à esquerda) e o posicionamento dos dentes obtidos a partir dessa análise (à direita).

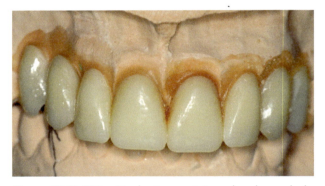

Figura XVII-117 – Os dentes posicionados de um lado servirão de baliza para posicionar os dentes do lado oposto.

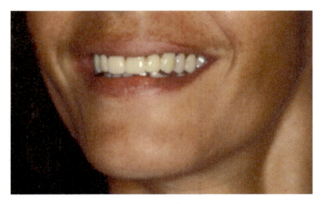

Figura XVII-118 – Aspecto da paciente com a prótese.

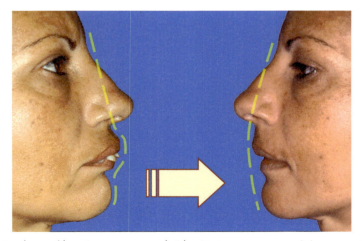

Figura XVII-119 – Alteração do perfil após o caso concluído. Notar como o posicionamento inadequado dos dentes interferia na percepção de continuidade do perfil da paciente.

Essa técnica é particularmente útil em casos de PTs imediatas que demandem remoção ampla de tecido ósseo durante a cirurgia (Figs. XVII-120 a XVII-132).

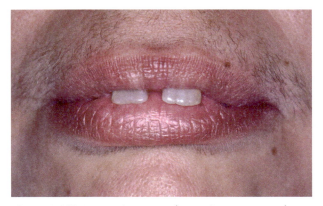

Figura XVII-120 – Aspecto da paciente com a boca fechada evidenciando um posicionamento esteticamente inadequado dos dentes anteriores superiores.

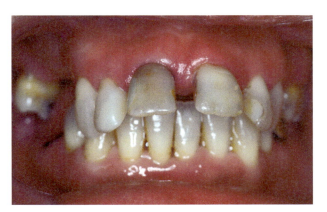

Figura XVII-121 – Visão frontal intrabucal.

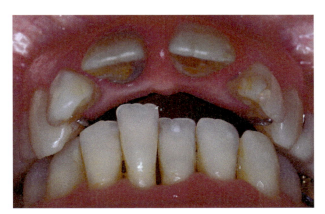

Figura XVII-122 – Notar o grande trespasse horizontal e vertical na região anterior. Embora um procedimento ortodôntico pudesse preceder a solução protética do caso, nem sempre a condição periodontal dos dentes permite a obtenção de um resultado satisfatório muito facilmente. Além disso, o tempo de tratamento seria aumentado.

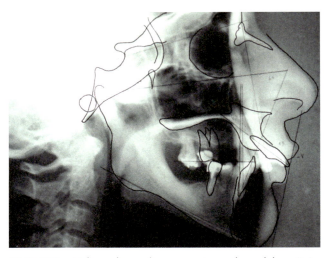
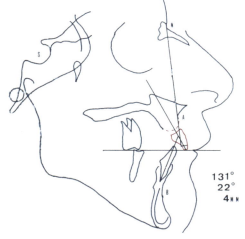

Figura XVII-123 – Telerradiografia com o traçado cefalométrico sobreposto (à esquerda) e o planejamento do caso baseado na análise cefalométrica (à direita).

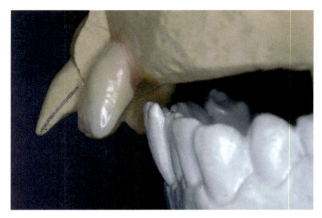

Figura XVII-124 – Posicionamento do incisivo central baseado na análise cefalométrica.

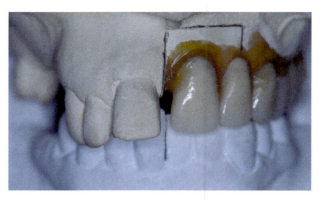

Figura XVII-125 – Montagem dos dentes baseada na análise cefalométrica. Notar a discrepância com plano oclusal dos dentes naturais (em gesso), indicando a necessidade de uma ampla remoção de tecido durante a cirurgia para conseguir um padrão estético adequado.

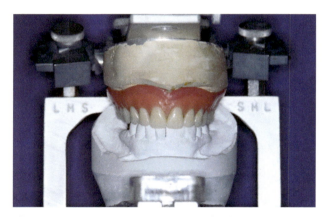

Figura XVII-126 – Montagem concluída.

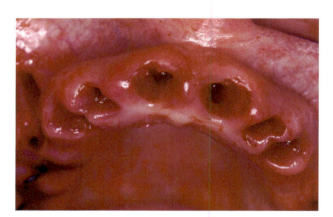

Figura XVII-127 – Dentes extraídos.

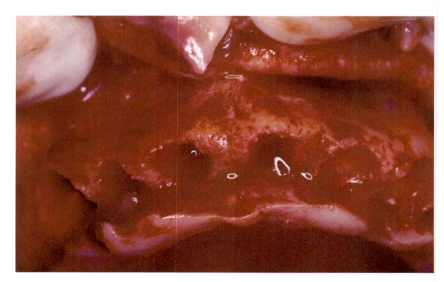

Figura XVII-128 – Descolamento de retalho de espessura total exibindo os alvéolos remanescentes.

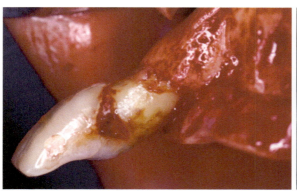
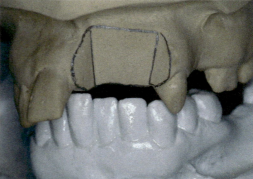

Figura XVII-129 – Osteotomia parcialmente realizada. O incisivo central extraído foi reposicionado no alvéolo para que pudesse ser fotografado, mostrando mais claramente a relação do alvéolo com o osso removido. Pode-se notar que o osso alveolar foi quase todo removido na porção adjacente ao dente (à esquerda), obtendo-se uma forma semelhante ao recorte do modelo de gesso previamente realizado para permitir o posicionamento do dente artificial, de acordo com o planejamento obtido com a análise cefalométrica (à direita).

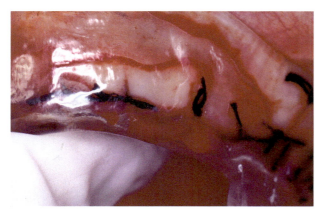

Figura XVII-130 – Guia cirúrgico em posição para a verificação do contorno do rebordo obtido.

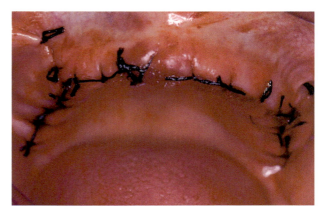

Figura XVII-131 – Cirurgia concluída. Notar que o rebordo resultante dos procedimentos cirúrgicos é adequado para reter uma PT convencional e que este sofrerá pouca remodelação inicial, uma vez que o osso alveolar foi praticamente todo removido na região anterior.

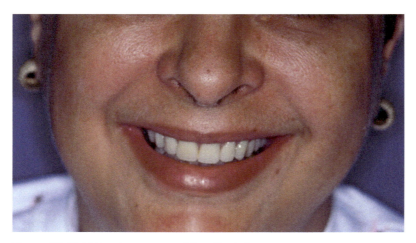

Figura XVII-132 – Aspecto estético final do caso.

Em casos extremos, apenas esse tipo de abordagem leva a resultados satisfatórios com PTs imediatas (Figs. XVII-133 a XVII-151).

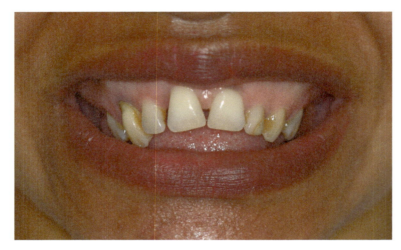

Figura XVII-133 – Paciente com dentes malposicionados e excesso de tecido ósseo na região posterior do rebordo, levando a um aspecto estético inadequado.

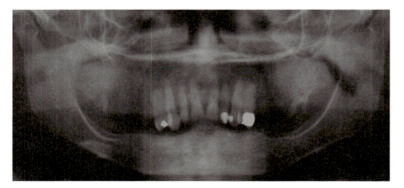

Figura XVII-134 – Radiografia panorâmica do caso.

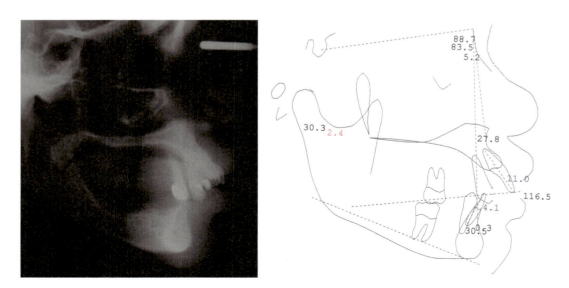

Figura XVII-135 – Telerradiografia (à esquerda) e traçado cefalométrico com os valores da análise de Steiner (à direita).

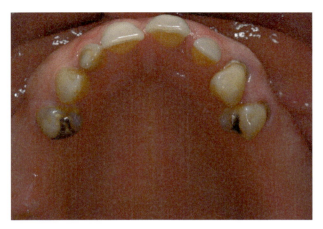

Figura XVII-136 – A relação dos incisivos com a papila incisiva sugere que o problema seria esquelético, o que demandaria uma correção cirúrgica bastante invasiva.

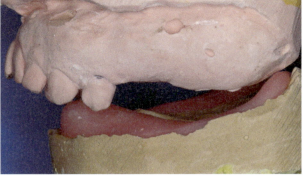

Figura XVII-137 – Modelos montados no articulador na dimensão vertical determinada para a execução da prótese.

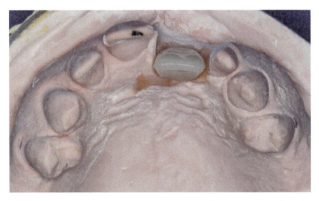

Figura XVII-138 – Incisivo central posicionado de acordo com os parâmetros estabelecidos pela análise cefalométrica.

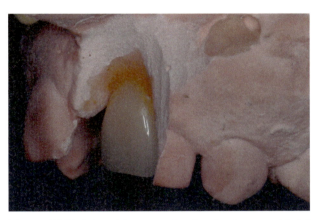

Figura XVII-139 – Notar a relação do dente artificial com o dente natural da paciente no modelo de gesso e a quantidade de tecido que precisará ser removida para que o dente ocupe esse mesmo lugar na boca.

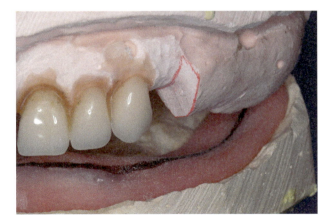

Figura XVII-140 – Na região posterior, o rebordo foi considerado como referência para a altura do plano oclusal. Isto exigiu remoção de gesso, e posteriormente de tecido ósseo durante a cirurgia, equivalente à altura de um dente posterior. O volume removido pode ser visualizado pelo traçado em grafite vermelho, realçando o corte necessário no modelo de gesso para se obter tal espaço.

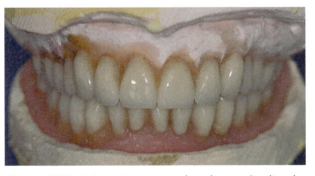

Figura XVII-141 – Montagem dos dentes finalizada. Embora não se pretendesse instalar a prótese inferior, já que a mesma seria posteriormente confeccionada sobre implantes, houve a necessidade de se montarem os dentes inferiores para se estabelecer o padrão oclusal correto.

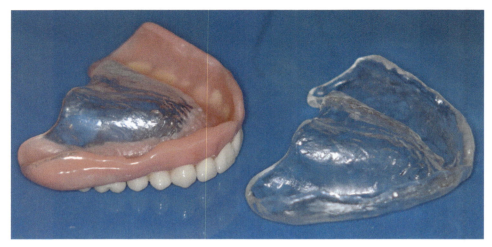

Figura XVII-142 – Guia cirúrgico e a prótese concluída.

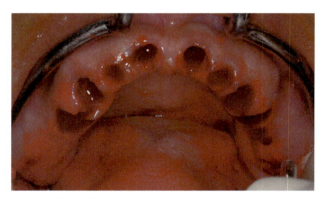

Figura XVII-143 – Dentes extraídos.

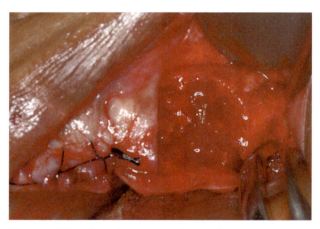

Figura XVII-144 – Remoção do tecido ósseo em excesso para permitir o assentamento da PT imediata.

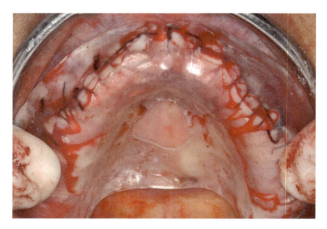

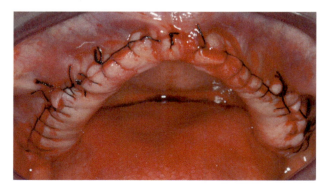

Figura XVII-146 – Aspecto da cirurgia concluída.

Figura XVII-145 – Durante a cirurgia, o guia foi perfurado na porção mediana da abóboda palatina para facilitar a visualização do seu assentamento completo, assegurando-se que a remoção de tecido fora suficiente.

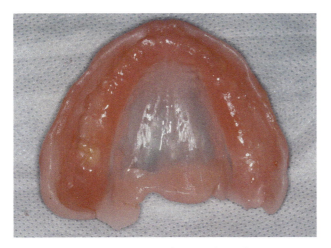

Figura XVII-147 – A prótese foi reembasada com resina resiliente...

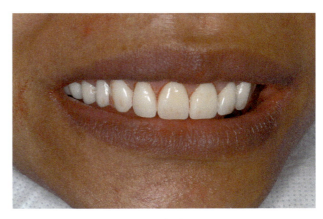

Figura XVII-148 – ...e instalada.

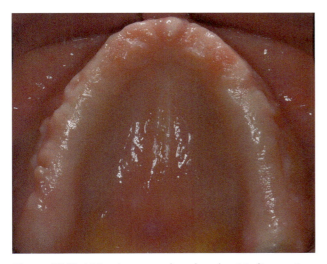

Figura XVII-149 – Aspecto do rebordo, 60 dias após a cirurgia e instalação da PT imediata.

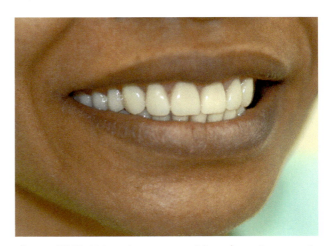

Figura XVII-150 – Aspecto estético da prótese após 60 dias.

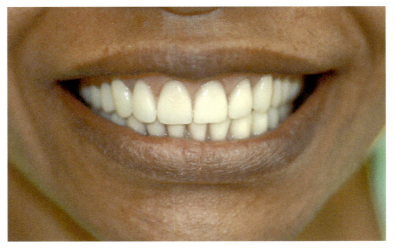

Figura XVII-151 – A prótese inferior sobre implantes, feita a partir da montagem dos dentes no articulador, também foi instalada no decorrer desse período. Segundo a paciente, ela realizou "o sonho de uma vida!".

Na tabela XVII-1, encontram-se os valores, segundo a análise de Steiner[5], que podem ser-vir de orientação no posicionamento do incisivo central superior.

Tabela XVII-1 – Valores médios do posicionamento do incisivo central superior (Steiner).

Referencial de posição	Parâmetro		Valores
Posicionamento ântero-posterior	Distância da linha frontodentária à linha N-A (INA)		4 mm
Inclinação	Ângulo formado pelo longo eixo do incisivo central à linha N-A (INA)		22°
Posicionamento vertical	Distância da borda incisal do incisivo central ao plano oclusal		0 mm
Ângulo interincisivos	Ângulo formado pelos longos eixos dos incisivos centrais superior e inferior (II)		131°

REFERÊNCIAS

1. Glossary of Prosthodontic Terms, Edition 8, J Prosthet Dent 2005;94(1): 10-92.
2. Saizar P. Prostodoncia total. Buenos Aires: Ed. Mundi; 1972.
3. Cerveira Netto H. Prótese total imediata. São Paulo: Pancast Editorial; 1987.
4. Perry HT. Application of cephalometric radiographs for prosthodontics. J Prosthet Dent. 1974 Mar;31(3):254-61.
5. Araujo TM. Cefalometria conceitos e análises [dissertação de mestrado]. Rio de Janeiro (RJ): Faculdade de Odontologia da UFRJ; 1983.

Capítulo XVIII

Próteses de Transição

Daniel Telles
Ronaldo de Moraes Telles

Uma maneira mais simples e não menos eficiente de administrar o problema dos pacientes que necessitam extrair os dentes remanescentes é através da confecção de uma PT de transição.

Uma PT de transição é obtida adicionando-se dentes artificiais a uma prótese já existente, à medida que os dentes naturais vão sendo perdidos, para que esta sirva de prótese provisória até que a remodelação dos tecidos ocorra e uma nova PT possa ser confeccionada[1].

Essa prótese deverá ser reembasada e seguir sendo utilizada durante o período de cicatrização e remodelação óssea, após o qual uma nova prótese deverá ser confeccionada, seguindo as técnicas convencionais[2].

A grande vantagem de se optar pela confecção de uma PT de transição ao invés de uma PT imediata é a maior previsibilidade que se pode ter a respeito do resultado final do trabalho, uma vez que com essa técnica se preserva parte das características estéticas e funcionais do paciente. Além disso, uma prótese de transição normalmente é mais fácil e rápida de ser confeccionada[3].

É importante ressaltar que a aplicabilidade da técnica depende do bom estado das próteses ou dos dentes a serem transformados em PT, da habilidade do profissional e dos recursos técnicos disponíveis para realizar tal tarefa com qualidade satisfatória.

Com transformação de prótese parcial removível

É comum o paciente apresentar-se utilizando próteses parciais fixas e removíveis[4] (Fig. XVIII-1) ou mesmo alguns de seus próprios dentes íntegros e bem posicionados, os quais eventualmente podem ser integrados entre si e presos à prótese com resina acrílica, com ou sem a adição de dentes artificiais, formando uma PT que será instalada logo após a extração dos dentes naturais remanescentes[5] (Figs. XVIII-2 a XVIII-11).

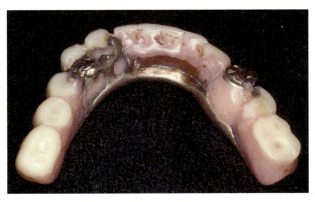

Figura XVIII-1 – Coroas com as fêmeas que retinham uma PPR com encaixes unidas a esta com resina acrílica autopolimerizável, após as extrações dos dentes sobre os quais estavam cimentadas, para formar uma PT de transição.

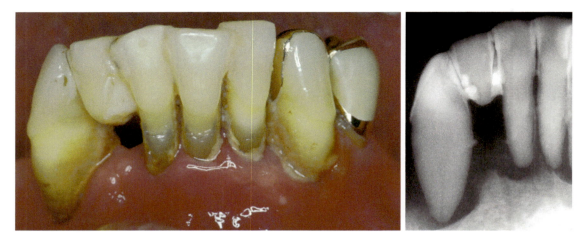

Figura XVIII-2 – Paciente com seis dentes inferiores (à esquerda), dos quais quatro com extração indicada como se pode verificar na imagem radiográfica (à direita).

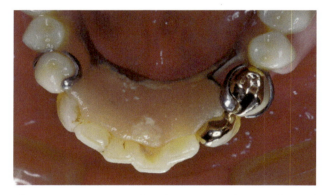

Figura XVIII-3 – Foi aplicada resina acrílica por lingual para servir de referência do posicionamento dos dentes antes das extrações.

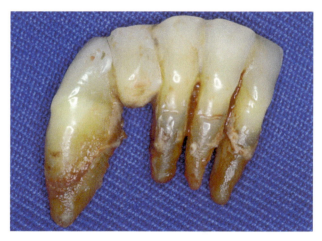

Figura XVIII-4 – Os dentes foram unidos com resina composta e extraídos em bloco.

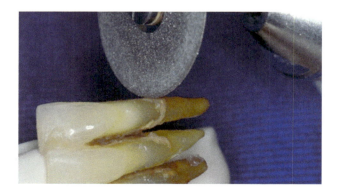

Figura XVIII-5 – As raízes foram seccionadas...

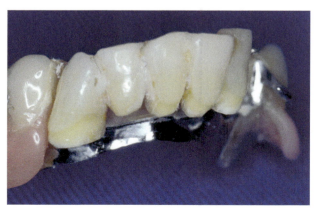

Figura XVIII-6 – ...e os dentes posicionados na prótese...

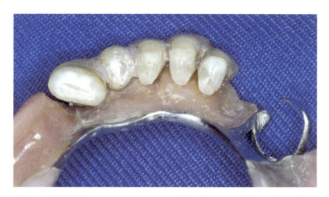

Figura XVIII-7 – ...com o auxílio da muralha de resina acrílica.

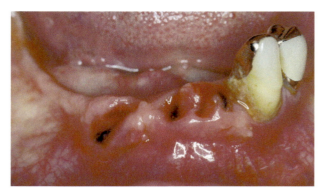

Figura XVIII-8 – Aspecto dos alvéolos após as extrações.

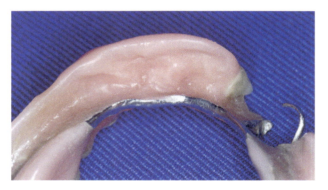

Figura XVIII-9 – A prótese foi posicionada e resina acrílica autopolimerizável foi adicionada para completar sua anatomia vestibular.

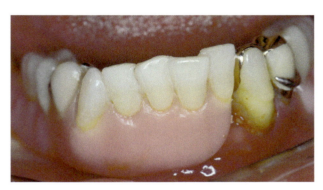

Figura XVIII-10 – A prótese foi reembasada com resina resiliente na região relativa às extrações.

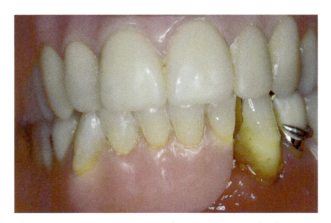

Figura XVIII-11 – Aspecto da prótese concluída.

Quando os dentes que serão extraídos estiverem malposicionados, com as coroas destruídas ou ainda não seja conveniente aproveitá-los, o ponto-chave passa a ser a obtenção de um modelo no qual possa ser posicionada a PPR para que os dentes sejam posicionados (Figs. XVIII-12 a XVIII-23).

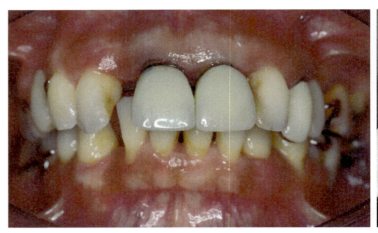
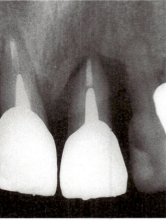

Figura XVIII-12 – Paciente usuário de PPR com indicação de exodontia dos elementos 11, 21 e 22. Aspectos clínico (à esquerda) e radiográfico (à direita).

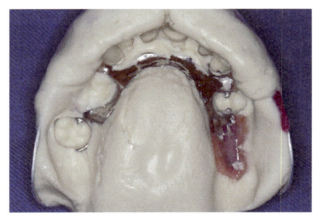

Figura XVIII-13 – Foi realizada uma moldagem com alginato, antes da extrações, com a PPR em posição, fazendo com que essa seja removida pelo material de moldagem.

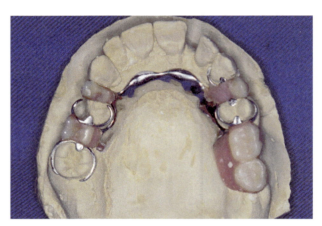

Figura XVIII-14 – O gesso foi vazado sem remover a PPR do molde, de forma a criar um modelo no qual esta pudesse ser encaixada em uma posição idêntica a que fica na boca.

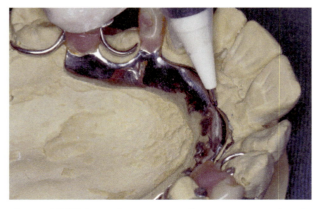

Figura XVIII-15 – O contorno do conector maior da PPR foi demarcado no modelo.

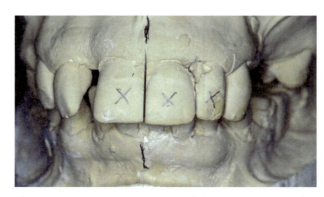

Figura XVIII-16 – Após os mode os serem montados no articulador, um prolongamento da linha média foi demarcado no modelo inferior e...

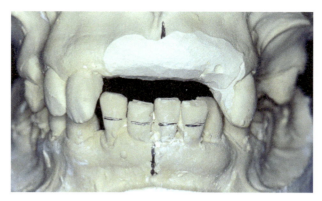

Figura XVIII-17 – ...os dentes foram removidos do modelo.

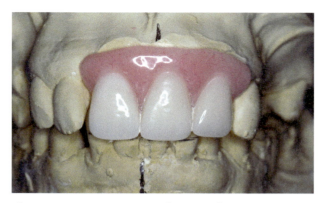

Figura XVIII-18 – Foi confeccionado um segmento anterior com dentes artificiais presos com resina recompondo o contorno gengival e...

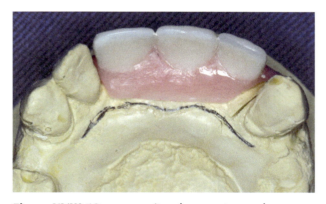

Figura XVIII-19 – ...respeitando o contorno do conector maior previamente demarcado na face palatina do modelo.

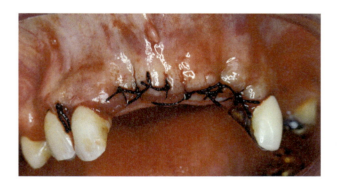

Figura XVIII-20 – Após a cirurgia,...

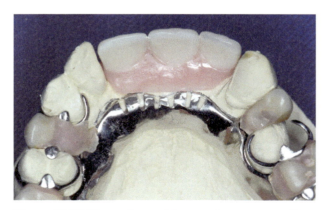

Figura XVIII-21 – ...foram feitos cortes com um disco no conector maior – para servirem de elementos de retenção – e a PPR foi reposicionada no modelo com o segmento anterior para que fossem unidos com resina acrílica autopolimerizável.

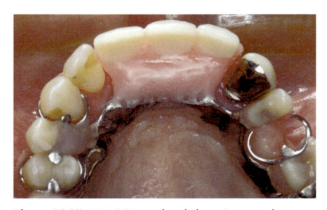

Figura XVIII-22 – Vista oclusal da prótese na boca.

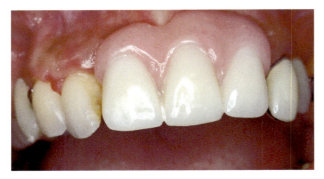

Figura XVIII-23 – Vista intrabucal da prótese posicionada.

Os dentes podem ser obtidos pela reconstrução e posterior duplicação do próprio modelo[6] (Figs. XVIII-24 a XVIII-31).

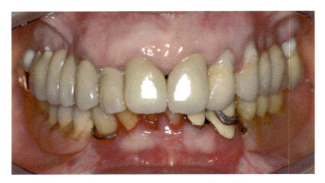

Figura XVIII-24 – Paciente portador de prótese removível inferior que apresentava oclusão estável, mantendo uma relação da maxila com a mandíbula passível de ser reproduzida.

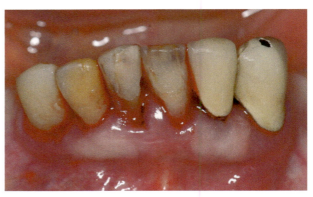

Figura XVIII-25 – Os dentes remanescentes que seriam extraídos não apresentavam coroas íntegras.

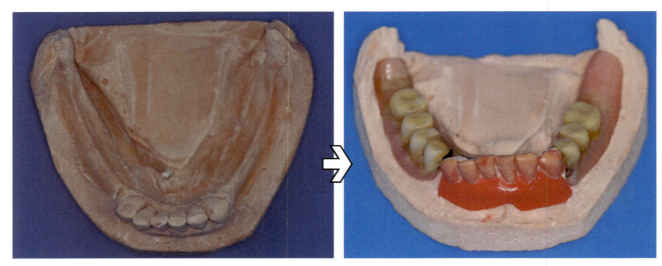

Figura XVIII-26 – A prótese foi moldada em posição na boca e o gesso foi vazado sem que esta fosse removida do molde para se obter um modelo (à esquerda) no qual a prótese pudesse ser reposicionada. O flange vestibular foi encerado e os dentes reconstruídos também com cera (à direita).

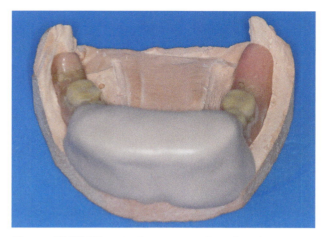

Figura XVIII-27 – Após as extrações dos dentes naturais, o enceramento foi reproduzido com silicone de laboratório, mantendo-se a prótese em posição no modelo.

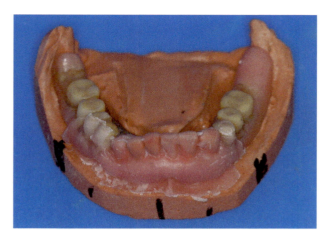

Figura XVIII-28 – O enceramento do flange vestibular foi removido e a porção relativa a este na reprodução em silicone foi preenchida por resina autopolimerizável rosa, reposicionando-se o silicone no modelo com a prótese para formar a porção gengival vestibular.

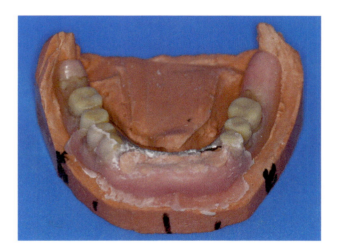

Figura XVIII-29 – Após a presa da resina rosa, os dentes de gesso foram removidos até a porção gengival e...

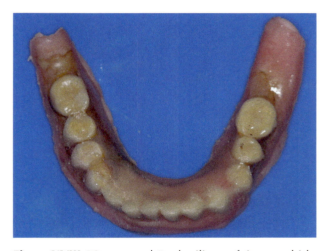

Figura XVIII-30 – ...o padrão de silicone foi preenchido na sua porção relativa aos dentes por resina cor de dente para formar os dentes artificiais da prótese.

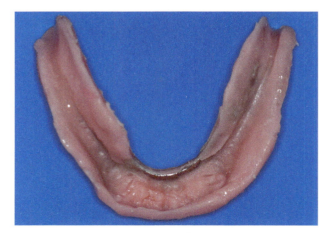

Figura XVIII-31 – Após o acabamento, a prótese foi reembasada na boca com resina resiliente.

Com duplicação da dentição existente

Quando o paciente se apresenta com a dentição natural ou com uma prótese fixa com a oclusão correta, preservando as relações maxilomandibulares e com um padrão estético satisfatório, pode-se obter facilmente uma prótese de transição com a duplicação dos dentes e a confecção de uma base de resina acrílica sobre um modelo de gesso obtido com a cópia dos dentes na boca (Figs. XVIII-32 a XVIII-46).

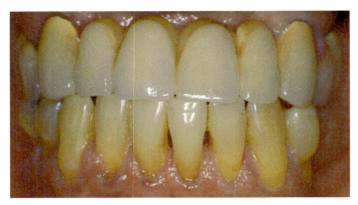

Figura XVIII-32 – Paciente com prótese total fixa superior com manutenção das relações maxilomandibulares e um padrão estético satisfatório,...

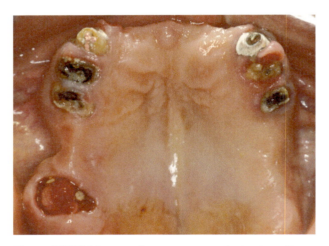

Figura XVIII-33 – ...solta e com a maioria dos pilares com indicação de exodontia por cárie ou doença periodontal.

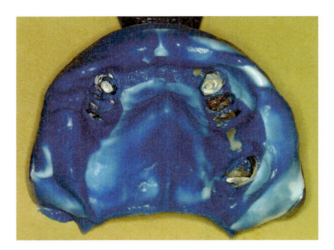

Figura XVIII-34 – Foi feita uma moldagem com silicone, com a prótese em posição. A prótese ficou retida no material de moldagem.

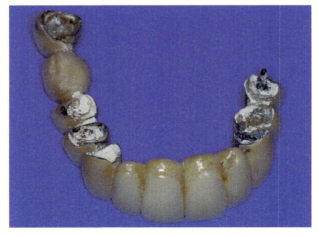

Figura XVIII-35 – A prótese foi retirada do molde e...

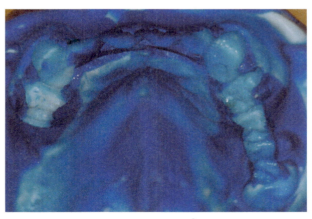

Figura XVIII-36 – ...a cópia dos dentes no molde de silicone...

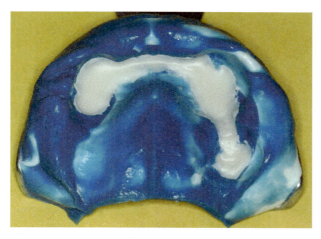

Figura XVIII-37 – ...foi preenchida por resina acrílica autopolimerizável de cor semelhante à dos dentes do paciente. Melhores resultados são conseguidos se a resina polimerizar sob temperatura e, principalmente, pressão.

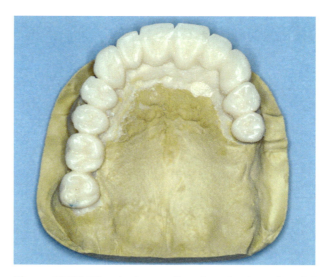

Figura XVIII-38 – Após a polimerização da resina, foi vazado gesso para se obter um modelo do rebordo com os dentes de resina.

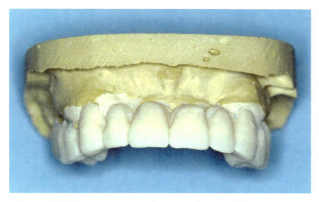

Figura XVIII-39 – Vista frontal do modelo misto de resina acrílica e gesso.

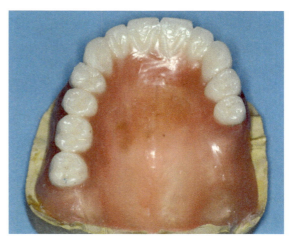

Figura XVIII-40 – Foi encerada uma base,...

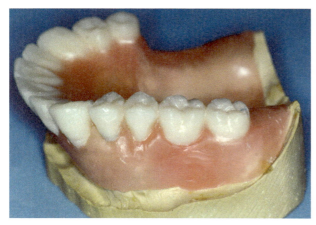

Figura XVIII-41 – ...completando a prótese, e o conjunto foi incluído em mufla para...

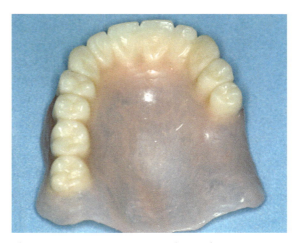

Figura XVIII-42 – ...ser transformado em uma PT.

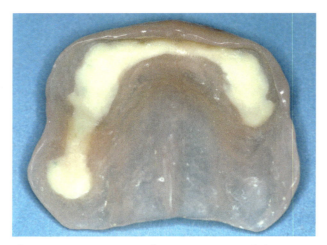

Figura XVIII-43 – Vista da porção gengival da PT.

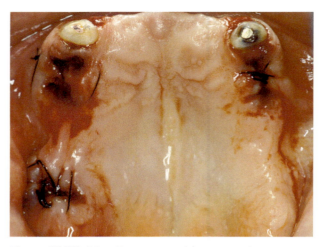

Figura XVIII-44 – Foram mantidos os caninos com o intuito de serem aproveitados posteriormente comoz elementos de retenção. Os outros dentes foram extraídos.

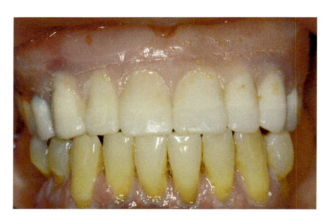

Figura XVIII-45 – A prótese foi reembasada em oclusão com material resiliente.

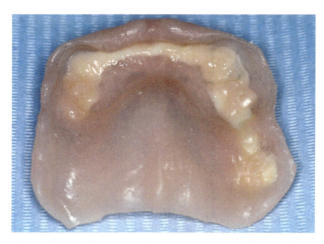

Figura XVIII-46 – Vista da porção gengival da prótese reembasada.

Referências

1. Glossary of Prosthodontic Terms, Edition 8, J Prosthet Dent 2005;94(1): 10-92.
2. Zarb GA, Bolender CH. Tratamento protético para os pacientes edêntulos. 12ª ed. São Paulo: Ed. Santos; 2006.
3. Saizar P. Prostodoncia total. Buenos Aires: Ed. Mundi; 1972.
4. Lonsbrough RL. Conversion of a fixed partial denture to an interim removable partial denture: a clinical report. J Prosthet Dent. 1993 Nov;70(5):383-5.
5. Burger H. Immediate transitional dentures utilizing the natural dentition. Gen Dent. 1980 May-Jun;28(3):34-7.
6. Sisson J, Boberick K, Winkler S. Conversion of a removable partial denture to a transitional complete denture: a clinical report. J Prosthet Dent. 2005 May;93(5):416-8.

PARTE 6

SOBREDENTADURAS –
ROMPENDO AS BARREIRAS DAS LIMITAÇÕES FUNCIONAIS

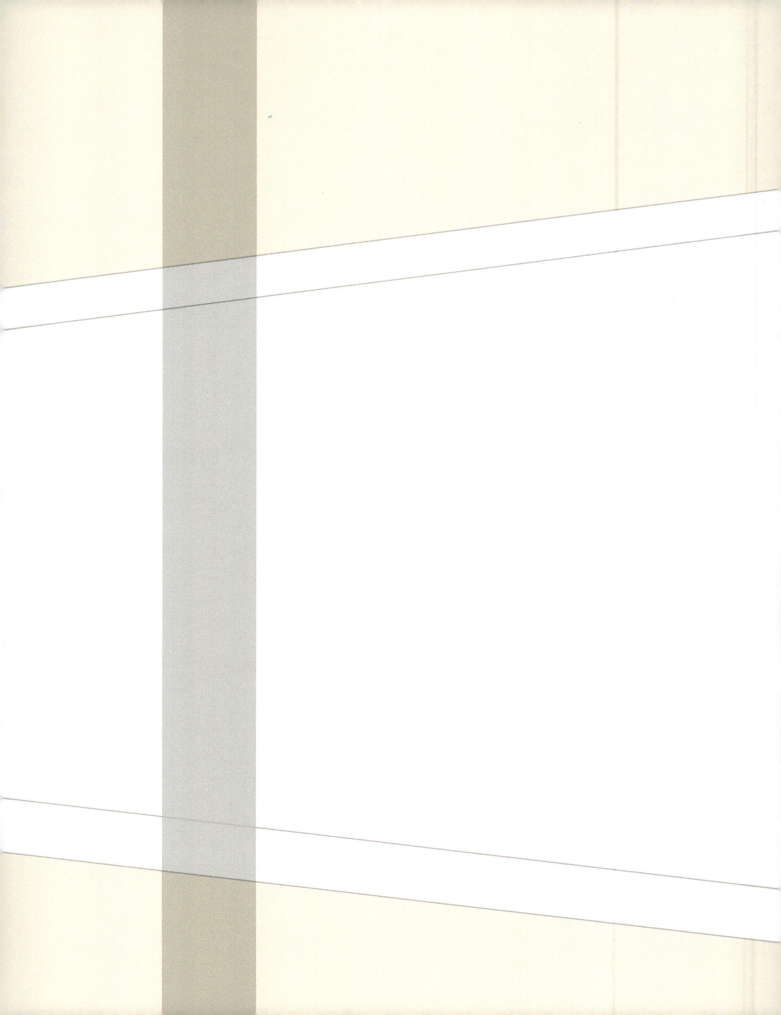

Capítulo XIX

Sistemas de Retenção para Sobredentaduras

Daniel Telles
Aloísio Borges Coelho
Henrique Hollweg
Luciano Castellucci
Ronaldo de Moraes Telles
Eduardo José Veras Lourenço

A prótese total convencional, suportada pela mucosa que reveste o osso remanescente nos rebordos edentados, pode ser considerada uma modalidade terapêutica consagrada e, provavelmente, a mais utilizada, ainda hoje, na reabilitação dos indivíduos que perderam os dentes.

Entretanto, em função de ser uma prótese que se apóia sobre o tecido mucoso, que não foi desenvolvido pela natureza para desempenhar tal função, não possibilita um restabelecimento pleno das funções comprometidas pela perda dos dentes. Além disso, possui um potencial significativo de criar problemas para o paciente, tais como aumento da reabsorção do osso remanescente e lesões nos tecidos moles.

O somatório dessas condições resulta na dificuldade de adaptação pelos pacientes ao uso desse tipo de prótese, especialmente a inferiores, levando a um fracasso no restabelecimento da qualidade de vida do indivíduo.

Para minimizar esses problemas potenciais, podem ser utilizados elementos de retenção sobre raízes remanescentes ou sobre implantes para melhorar o desempenho das PTs. São várias as denominações encontradas na literatura para este tipo de tratamento, sendo a mais comum sobredentaduras ou *overdentures*.

O Glossário de Termos Protéticos[1] define sobredentadura como sendo uma prótese removível parcial ou total que cobre ou se apóia em um ou mais dentes naturais remanescentes, raízes e/ou implantes dentários.

Para que seja confeccionada uma sobredentadura utilizando-se raízes ou dentes como pilares, é preciso que estes possuam boas implantações periodontais e posições favoráveis. Como essas condições nem sempre são encontradas, o advento dos implantes osteointegráveis veio possibilitar a execução de sobredentaduras em um número maior de casos.

Os conceitos empregados na confecção de sobredentaduras sobre dentes naturais passaram então a ser utilizados também nos tratamentos reabilitadores com implantes, permitindo que um novo campo de pesquisas fosse aberto e suscitando novos questionamentos e novas abordagens terapêuticas.

As sobredentaduras sobre implantes são uma alternativa atraente em função da sua simplicidade e do custo relativamente baixo. Em alguns casos, a própria prótese convencional do paciente pode ser transformada em sobredentadura. Além disso, este tipo de prótese mantém o suporte facial dos pacientes devido à presença do flange vestibular, o que assume grande importância nos casos onde o rebordo alveolar encontra-se severamente reabsorvido.

Numa concepção mais simples, a prótese é suportada pelos implantes e também pelo rebordo remanescente. Nessa situação, são utilizados de 2 a 4 implantes instalados de forma simétrica no rebordo remanescente. Sobre estes implantes são acoplados sistemas de retenção para conectar a prótese aos implantes.

Pode-se assumir então que, dentro dessa concepção mais simples, o tratamento de eleição atual para os pacientes edentados contemplaria a instalação de pelo menos dois implantes osteointegráveis na mandíbula, na posição dos caninos ou pré-molares, e a confecção de uma sobredentadura inferior retida por esses dois implantes, uma vez que reconhecidamente as sobredentaduras apresentam inúmeras vantagens funcionais em relação às PTs convencionais.

Dessa forma, a não adoção desse conceito apenas poderia ser justificada por uma restrição do paciente a ser submetido a procedimentos cirúrgicos. Nesse contexto, cabe ao profissional conhecer os conceitos e dominar as técnicas de confecção das próteses convencionais, uma vez que estas sempre serão aplicadas nas modalidades terapêuticas mais sofisticadas para a reabilitação dos edentados totais.

Princípios mecânicos das sobredentaduras

Do ponto de vista mecânico, as sobredentaduras podem funcionar como sistemas *rígidos*, *semi-rígidos* ou *resilientes*.

Nos sistemas *rígidos* ou *semi-rígidos*, os dispositivos de retenção limitam os movimentos das próteses, aproximando-as das próteses fixas no binômio mecânica/funcionalidade. Esse tipo de sistema reduz as forças que incidem sobre o rebordo alveolar, porém requer mais implantes ou dentes para suportarem as cargas oclusais (Fig. XIX-1).

Já nos sistemas *resilientes*, os elementos de retenção utilizados podem permitir que as próteses façam dois tipos de movimentos: (1) rotação em torno de um eixo e (2) translação vertical. Desta maneira, em função da resiliência da mucosa, parte das forças oclusais será absorvida diretamente pelo rebordo alveolar, diminuindo

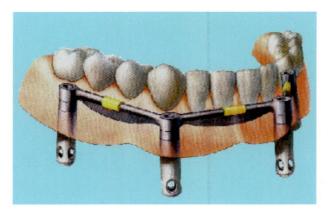

Figura XIX-1 – Dependendo da distribuição dos implantes, a colocação dos elementos de retenção em diferentes planos (no caso, clipes) determina um comportamento mecânico mais rígido para a prótese.

a quantidade de cargas que incidiriam sobre os implantes ou dentes.

Os sistemas *resilientes* são utilizados principalmente nos casos com dois implantes ou dentes, quando não há a possibilidade de neutralizar o eixo de rotação que se forma entre estes (Fig. XIX-2).

A escolha do tipo de sistema vai depender (1) do número de implantes ou dentes; (2) da localização dos implantes ou dentes; (3) da conveniência e/ou viabilidade protética; e (4) do custo.

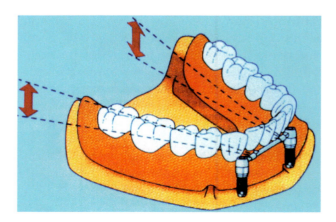

Figura XIX-2 – Desenho esquemático do movimento de rotação da prótese em torno de um eixo formado por dois implantes. A resiliência da mucosa não permite a neutralização do movimento em torno do eixo que se forma pela ação das cargas mastigatórias sobre os dentes artificiais.

Tipos de dispositivos de retenção

Os dispositivos de retenção para sobredentaduras podem ser do tipo: (1) barra/clipe; (2) anel de retenção (conhecidos como *o-rings*, colchetes ou *stud*); ou (3) magnético.

Em geral, as barras são utilizadas nos sistemas *rígidos* e *semi-rígidos*, enquanto os anéis de retenção e os magnetos são mais indicados para os sistemas *resilientes*.

Entretanto, apesar de os dispositivos apresentarem características que os tornam mais apropriados para um ou outro tipo de sistema, é importante salientar que a opção pelo tipo de sistema (se *rígido*, *semi-rígido* ou *resiliente*) vai além da escolha dos dispositivos de retenção. Anéis de retenção podem ser usados de forma a resultar em um sistema *semi-rígido*, assim como se pode obter um sistema *resiliente* utilizando-se uma barra.

Dessa forma, a escolha do tipo de dispositivo pode ser orientada por conveniências específicas do caso ou pode ser uma questão de concepção e filosofia do profissional.

Os dispositivos do tipo barra/clipe necessitam de mais espaço disponível para sua utilização, devido à maior dimensão de seus componentes, quando comparados com os dispositivos independentes (anéis de retenção e magnetos). Assim, o espaço protético disponível sob a prótese, que é determinado pela DVO e pelas alterações teciduais ocorridas após as exodontias, é um fator que pode ser determinante na escolha dos dispositivos de retenção.

Além disso, deve-se ter o cuidado de manter uma espessura mínima na base da prótese e nos dentes artificiais. Essa preocupação visa assegurar que a prótese resista às cargas oclusais.

Segundo Phillips & Wong[2] não é recomendável que a espessura da base da prótese seja inferior a 2 mm e a dos dentes artificiais, após desgastados, seja inferior a 3 mm, medindo-se a partir da parte mais profunda do sulco oclusal até o colo (Fig. XIX-3).

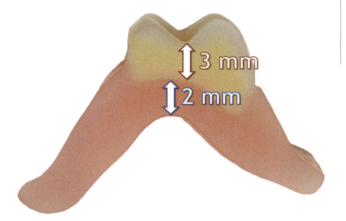

Figura XIX-3 – Não é recomendável que a espessura da base da prótese seja inferior a 2 mm e a dos dentes artificiais, após desgastados, seja inferior a 3 mm.

Nos casos com pouca perda óssea, em especial quando os implantes serão instalados imediatamente após extrações dentárias, pode haver dificuldades em indicar um tratamento reabilitador com sobredentaduras pela falta de espaço para os componentes protéticos. Nessas situações, torna-se necessária a remoção de osso para posicionar os implantes de forma a existir espaço suficiente entre estes e a base da futura prótese, para a colocação dos dispositivos de retenção.

As PTs que eventualmente o paciente já utilize podem ser bastante úteis na avaliação do espaço existente para a colocação dos dispositivos de retenção. Caso o paciente não faça uso de próteses, ou utilize uma inadequada, deve-se proceder à execução de novas PTs, pelo menos até a fase de montagem de dentes artificiais, a fim de avaliar o espaço existente para a colocação de dispositivos de retenção (Figs. XIX-4 e XIX-5).

As características e os parâmetros importantes para a escolha e o uso dos diversos dispositivos de retenção serão discutidos a seguir.

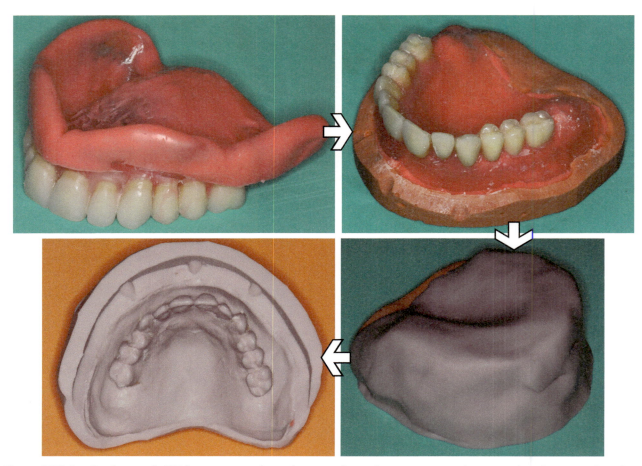

Figura XIX-4 – Os dentes da PT foram montados sobre uma base de prova para orientar o planejamento da sobredentadura. Como o modelo de gesso foi danificado pelo processo de confecção da base de prova prensada, foi feita uma moldagem com silicone leve na base de prova (acima à esquerda) para se obter um modelo do rebordo edentado (acima à direita). Os dentes foram então recobertos com silicone de laboratório (abaixo à direita) para registrar seus posicionamentos (abaixo à esquerda).

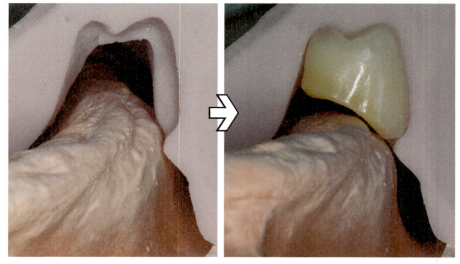

Figura XIX-5 – Quando seccionada e posicionada sobre o modelo, a muralha de silicone permite uma avaliação mais acurada do espaço existente entre o rebordo e os dentes artificiais para a colocação dos dispositivos de retenção. Com os próprios dentes artificiais posicionados no silicone, o problema fica evidente.

Barras e clipes

Esse tipo de dispositivo é composto por uma barra metálica unindo os implantes e por clipes plásticos ou metálicos presos à prótese, que abraçam o corpo da barra, podendo ou não se apoiarem na mesma, afim de estabilizar e reter a sobredentadura.

Mais do que um sistema de retenção, esse tipo de dispositivo caracteriza um conceito de planejamento que objetiva a obtenção de uma prótese mais estável, distribuindo as cargas entre os elementos que suportam a prótese, os implantes ou dentes, o que seria obtido com a união rígida desses elementos pela barra.

Entretanto, por suas características morfológicas, o uso dos dispositivos do tipo barra/clipe está mais condicionado ao planejamento do caso que os sistemas independentes, desde a fase cirúrgica, uma vez que um posicionamento inadequado dos implantes pode até inviabilizar a confecção de uma barra.

Existe no mercado alguma variedade de dispositivos do tipo barra/clipe. A diferença básica entre eles é o tamanho e a forma da secção da barra. Devido a essas variações, é importante sempre adquirir clipes e barras do mesmo fabricante para que o funcionamento do sistema não seja prejudicado.

Tipos de barras e clipes

De acordo com a forma da secção transversal, as barras podem ser classificadas como esféricas, ovais ou paralelas (Fig. XIX-6).

O tipo de barra é um determinante do grau de movimentação da prótese: as barras esféricas permitem um movimento livre de rotação da prótese e, por isso, em geral são utilizadas nos sistemas *resilientes*. Já as barras de paredes paralelas tendem a limitar essa movimentação, o que as torna mais adequadas para o uso nos sistemas *rígidos* ou *semi-rígidos*.

Dessa forma, as barras que possuem paredes paralelas ficam indicadas para a confecção de sobredentaduras totalmente implantossuportadas, já que não permitem a rotação nem movimentos verticais da prótese. Isso se deve ao desenho da secção transversal da barra e do clipe. Com esse tipo de barra, a sobredentadura aproxima-se mecanicamente de uma prótese fixa, ao mesmo tempo em que se beneficia das possibilidades estéticas e da facilidade de higienização de uma PT convencional. Os conceitos biomecânicos para determinar o número e distribuição dos implantes são os mesmos de uma prótese fixa, exigindo-se implantes múltiplos.

Por outro lado, barras esféricas não devem possuir segmentos exageradamente longos, uma vez que a forma de sua secção não provê uma grande resistência à flexão, podendo levar a fraturas ou deformações da mesma.

As barras podem ser pré-fabricadas com liga de metal compatível para serem cortadas e soldadas a componentes protéticos (Fig. XIX-7) ou fundidas a partir de um padrão de plástico (Fig. XIX-8).

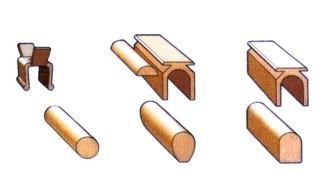

Figura XIX-6 – Classificação das barras de acordo com suas seções transversais: esférica (à esquerda), oval (ao centro) e paralela (à direita).

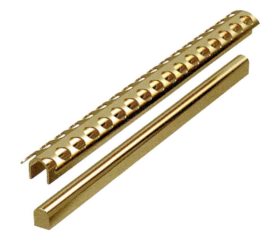

Figura XIX-7 – Barra metálica pré-fabricada tipo Dolder com clipe metálico, que deve ser soldada a componentes protéticos e aparafusada nos implantes.

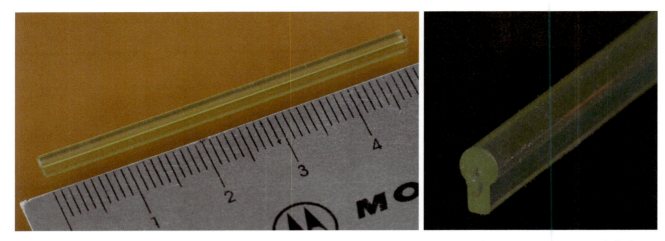

Figura XIX-8 – Padrão de plástico para a fundição de barra tipo Hader (à esquerda). Secção transversal da barra (à direita).

Podem também ser fresadas ou usinadas a partir de um padrão previamente fundido pelo técnico em prótese dentária (Fig. XIX-9).

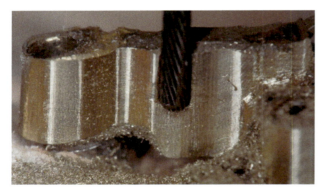

Figura XIX-9 – A barra também pode ser obtida a partir da fresagem de um padrão previamente esculpido e fundido em metal. Nesses casos, deverá ser feita uma supra-estrutura, também em metal, adaptada à barra fresada.

Como as barras são fundidas ou soldadas aos componentes protéticos, que por sua vez são conectados aos intermediários ou diretamente aos implantes, estas podem ser utilizadas com qualquer marca de implante, independentemente dos respectivos fabricantes.

Quando se utiliza um componente protético metálico, a liga utilizada para a sobrefundição da barra deve ter o ponto de fusão inferior ao do componente para que este não sofra alteração durante o procedimento. O uso de cilindros protéticos plásticos calcináveis permite a fundi-ção com a mesma liga da barra, mas a adaptação nas interfaces dos intermediários aos cilindros protéticos estará condicionada à qualidade dos procedimentos de fundição (Fig. XIX-10).

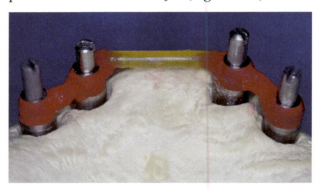

Figura XIX-10 – Padrão de fundição para barra posicionado sobre componentes protéticos no modelo de gesso.

Os clipes mais comumente encontrados são feitos de náilon ou de metal.

Os clipes de náilon são muito retentivos e mais adequados para planejamentos envolvendo diversos segmentos de barras, quando se pretende obter uma PT mais estável. Estima-se que os clipes de náilon apoiados sobre as barras promovam um alívio de cerca de 30 a 35% das cargas mastigatórias para os implantes ou dentes[3], o que caracteriza um sistema *semi-rígido*.

Quando os clipes de náilon não possuírem elementos para retenção na resina (Fig. XIX-11), devem-se utilizar estojos ou *housing* metálicos para prendê-los à resina da base da prótese (Fig. XIX-12). O uso de estojos metálicos é obrigatório, pois este é um componente essencial para o funcionamento correto dos clipes. A presença dos estojos metálicos mantém os clipes em posição, evitando que se deformem ou se soltem prematuramente, aumentando suas vidas úteis. Além disso, facilitam as trocas periódicas, quando os clipes entram em fadiga e perdem a retenção, o que normalmente ocorre em um período que pode variar de 6 a 18 meses.

Alguns clipes de náilon podem ser encontrados com diferentes graus de retenção. Isso permite adequar o desempenho da prótese às necessidades do paciente (Fig. XIX-13).

Os clipes metálicos são um pouco menos retentivos, mas normalmente permitem ativação para recuperar a retenção perdida por fadiga, sem que seja necessária sua troca (Fig. XIX-14).

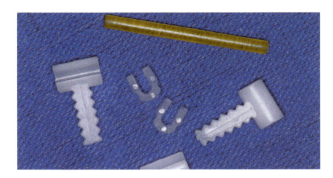

Figura XIX-11 – Padrão para fundição de barra esférica e clipes de náilon com extensões serrilhadas para funcionarem como elementos de retenção mecânica para a resina que os prenderão na base da prótese.

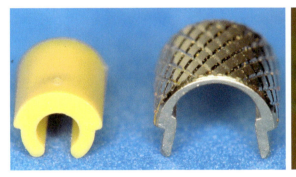 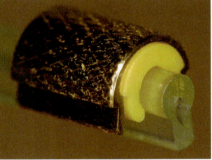 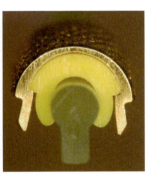

Figura XIX-12 – Clipe de Hader e o estojo metálico ("housing") para prender o clipe à resina da base da prótese (à esquerda). Clipe encaixado no estojo metálico sobre o padrão de fundição da barra (ao centro) e vista de perfil do conjunto (à direita).

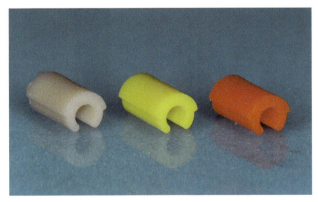

Figura XIX-13 – Clipes de náilon tipo Hader com diferentes forças de retenção: 600 (branco), 800 g (amarelo) e 1000 g (vermelho).

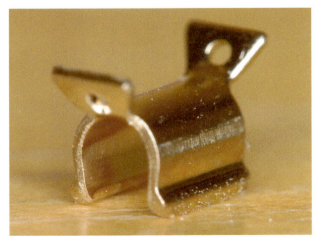

Figura XIX-14 – Clipes metálicos são mais flexíveis e podem ser submetidos manualmente a deformações plásticas para recuperarem suas capacidades retentivas.

São utilizados em um conceito de prótese que, apoiada em apenas um segmento de barra, apresenta movimentação para dividir as cargas mastigatórias entre os implantes ou dentes e o rebordo remanescente.

Para conseguir esse objetivo, um espaçador deve ser utilizado no momento da fixação do clipe à prótese para, após removido, deixar um espaço entre este e a barra. Dessa forma, evita-se o apoio direto do clipe sobre a barra, permitindo-se algum movimento vertical da prótese, para que esta se apóie sobre o rebordo, o que aliviaria a transferência das cargas mastigatórias para os implantes ou dentes em cerca de 75 a 85%[3] (Fig. XIX-15).

Esse comportamento mecânico caracteriza um sistema *resiliente*.

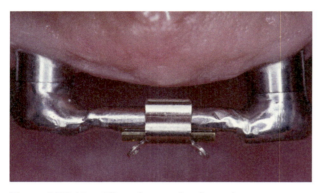

Figura XIX-15 – Clipe de metal sobre a barra com um espaçador interposto. O clipe é preso à prótese nessa posição e, após a retirada do espaçador, o espaço que fica possibilita o movimento da prótese de acordo com a resiliência da mucosa.

Planejamento do número e da distribuição dos implantes

Quanto maior a área de atuação dos clipes sobre a barra, maior a retenção e a estabilidade da prótese. O número, o tamanho e a localização dos clipes são variantes no desempenho do sistema. Assim, a disposição dos segmentos da barra que acomodarão os clipes é um forte determinante na opção por um sistema rígido, semi-rígido ou resiliente.

Os segmentos da barra são determinados pelo número e pela distribuição dos implantes. Então, o planejamento da instalação dos implantes deve ser orientado pelo tipo de prótese que será confeccionada, objetivando-se obter uma melhor distribuição dos clipes sobre a barra.

Planejamentos envolvendo maior risco mecânico só devem ser executados quando existirem condições ideais no que tange a qualidade óssea, o comprimento, o diâmetro, o número e a posição dos implantes. Por essa razão, as limitações anatômicas e a disponibilidade de osso para a instalação de implantes aparecem como fatores limitantes e devem ser avaliadas através de um exame de imagem.

A transferência de cargas oclusais de uma sobredentadura para os dispositivos de retenção e para os implantes não deve ser subestimada. O uso de implantes com diâmetro reduzido é um risco que não pode ser calculado e por isso deve ser evitado (Figs. XIX-16 e XIX-17).

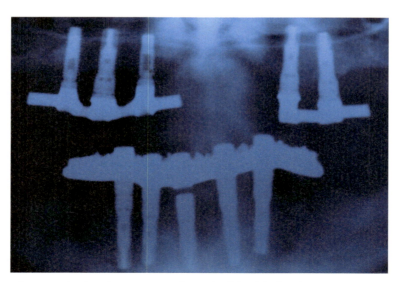

Figura XIX-16 – Radiografia panorâmica de paciente relatando dificuldades de mastigar e dor na região do quadrante superior direito, onde estavam localizados 3 implantes unidos por uma barra.

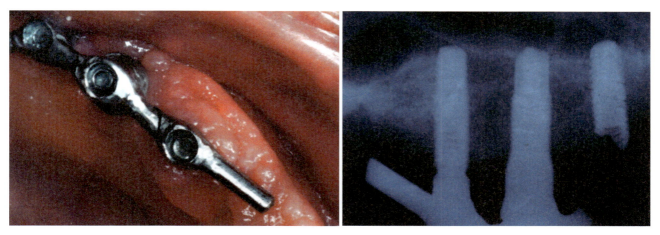

Figura XIX-17 – A barra estava fraturada e o tecido sob esta mostrava sinais de reação inflamatória intensa (à esquerda). O aspecto radiográfico, após a remoção do segmento fraturado, evidenciou também uma fratura do implante com diâmetro reduzido próximo à extremidade anterior da barra (à direita) (Caso clínco gentilmente cedido pelo Prof. Vinícius Carvalho Brigagão).

Barras com 2 implantes

São necessários no mínimo 2 implantes para sustentar um dispositivo do tipo barra/clipe.

Nesse caso, o sistema será sempre *resiliente*, pois o comprimento da barra não será suficiente para acomodar clipes distribuídos de forma a prover uma boa estabilidade para a prótese. Além disso, o espaço limitado entre os implantes freqüentemente não permite a colocação de mais de um clipe para retenção, pois não são recomendáveis planejamentos com extensões distais em uma barra unindo apenas 2 implantes (Fig. XIX-18).

Dessa forma, sobredentaduras com apenas 2 implantes, apesar de funcionalmente apresentarem vantagens significativas em relação às PTs convencionais, necessitam de estabilidade e retenção para devolverem aos pacientes um padrão mastigatório semelhante ao que possuíam com os dentes naturais.

Considerando-se que com sistemas independentes em geral consegue-se mais retenção, pois são usados 2 anéis de retenção ao invés de ape-

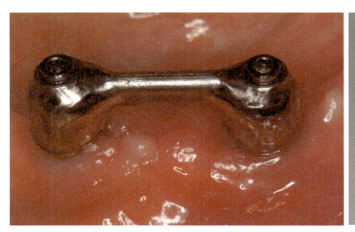 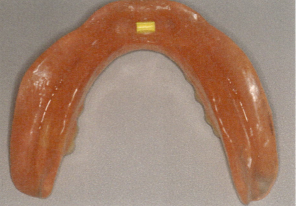

Figura XIX-18 – Barra de Hader sobre dois implantes na região anterior da mandíbula (à esquerda). Vista da porção gengival da base da prótese com um clipe posicionado na região anterior (à direita).

nas 1 clipe, não é fácil encontrar uma justificativa, fora do contexto das preferências pessoais, para a opção por uma barra quando apenas 2 implantes estiverem presentes.

Supostamente, uma conexão rígida entre os implantes permitiria a dissipação das forças por todo o conjunto, criando um sistema estável e ao mesmo tempo funcional que induziria menos tensões aos implantes.

Todavia, trabalhos recentes demonstraram que, quando considerados apenas dois implantes, o sistema tipo anel de retenção transfere menos esforços ao osso ao redor dos implantes, quando comparados ao sistema tipo barra/clipe, independentemente da direção da força aplicada. Os trabalhos sugeriram também que com os sistemas tipo anel de retenção as tensões são distribuídas de forma mais uniforme nos lados de trabalho e balanceio do rebordo edentado[4-7] (Fig. XIX-19).

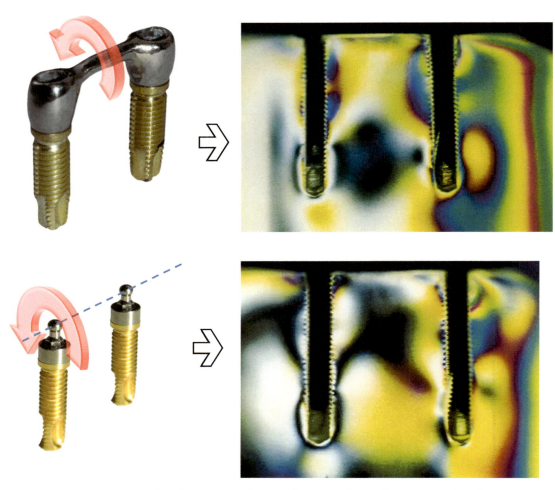

Figura XIX-19 – Sempre que são utilizados apenas dois implantes, independentemente dos dispositivos utilizados, forma-se entre estes um eixo potencial de rotação que não pode ser completamente neutralizado. Com os implantes unidos por uma barra (acima à esquerda), o ponto de transferência de cargas está localizado no clipe ao centro dessa barra (seta vermelha). Submetendo-se esse desenho a uma análise sob carga em um modelo fotoelástico, evidenciou-se um grande número de franjas, caracterizando as áreas de tensões (acima à direita). Com os implantes independentes, utilizando-se anéis de retenção (abaixo à esquerda), o eixo de rotação da prótese está localizado sobre um dos implantes (seta vermelha), pois a aplicação de cargas é predominantemente unilateral na mastigação. Na análise no modelo fotoelástico, sob mesma carga, o número de franjas diminuiu, demonstrando menos concentração de tensões (abaixo à direita)[7].

Barras com 3 implantes

Com 3 implantes unidos por uma barra, colocam-se prolongamentos distais para acomodar os clipes. Pode-se esperar uma prótese mais retentiva, devido ao uso de mais clipes, e mais estável, pois os clipes localizados mais para posterior neutralizam parte das cargas mastigatórias.

Entretanto, com apenas dois clipes ainda há a formação de um eixo de rotação, e o sistema será *resiliente* (Fig. XIX-20).

Se houver espaço para colocar clipes na região anterior da barra, pode-se obter mais retenção e estabilidade, levando eventualmente o sistema a um comportamento mecânico que pode ser caracterizado como *semi-rígido*.

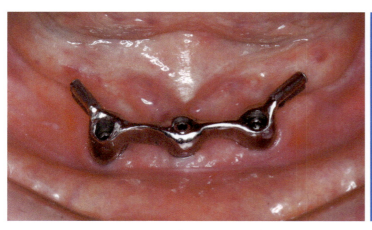
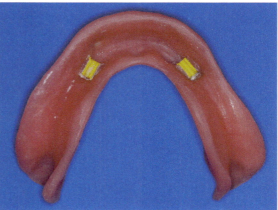

Figura XIX-20 – Barra com prolongamentos distais presa a 3 implantes simetricamente instalados na região anterior da mandíbula (à esquerda). O posicionamento dos clipes mais para posterior favorece o desempenho mecânico da prótese (à direita).

Barras com 4 implantes

Com 4 implantes, especialmente na maxila, o objetivo deverá ser o de confeccionar uma prótese bastante estável e retentiva e, possivelmente, sem a cobertura palatina.

Há duas boas opções para posicionar os 4 implantes.

Na primeira, os 2 implantes mais anteriores são instalados nas posições dos incisivos centrais e os 2 mais distais são instalados nas posições dos caninos. Dessa forma, estabelecem-se dois segmentos entre os implantes, além das extensões distais, passíveis de serem utilizados para acomodarem clipes de retenção (Fig. XIX-21).

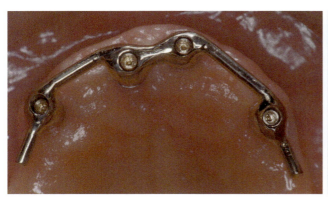
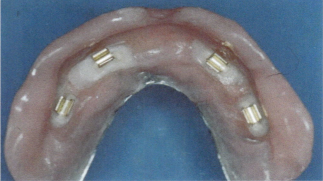

Figura XIX-21 – Implantes dispostos de forma a determinar quatro segmentos para serem utilizados para reter clipes.

Na segunda opção, dois implantes são instalados em cada lado, deixando-se um segmento anterior mais longo para a colocação de 2 a 3 clipes de retenção, que serão associados aos clipes nas extensões distais na barra (Fig. XIX-22).

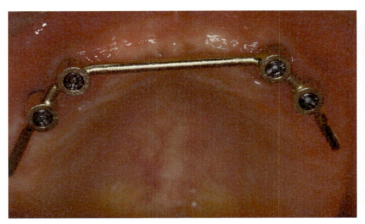 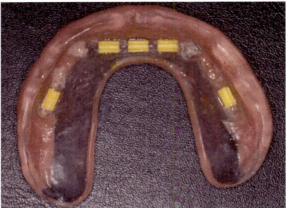

Figura XIX-22 – Quando se pode optar por uma barra com extensões distais, colocando-se clipes nesses segmentos, a prótese funciona dentro de um conceito mecanicamente mais rígido, independentemente do apoio mucoso, o que permite que a prótese recubra uma área menor do rebordo. Para a maioria dos pacientes, este é um importante fator de conforto. (Caso clínico cedido pelo Prof. Lucho Sanchez.)

A melhora do desempenho mecânico da prótese possibilita a remoção da cobertura do palato, o que pode ser considerado um importante fator de conforto para o paciente.

A colocação de clipes atuando nos diferentes planos, logo abaixo dos dentes artificiais, aumenta a estabilidade da prótese e faz com que o sistema tenha um comportamento mecânico caracterizado como *semi-rígido*. O movimento da prótese fica por conta das deformações sofridas pelos clipes causadas pelas cargas oclusais.

Barras com múltiplos implantes

Situações clínicas nas quais se pode indicar a colocação de um número maior de implantes são de baixo risco.

Em geral, são casos nos quais se considera a indicação de próteses fixas, optando-se por próteses removíveis para superar prováveis deficiências estéticas. Nesses casos, as próteses podem ser planejadas e executadas para funcionarem mecanicamente como um sistema *rígido* (Fig. XIX-23).

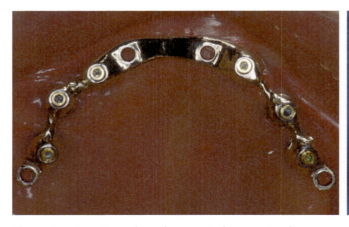 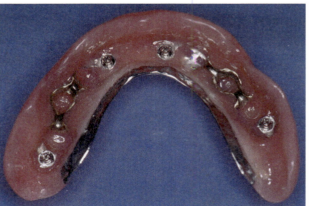

Figura XIX-23 – Barra fresada suportada por 6 implantes com elementos tipo anel de retenção incluídos (à esquerda). Vista da parte interna da prótese com os elementos de retenção e prolongamentos da estrutura metálica que se apóiam diretamente sobre a barra, fazendo com que haja um padrão de contato de metal contra metal, restringindo o movimento da prótese (à direita).

Dependendo dos tipos de dispositivos utilizados, pode-se conseguir uma sobredentadura com o comportamento mecânico idêntico ao de uma prótese fixa, sem, entretanto, apresentar as deficiências desse tipo de prótese, especialmente na maxila (Figs. XIX-24 a XIX-33).

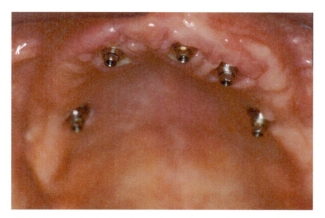

Figura XIX-24 – Implantes posicionados, em função de limitações anatômicas, de maneira a dificultar a obtenção de um bom padrão estético, mas com um grande potencial de suporte para uma prótese.

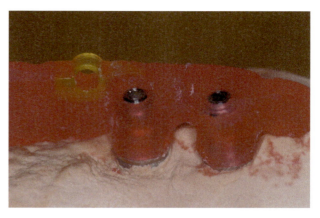

Figura XIX-25 – Padrão de fundição com um retentor horizontal do tipo MK-1 no padrão da barra.

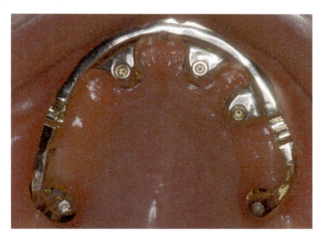

Figura XIX-26 – Barra fresada de secção paralela construída de forma a não gerar grande volume no interior da prótese e com retentores de travamento MK-1.

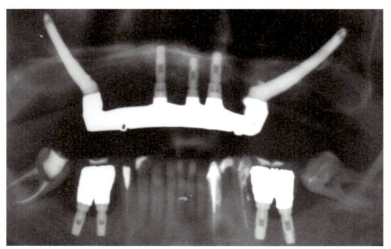

Figura XIX-27 – Aspecto radiográfico do caso com dois implantes zigomáticos e três implantes convencionais na região anterior do rebordo.

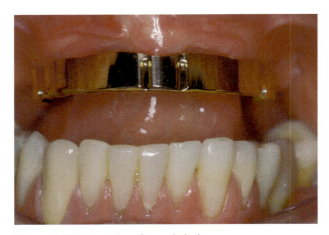

Figura XIX-28 – Vista frontal da barra.

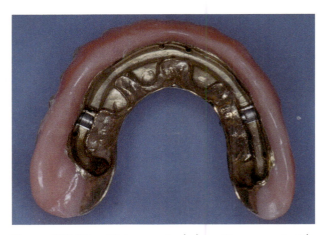

Figura XIX-29 – Vista gengival da prótese construída sobre uma supra-estrutura que se encaixa e se apóia na barra metálica fresada, gerando uma mecânica semelhante à de uma prótese fixa.

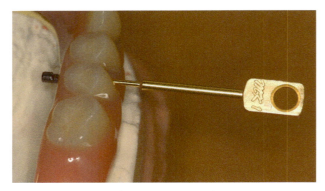

Figura XIX-30 – O dispositivo MK-1 funciona como um fecho, e o paciente deve utilizar uma chave apropriada para destravá-lo, empurrando o fecho por um pequeno orifício existente do lado oposto, para conseguir remover a prótese.

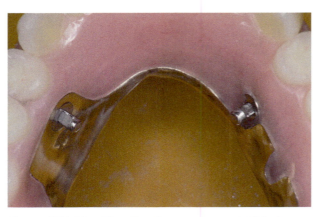

Figura XIX-31 – Detalhe dos retentores MK-1 destravados na prótese.

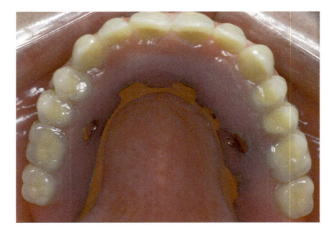

Figura XIX-32 – Vista oclusal da prótese.

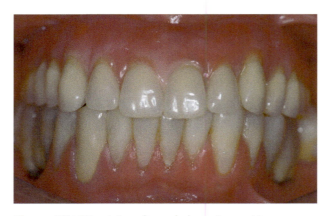

Figura XIX-33 – Vista frontal da prótese. Notar a caracterização da porção gengival da mesma.

Posicionamento das barras

O posicionamento espacial da barra é um forte determinante do comportamento biomecânico de uma sobredentadura.

Se o sistema for *resiliente*, a barra deve ter no plano horizontal um segmento reto, perpendicular à sutura palatina, uma vez que barras posicionadas diagonalmente dificultam a rotação livre da prótese, resultando em forças de torção sobre os implantes e sobre os componentes de retenção da própria prótese (Fig. XIX-34).

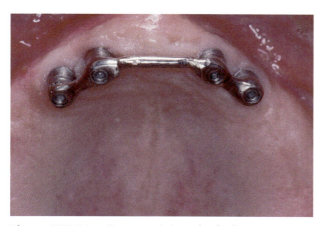

Figura XIX-34 – Barra posicionada de forma perpendicular à sutura palatina.

O posicionamento incorreto da barras deve ser evitado através do planejamento cirúrgico. A barra deve passar por uma linha reta imaginária unindo o centro dos dois implantes, uma vez que a alteração de sua forma, para acompanhar a forma do rebordo remanescente, aumentaria o braço de alavanca resultante da aplicação de forças pelos clipes sobre os implantes.

Quando os implantes ficam posicionados excessivamente para lingual em relação à crista do rebordo residual podem ocorrer problemas com a higienização, pois estariam localizados em áreas de mucosa não ceratinizada. Nessa posição, a barra invadiria o espaço da língua (Fig. XIX-35). Já um posicionamento excessivamente para vestibular dos implantes, além dos problemas com a higienização, pode dificultar o posicionamento dos dentes artificiais.

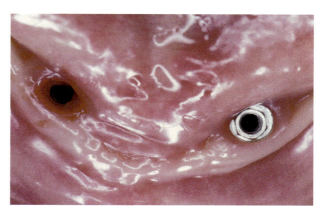

Figura XIX-35 – Implantes posicionados para lingual em relação ao rebordo residual, em uma área sem mucosa ceratinizada, o que dificulta a manutenção da saúde dos tecidos ao redor dos mesmos. Além disso, o uso de uma barra com segmento reto invadiria o espaço da língua e obrigaria a confecção de uma prótese muito volumosa.

No plano frontal, a barra deve estar posicionada a uma distância vertical de cerca de 1 mm do rebordo alveolar, para dificultar o acúmulo de resíduos alimentares e facilitar a higienização. Distâncias menores tendem a potencializar o acúmulo da placa bacteriana, pela dificuldade de higienização, e distâncias maiores aumentam o volume das próteses (Fig. XIX-36).

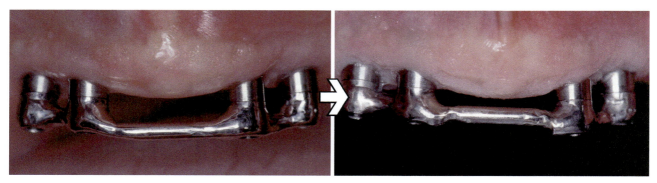

Figura XIX-36 – Neste caso, a barra ficou posicionada muito afastada do rebordo (à esquerda). A barra foi seccionada e soldada em uma nova posição mais favorável em relação ao rebordo (à direita).

Em uma situação ótima, a barra deve estar paralela a uma linha imaginária que passa pelo eixo de rotação dos côndilos da mandíbula. Dessa forma, evita-se que a barra fique inclinada em relação ao plano de movimento da prótese (Fig. XIX-37).

O objetivo é diminuir as forças de torção sobre a barra e os componentes de retenção, permitindo uma rotação livre em torno da barra sempre que cargas oclusais forem exercidas nos segmentos posteriores da prótese.

Entretanto, durante a cirurgia, raramente se consegue instalar os implantes perfeitamente paralelos e na mesma posição no sentido vertical devido a limitações anatômicas eventualmente presentes. Nestes casos, deve-se compensar essas diferenças com o uso de intermediários com angulações (Fig. XIX-38) e/ou alturas diferentes (Fig. XIX-39).

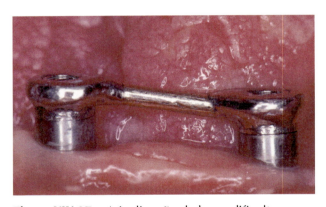

Figura XIX-37 – A inclinação da barra dificulta o movimento de rotação da prótese em torno de um eixo, gerando mais torque para os implantes.

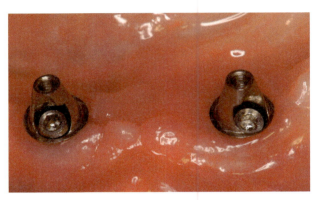

Figura XIX-38 – Intermediários angulados usados para conseguir uma melhor relação entre os parafusos de fixação da barra.

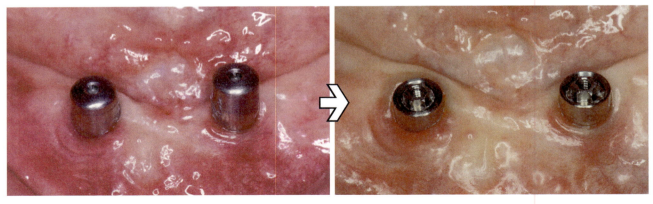

Figura XIX-39 – Implantes posicionados em diferentes alturas em função de limitações anatômicas. Notar que os cicatrizadores têm a mesma altura, o que evidencia essa diferença (à esquerda). A diferença de altura dos implantes foi compensada com o uso de intermediários de alturas diferentes (à direita).

Clinicamente, o plano oclusal deve ser utilizado para nortear o posicionamento correto da barra durante o enceramento (Figs. XIX-40 a XIX-48).

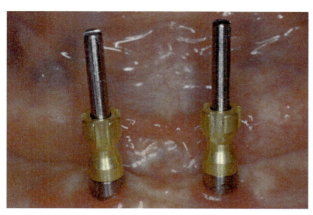

Figura XIX-40 – Componentes de moldagem posicionados...

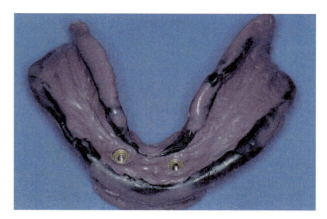

Figura XIX-41 – ...para transferir os posicionamentos dos implantes, já corrigidos pelos intermediários, para um modelo de gesso.

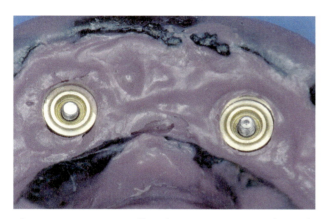

Figura XIX-42 – Detalhe dos componentes de moldagem que têm a forma compatível com os intermediários.

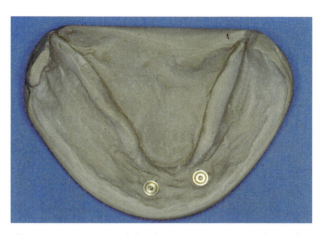

Figura XIX-43 – Modelo de gesso com as réplicas dos intermediários registrando a posição dos conjuntos implantes/intermediários na boca.

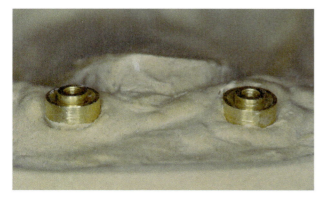

Figura XIX-44 – Detalhe das réplicas dos intermediários no modelo. Notar a semelhança conseguida das alturas com a escolha adequada dos intermediários.

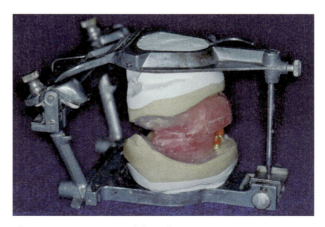

Figura XIX-45 – Modelos de gesso presos no articulador, de acordo com os recortes e as posições dos planos de cera.

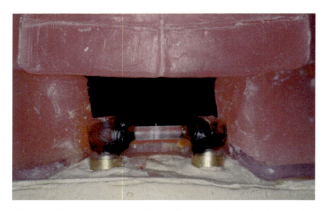

Figura XIX-46 – O padrão de fundição da barra foi posicionado paralelo ao plano oclusal determinado no plano de cera superior.

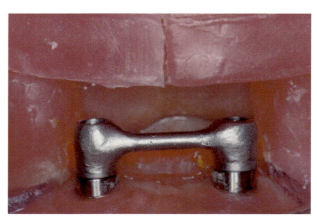

Figura XIX-47 – Prova da barra fundida.

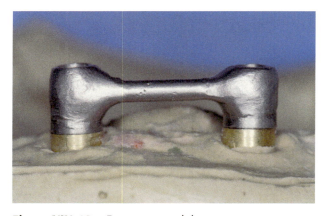

Figura XIX-48 – Barra no modelo.

Após a obtenção da barra, a prótese deve ser terminada e os clipes de retenção, capturados diretamente na boca em oclusão (Figs. XIX-49 a XIX-54).

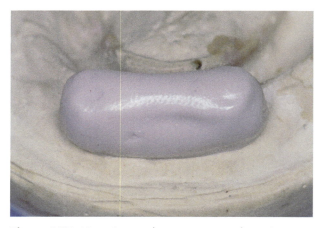

Figura XIX-49 – Antes da prensagem da prótese, a barra foi recoberta por silicone para laboratório para criar o espaço necessário no interior da prótese para acomodá-la.

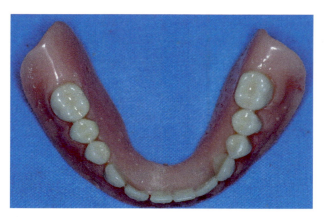

Figura XIX-50 – Notar que, com o posicionamento correto da barra, o volume da base da prótese não foi alterado significativamente.

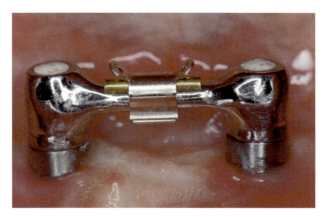

Figura XIX-51 – Clipe posicionado com o espaçador sobre a barra.

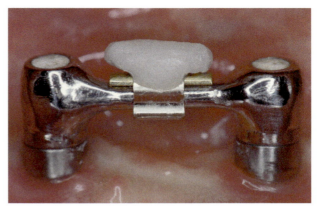

Figura XIX-52 – Resina acrílica autopolimerizável aplicada nas abas retentivas do clipe para,...

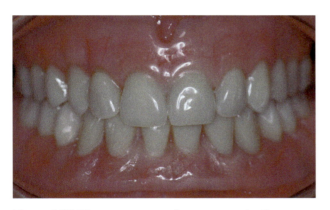

Figura XIX-53 – ...com as próteses em oclusão,...

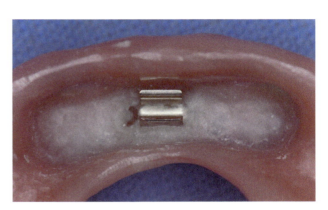

Figura XIX-54 – ...prendê-lo à prótese.

Quando se pretende colocar clipes em diferentes planos de alinhamento horizontal, visando mais estabilidade da prótese, deve-se ter paralelismo entre os mesmos na inserção da prótese, uma vez que a falta desse paralelismo tende a encurtar a vida útil dos componentes (Figs. XIX-55 a XIX-79).

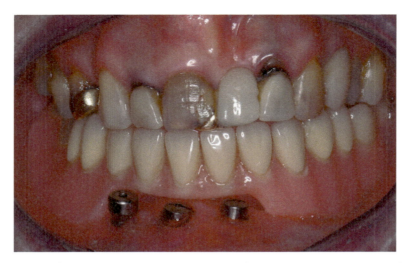

Figura XIX-55 – Paciente com dentes naturais superiores, que utilizava uma PT convencional inferior. Esta pode ser considerada uma situação de alto grau de complexidade para a reabilitação com uma prótese apoiada sobre tecido mucoso, uma vez que existe uma diferença muito grande entre os dentes superiores e inferiores na capacidade de neutralização das cargas oclusais. Aumentam os riscos de lesões de tecidos moles e duros e, conseqüentemente, as dificuldades de o paciente se adaptar ao uso da prótese. Foram instalados 3 implantes na região anterior da mandíbula, aparentemente sem levar em conta o posicionamento dos dentes da prótese.

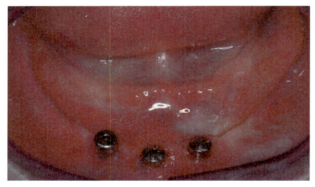

Figura XIX-56 – Vista intrabucal dos implantes instalados ainda com os cicatrizadores.

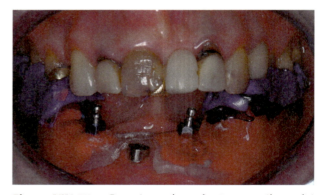

Figura XIX-57 – O registro das relações maxilares foi obtido com poliéter sobre planos de cera fixados a uma base de resina acrílica com montadores incorporados para prendê-la a dois dos implantes.

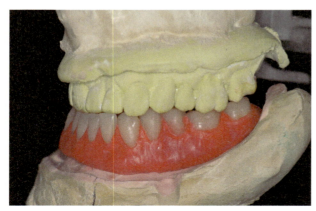

Figura XIX-58 – Dentes artificiais montados no articulador.

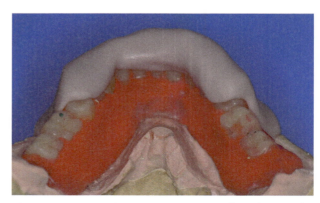

Figura XIX-59 – Após a montagem dos dentes, foi feita uma muralha de referência com silicone de laboratório...

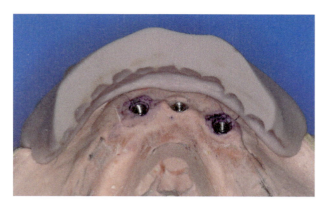

Figura XIX-60 – ...para que pudesse ser visualizada a relação espacial dos dentes artificiais com os implantes no modelo de trabalho.

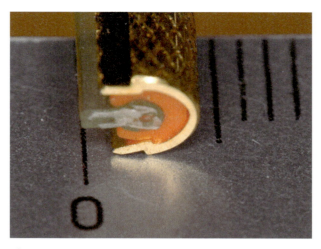

Figura XIX-61 – O espaço existente entre os dentes e os implantes deve ser suficiente para acomodar, além dos próprios dentes, os dispositivos de retenção selecionados.

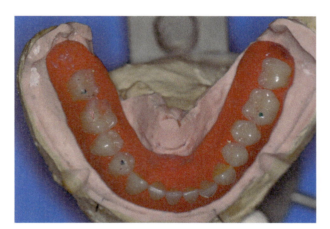

Figura XIX-62 – Três pontas de cúspides cêntricas (demarcadas com caneta verde) foram selecionados para referenciar o plano oclusal...

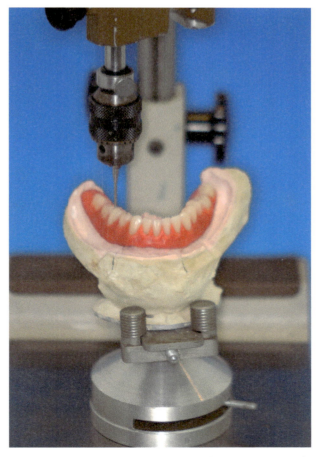

Figura XIX-63 – ...e determinar o direcionamento de inserção da prótese na barra, aplicando-se a técnica dos três pontos em um paralelômetro ou delineador.

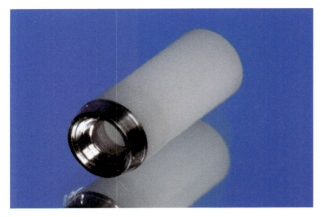

Figura XIX-64 – Componente tipo UCLA rotacional com base metálica para sobrefundição, que será utilizado para fixar a barra aos implantes. Como se trata de uma estrutura com componentes protéticos rotacionais unidos, podem ser utilizados componentes de plástico calcináveis com o intuito de reduzir o custo final da prótese.

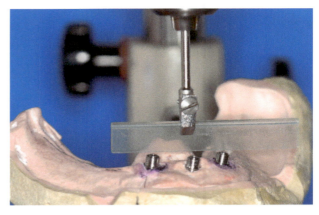

Figura XIX-65 – Após determinado o direcionamento de inserção da prótese, fixa-se o modelo nessa posição no delineador e posiciona-se os segmentos da barra com um mandril universal.

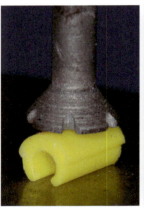 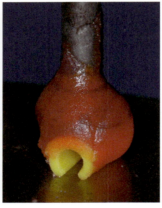

Figura XIX-66 – Um posicionador pode ser feito utilizando-se um mandril para disco, sem o parafuso de fixação do disco, posicionado sobre o clipe no paralelômetro ou delineador (à esquerda) e fixado a este com resina acrílica autopolimerizável (à direita).

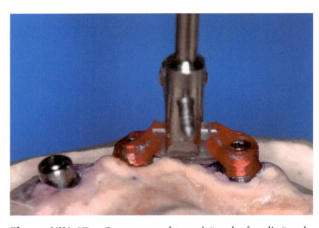

Figura XIX-67 – Segmento do padrão de fundição da barra posicionado no modelo com o auxílio do paralelômetro e preso aos UCLAs com resina para padrão de fundição.

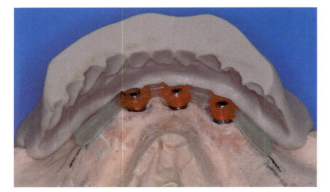

Figura XIX-68 – É necessário avaliar a relação espacial do padrão de fundição da barra com os dentes artificiais, à medida que os segmentos vão sendo posicionados, utilizando a muralha de silicone previamente obtida com os dentes montados.

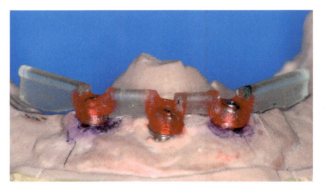

Figura XIX-69 – Padrão de fundição da barra obtido com os segmentos paralelos, determinando um passo único de inserção.

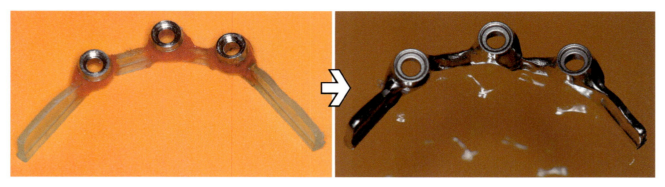

Figura XIX-70 – Vista da porção inferior do padrão de fundição da barra, evidenciando os UCLAs metálicos para sobrefundição (à esquerda) e da barra fundida (à direita).

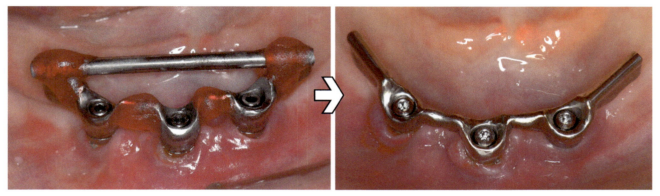

Figura XIX-71 – Caso a adaptação da barra aos implantes não seja satisfatória, deve-se seccionar a barra e reposicionar os segmentos resultantes na boca para serem unidos com resina para padrão e posteriormente soldados (à esquerda). Barra posicionada sobre os implantes após os procedimentos de soldagem (à direita).

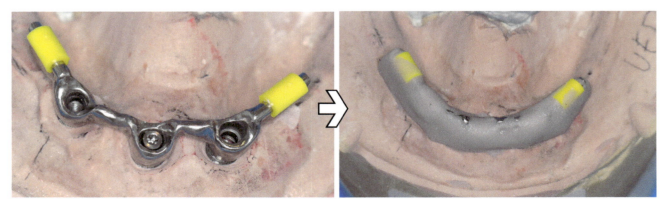

Figura XIX-72 – Após verificar a adaptação na boca, a barra poderá ser reposicionada com os clipes no modelo, mesmo que a adaptação a este não esteja mais correta, para que a prótese possa ser prensada. Notar que apenas um parafuso foi utilizado para fixar a barra (à esquerda). O objetivo é apenas o de manter o espaço na base da prótese que será ocupado pela barra, uma vez que quando o sistema for resiliente é preferível que os componentes de retenção sejam capturados na boca com a prótese em oclusão. O conjunto deverá ser recoberto por silicone para laboratório e deixado em posição para que a prótese seja prensada sobre este (à direita).

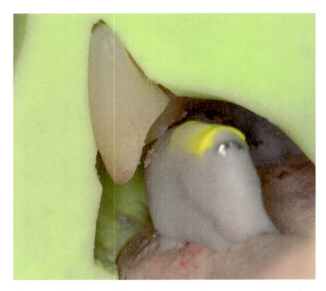

Figura XIX-73 – Os dentes serão resposicionados com o auxílio da muralha de silicone utilizada como referência para a confecção do padrão da barra. Notar a relação de posicionamento conseguida dos dentes artificiais com a barra.

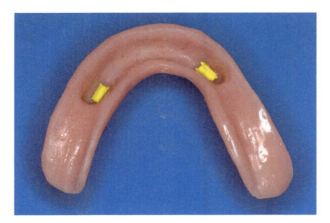

Figura XIX-74 – Aspecto da prótese acrilizada. Os clipes de retenção devem ser substituídos, pois sofrem distorções significativas com a temperatura de polimerização da resina.

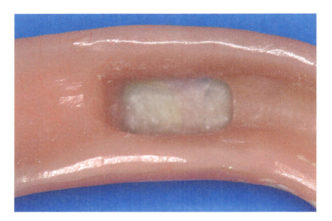

Figura XIX-75 – Clipe removido da base da prótese.

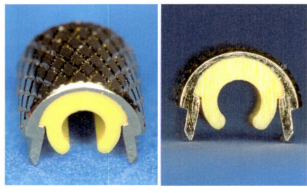

Figura XIX-76 – Os clipes de Hader devem ser utilizados com um casulo ou estojo metálico para prendê-los à resina acrílica da base da prótese.

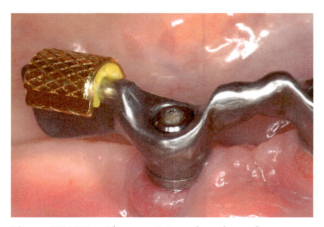

Figura XIX-77 – Clipe posicionado sobre a barra para ser capturado na boca.

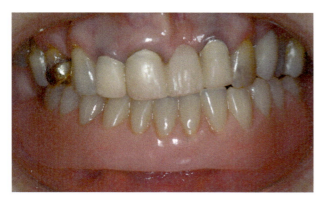

Figura XIX-78 – Os clipes serão fixados com resina acrílica autopolimerizável, após o ajuste oclusal da prótese, com o paciente mantendo a prótese em oclusão até a presa final da resina.

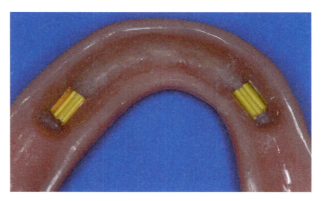

Figura XIX-79 – Clipes fixados à base da prótese.

Anéis de retenção

Os sistemas tipo anel de retenção consistem basicamente de um intermediário com um encaixe esférico (tipo bola) ou em anel cilíndrico, que é aparafusado sobre o implante, e uma cápsula ou fêmea, que possui um anel de retenção, que é incorporada na base da prótese.

Também chamado de *o'ring* ou colchete, esse tipo de sistema é composto por dispositivos de retenção independentes baseados no conceito, semelhante ao dos grampos das PPRs, de que uma pequena esfera posicionada sobre um implante apresenta uma porção expulsiva e outra retentiva, na qual pode ser alojado um anel flexível preso à prótese, funcionando de forma semelhante a um colchete de roupa.

Os anéis de retenção estão indicados quando a distância entre os implantes é muito grande, dificultando a obtenção de um segmento reto de uma barra (Fig. XIX-80), ou muito pequena, que não justifique a confecção de uma barra para acomodar apenas um clipe. Também pode ser usado como complemento para outros sistemas de encaixes.

Em geral, os anéis de retenção são concebidos para funcionarem como um sistema *resiliente* (Fig. XIX-81) e estão particularmente indicados nos casos com dois implantes. Dois é o número mais indicado para se obter um sistema resiliente funcional.

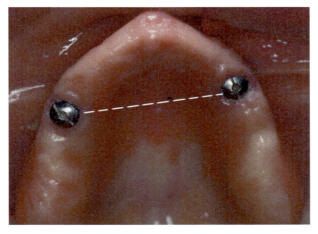

Figura XIX-80 – Implantes posicionados de forma a impossibilitar sua união com uma barra. Nesta situação, está indicado o uso de um sistema com dispositivos independentes. Entretanto, é importante salientar que esse tipo de sistema nem sempre funciona a contento nas PTs superiores, uma vez que a formação de um eixo de rotação ao redor dos implantes pode comprometer a retenção obtida pelo selamento periférico. Uma melhor solução para o caso passa pela colocação de mais implantes.

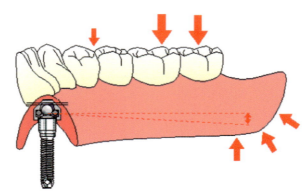

Figura XIX-81 – Cada anel de retenção determina um movimento de rotação para a prótese, em torno de seu próprio eixo, determinado pelo ponto de incidência das cargas oclusais.

Estima-se que o padrão de funcionamento mecânico dos anéis de retenção promova um alívio de cerca de 75 a 85% das cargas oclusais para os implantes ou dentes[3].

Excepcionalmente, pode-se utilizar um implante com um anel de retenção para reter uma sobredentadura[8]. Entretanto, do ponto de vista mecânico, a retenção proporcionada não seria suficiente e, principalmente, bem distribuída.

Para os sistemas independentes, selecione a altura da cinta do intermediário de forma a ter sua plataforma a cerca de 1 mm acima do nível gengival (Fig. XIX-82). Essa é uma altura suficiente para manter a saúde dos tecidos ao redor do intermediário (Fig. XIX-83). Essa altura pode ser aumentada em casos sem uma faixa de gengiva inserida ao redor de todo o perímetro do intermediário (Fig. XIX-84).

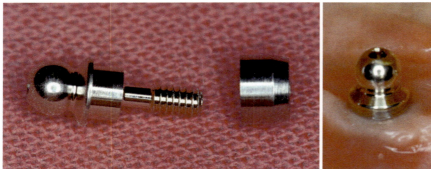
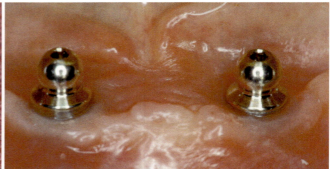

Figura XIX-82 – Os anéis de retenção para sobredentaduras são encontrados com diferentes alturas de cinta para que se possa estabelecer uma boa relação dos componentes de retenção presos nas próteses com os tecidos gengivais. A base de encaixe dos componentes retentivos deverá ficar acima do nível gengival.

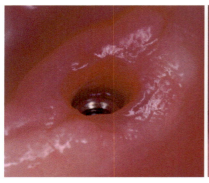
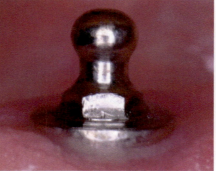
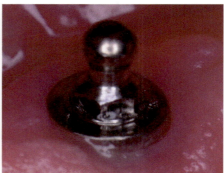

Figura XIX-83 – Com uma faixa adequada de gengiva inserida ao redor do implante (à esquerda), mesmo com o intermediário praticamente no nível gengival (ao centro), consegue-se facilmente a manutenção da saúde do tecido gengival (à direita).

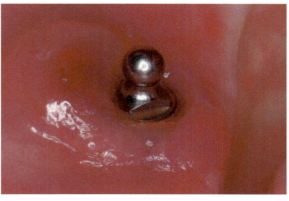 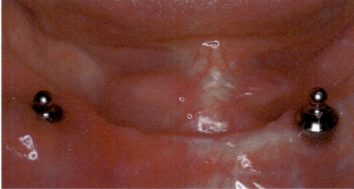

Figura XIX-84 – Sem uma relação adequada entre o componente de retenção e os tecidos que circundam o intermediário protético não se consegue controlar a saúde desses tecidos, os quais sofrem traumatismos diretos e são mais difíceis de serem higienizados. No caso, o sistema de implantes utilizado não oferecia a possibilidade de seleção de diferentes alturas de cintas do intermediário. Para esses sistemas, o planejamento e a colocação dos implantes são pontos críticos (à esquerda). Comparar a condição gengival ao redor do implante do lado direito do paciente, sem gengiva inserida, com o implante do lado esquerdo, bem posicionado e com altura correta da plataforma de assentamento do colchete em relação ao tecido gengival (à direita).

A manutenção de uma faixa de mucosa ceratinizada ao redor do implante deve ser uma preocupação também no momento da incisão para expor os implantes ao meio bucal (Figs. XIX-85 a XIX-91).

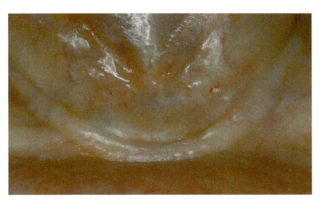 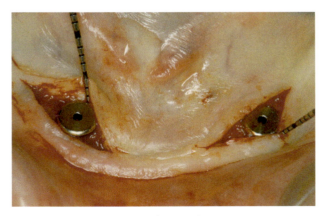

Figura XIX-85 – O paciente fez uso de PT inferior durante o período de osteointegração de dois implantes que, após a segunda fase cirúrgica, passariam a reter essa mesma prótese.

Figura XIX-86 – Os implantes foram expostos com pequenas incisões. Notar que na incisão houve a preocupação de dividir o tecido de recobrimento do rebordo, de forma a manter parte desse tecido, mais ceratinizado, na porção lingual do implante.

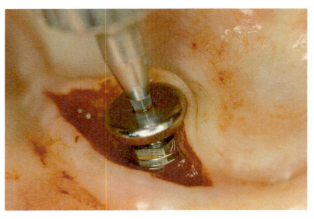

Figura XIX-87 – Os parafusos de cobertura dos implantes foram retirados...

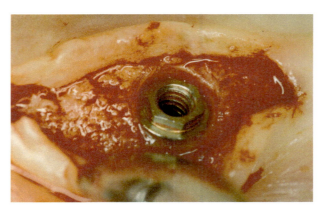

Figura XIX-88 – ...quando pôde ser visualizado que determinada quantidade de osso formou-se acima do nível da plataforma do implante.

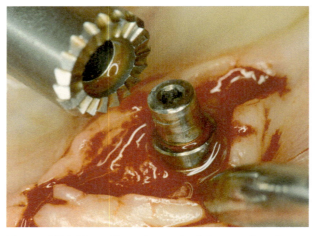

Figura XIX-89 – Um pino-guia foi aparafusado no implante para orientar o corte ou aplainamento do osso em volta do implante com um perfilador ósseo rotatório.

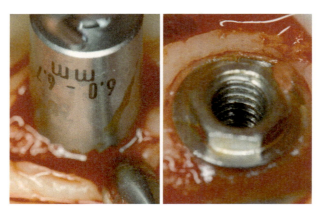

Figura XIX-90 – Perfilador ósseo em posição de corte (à esquerda) e o aspecto do implante após a remoção do excesso de osso (à direita).

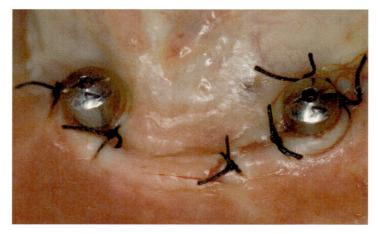

Figura XIX-91 – Aspecto final da cirurgia minimamente invasiva com os cicatrizadores. Os cicatrizadores devem ter uma altura suficiente para manter o posicionamento dos tecidos.

Tipos de anéis de retenção

Apesar de seguirem o mesmo conceito funcional, os sistemas tipo anel de retenção disponíveis no mercado apresentam algumas diferenças entre si.

Eles são encontrados basicamente em três tipos de materiais: (1) componentes retentivos borrachóides; (2) componentes retentivos metálicos; e (3) componentes retentivos de náilon.

Componentes retentivos borrachóides

Compostos por um intermediário tipo encaixe esférico e um anel de borracha ou de silicone alojado em um anel metálico, que fica preso à base de resina acrílica da PT. A retenção é dada pela resistência de deslocamento do anel da esfera retentiva (Figs. XIX-92 a XIX-94).

Comercialmente são encontrados mais comumente com as denominações de *O-rings*; encaixes tipo bola ou esféricos; *ball attachment*.

A incorporação à base da prótese é feita diretamente na boca (Figs. XIX-95 a XIX-97).

Os anéis de retenção borrachóides são de baixo custo inicial e fácil manutenção, mas com durabilidade reduzida (Fig. XIX-98), especialmente quando os implantes apresentam algum grau de divergência entre si. Isso aumenta o número de consultas de retorno para a troca do anel retentivo de borracha. São contra-indicados em implantes com mais de 20^0 de divergência.

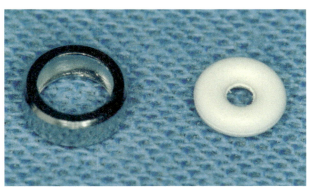

Figura XIX-93 – ...um anel metálico que retém um elemento resiliente de borracha ou silicone,

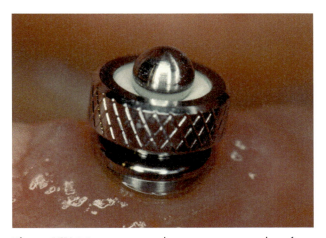

Figura XIX-94 – ...que se adapta ao pescoço da esfera, provendo retenção com movimentação.

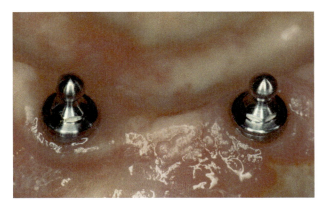

Figura XIX-92 – Um dispositivo tipo *O-ring* é composto por uma esfera sobre o implante e...

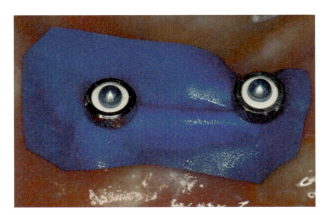

Figura XIX-95 – O anel metálico deve ser preso à resina da base da prótese diretamente na boca com resina acrílica autopolimerizável. O lençol de borracha foi colocado para prevenir o escoamento da resina para porções retentivas da esfera de retenção.

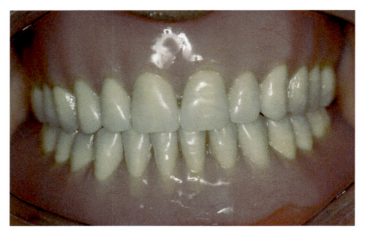

Figura XIX-96 – As próteses devem ser mantidas em oclusão durante a polimerização da resina

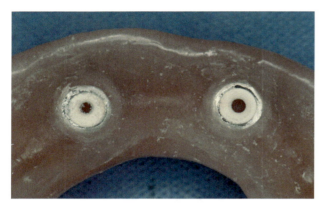

Figura XIX-97 – Anéis de retenção incorporados à base da prótese.

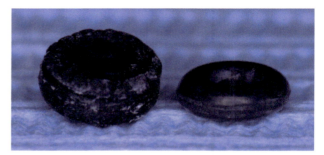

Figura XIX-98 – O anel de borracha à esquerda sofreu um processo de embebição após alguns meses na boca, degradando e deformando sua forma original, que pode ser comparada com a de um anel semelhante novo à direita.

Componentes retentivos metálicos.

Compostos por um encaixe esférico (Fig. XIX-99) e um colchete metálico (Figs. XIX-100 e XIX-101) que fica preso à base de resina acrílica da PT. A retenção é dada pela resistência de remoção do colchete da esfera retentiva.

Comercialmente são encontrados mais comumente com as denominações de Dal-Ro e Dalla Bona.

A incorporação do colchete à base da prótese também é feita diretamente na boca (Figs. XIX-102 a XIX-106).

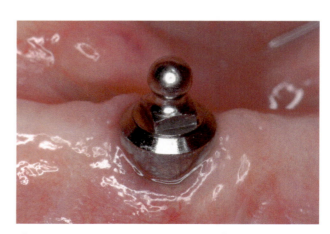

Figura XIX-99 – Dispositivo tipo Dalla Bona. Notar a semelhança com os sistemas anteriores.

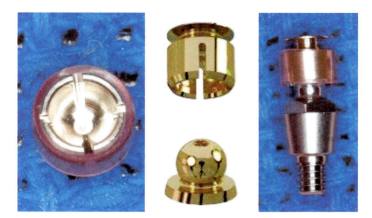

Figura XIX-100 – Vistas da parte interna do colchete (à esquerda); da relação de inserção do colchete com a esfera retentiva (ao centro); e do colchete encaixado na esfera (à direita).

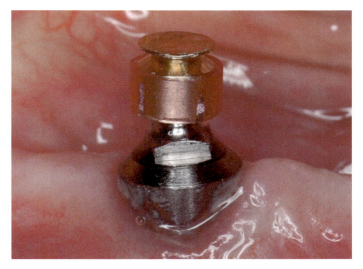

Figura XIX-101 – O dispositivo de retenção desse sistema é totalmente metálico, semelhante a um colchete, e especialmente reduzido. Notar o anel de silicone ao redor do colchete, que deverá ser mantido durante a captura para evitar que a resina acrílica obstrua as aletas metálicas flexíveis do colchete.

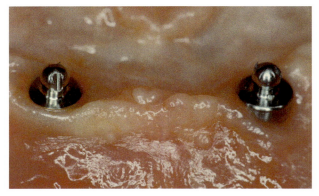

Figura XIX-102 – Disposição dos intermediários na boca.

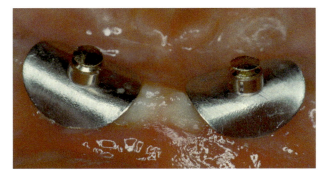

Figura XIX-103 – O sistema possui discos metálicos flexíveis para facilitar a incorporação dos dispositivos de retenção à base da prótese, diretamente na boca, sem que a resina escoe para áreas retentivas da esfera, uma vez que nesse tipo de procedimento a resina acrílica deve ser utilizada em consistência fluida.

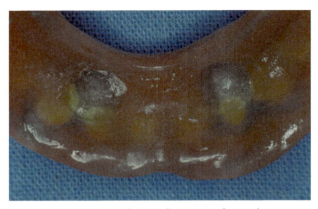

Figura XIX-104 – Orifícios abertos na base da prótese para acomodar os dispositivos de retenção.

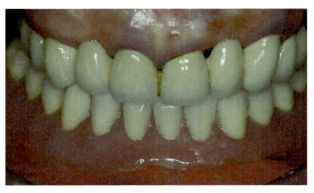

Figura XIX-105 – Prótese mantida em oclusão durante a polimerização da resina. Notar que o uso de implantes para reter a prótese em casos como esse, no qual uma PT inferior se opõe a dentes naturais, representa um ganho funcional altamente significativo.

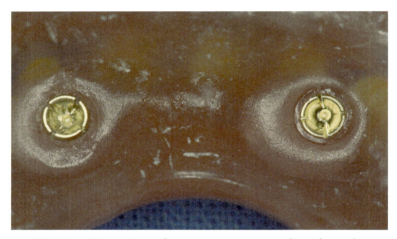

Figura XIX-106 – Dispositivos de retenção incorporados à base da prótese.

Os componentes retentivos metálicos têm um custo inicial mais alto e, quando apresentam problemas relativos ao uso, devem ser totalmente substituídos. Entretanto, resistem mais no meio bucal e podem ser ativados algumas vezes quando perdem a retenção.

São contra-indicados em implantes com mais de 20° de divergência.

Componentes retentivos de náilon

Compostos por um intermediário tipo encaixe esférico ou anelar e um anel de náilon alojado em um estojo ou *housing* metálico (Fig. XIX-107), que fica preso à base de resina acrílica da PT. A retenção é dada pela resistência de deslocamento do anel de náilon da esfera retentiva (Fig. XIX-108).

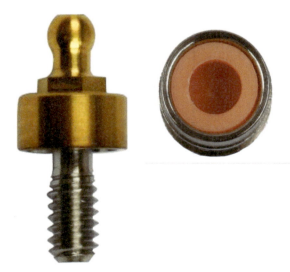

Figura XIX-107 – Intermediário protético com elemento esférico retentivo e o anel de náilon no interior do estojo metálico do Sistema Rhein®/Neodent®.

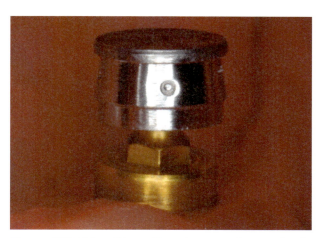

Figura XIX-108 – Dispositivo de retenção encaixado na esfera retentiva.

Os anéis de retenção de náilon têm uma excelente relação de custo/benefício, são de fácil manutenção e apresentam boa durabilidade. Além disso, podem ser substituídos, ainda novos, se o paciente se queixar de retenção insuficiente, ou quando perderem suas capacidades retentivas, o que normalmente se dá por fadiga mecânica em um período que varia de seis meses a um ano, dependendo da solicitação da prótese durante a mastigação e da maneira como a prótese é manuseada.

A incorporação à base da prótese também é feita diretamente na boca, contemplando-se as particularidades de cada sistema. Com alguns sistemas essa incorporação pode ser feita durante o processo de acrilização da prótese, dependendo para isso de uma moldagem prévia de transferência.

Como os outros sistemas, os anéis de retenção de náilon funcionam mal em implantes posicionados com uma divergência maior que 20°. Entretanto, tais sistemas oferecem componentes que permitem correções de paralelismo entre os implantes, seja pelo uso de componentes angulados ou pela forma de captura. Isso torna esses sistemas bastante versáteis, por serem capazes de contemplar situações complexas para os outros sistemas.

Comercialmente, são encontrados mais comumente com as denominações de Sistema ERA® (Figs. XIX-109 a XIX-138), Sistema Locator® (Figs. XIX-139 a XIX-152) e Sistema Rhein®/Neodent® (Figs. XIX-153 a XIX-159).

Sistema ERA®

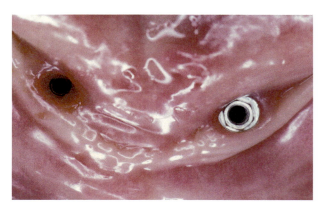

Figura XIX-109 – Notar a diferença de altura dos dois implantes em relação à margem do tecido gengival.

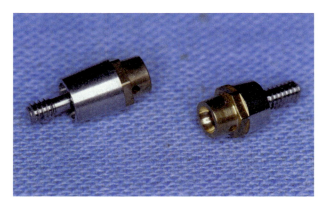

Figura XIX-110 – A diferença de altura dos implantes foi corrigida com a escolha de intermediários com diferentes alturas de cintas.

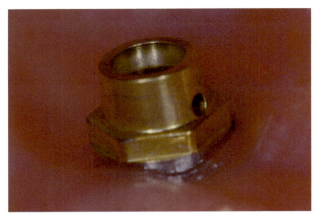

Figura XIX-111 – Detalhe da fêmea do intermediário ERA aparafusada no implante na boca.

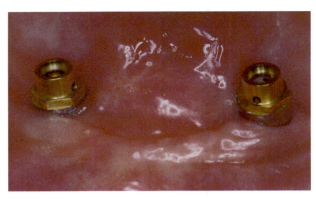

Figura XIX-112 – As duas fêmeas em posição.

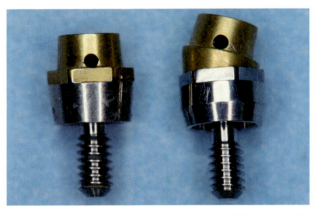

Figura XIX-113 – No sistema ERA, as diferenças de angulações que possam existir entre os implantes podem ser compensadas com o uso de intermediários angulados. Comparação entre um intermediário 0° e outro 17°.

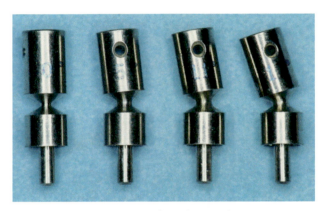

Figura XIX-114 – O *Kit* de seleção do sistema ERA é composto por peças-guia com cinta de 3 mm nas quatro diferentes angulações oferecidas pelo fabricante do sistema: 0°, 5°, 11° e 17°.

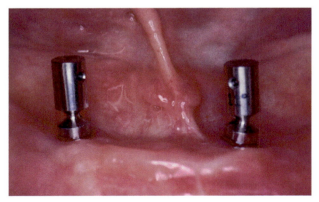

Figura XIX-115 – Kit de seleção usado na boca para selecionar a melhor angulação de cada fêmea.

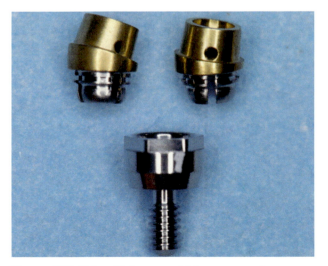

Figura XIX-116 – O intermediário, que pode ser encontrado com diferentes alturas de cintas, possui uma base reta na qual se encaixam fêmeas com diferentes angulações.

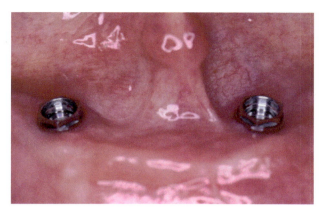

Figura XIX-117 – Bases dos intermediários aparafusadas (com torque de 20 Ncm) nos implantes.

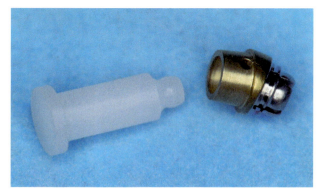

Figura XIX-118 – As fêmeas são colocadas com o auxílio de alinhadores manuais plásticos que...

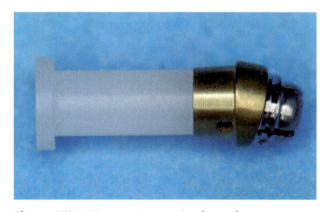

Figura XIX-119 – ...são encaixados sob pressão nas fêmeas para...

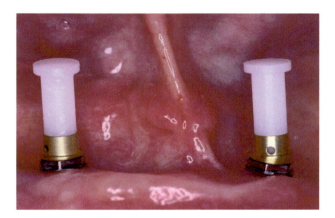

Figura XIX-120 – ...orientar a obtenção do paralelismo das fêmeas quando forem posicionadas sobre os intermediários.

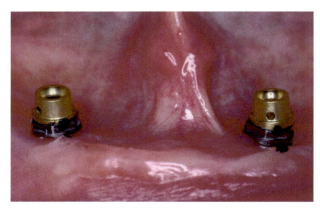

Figura XIX-121 – As fêmeas são cimentadas nas bases existentes nos intermediários com cimento resinoso, corrigindo as angulações relativas dos implantes.

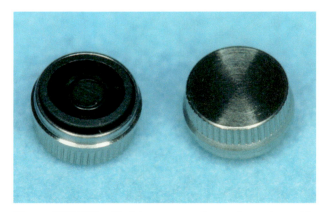

Figura XIX-122 – O sistema possui uma jaqueta metálica para acomodar o macho, que deve ser usada nas transferências diretas na boca. A jaqueta metálica já é fornecida com o macho de captura.

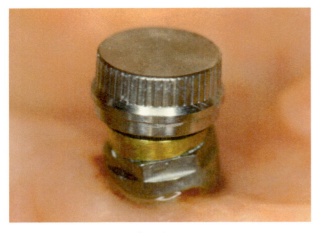

Figura XIX-123 – Macho de captura com a jaqueta metálica sobre a fêmea.

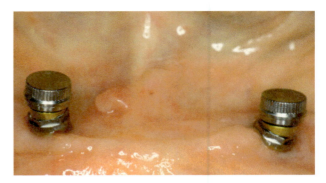

Figura XIX-124 – Machos posicionados prontos para a captura.

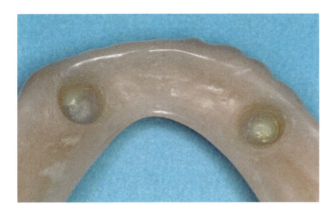

Figura XIX-125 – Espaço aberto na prótese para acomodar os machos que serão presos à base da prótese diretamente na boca.

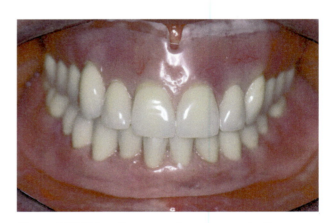

Figura XIX-126 – Com as próteses em oclusão,...

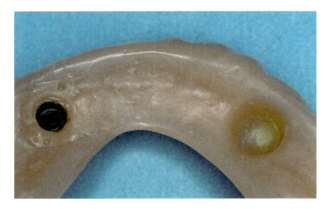

Figura XIX-127 – ...os machos nas jaquetas metálicas foram presos com resina acrílica autopolimerizável à base da prótese separadamente.

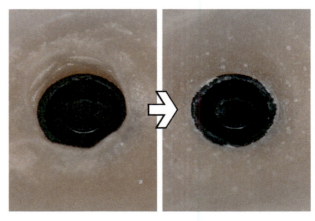

Figura XIX-128 – A resina acrílica que porventura polimerize sobre o hexágono do intermediário deve ser removida.

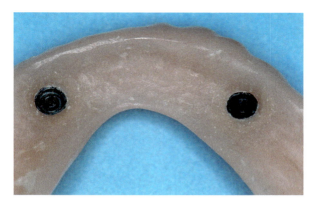

Figura XIX-129 – Machos de captura presos à base da prótese.

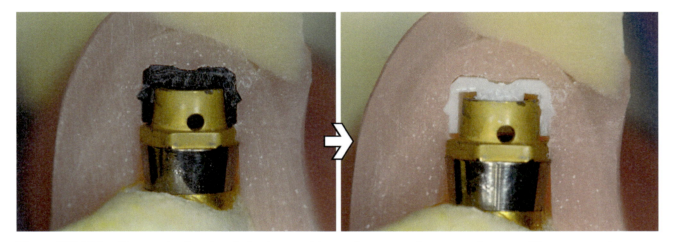

Figura XIX-130 – O conceito funcional do sistema é baseado no uso de um macho específico para captura e na sua troca por um macho de retenção. Com um macho de captura seccionado sobre a fêmea metálica, pode-se observar a adaptação total, com ambos mantendo contato em toda a extensão (à esquerda). O macho de retenção tem as mesmas dimensões externas do macho de captura, porém é menor internamente. Esta característica cria um espaço de 0,4 mm entre a fêmea e o macho, possibilitando ocorrer um movimento entre eles e conferindo à prótese o que o fabricante chama de 'resiliência' (à direita).

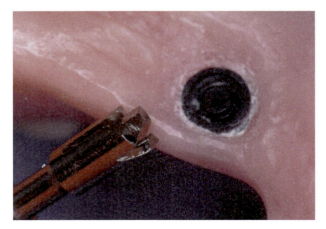

Figura XIX-131 – Uma broca apropriada tipo trefina fornecida pelo fabricante,...

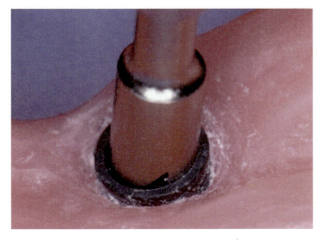

Figura XIX-132 – ...que se encaixa perfeitamente no miolo dos machos de captura, deve ser utilizada para a sua remoção.

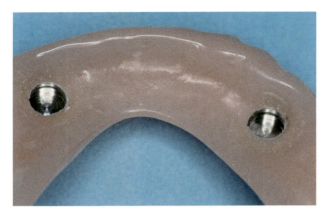

Figura XIX-133 – Retirados os machos de captura, visualizam-se os estojos ou "housing" metálicos, nos quais os machos serão encaixados sob pressão.

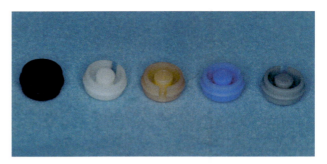

Figura XIX-134 – O sistema ERA® é encontrado com machos em diferentes cores, o que caracteriza seus graus de retenção, segundo o fabricante, em: preto = macho de captura sem retenção; branco = 0,743 kgf; laranja = 0,803 kgf; azul = 1,089 kgf; cinza = 1,597 kgf.

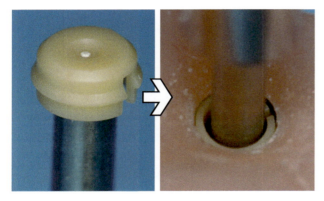

Figura XIX-135 – Com um instrumento próprio, os machos de retenção foram colocados.

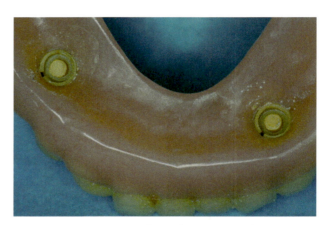

Figura XIX-136 – Machos de retenção laranja em posição.

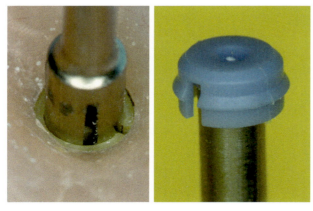

Figura XIX-137 – No retorno para a manutenção, o paciente queixou-se de retenção insuficiente da prótese. Detalhe do macho azul do sistema ERA®.

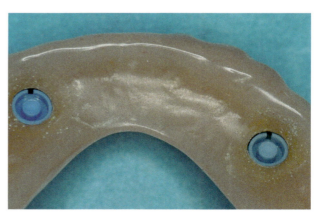

Figura XIX-138 – A partir da queixa do paciente, os machos laranjas foram facilmente retirados e substituídos por machos azuis, mais retentivos.

Sistema Locator®

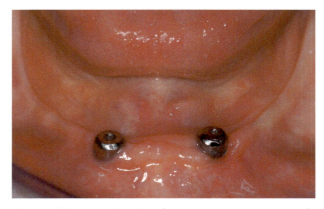

Figura XIX-139 – Dois implantes na região anterior da mandíbula configuram o caso-padrão para o uso de anéis de retenção.

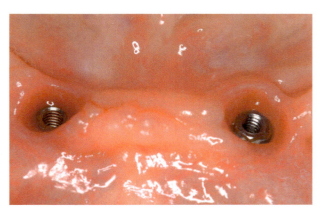

Figura XIX-140 – Devem ser utilizados sistemas compatíveis com o tipo e tamanho da plataforma dos implantes instalados; no caso, dois implantes de hexágonos externos com plataformas de 4,1 mm de diâmetros.

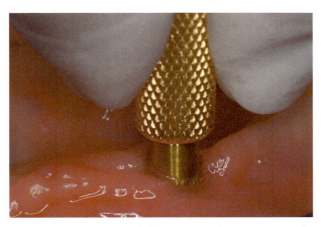

Figura XIX-141 – O anel de retenção deve ser apertado com chave própria, com o torque recomendado pelo fabricante.

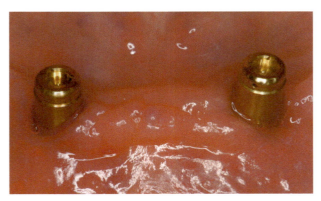

Figura XIX-142 – Anéis de retenção do sistema Locator® posicionados.

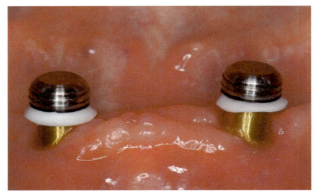

Figura XIX-143 – Os "housings" ou casulos metálicos com os machos de captura devem ser posicionados e...

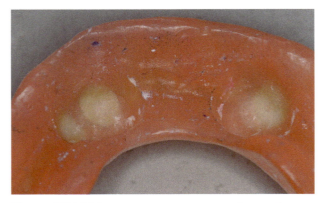

Figura XIX-144 – ...os espaços na prótese abertos para acomodar os casulos com os componentes de retenção.

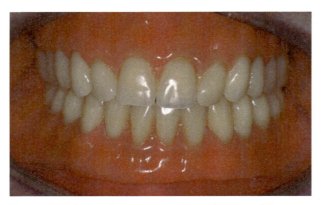

Figura XIX-145 – A captura sempre deve ser feita com as próteses em oclusão.

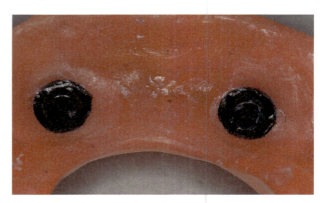

Figura XIX-146 – Machos de captura presos à base da prótese com resina acrílica autopolimerizável.

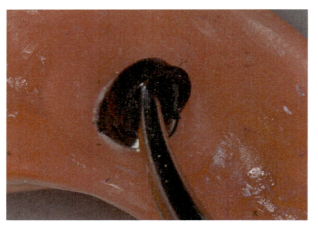

Figura XIX-147 – Após a remoção dos machos de captura,...

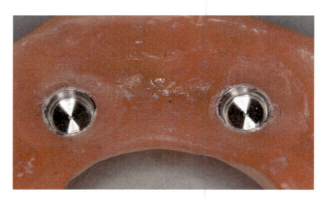

Figura XIX-148 – ...os "housings" ou casulos metálicos ficam presos à base da prótese.

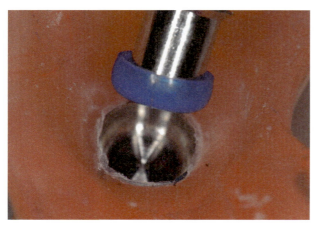

Figura XIX-149 – Os machos de retenção são então inseridos nos casulos metálicos.

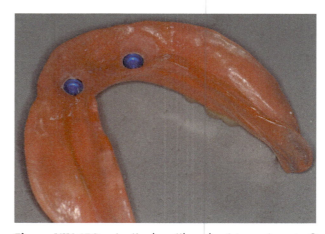

Figura XIX-150 – Anéis de náilon do sistema Locator® presos à prótese.

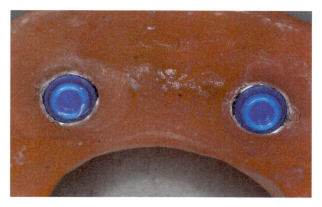

Figura XIX-151 – Detalhe dos anéis de náilon do sistema Locator®.

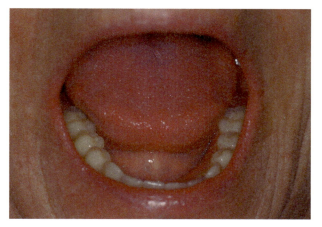

Figura XIX-152 – Paciente exibindo a retenção da prótese em uma abertura bucal exagerada.

Sistema Rhein® / Neodent®

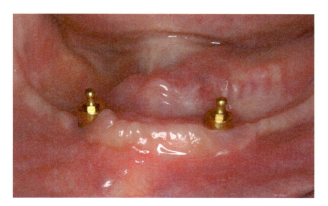

Figura XIX-153 – Sistema Rhein®. Notar a divergência entre os intermediários em função do posicionamento dos implantes.

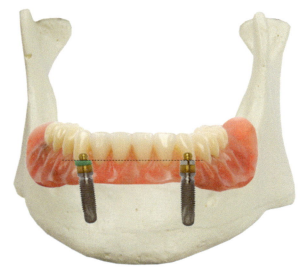

Figura XIX-154 – A idéia é posicionar os componentes retentivos de forma que fiquem paralelos, independentemente do posicionamento dos implantes.

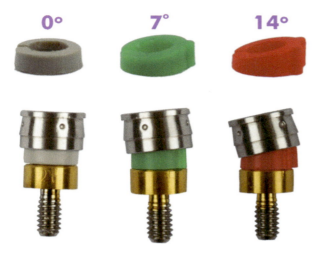

Figura XIX-155 – O sistema possui posicionadores com diferentes angulações para posicionar os componentes retentivos paralelos entre si.

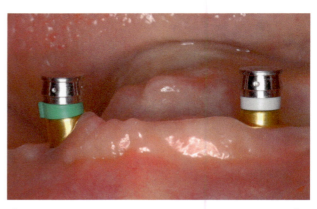

Figura XIX-156 – Componentes retentivos posicionados paralelos entre si com o auxílio dos posicionadores.

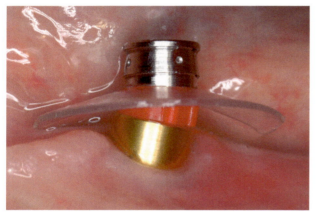

Figura XIX-157 – O sistema oferece um disco de silicone para ser interposto entre os componentes retentivos e os posicionadores, antes da captura, para se ...

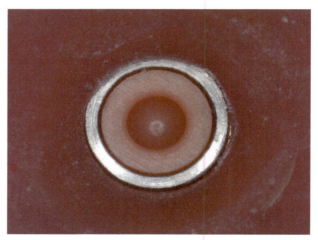

Figura XIX-158 – ...obter uma forma que facilite o acabamento da resina acrílica autopolimerizável, sem dúvida um ponto ainda não muito bem resolvido na técnica de captura direta dos componentes retentivos.

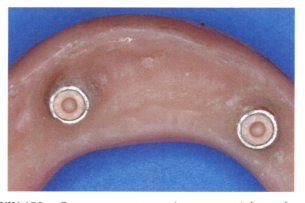

Figura XIX-159 – Componentes retentivos presos à base da prótese.

Sistemas para raízes

Anéis de retenção são também uma boa opção para o aproveitamento de raízes para reter sobredentaduras.

Entretanto, esta não é uma situação comum, pois raramente os pacientes apresentam raízes com (1) estruturas suficientes para acomodarem os anéis de retenção; (2) suportes periodontais até, pelo menos, a metade da altura dessas raízes; e (3) posições simétricas na arcada, preferencialmente nos caninos (Figs. XIX-160 e XIX-161).

Existem anéis de retenção pré-fabricados com pinos para serem cimentados nos canais das raízes-suporte, que deverão ser previamente submetidas a tratamento endodôntico (Fig. XIX-162).

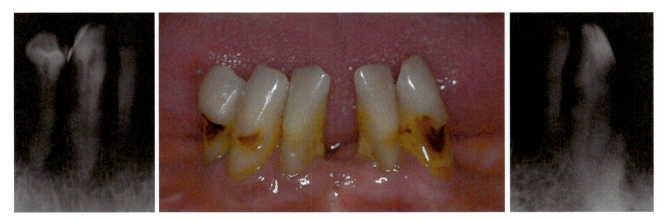

Figura XIX-160 – O paciente apresentou-se com dentes anteriores inferiores com lesões cariosas e não cariosas, demandando preparos e reconstruções dentárias para que pudessem servir de retentores para uma prótese parcial removível.

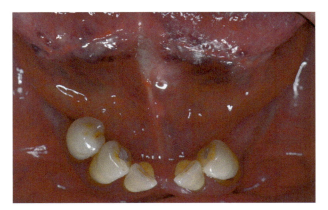

Figura XIX-161 – Vista oclusal mostrando a simetria de posição dos caninos na arcada.

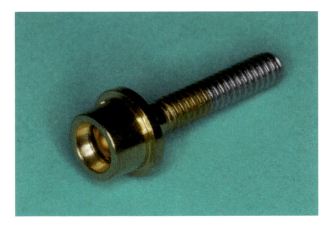

Figura XIX-162 – Sistema ERA® para raízes com pino serrilhado, para ser cimentado diretamente no conduto radicular.

As raízes devem ser cortadas a cerca de 2 a 3 mm abaixo da junção amelo cementária. Isso se justifica para que haja espaço suficiente abaixo dos dentes artificiais a fim de acomodarem os anéis de retenção e os dispositivos retentivos (Fig. XIX-163). Eventualmente, pode ser necessário que se remova o osso ao redor da raiz, em altura, para que possa ser feito um reposicionamento gengival ao redor da raiz, cujo topo deverá ficar cerca de 1 mm supragengival (Figs. XIX-164 a XIX-179).

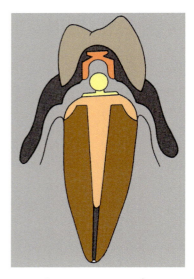

Figura XIX-163 – O espaço que os dentes artificiais vão ocupar, recompondo a presença dos dentes naturais, em geral não é suficiente para acomodar os elementos de retenção, sem comprometer a resistência da prótese.

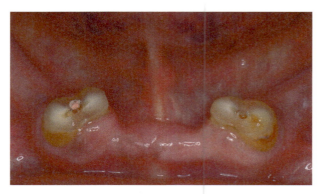

Figura XIX-164 – Os demais dentes foram extraídos e os caninos foram tratados endodonticamente e cortados a cerca de 1 mm acima do nível gengival.

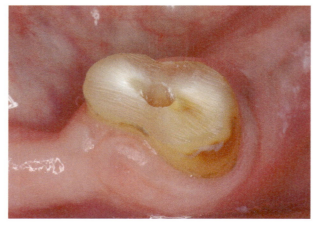

Figura XIX-165 – Detalhe do canino esquerdo após cortado.

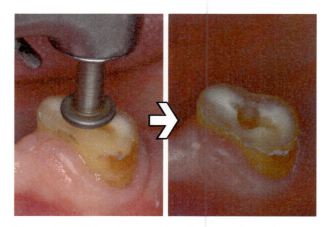

Figura XIX-166 – O topo da raiz, que circunda o canal radicular deve ser aplainado para que o anel de retenção tenha um assentamento perfeito em toda a sua periferia.

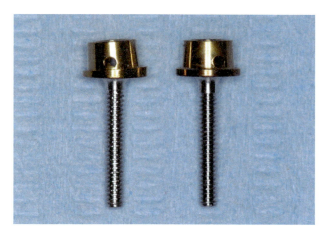

Figura XIX-167 – O sistema ERA® de sobredentaduras para raízes pode ser encontrado com diferentes angulações (0°, 5°, 11° e 17°) para compensar pequenas diferenças de inclinação nos longos eixos das raízes.

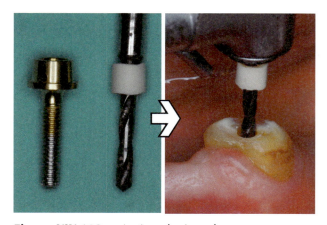

Figura XIX-168 – Após selecionado o componente com a angulação adequada, o conduto radicular deve ser desobstruído até o limite da manutenção do selamento apical da obturação do canal. O canal pode ser retificado com uma broca específica de diâmetro compatível com o pino.

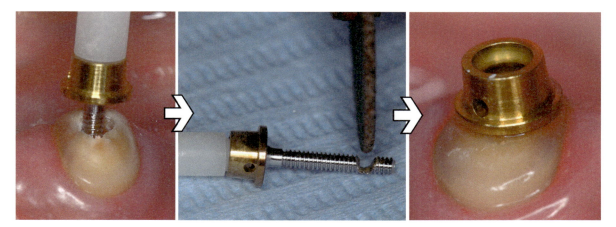

Figura XIX-169 – Caso o pino seja mais longo que a porção desobstruída do conduto, o que impedirá seu completo assentamento (à esquerda), seu comprimento deve ser reduzido (ao centro) para permitir o completo assentamento da fêmea do sistema ERA® sobre a raiz (à direita).

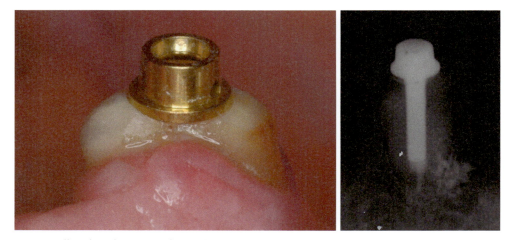

Figura XIX-170 – Detalhe da adaptação do anel retentivo do ERA® à raiz do canino (à esquerda) e aspecto radiográfico do anel na raiz (à direita).

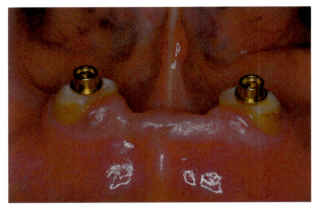

Figura XIX-171 – Os pinos foram cimentados aos condutos preparados com cimento à base de fosfato de zinco.

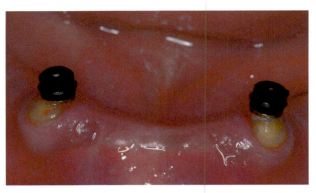

Figura XIX-172 – Os machos de captura foram posicionados para que fossem incorporados à base da prótese com resina acrílica autopolimerizável diretamente na boca.

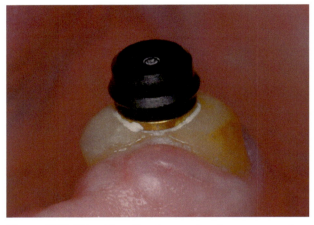

Figura XIX-173 – Detalhe do macho de captura sobre o anel de retenção no canino.

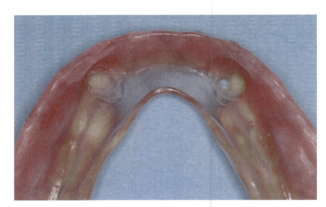

Figura XIX-174 – Os espaços abertos na prótese devem ser suficientes para acomodarem os machos de captura em suas posições sem que a prótese se apóie sobre estes.

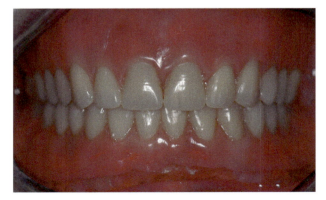

Figura XIX-175 – Os machos devem ser capturados, de preferência individualmente, acrescentando-se resina acrílica autopolimerizável nos espaços criados no interior da prótese, posicionando-se a prótese na boca e orientando-se o paciente para mantê-la em oclusão até a presa final da resina.

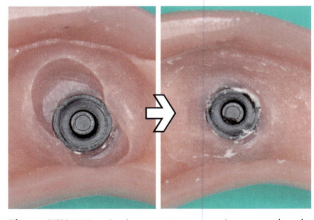

Figura XIX-176 – Após a captura, a resina ao redor do macho de captura, que copiou a superfície mais externa da raiz, deve ser removida para que o elemento de conexão entre esta e a prótese seja apenas o sistema de retenção.

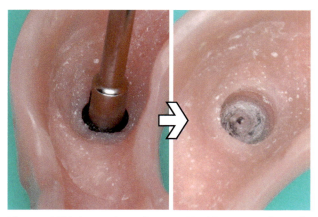

Figura XIX-177 – No sistema ERA®, os machos de captura devem ser removidos e...

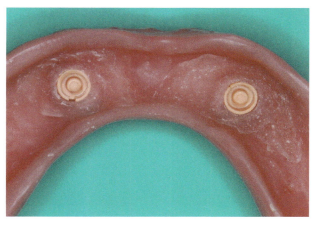

Figura XIX-178 – ...substituídos pelos machos de retenção.

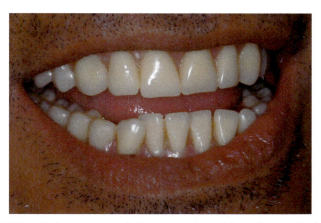

Figura XIX-179 – Prótese em posição na boca, retida pelos anéis de retenção.

Magnetos

Esse tipo de sistema é semelhante, do ponto de vista mecânico, aos sistemas com anéis de retenção; entretanto, a retenção é obtida da força magnética de pequenos ímãs feitos a partir de uma liga de Cobalto-Samário, que possui alta energia magnética e alta resistência à desmagnetização.

A capacidade dos dispositivos magnéticos de se moverem em qualquer direção, quando as forças intra-orais se tornarem excessivas, faz com que esses dispositivos promovam um alívio de cerca de 95% das cargas oclusais para os implantes ou dentes[3].

Geralmente, são colocados na prótese em oposição a bases metálicas de igual diâmetro aparafusadas sobre implantes ou cimentadas em raízes remanescentes (Fig. XIX-180).

Se comparados com os anéis de retenção, a retenção apresentada pelos magnetos é geralmente inferior. Além disso, o movimento presente durante a mastigação, apesar de vantajosa do ponto de vista biomecânico, é pouco atraente para os pacientes.

Dispositivos magnéticos podem ser encontrados em dois tipos básicos: com campo magnético aberto e com campo magnético fechado. É sempre preferível utilizar dispositivos magnéticos com campo fechado, uma vez que os danos que os dispositivos de campo aberto podem causar aos tecidos que os circundam, tornando-os mais suscetíveis a proces-

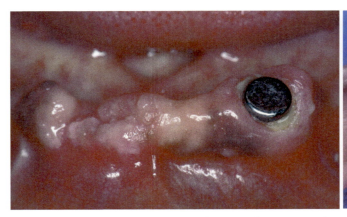
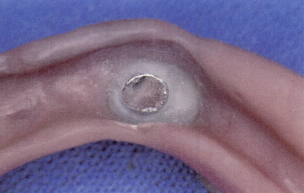

Figura XIX-180 – Base metálica sobre raiz de canino inferior (à esquerda) e o magneto preso à prótese (à direita).

sos inflamatórios, ainda não estão totalmente estabelecidos.

Além disso, os dispositivos magnéticos podem sofrer corrosão quando em contato com os fluidos orais e, apesar de não serem tóxicos, podem pigmentar a base da prótese e os tecidos próximos.

Manutenção das sobredentaduras

Os tratamentos com implantes osteointegrados apresentam excelentes resultados a longo prazo, com baixas taxas de falhas, tanto para os implantes como para as próteses. Todavia, não estão isentos de complicações, requerendo manutenções eventuais, o que deve ser previamente discutido com o paciente e incorporado ao plano de tratamento.

Como a manutenção das próteses sobre implantes requer cuidados especiais, estes serão abordados separadamente, o que, obviamente, não exime os pacientes portadores de sobredentaduras de todos os cuidados pertinentes às próteses convencionais descritos anteriormente.

Higiene

Antes da instalação dos implantes, a conscientização e orientação do paciente da necessidade e importância da aplicação dos princípios básicos de higiene bucal constituem-se em elemento essencial para o sucesso dos implantes. Muitas vezes, essa conscientização representa uma inversão dos hábitos que contribuíram para levar o paciente à condição de edentado.

Durante o período entre as fases cirúrgicas, se houver, realiza-se um controle mecânico adequado da higiene em intervalos apropriados, monitorando a presença ou ausência de inflamação.

Em seguida ao posicionamento dos cicatrizadores, adotam-se cuidados caseiros adicionais, especialmente antes da remoção das suturas, utilizando-se a clorexidina no controle da microbiota e da placa bacteriana.

O uso de uma escova dental com cerdas macias é um meio efetivo para se limparem facilmente as áreas acessíveis, como os elementos de retenção isolados (Fig. XIX-181).

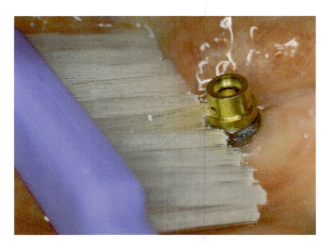

Figura XIX-181 – A higienização de um sistema independente, como os anéis de retenção, pode ser feita com uma escova de dente convencional.

Para as barras, o uso de gaze como meio de higienização é bastante efetivo. A gaze pode ser cortada em tiras para permitir a passagem através de áreas interproximais, de vestibular para lingual[9] (Fig. XIX-182).

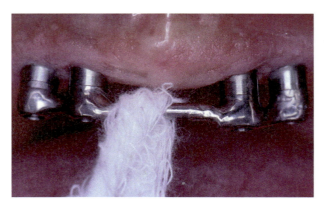

Figura XIX-182 – A higienização da barra exige procedimentos mais complexos.

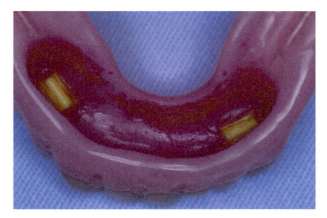

Figura XIX-183 – O espaço existente no interior da base da prótese para acomodar a barra constitui-se em um nicho difícil de ser higienizado, como pode ser demonstrado nessa prótese submetida à ação de uma solução evidenciadora de placa bacteriana.

Na presença de implantes próximos, escovas interproximais estão disponíveis com várias formas. A principal precaução ao utilizar estas escovas é com o arame da subestrutura que retém as pequenas cerdas que, quando exposto, pode causar ranhuras nos intermediários de titânio, ou mesmo nos implantes. O ideal seria o uso de escovas sem a subestrutura metálica[9].

Entre as complicações mais comuns estão os problemas relacionados ao tecido mole[10]. A ausência de tecido ceratinizado ao redor dos implantes cria uma região mais sensível e propensa à inflamação. Deve-se orientar o paciente a realizar uma higienização mais cuidadosa no local na tentativa de minimizar o problema. Em casos persistentes, uma cirurgia de tecido mole pode estar indicada.

Revisões periódicas e o reforço no protocolo de higiene bucal são necessários para pacientes que apresentam um controle de placa bacteriana inadequado. Pastas profiláticas e substâncias similares devem ser evitadas, pois estas contêm abrasivos que danificam o titânio.

As próteses com dispositivos do tipo anel de retenção e magnéticos são mais fáceis de ser higienizados que os sistemas tipo barra/clipe, o que é particularmente importante em pacientes com dificuldades motoras (Fig. XIX-183).

Consultas de retorno

O paciente deve ser orientado a retornar após uma a duas semanas da instalação das próteses. Nesta consulta, verificam-se novamente a oclusão e a adaptação da prótese aos componentes e ao rebordo.

Controles posteriores devem ser repetidos com 1, 3, 6 e 12 meses após a entrega das próteses ao paciente.

Depois do primeiro ano, as visitas podem ser anuais[11] para o monitoramento da integridade das próteses, controle de placa e análise radiográfica.

No exame radiográfico, avalia-se a perda óssea vertical, cuja progressão normal no decorrer do primeiro ano encontra-se em torno de 1,0 a 1,5 mm[11]. Espera-se que, após o primeiro ano, a mesma seja inferior a 0,1 mm ao ano, o que oferece um bom prognóstico a longo prazo[12-15].

Instrumentos plásticos são preferíveis na remoção do cálculo que eventualmente se forme, uma vez que o plástico é macio e não danifica a superfície do titânio (Fig. XIX-184).

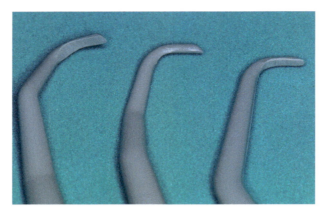

Figura XIX-184 – Curetas plásticas para a limpeza de superfícies de titânio.

Fraturas das bases das próteses

A principal complicação concernente às bases das sobredentaduras são as fraturas que ocorrem como conseqüência da incorporação de elementos de retenção, como anéis de retenção (Fig. XIX-185) ou clipes (Fig. XIX-186), que enfraquecem as bases das próteses.

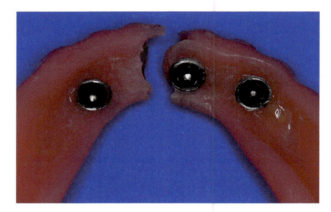

Figura XIX-185 – A presença dos dispositivos de retenção cria pontos fracos na base das próteses, predispondo à ocorrência de fraturas.

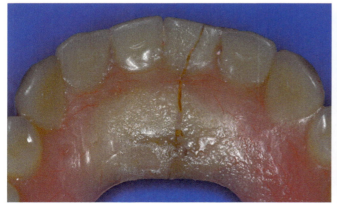
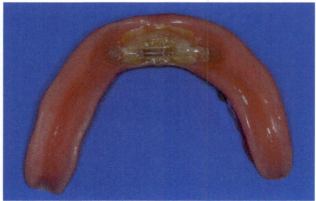

Figura XIX-186 – Com os dispositivos do tipo barra/clipe o problema costuma ser mais crítico (à esquerda), pois o espaço ocupado entre a base da prótese e a mucosa é maior (à direita).

O reparo das próteses fraturadas segue as mesmas orientações do capítulo XVI. Dentro de um limite ditado pelo bom senso do profissional, a base da prótese pode ter o volume aumentado na região da fratura para tentar prevenir a recorrência do problema.

Algumas vezes, o paciente pode tentar consertar sua prótese com adesivo à base de cianoacrilato e, após algum tempo de uso, as partes fraturadas se separarem novamente. Caso isso aconteça, torna-se difícil uma segunda colagem com precisão. As partes devem então ser limpas, reposicionadas na boca com um pouco de resina autopolimerizável e mantidas unidas até a presa da mesma. Após a presa, a resina no traço de fratura poderá ser totalmente substituída sem que as partes se separem novamente. Entretanto, nesses casos, nem sempre se consegue um reposicionamento perfeito das partes (Figs. XIX-187 a XIX-191).

Nos casos persistentes, nos quais os reparos são feitos e a prótese volta a fraturar no mesmo local, é indicada a confecção de uma estrutura metálica, semelhante àquelas executadas para as PPRs a grampo, com um conector maior reforçando toda a prótese (Figs. XIX-192 a XIX-195).

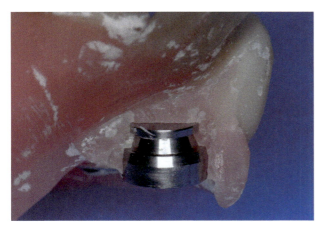

Figura XIX-187 – Prótese fraturada na região em que fora previamente instalado um dispositivo tipo anel de retenção. Notar a espessura reduzida da base da prótese. O paciente colou as partes com adesivo à base de cianoacrilato, mas com o uso, as partes separaram-se novamente, deixando resíduos do adesivo.

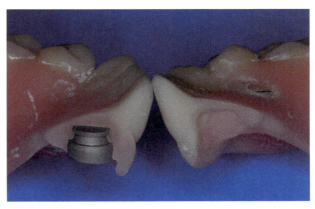

Figura XIX-188 – Após a remoção do adesivo, não se consegue unir as partes com perfeição.

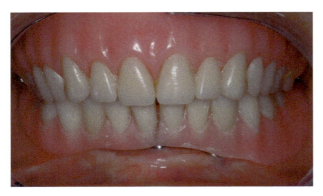

Figura XIX-189 – As partes foram posicionadas na boca e unidas com uma pequena quantidade de resina acrílica autopolimerizável, mantendo-se as próteses em oclusão.

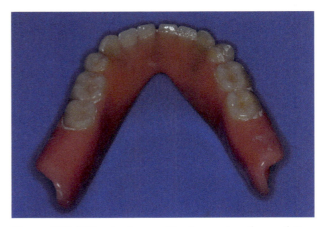

Figura XIX-190 – Após a união das partes, foram feitos acréscimos de resina fora da boca para complementar o conserto.

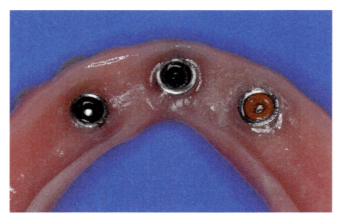

Figura XIX-191 – Vista gengival da base da prótese após o reparo.

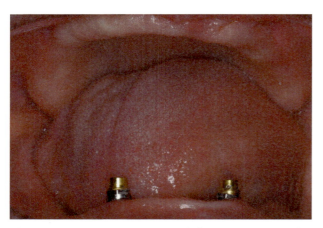

Figura XIX-192 – Vista intra-oral de paciente portador de PT convencional superior e sobredentadura inferior sobre 2 implantes com anéis de retenção, com histórico de fraturas recorrentes da prótese.

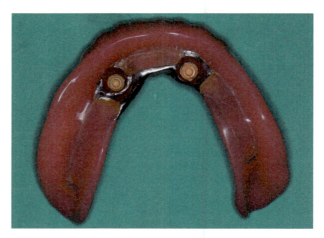

Figura XIX-193 – Foi confeccionada uma nova prótese com estrutura metálica em liga de Cr-Co com um conector maior para reforçar a prótese. Notar que a estrutura se prolonga pela porção posterior do rebordo, com a presença de uma grade sob os dentes artificiais, de forma semelhante a uma PPR a grampo.

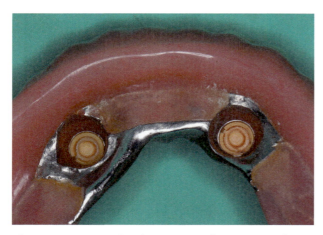

Figura XIX-194 – Os dispositivos de retenção foram capturados na boca com resina acrílica autopolimerizável de forma convencional.

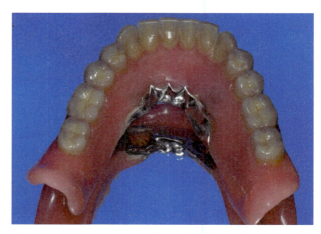

Figura XIX-195 – Vista lingual do acabamento da prótese.

Manutenção dos dispositivos de retenção

A maioria das manutenções das sobredentaduras está relacionada a danos estruturais nos dispositivos de retenção, que mostrarão sinais de fadiga após o uso contínuo.

Os dispositivos de retenção são os componentes que mais absorvem as tensões geradas ao sistema pela mastigação e pelos hábitos oclusais parafuncionais. Isso leva a uma degradação e/ou perda das suas capacidades de proverem retenção e estabilidade às próteses. Por isso, necessitam ser ajustados ou substituídos periodicamente[16].

O paciente precisa ser previamente avisado sobre essa necessidade, para entender que a perda temporária de desempenho não significa necessariamente um problema do sistema e para saber quando deve buscar auxílio do cirurgião-dentista.

A falta de paralelismo entre os dispositivos de retenção e os hábitos dos pacientes podem precipitar a necessidade de substituição dos dispositivos de retenção.

É particularmente prejudicial o hábito de o paciente encaixar a prótese, pressionando-a através da oclusão dos dentes. Esse hábito tende a diminuir a vida útil dos anéis de retenção. É fundamental que o paciente seja orientado a proceder à colocação e retirada da prótese manualmente (Fig. XIX-196).

Para pacientes com mais dificuldade na inserção e remoção da prótese podem ser feitas marcações, para orientar a melhor posição para os dedos pressionarem (Fig. XIX-197) ou removerem a prótese (Fig. XIX-198).

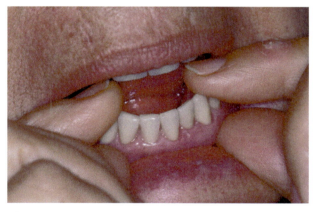

Figura XIX-196 – O paciente deve ser orientado sobre a maneira correta de colocar e retirar a prótese, buscando o encaixe com as mãos e nunca através da oclusão dos dentes.

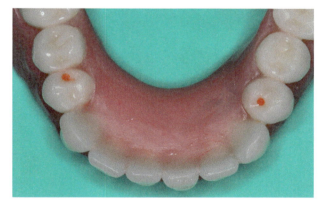

Figura XIX-197 – Marcações feitas com resina acrílica autopolimerizável vermelha para orientar o paciente na posição dos dedos para pressionar e encaixar a prótese sobre a barra de um dispositivo tipo barra/clipe.

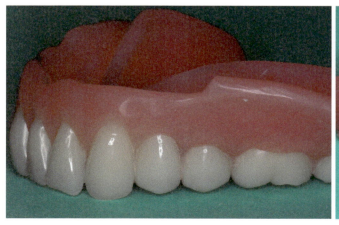 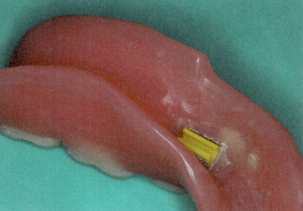

Figura XIX-198 – Um pequeno desgaste na borda da prótese (à esquerda) auxilia o paciente em conseguir um melhor posicionamento dos dedos em relação aos dispositivos de retenção (à direita) para remover a prótese.

Felizmente, a estandardização dos componentes pré-fabricados permite a substituição daqueles danificados com certa facilidade. Entretanto, é fundamental conhecer as características dos implantes e dos componentes que estão sendo substituídos, para que sejam usados apenas componentes compatíveis. Preferencialmente, devem ser utilizados componentes dos mesmos fabricantes dos implantes.

Os clipes e anéis de retenção metálicos podem ser ativados para recuperarem a retenção. Essa característica faz com que o intervalo para sua substituição seja mais longo.

Os anéis de retenção borrachóides degradam-se mais rapidamente, pois, especialmente os de borracha, sofrem embebição dos fluidos bucais (Fig. XIX-199). Quando precisam ser trocados, em geral e já se soltaram ou se romperam, podendo ser removidos com um instrumento explorador, como uma sonda e substituídos com o auxílio de um instrumento com ponta romba (Fig. XIX-200).

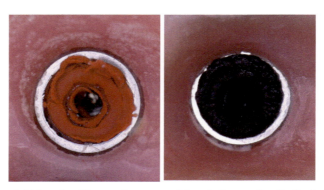

Figura XIX-199 – Anéis borrachóides de silicone (à esquerda) e de borracha (à direita) deteriorados pelo uso.

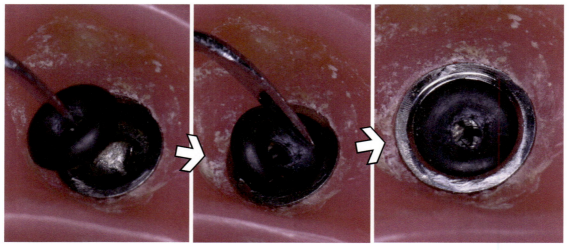

Figura XIX-200 – A troca é feita com um instrumento rombo (à esquerda), após a remoção do anel usado, encaixando-se o anel de borracha novo (ao centro) no seu receptáculo ou casulo metálico (à direita).

Os clipes e anéis de retenção de náilon devem ser substituídos quando apresentarem fraturas ou perda de retenção. Isso ocorrerá em um período que poderá variar entre 6 a 18 meses de uso contínuo da prótese.

Quando necessária, a remoção de um anel de náilon deve ser feita cortando-o com uma broca, para que se consiga removê-lo do casulo metálico, sem que este seja danificado (Fig. XIX-201).

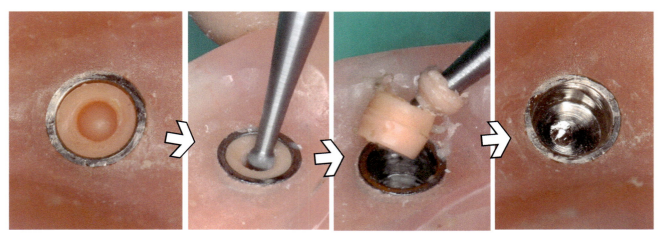

Figura XIX-201 – O anel de retenção de náilon (à esquerda), quando cortado com uma broca esférica (ao centro à esquerda) é facilmente removido (ao centro à direita), deixando o casulo metálico preso à resina da base da prótese (à direita).

Caso haja a necessidade de reposicionar o anel de retenção, deve-se remover o casulo ou estojo metálico da resina para que seja novamente capturado na boca.

Com um ferro de soldar, utilizado em eletrônica ou eletricidade, pode-se remover o casulo ou estojo metálico mais facilmente e sem causar grandes danos ao próprio casulo e à resina da prótese (Figs. XIX-202 a XIX-204).

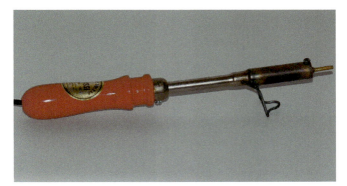

Figura XIX-202 – Ferro de soldar para eletrônica.

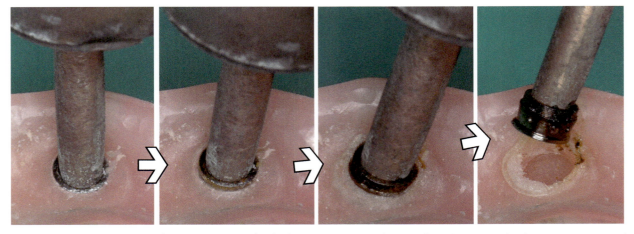

Figura XIX-203 – O contato da ponta aquecida do ferro com o casulo metálico (à esquerda) faz com que a resina ao seu redor amoleça (ao centro à esquerda) e permita que este seja removido facilmente da base da prótese (ao centro à direita), sem causar danos significativos ao casulo ou à base da prótese (à direita).

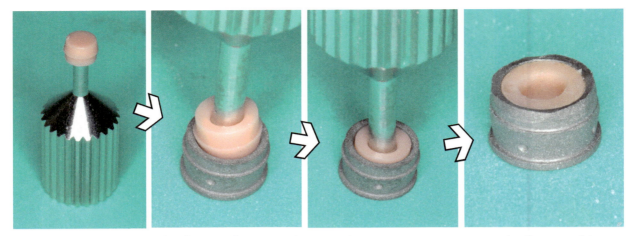

Figura XIX-204 – Com o auxílio de uma chave própria ou um instrumento com ponta romba (à esquerda), o novo anel de náilon é posicionado (ao centro à esquerda) e pressionado para que encaixe (ao centro à direita) no casulo metálico que foi removido da prótese (à direita).

Clipes de náilon presos a estojos metálicos também são fáceis de ser substituídos, quando necessário (Fig. XIX-205).

Podem ser removidos com um instrumento fino (Fig. XIX-206) ou cortado com uma broca esférica, tomando-se o cuidado para não danificar o estojo metálico (Figs. XIX-207 e XIX-208).

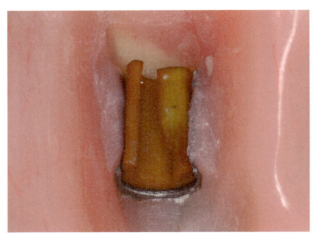

Figura XIX-205 – Clipe de náilon com a funcionalidade comprometida pelas deformações sofridas com a ação das cargas oclusais.

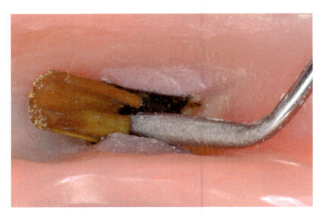

Figura XIX-206 – O clipe pode ser removido com um instrumento com ponta romba ou...

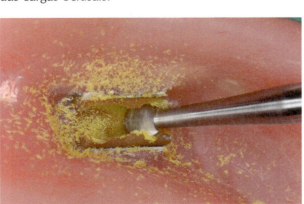

Figura XIX-207 – ...ser desgastado até se soltar com uma broca esférica em baixa rotação.

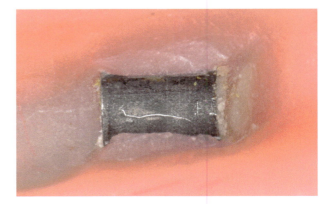

Figura XIX-208 – Aspecto do estojo metálico após a remoção do clipe.

Alguns tipos de clipes, como os de Hader, têm ferramentas próprias para facilitar a inserção no estojo metálico (Fig. XIX-209).

Quando algum componente de um anel de retenção precisa ser substituído, nem sempre é fácil saber a marca ou as características específicas do sistema danificado (Fig. XIX-210). Nessa situação, caso haja o interesse de se manter a prótese funcionando sem alterações, será necessário o uso de componentes de outros fabricantes para substituir o componente danificado.

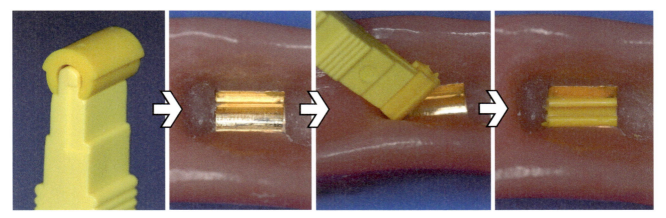

Figura XIX-209 – Clipe de Hader encaixado na ferramenta de inserção (à esquerda). Estojo metálico preso à base da prótese sem o clipe (ao centro à esquerda) e o clipe sendo levado ao estojo com o uso da ferramenta de inserção (ao centro à direita). Novo clipe instalado no estojo metálico (à direita).

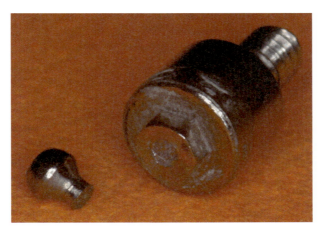

Figura XIX-210 – Intermediário com encaixe esférico fraturado. Essa é uma situação incomum com o uso regular de um dispositivo desse tipo.

Existe uma grande diversidade de tipos e tamanhos de anéis de retenção, o que pode fazer com que seja necessária uma investigação a respeito da compatibilidade entre componentes de diferentes sistemas, para que seja possível determinar suas viabilidades de usos (Figs. XIX-211 a XIX-213).

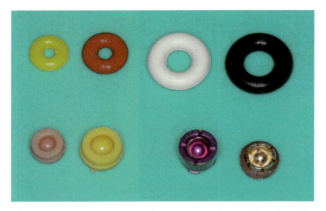

Figura XIX-211 – Anéis de retenção borrachóides, de náilon e metálicos, com diferentes diâmetros.

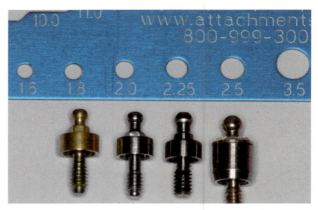

Figura XIX-212 – Régua com perfurações em diferentes diâmetros para facilitar a determinação do diâmetro dos intermediários esféricos.

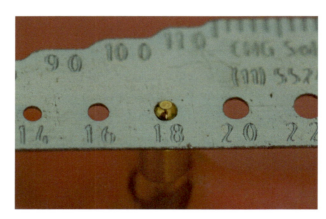

Figura XIX-213 – A medição do intermediário esférico pode ser feita diretamente na boca; no caso 1,8 mm.

Depois dos clipes e dos anéis de retenção, que precisam ser substituídos regulamente, os parafusos que prendem as barras aos intermediários ou implantes são os que apresentam o maior número de complicações.

Embora a troca dos parafusos seja simples, uma análise buscando identificar causa do problema é fundamental para prevenir sua recorrência. O afrouxamento dos parafusos protéticos ou dos parafusos dos intermediários, além de predispor à fratura dos mesmos, comumente leva a complicações nos tecidos moles, como o seu crescimento entre os componentes, sensibilidade ao toque, formação de fístulas e acúmulo de placa.

Referências

1. Glossary of Prosthodontic Terms, Edition 8, J Prosthet Dent 2005;94(1): 10-92.
2. Phillips K, Wong KM: Space requirements for implantretained bar-and-clip overdentures. Compend Contin Educ Dent 2001;22:516-518, 520, 522.
3. Shafie HR. Clinical & laboratorial manual of implant ovedentures. Iowa:Blackwell Munksgaard; 2007.
4. Menicucci G, Lorenzetti M, Pera P, Preti G. Mandibular implant-retained overdenture: a clinical trial of two anchorage systems. Int J Oral Maxillofac Implants. 1998 Nov-Dec;13(6):851-6.
5. Menicucci G, Lorenzetti M, Pera P, Preti G. Mandibular implant-retained overdenture: finite element analysis of two anchorage systems. Int J Oral Maxillofac Implants. 1998 May-Jun;13(3):369-76.
6. Federick DR, Caputo AA. Effects of overdenture retention designs and implant orientations on load transfer characteristics. J Prosthet Dent. 1996 Dec;76(6):624-32.
7. Kenney R, Richards MW. Photoelastic stress

patterns produced by implant-retained overdentures. J Prosthet Dent. 1998 Nov;80(5):559-64.

8. Maeda Y, Horisaka M, Yagi K. Biomechanical rationale for a single implant-retained mandibular overdenture: an in vitro study. Clin Oral Implants Res. 2008 Mar;19(3):271-5. Epub 2007 Dec 13.

9. Balshi TJ. Hygiene maintenance procedures for patients treated with the tissue integrated prosthesis (osseointegration). Quintessence Int. 1986 Feb;17(2):95-102.

10. Johansson G, Palmqvist S. Complications, supplementary treatment, and maintenance in edentulous arches with implant-supported fixed prostheses. Int J Prosthodont. 1990 Jan-Feb;3(1):89-92.

11. Lekholm U. Clinical procedures for treatment with osseointegrated dental implants. J Prosthet Dent. 1983 Jul;50(1):116-20.

12. Adell R, Lekholm U, Rockler B, Brånemark PI. A 15-year study of osseointegrated implants in the treatment of the edentulous jaw. Int J Oral Surg. 1981 Dec;10(6):387-416.

13. Brånemark PI. Osseointegration and its experimental background. J Prosthet Dent. 1983 Sep;50(3):399-410.

14. Jemt T, Chai J, Harnett J, Heath MR, Hutton JE, Johns RB, McKenna S, McNamara DC, van Steenberghe D, Taylor R, Watson RM, Herrmann I. A 5-year prospective multicenter follow-up report on overdentures supported by osseointegrated implants. Int J Oral Maxillofac Implants. 1996 May-Jun;11(3):291-8.

15. Orton GS, Steele DL, Wolinsky LE. Dental professional's role in monitoring and maintenance of tissue-integrated prostheses. Int J Oral Maxillofac Implants. 1989 Winter;4(4):305-10.

16. Bonachela WC, Rosseti PHO. Overdentures das raízes aos implantes osseointegrados. São Paulo: Ed. Santos; 2002.

Capítulo XX

Sistema ORCE – *Overdenture* Retida por Clipes e Encaixes

Aloísio Borges Coelho
Daniel Telles

Muitas vezes, o clínico, ao se deparar com a necessidade de planejar o tratamento reabilitador de uma maxila ou mandíbula edêntulas utilizando implantes osteointegráveis, se vê em dúvida entre realizar uma PT removível (sobredentadura) ou uma prótese fixa.

Fatores como número e posição dos implantes, condição financeira e desejos do paciente, embora relevantes, não são mais importantes do que a necessidade de devolver as funções mastigatórias e fonéticas e a estética facial e do sorriso. Além disso, uma prótese executada corretamente deve apresentar formas que permitam acesso à higienização de todas as suas partes e dos tecidos subjacentes[1].

Não raro, tais objetivos são alcançados de uma maneira mais fácil e previsível com uma PT removível do tipo sobredentadura do que com uma prótese total fixa. Entretanto, a decisão entre fazer uma prótese fixa ou removível é tomada muitas vezes baseada em uma preferência supostamente natural pela prótese fixa, mesmo que esta opção não seja claramente a melhor.

Devido ao padrão de perda óssea normalmente encontrado nas maxilas edêntulas, que ocorre para cima e para dentro[2], raramente é possível se instalarem implantes nas mesmas posições em que se encontravam as raízes dos dentes naturais, quando presentes. Dessa forma, esses implantes não podem ser considerados "próteses radiculares", característica que deveriam possuir para que se pudesse confeccionar sobre estes uma prótese fixa com estética adequada e passível de ser higienizada.

Freqüentemente, os implantes na maxila ficam inclinados para vestibular. Na confecção de próteses totais fixas aparafusadas, é imperativo que os implantes estejam direcionados para o cíngulo dos dentes anteriores e para o centro da mesa oclusal dos posteriores. Implantes posicionados inadequadamente precisam ser associados a componentes intermediários angulados, o que pode provocar prejuízos estéticos consideráveis para a prótese, devido à dificuldade de esconder as cintas metálicas presentes nesses componentes (Fig. XX-1). A opção por uma prótese

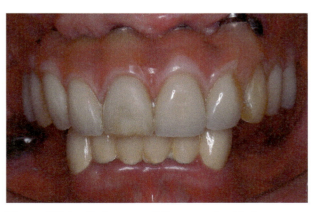

Figura XX-1 – Prótese total fixa metaloplástica aparafusada sobre implantes na maxila. As cintas dos intermediários angulados ficaram visíveis, situação somente tolerada quando na dinâmica do lábio no sorriso essa região não ficar evidente.

cimentada para solucionar o problema estético, comprometeria a reversibilidade da prótese, praticamente inviabilizando sua remoção para uma possível manutenção dos seus componentes.

Nos casos com perdas ósseas mais acentuadas, há a necessidade de se incorporarem gengivas artificiais fixas como nas próteses dentogengivais ou nas próteses metaloplásticas tipo protocolo, projetando-se a prótese externamente em relação ao rebordo residual, para prover suporte labial. Isso cria dificuldades de higienização quase insuperáveis para o paciente, em especial na maxila, o que certamente comprometerá a qualidade e o prognóstico do trabalho (Figs. XX-2 a XX-8).

Essas dificuldades seriam superadas com mais facilidade se uma PT removível do tipo sobredentadura fosse utilizada.

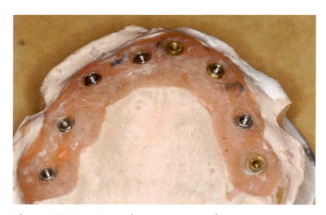

Figura XX-2 – Caso clínico com implantes em número e distribuição para permitir o funcionamento adequado de qualquer configuração mecânica de uma prótese.

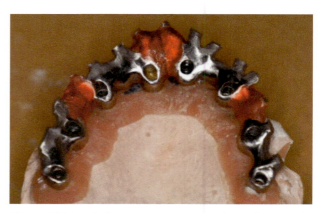

Figura XX-3 – Infra-estrutura para prótese fixa sendo unida para solda no modelo de trabalho.

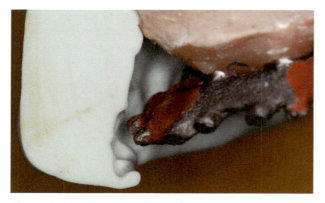

Figura XX-4 – Notar a relação de posicionamento entre os implantes e os dentes artificiais (registrados com uma muralha de silicone) e a forma que a discrepância nessa relação gerou para a infra-estrutura. Notar também o espaço existente acima dos implantes para a muralha de silicone, o qual deverá ser preenchido pela gengiva artificial da futura prótese.

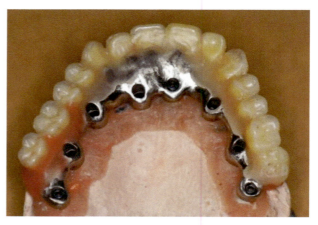

Figura XX-5 – Dentes artificiais posicionados externamente em relação aos implantes, em especial na região anterior.

Capítulo XX – Sistema ORCE – *Overdenture* Retida por Clipes e Encaixes 427

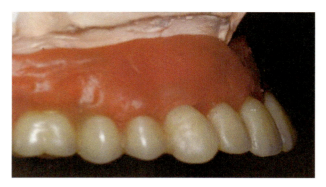

Figura XX-6 – Gengiva artificial esculpida com cera para compensar a remodelação tecidual subseqüente às perdas dentárias, necessária para recompor o terço inferior da face.

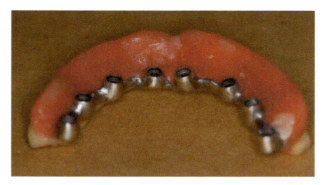

Figura XX-7 – Após o enceramento da porção gengival, a forma resultante gera um espaço entre a base da prótese e a mucosa que restringe o acesso para a higienização.

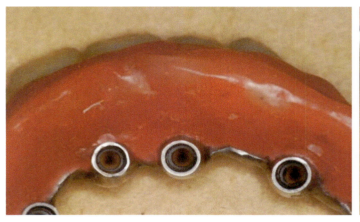
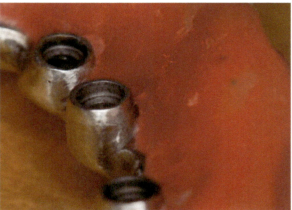

Figura XX-8 – Detalhes do enceramento gengival, mostrando as áreas côncavas que existirão sob a base da futura prótese.

Essa situação é especialmente comum nas tentativas de se confeccionarem próteses fixas sobre implantes zigomáticos (Figs. XX-9 a XX-13). O posicionamento palatinizado desse tipo de implante tende a agravar o problema.

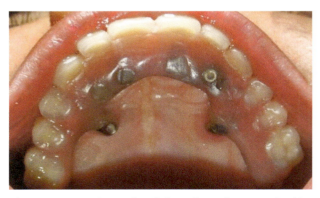

Figura XX-9 – Vista oclusal de prótese fixa metaloplástica superior sobre seis implantes, sendo os dois mais posteriores fixações zigomáticas. Notar o posicionamento palatinizado em relação ao rebordo residual, comum nessa técnica.

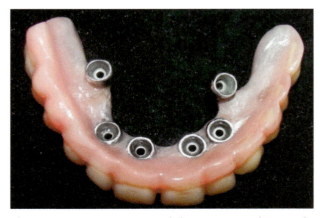

Figura XX-10 – Face gengival da prótese evidenciando áreas côncavas difíceis de serem higienizadas com meios efetivos.

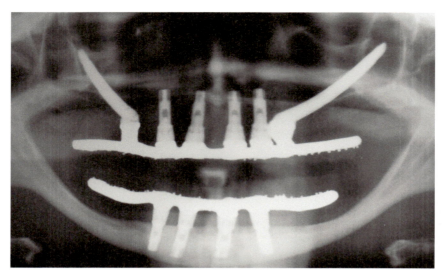

Figura XX-11 – Radiografia panorâmica do caso.

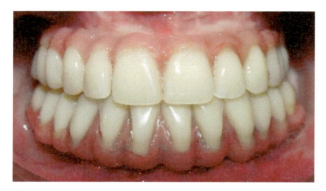

Figura XX-12 – Vista frontal das próteses. Notar que a gengiva artificial da prótese superior foi reduzida em altura na tentativa de minimizar o problema do acesso para higienização.

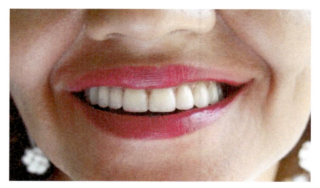

Figura XX-13 – Sorriso da paciente evidenciando uma deficiência de suporte labial, em função da redução da gengiva artificial da prótese.

Entretanto, as sobredentaduras implantorretidas e mucossuportadas tradicionais, que utilizam sistemas retentivos resilientes tipo anéis de retenção ou barra/clipe, necessitam de estabilidade. Isso significa que quando são submetidas aos esforços laterais da função mastigatória, elas tendem a sofrer báscula e se deslocar.

Já os sistemas implantossuportados removíveis mais complexos, que utilizam barras paralelas fresadas associadas a encaixes retentivos, embora promovam retenção e estabilidade excelentes, têm custo extremamente alto, são difíceis de ser executados e requerem laboratórios com alta qualificação técnica.

É consenso de que a satisfação dos pacientes em relação às sobredentaduras é baseada no grau de retenção e eficiência mastigatória que estas promovem[3].

O objetivo deste capítulo é propor um novo protocolo protético para reabilitação de rebordos edentados com o uso de implantes osteointegráveis e uma sobredentadura que, em conjunto, foram denominados de Sistema *ORCE* sigla para *Overdenture Retida por Clipes e Encaixes*.

Considerando-se as limitações das técnicas de sobredentaduras tradicionais, foram estabelecidos os seguintes objetivos a serem alcançados pela técnica:

1. construir uma sobredentadura implantossuportada, com retenção e estabilidade excelentes, que possa ser comparada mecanicamente a uma prótese fixa;

2. desenvolver uma técnica simples, executável por qualquer laboratório;
3. estabelecer uma técnica de baixo custo;
4. confeccionar uma prótese fácil de ser higienizada;
5. construir uma prótese de fácil manutenção;
6. eliminar a porção do palato nas próteses superiores, aumentando o conforto e a aceitação pelo paciente, porém sem enfraquecê-la;
7. estabelecer uma técnica passível de ser executada com qualquer sistema de implantes osteointegráveis.

Planejamento para a instalação dos implantes

Por se tratar de uma prótese planejada para apresentar um alto desempenho mastigatório, pode-se considerar que exercerá uma maior solicitação mecânica sobre os implantes e os componentes protéticos. Por essa razão, o planejamento para a instalação dos implantes deverá seguir parâmetros semelhantes àqueles adotados no planejamento de uma prótese fixa.

Em um planejamento seguro e racional, quatro implantes devem ser instalados na maxila ou mandíbula edêntula, sendo idealmente dois na região relativa aos incisivos centrais e dois na região de pré-molares. Alternativamente, nos casos onde houver limitações ósseas severas, associam-se implantes anteriores com dois implantes zigomáticos.

O planejamento da colocação dos implantes deve levar em conta também a forma do rebordo e a disponibilidade para se estabelecerem os segmentos retos que unirão os implantes entre si, sobre os quais se apoiarão os clipes de retenção. Deve existir uma distância de pelo menos 7 mm entre os implantes anteriores e os posteriores para comportar os clipes de náilon entre estes. Extensões distais podem ser criadas na barra para também desempenhar esta finalidade.

A PT que o paciente porventura utilize pode ser utilizada como guia para a instalação dos implantes, desde que atenda a dois requisitos básicos: (1) possua boa adaptação da base ao rebordo; e (2) tenha dentes posicionados de forma esteticamente adequada (Figs. XX-14 a XX-27).

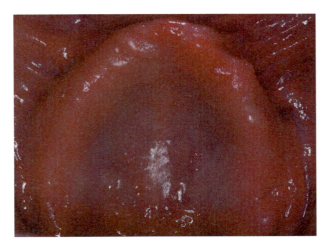

Figura XX-14 – Rebordo edentado sobre qual se pretendia proceder à instalação de implantes para a confecção de uma ORCE.

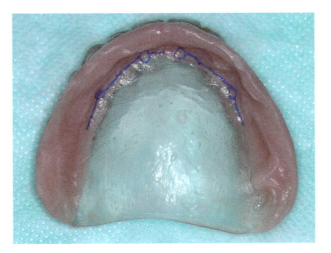

Figura XX-15 – Na face gengival da PT que o paciente utilizava, foram demarcados os posicionamentos dos implantes em função dos segmentos da futura barra que sustentará a prótese. É importante ressaltar que o posicionamento dentário não foi levado em consideração para a escolha dos posicionamentos dos implantes, e sim a possibilidade de se estabelecerem segmentos adequados para receberem os clipes, adequando-se ao formato do rebordo.

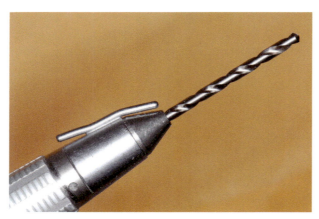

Figura XX-16 – Com uma broca para furadeira de diâmetro 3/32" (encaixa-se perfeitamente na peça reta odontológica),...

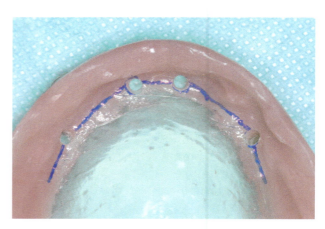

Figura XX-17 – ...foram feitas perfurações nas posições relativas aos implantes.

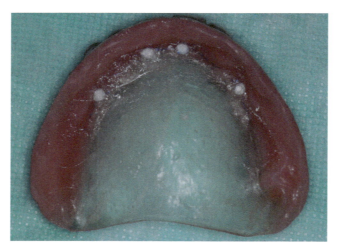

Figura XX-18 – As perfurações foram preenchidas por resina acrílica autopolimerizável misturada pó/pó com sulfato de bário em uma proporção de 3:1.

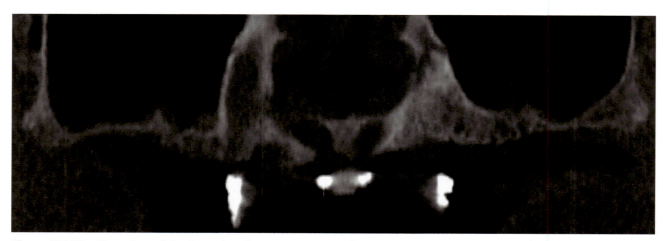

Figura XX-19 – O paciente foi orientado a fazer uma tomografia com a prótese em posição. Observar os marcadores radiopacos na margem.

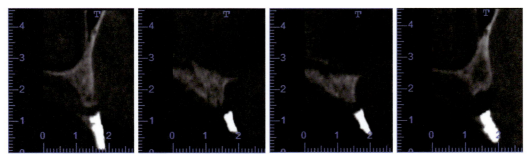

Figura XX-20 – Cortes tomográficos nas posições relativas aos marcadores radiopacos. A análise das imagens permitiu a aferição da viabilidade cirúrgica, orientou a escolha dos implantes a serem utilizados e o posicionamento dos mesmos em relação ao direcionamento dos marcadores radiopacos.

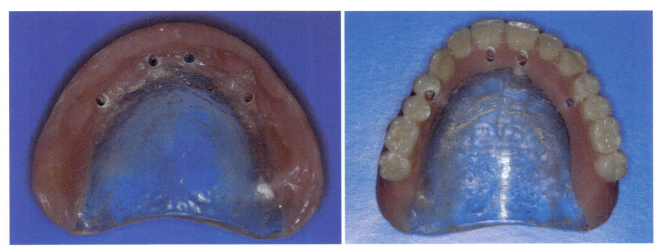

Figura XX-21 – Vista gengival (à esquerda) e oclusal (à direita) da prótese com as marcações radiopacas removidas.

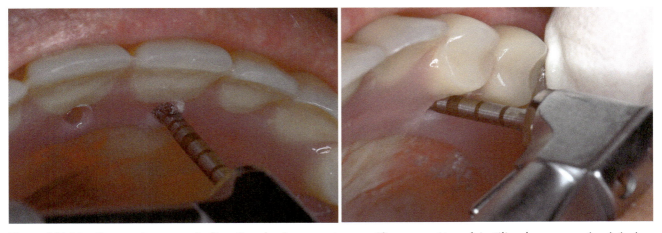

Figura XX-22 – Baseando-se nas indicações das imagens tomográficas, a prótese foi utilizada como guia cirúrgico para a marcação dos posicionamentos dos implantes no osso com a broca lança.

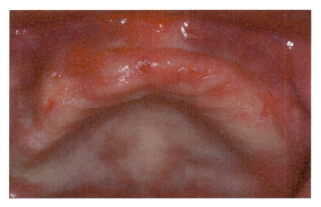

Figura XX-23 – Aspecto da mucosa após as perfurações.

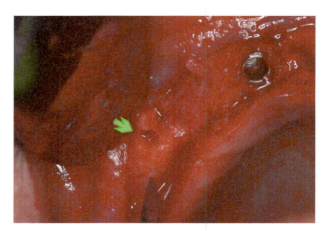

Figura XX-24 – Cada marcação resultante no osso (seta verde)...

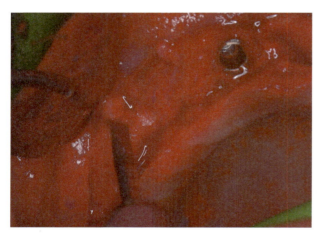

Figura XX-25 – ...indicou o ponto de perfuração para a instalação de um implante.

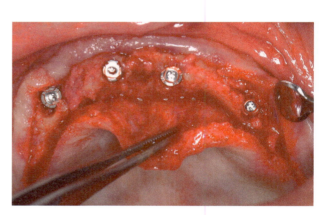

Figura XX-26 – Implantes instalados.

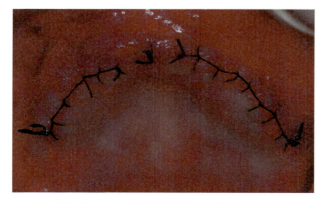

Figura XX-27 – Aspecto da cirurgia finalizada.

Procedimentos clínicos para a construção da ORCE

Depois de ocorrida a osteointegração, conectam-se intermediários aos implantes e procede-se à obtenção de um modelo de trabalho através de técnicas convencionais de moldagem e transferência da posição dos intermediários (Figs XX-28 a XX-30). Como se trata de uma prótese na qual o risco mecânico não deve ser desconsiderado, é recomendável o uso de intermediários do tipo cônicos de perfis baixos, retos ou angulados, para unir a barra aos implantes (Figs. XX-31 e XX-32).

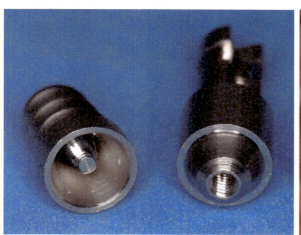
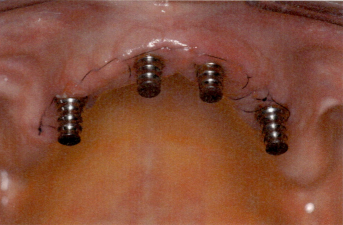

Figura XX-28 – Transferente para moldeira fechada e análogo do pilar cônico baixo (à esquerda). Transferentes posicionados sobre os intermediários (à direita). Já na consulta de reabertura, os intermediários podem ser instalados e uma técnica de moldeira fechada pode ser utilizada para se obter um modelo preliminar.

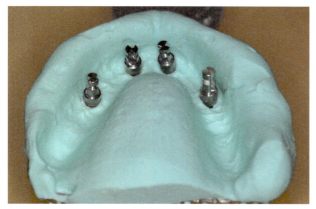
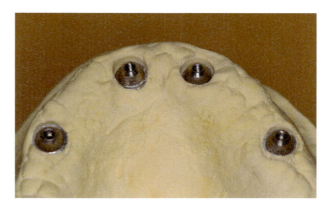

Figura XX-29 – Conjuntos transferentes-réplicas encaixados em uma moldagem de alginato feita com moldeira de estoque.

Figura XX-30 – Modelo obtido com as réplicas dos intermediários.

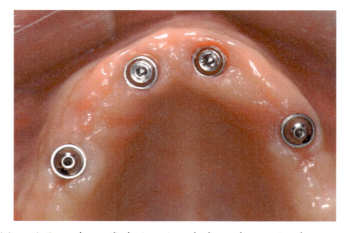

Figura XX-31 – Intermediários cônicos de perfis baixos instalados sobre os implantes.

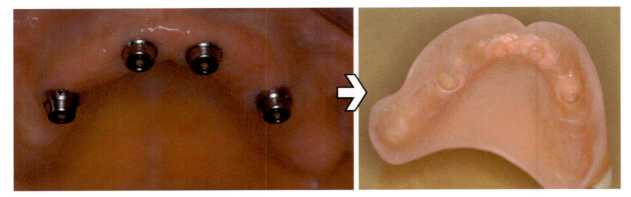

Figura XX-32 – Após a instalação dos intermediários, os mesmos devem ser cobertos com as capas de proteção e a prótese do paciente reembasada sobre os mesmos, preferencialmente, com resina macia.

Neste momento, é importante conseguir precisão no posicionamento das réplicas no modelo de trabalho, de forma que todos os passos de construção da barra e da estrutura metálica da prótese sejam realizados em laboratório, sem necessidade de provas na boca do paciente (Figs. XX-33 a XX-46).

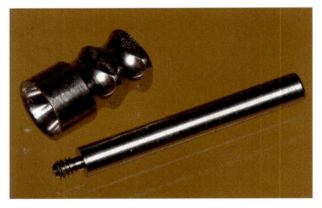

Figura XX-33 – Transferente para moldeira aberta que será utilizado para a obtenção do modelo de trabalho.

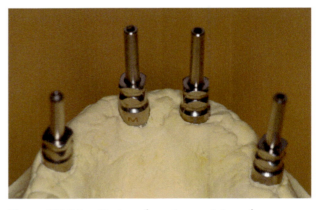

Figura XX-34 – Os transferentes posicionados no modelo preliminar obtido com o alginato...

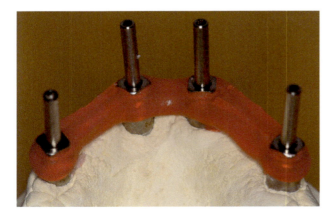

Figura XX-35 – ...para que sejam unidos com resina autopolimerizável de baixa contração (Pattern resin, GC®).

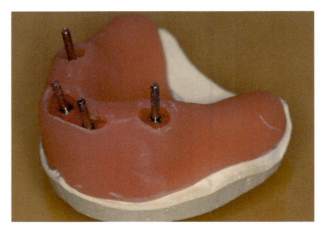

Figura XX-36 – Sobre este conjunto previamente aliviado foi construída uma moldeira individual de resina com as aberturas necessárias para os parafusos de fixação dos transferentes.

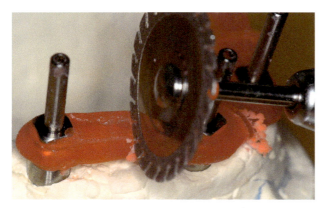 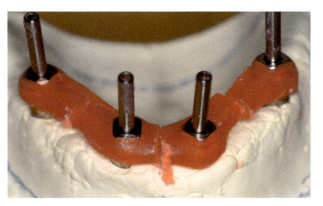

Figura XX-37 – A resina que unia os transferentes entre si foi então seccionada com um disco diamantado fino.

Figura XX-38 – O objetivo era o de unir novamente os transferentes na boca, utilizando uma quantidade bem pequena de resina para minimizar as distorções inerentes ao processo de polimerização.

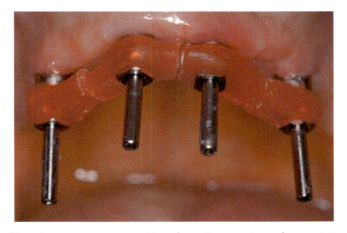

Figura XX-39 – Transferentes com as uniões de resina seccionadas posicionados na boca.

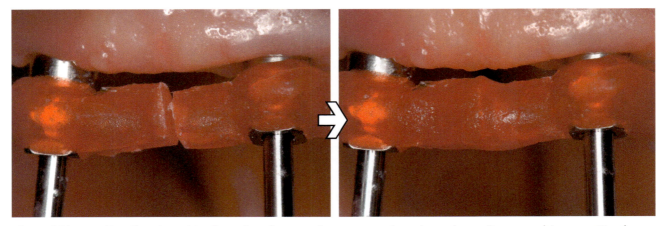

Figura XX-40 – Detalhe da união de resina dos transferentes seccionada na boca (à esquerda) e a união desses transferentes pelo acréscimo de uma quantidade mínima de resina (à direita).

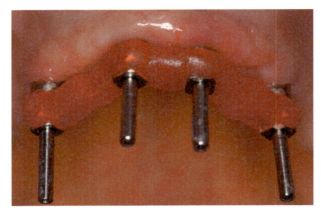

Figura XX-41 – Transferentes unidos na boca.

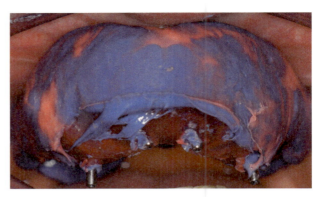

Figura XX-42 – O poliéter foi o material de escolha para realizar a transferência.

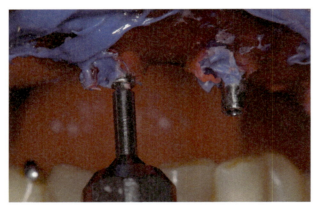

Figura XX-43 – Após a presa do material, os parafusos de fixação dos transferentes foram soltos e...

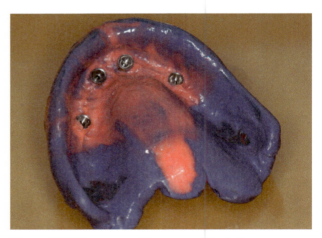

Figura XX-44 – ...o molde, removido da boca.

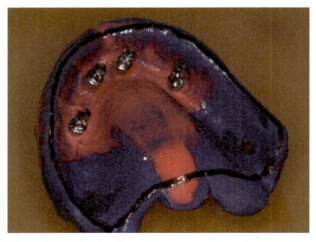

Figura XX-45 – Análogos presos aos transferentes.

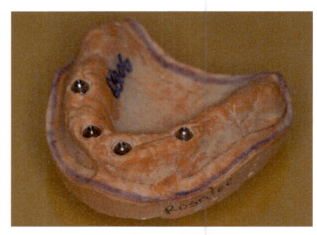

Figura XX-46 – Modelo de trabalho obtido com gesso tipo IV.

Sobre o modelo de trabalho constrói-se uma base de prova com plano de cera, que é levada à boca para a definição e o registro das características biotipológicas do paciente. O modelo de trabalho com os registros deve ser montado em articulador para a montagem dos dentes artificiais e posterior prova do padrão estético e das relações oclusais na boca do paciente. Nesta fase, todos os ajustes necessários deverão ser realizados, inclusive modificações na forma, arranjo e posição dos dentes, até se obter a aprovação do paciente (Figs. XX-47 a XX-49).

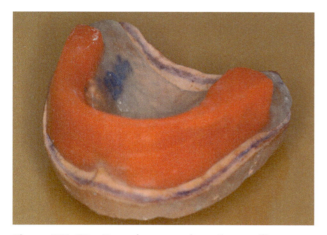

Figura XX-47 – Base de prova de resina acrílica autopolimerizável com plano de cera sobre o modelo de trabalho.

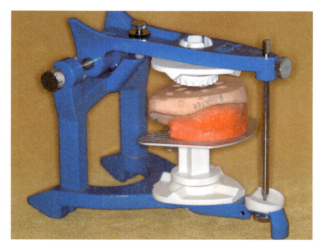

Figura XX-48 – Montagem do modelo superior no articulador, com o auxílio da mesa de montagem, após os ajustes do plano da boca

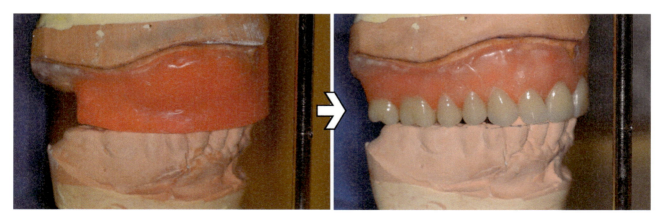

Figura XX-49 – Na seqüência procede-se a montagem do modelo inferior (à esquerda) e dos dentes artificiais (à direita).

Construção da barra e da estrutura protética para a ORCE

Após a prova dos dentes montados, confecciona-se uma muralha com silicone laboratorial, que é indexada ao modelo de trabalho registrando a posição dos dentes. A muralha permite avaliar o espaço protético disponível entre os componentes intermediários e os futuros dentes, o qual será ocupado pela construção da barra de retenção da ORCE (Fig. XX-50).

O padrão de fundição da barra pode ser confeccionado utilizando-se componentes protéticos calcináveis. Como os implantes estarão unidos entre si pela barra, utilizam-se componentes rotacionais, que não precisam estar adaptados aos hexágonos dos implantes, facilitando a obtenção de uma barra bem adaptada, mesmo quando obtida por um processo de fundição com uma liga não nobre.

A utilização de componentes calcináveis permite a fundição da barra com a liga metálica de preferência do protesista, podendo-se adequar a técnica à realidade financeira do paciente (Figs. XX-51 a XX-53).

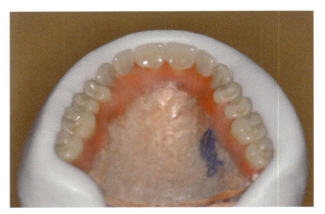

Figura XX-50 – Registro das posições dos dentes artificiais com silicone de laboratório.

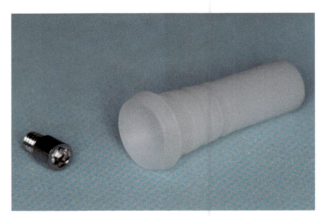

Figura XX-51 – Componente protético plástico calcinável para os intermediários cônicos de perfis baixos.

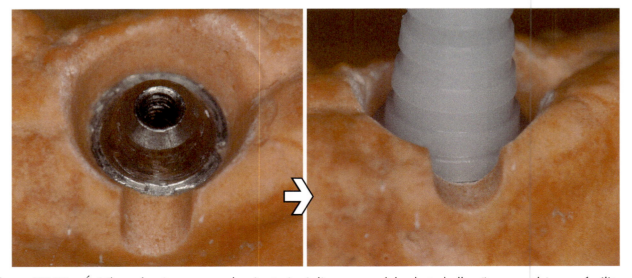

Figura XX-52 – É útil confeccionar um sulco junto à réplica no modelo de trabalho (à esquerda) para facilitar a aferição da adaptação do componente protético sobre a réplica (à direita).

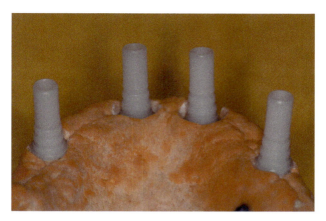

Figura XX-53 – Componentes protéticos plásticos calcináveis aparafusados sobre as réplicas no modelo de trabalho.

Os segmentos calcináveis para a fundição da barra devem ser posicionados paralelos ao plano oclusal dos dentes, com o auxílio de um paralelômetro ou delineador (Figs. XX-54 e XX-55).

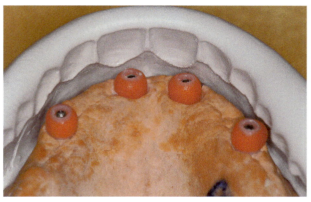

Figura XX-54 – Muralha de silicone que registra o posicionamento dos dentes utilizada para orientar a confecção do padrão de fundição da barra da ORCE.

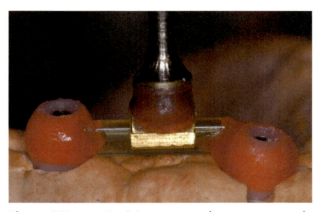

Figura XX-55 – Posicionamento dos segmentos da barra paralelos entre si com o auxílio de um paralelômetro.

Na região mais anterior, entre os implantes relativos aos incisivos centrais, e na região mais posterior, adjacentes aos últimos implantes, incorporam-se pelo menos três encaixes plásticos de semiprecisão calcináveis, posicionados paralelos entre si com o auxílio do paralelômetro (Figs. XX-56 a XX-60).

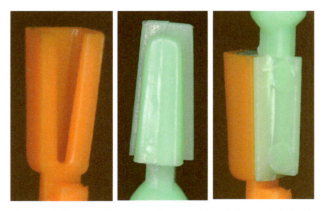

Figura XX-56 – Encaixe de semiprecisão calcinável. Porção fêmea (à esquerda); porção macho (ao centro); e macho encaixado na fêmea (à direita).

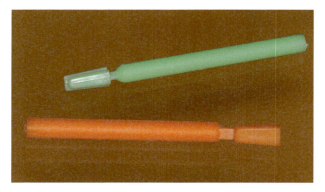

Figura XX-57 – Macho e fêmea do encaixe calcinável de semiprecisão com seus respectivos prolongamentos para serem utilizados no mandril do paralelômetro.

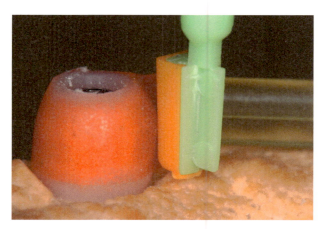

Figura XX-58 – Posicionamento do encaixe junto aos implantes com o auxílio do paralelômetro.

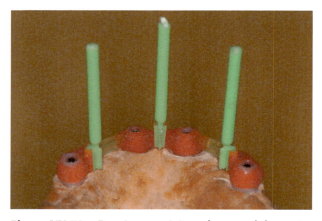

Figura XX-59 – Encaixes posicionados, paralelos entre si.

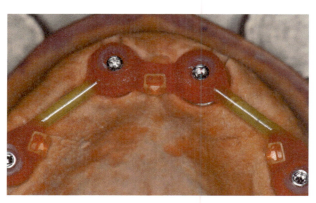

Figura XX-60 – Fêmeas dos encaixes posicionadas próximas aos implantes, paralelas entre si e ao padrão de fundição da barra.

Toda a montagem da barra é feita respeitando-se o espaço protético disponível e prevendo-se ainda espaço para o futuro clipe de náilon e seu respectivo casulo metálico (Fig. XX-61).

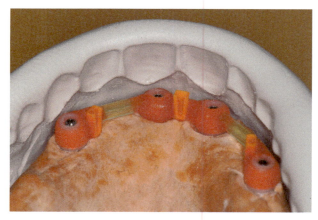

Figura XX-61 – Relação entre os dentes artificiais e o padrão de fundição da barra da ORCE estabelecida pela muralha de silicone, que registra a posição desses dentes.

Após a fundição em monobloco da barra em uma liga metálica de escolha do clínico, sua adaptação passiva é aferida no modelo de trabalho e, caso necessário, devem ser realizadas sua secção e soldagem ainda no modelo (Figs. XX-62 a XX-65).

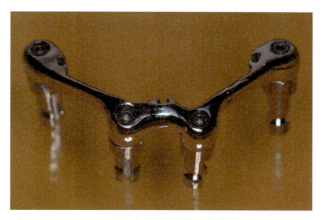

Figura XX-62 – Barra da ORCE fundida em liga à base de Cr-Co.

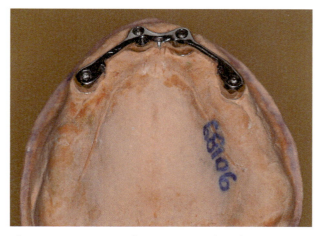

Figura XX-63 – Barra da ORCE aparafusada no modelo de trabalho.

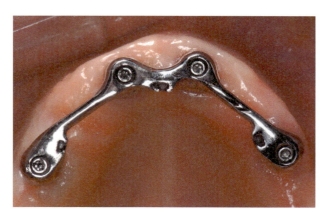

Figura XX-64 – Prova da barra da ORCE na boca, previamente à confecção da estrutura metálica da prótese.

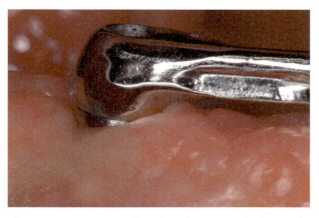

Figura XX-65 – Detalhe da adaptação da barra da ORCE na boca. É importante ressaltar que, caso haja confiança por parte do profissional de que o modelo de trabalho represente exatamente a condição encontrada na boca, essa prova é desnecessária.

Sobre o modelo de trabalho, com a barra já pronta e polida, deve ser construído e fundido um conector maior em liga de cobalto-cromo, similar ao de uma prótese parcial removível, possuindo conectores menores conectados aos machos dos encaixes de semiprecisão. O conjunto também é fundido em monobloco e a adaptação passiva dos três encaixes é aferida e, se necessário, os conectores menores devem ser seccionados e soldados (Figs. XX-66 a XX-71).

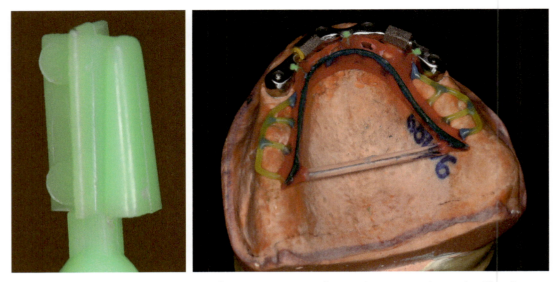

Figura XX-66 – A porção macho do encaixe de semiprecisão calcinável (à esquerda) será utilizada na confecção do padrão de fundição da estrutura metálica da prótese (à direita).

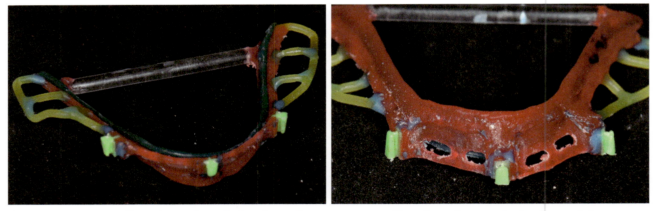

Figura XX-67 – Detalhes do padrão de fundição da estrutura metálica da prótese retirado do modelo para ser incluído e fundido.

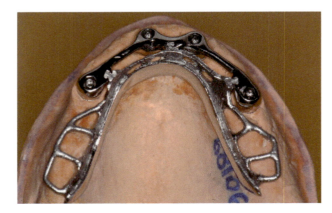

Figura XX-68 – Estrutura da prótese fundida e adaptada sobre a barra da ORCE no modelo de trabalho.

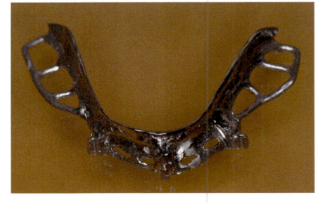

Figura XX-69 – Estrutura metálica da prótese mostrando os encaixes de semiprecisão.

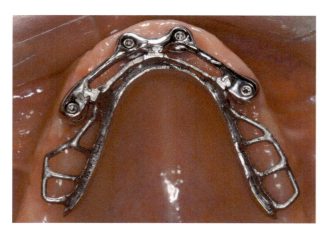

Figura XX-70 – Prova da barra da ORCE e da estrutura metálica da prótese na boca. Caso haja confiança por parte do profissional de que o modelo de trabalho represente exatamente a condição encontrada na boca, essa prova é desnecessária.

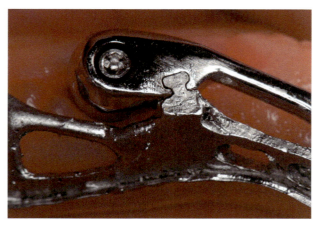

Figura XX-71 – Detalhe da adaptação do encaixe presente na estrutura da prótese na barra da ORCE.

Sobre a barra são fixados os clipes de náilon, juntamente com seus respectivos casulos metálicos (Fig. XX-72). Os clipes de náilon apresentam retenção suficiente para o desempenho correto de uma ORCE. Podem ser utilizados tantos clipes quanto forem necessários, desde que as extensões dos segmentos da barra permitam.

O conjunto barra-clipes-casulos metálicos deve ser protegido com um silicone laboratorial, que evitará a invasão do mesmo pela resina acrílica no momento da prensagem da base da prótese, além de preservar o espaço necessário para o aparato retentivo na boca. O silicone deixa antever apenas os encaixes para o conector maior e a porção superior dos casulos metálicos, que possui ranhuras para retenção da resina acrílica da base da prótese (Figs. XX-73 e XX-74).

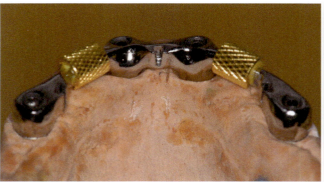
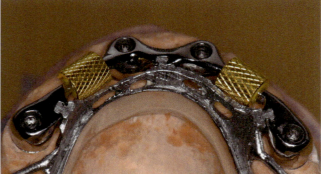

Figura XX-72 – Clipes de retenção de Hader com seus respectivos casulos metálicos posicionados sobre a barra da ORCE (à esquerda) e a estrutura da prótese encaixada na barra (à direita).

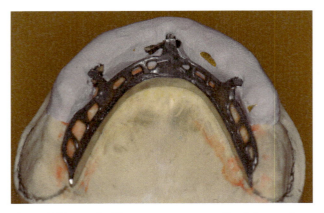

Figura XX-73 – O silicone para a proteção da barra deve ser colocado com a estrutura metálica posicionada para não impedir o assentamento correto da mesma.

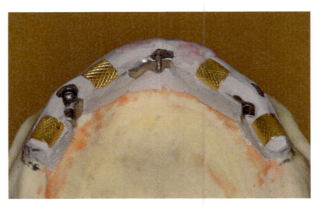

Figura XX-74 – Barra da ORCE protegida por silicone de laboratório, deixando-se apenas os casulos metálicos dos clipes descobertos para que sejam incorporados à base da PT prensada sobre estes.

Usando-se novamente a muralha de silicone como referência da posição dos dentes artificiais, estes são montados com cera sobre o modelo de trabalho e unidos ao conector maior encaixado na barra (Figs. XX-75 e XX-76). O conjunto é incluído em mufla e contramufla e, após a remoção da cera, a base da prótese deve ser prensada com resina acrílica termopolimerizável, unindo-se ao conector maior e aos casulos metálicos dos clipes.

Após a demuflagem, a prótese deve ser acabada e polida (Figs. XX-77 a XX-81).

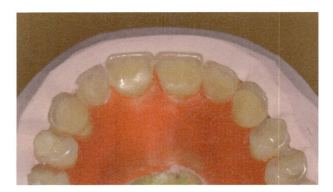

Figura XX-75 – A muralha de silicone deve ser utilizada para auxiliar no reposicionamento dos dentes sobre o modelo. Lembrar que nesse ponto o modelo ainda se encontrava montado no articulador, o que permitiria qualquer correção nos posicionamentos dentários.

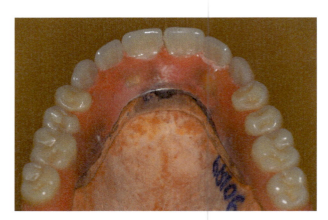

Figura XX-76 – Dentes montados e presos na estrutura da prótese com cera.

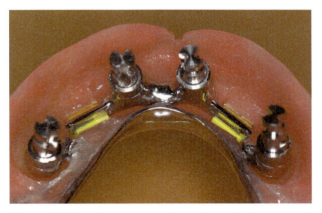

Figura XX-77 – O conjunto prótese/barra/análogos após a remoção do silicone de laboratório e do gesso.

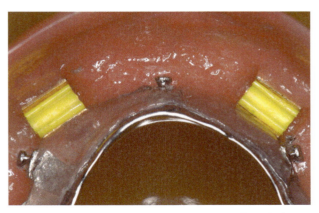

Figura XX-78 – Detalhe do espaço ocupado pela barra no interior da prótese com os encaixes e os clipes.

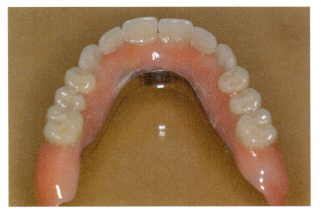

Figura XX-79 – Detalhe do acabamento na região do conector maior da ORCE.

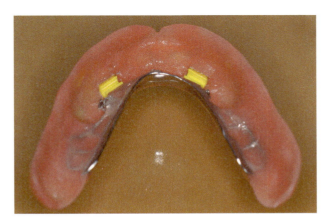

Figura XX-80 – Vista da porção gengival da prótese.

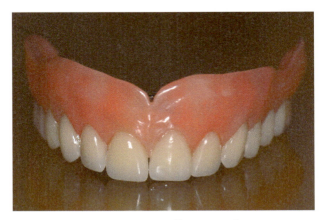

Figura XX-81 – Vista frontal da prótese com o flange semelhante ao de uma PT convencional.

INSTALAÇÃO DA ORCE

No momento da entrega da prótese ao paciente, os clipes de náilon originais, que são alterados pelo processamento térmico, devem ser substituídos por novos.

Após a colocação da prótese na boca, sendo feitos os ajustes oclusais e de adaptações teciduais necessários, a satisfação do paciente deve ser avaliada e o mesmo deve ser orientado em relação à forma de inserir, remover e higienizar a nova prótese (Figs. XX-82 a XX-85).

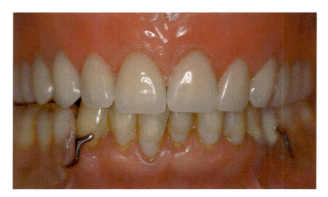

Figura XX-82 – Aspecto frontal da prótese.

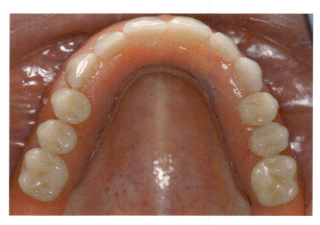

Figura XX-83 – Vista oclusal da ORCE superior sem o recobrimento palatino.

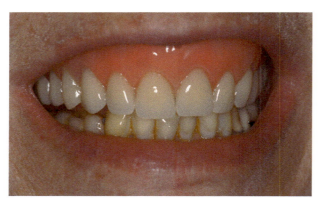

Figura XX-84 – Em um sorriso forçado, evidencia-se a necessidade de se estender a gengiva artificial da prótese até próximo ao fundo de vestíbulo. Tal circunstância criaria uma dificuldade substancial para a confecção de uma prótese fixa com formato que permitisse a higienização correta da mesma, o que reforça a indicação da ORCE para o caso.

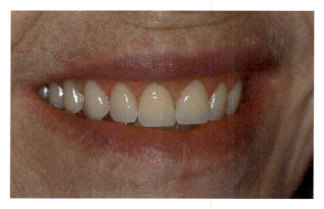

Figura XX-85 – Aspecto do sorriso não forçado da paciente.

Finalmente, é solicitada documentação radiográfica do caso e o paciente incluído em um regime de manutenção periódica, com retornos regulares ao consultório para controle e limpeza profissional (Fig. XX-86).

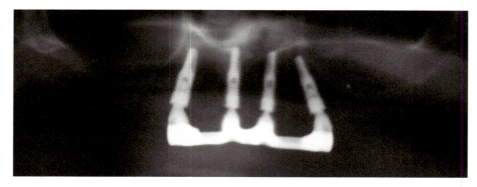

Figura XX-86 – Radiografia panorâmica da barra da ORCE nos implantes.

Aspectos relevantes da técnica

Durante a confecção de uma sobredentadura superior com barra, em detrimento de um sistema com anéis de retenção, a necessidade de paralelismo entre os implantes é menos crítica. Assim, pode-se aproveitar melhor o osso remanescente para a fixação dos implantes sem, entretanto, comprometer significativamente o resultado protético final. Nestes sistemas, o posicionamento inadequado dos implantes pode ser compensado pela barra, sendo possível inclusive variar o posicionamento dos clipes.

A grande limitação das sobredentaduras mucossuportadas e implantorretidas reside na sua incapacidade de se opor aos esforços laterais da função mastigatória, permitindo báscula e desconforto ao paciente. O sistema ORCE, ao associar um dispositivo tipo barra/clipe com encaixes de semiprecisão, transfere a função de prover estabilidade à prótese para os encaixes, que são componentes rígidos, mais adequados para essa função. Pode-se esperar que, com a incorporação dos encaixes à estrutura da prótese, recupere-se o percentual de eficiência mastigatória que se perde quando se utilizam apenas clipes de náilon apoiados sobre uma barra. Nesse caso, o ganho em desempenho mastigatório com a incorporação dos encaixes pode ser da ordem de 50%[4].

Idealmente, os encaixes devem estar presentes em número de três, pois, ao formarem um tripé, facilitam a obtenção de um assentamento passivo da prótese sobre a barra implantossuportada. Adicionalmente, promovem oposição às forças oclusais que incidem sobre a prótese, evitando sua intrusão nos tecidos moles.

A presença dos encaixes de semiprecisão paralelos entre si, além de prover estabilidade lateral à prótese, estabelece um eixo de inserção definido para a mesma, facilitando seu assentamento correto pelo paciente. Isso direciona o encaixe dos clipes na barra e minimiza os esforços laterais sobre estes, o que diminui a fadiga do material e aumenta significativamente a vida útil dos mesmos. Pode-se especular que em uma ORCE o intervalo para as trocas dos clipes deverá ser maior do que nas próteses que utilizam unicamente os sistemas de barras e clipes convencionais.

Além disso, os clipes de náilon, ao terem suas resiliências limitadas pela presença dos encaixes, não transferem esforços significativos às barras, mesmo nos segmentos distais, função que é exercida pelo conector maior através dos encaixes juntos aos implantes. Dessa forma, o efeito cantiléver estará reduzido, mesmo quando for necessário o uso de segmentos distais para a acomodação de clipes de retenção.

O emprego de um conector maior em metal provê resistência à própria prótese que, do contrário, ficaria enfraquecida pelo espaço reservado aos clipes e à barra metálica. Adicionalmente, a ausência da cobertura do palato na prótese aumenta o conforto e a aceitação da mesma pelo paciente.

Finalmente, sua construção com uma liga de Cobalto-Cromo, além do baixo custo, resulta em uma prótese leve e resistente.

As características de uma ORCE, associadas às outras vantagens inerentes às PTs removíveis, colocam-na como um tratamento de excelência para as maxilas edêntulas com grau moderado a avançado de atrofia óssea.

Atende em especial aos casos nos quais são utilizadas fixações zigomáticas, possibilitando a confecção de uma prótese de fácil higienização e com uma funcionalidade que justifique o investimento nesse tipo de implante (Figs. XX-87 a XX-91).

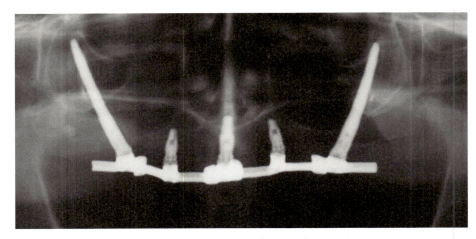

Figura XX-87 – Radiografia panorâmica de caso clínico com dois implantes zigomáticos, um no canal incisivo e dois na região dos caninos. Essa situação permite a confecção de uma prótese totalmente implantossuportada, como uma prótese fixa. Entretanto, por razões de adequações do desenho da prótese a fatores estéticos e de facilidade para higienização, optou-se por uma ORCE.

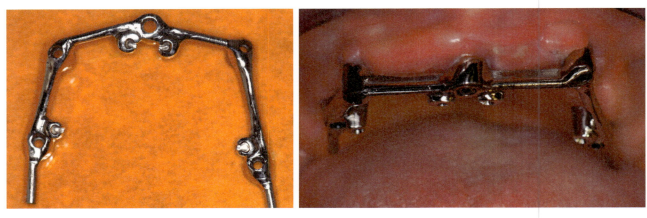

Figura XX-88 – Barra que retém a ORCE. Quando se utiliza uma disposição com um implante central, devem-se utilizar quatro encaixes para manter a simetria no funcionamento mecânico da prótese (à esquerda). Barra posicionada na boca (à direita).

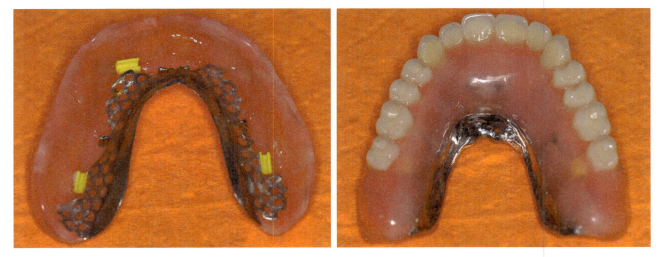

Figura XX-89 – Vista das faces gengival (à esquerda) e oclusal (à direita) da prótese.

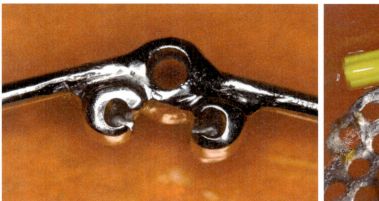
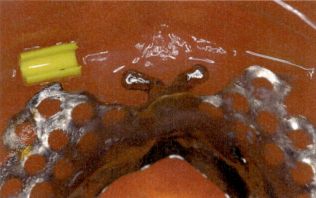

Figura XX-90 – Detalhe das fêmeas dos encaixes na barra (à esquerda) e dos machos dos encaixes na prótese (à direita).

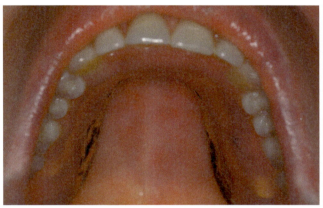
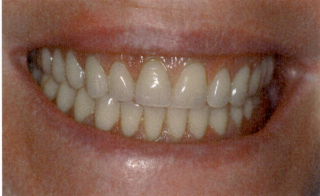

Figura XX-91 – Vista oclusal da prótese na boca (à esquerda) e do sorriso da paciente (à direita).

Está bem indicada também em casos mandibulares nos quais o paciente apresente queixas relacionadas a dificuldades de higienização (Figs. XX-92 a XX-112).

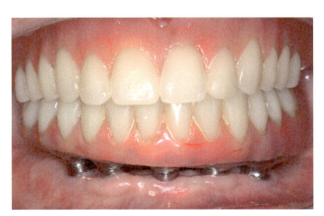

Figura XX-92 – Paciente portador de PT convencional superior e prótese fixa tipo protocolo sobre implantes na mandíbula.

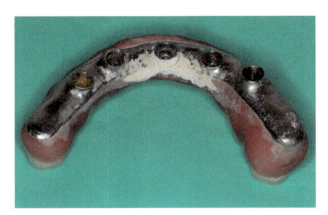

Figura XX-93 – Apesar de a prótese fixa apresentar um formato adequado, o paciente queixava-se de extrema dificuldade de realizar a higienização da mesma. Ao remover a prótese, evidenciou-se um acúmulo de cálculo na região lingual. Foi proposta a substituição da prótese fixa por uma ORCE como alternativa para facilitar a higienização da prótese.

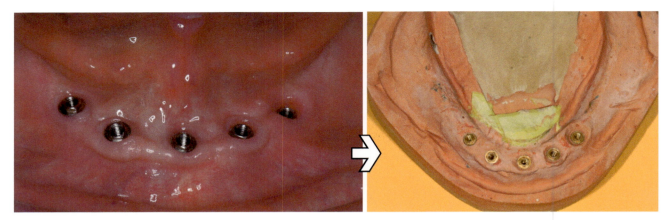

Figura XX-94 – Aspecto dos implantes após a remoção da prótese fixa (à esquerda) e do modelo obtido após o procedimento de transferência (à direita).

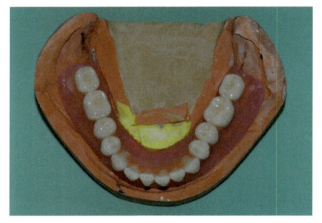

Figura XX-95 – Dentes montados sobre a base de prova previamente à confecção da barra para a ORCE.

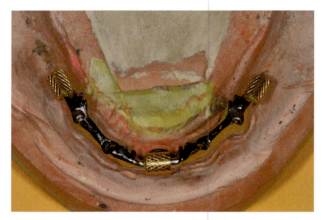

Figura XX-96 – Barra da ORCE fundida com uma liga de Cr-Co, com os clipes sobre o modelo de trabalho.

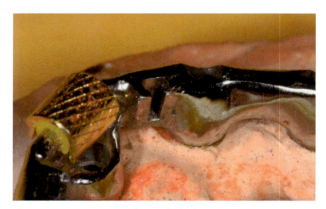

Figura XX-97 – Vista lingual da barra.

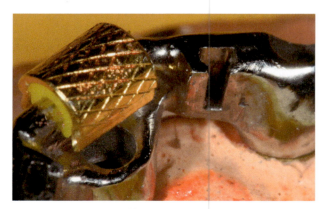

Figura XX-98 – Detalhe da relação do encaixe com a barra mostrando que este fica embutido no corpo da barra para evitar um volume indesejável da mesma.

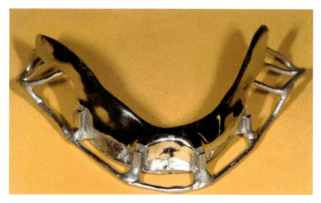

Figura XX-99 – Estrutura da prótese com os machos dos encaixes, também fundida com liga à base de Cr-Co.

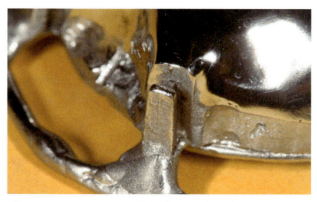

Figura XX-100 – Detalhe do macho do encaixe na estrutura protética da ORCE.

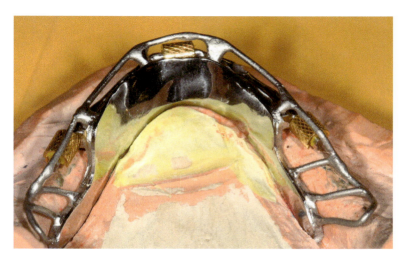

Figura XX-101 – Estrutura protética da ORCE sobre a barra no modelo de trabalho.

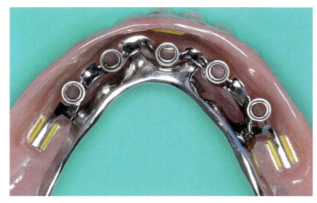

Figura XX-102 – Barra da ORCE encaixada na prótese após a acrilização.

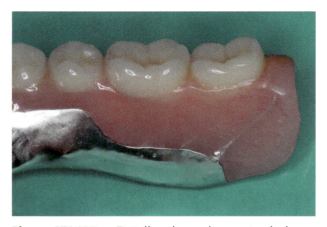

Figura XX-103 – Detalhe de acabamento da barra lingual da ORCE. Por se tratar de uma prótese implantossuportada, pode-se encurtar sua base até o limite do último dente para que fique mais confortável para o paciente.

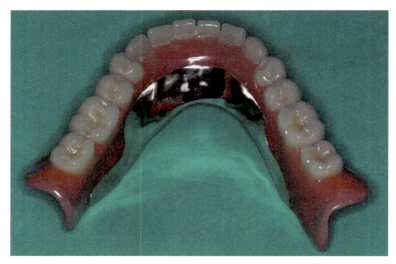

Figura XX-104 – Com o prolongamento em altura do conector maior lingual obtém-se uma prótese mais fina e resistente nessa região.

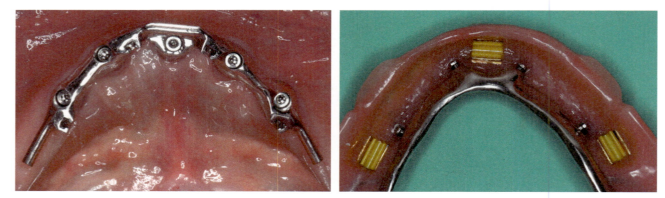

Figura XX-105 – Barra que sustenta a ORCE em posição na boca (à esquerda) e face gengival da prótese com os encaixes e clipes (à direita).

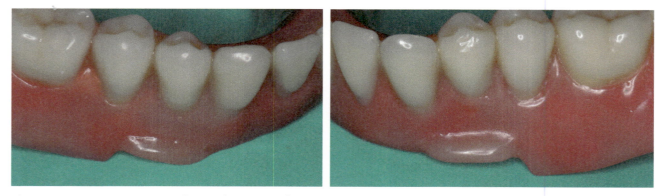

Figura XX-106 – Após a instalação da prótese foram confeccionados pequenos prolongamentos bilaterais com resina acrílica autopolimerizável para facilitar a remoção da prótese pelo paciente.

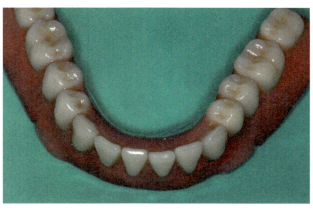 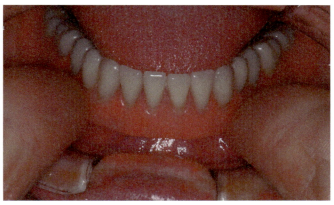

Figura XX-107 – Aspecto da prótese com os prolongamentos em resina (à esquerda) que orientam o posicionamento dos dedos e facilitam a aplicação de força necessária para a remoção da prótese (à direita).

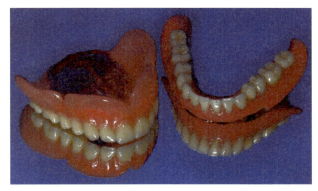 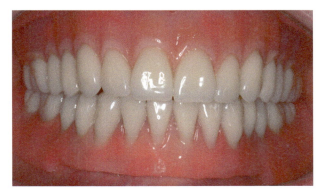

Figura XX-108 – PT convencional superior que foi refeita e a ORCE inferior finalizadas.

Figura XX-109 – Próteses instaladas na boca do paciente.

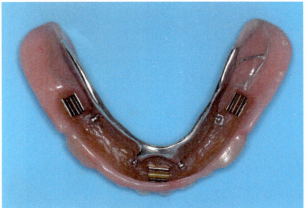 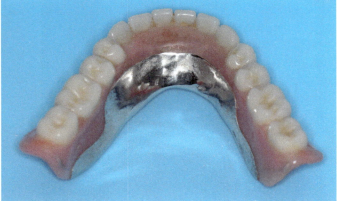

Figura XX-110 – Aspecto da prótese após 2 anos de uso. Notar o bom padrão de higienização que o paciente conseguiu manter na porção gengival da base da prótese (à esquerda) e na porção lingual onde anteriormente havia acúmulo de cálculo na prótese fixa (à direita).

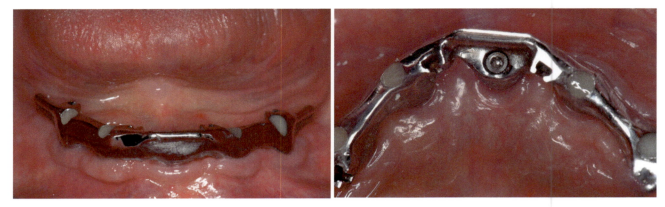

Figura XX-111 – Barra da ORCE após 2 anos de uso (à esquerda). Notar que o paciente também conseguiu manter um padrão de higienização adequado na porção lingual da barra, mantendo-a livre de cálculos (à direita).

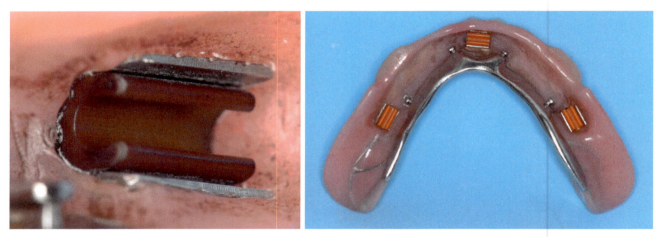

Figura XX-112 – Detalhe do clipe de náilon após 2 anos de uso. Apesar da pigmentação, o clipe manteve-se íntegro (à esquerda). O suporte dado pelos encaixes poupou os clipes das forças deformantes que usualmente encurtam suas vidas úteis. Os clipes foram substituídos por novos (à direita).

A técnica descrita atende aos objetivos propostos, principalmente no que se refere à retenção e estabilidade. Como qualquer PT removível, confere ainda fonética e estética adequadas, permitindo, ao ser removida, sua higienização, bem como a higienização das estruturas presas aos implantes. Entretanto, como uma técnica recente, a realização de um maior número de casos clínicos, com um acompanhamento por um período maior, é essencial para se poder aferir sua real efetividade e, principalmente, o grau de satisfação dos pacientes.

O desenvolvimento desta técnica contou com a participação importante e essencial dos seguintes profissionais: Nílson Tavares Ferreira, CD; Juan Kempen, TPD; Frederico Rodrigues dos Santos, TPD; Paulo Sérgio Valadão, CD.

Referências

1. Zitzmann NU, Marinello CP. Treatment plan for restoring the edentulous maxilla with implant-supported restorations: removable overdenture versus fixed partial denture design. J Prosthet Dent. 1999 Aug;82(2):188-96.
2. Gruber H, Solar P, Ulm C. Maxillomandibular Anatomy and Patterns of Resorption During Atrophy. In: Watzek G. Endosseous Implants: Scientific and Clinical Aspects. Carol Stream: Quintessence; 1996. p.29-62.
3. Williams BH, Ochiai KT, Hojo S, Nishimura R, Caputo AA. Retention of maxillary implant overdenture bars of different designs. J Prosthet Dent. 2001 Dec;86(6):603-7.
4. Shafie HR. Clinical & laboratory manual of implant ovedentures. Iowa:Blackwell Munksgaard; 2007.

Capítulo XXI

CARGA IMEDIATA EM IMPLANTES COM SOBREDENTADURAS

Eduardo José Veras Lourenço
Daniel Telles
Alexandre de Carvalho Teixeira
Felipe Miguel Pinto Saliba
Felipe de Moraes Telles

O conceito reabilitador para pacientes edentados, baseado na utilização de sobredentaduras inferiores retidas por implantes colocados na região entre os forâmens mentonianos, já foi bem discutido e tem bases para aplicações práticas com resultados clinicamente satisfatórios[1-3].

Apesar de as PTs convencionais serem consideradas ainda como uma alternativa para reabilitação de pacientes com edentulismo na mandíbula, o uso desta opção protética geralmente fica aquém das expectativas dos pacientes e dos profissionais e, portanto, geralmente não se constitui na melhor estratégia de tratamento.

Nesses casos, quando próteses fixas ancoradas por implantes osteointegráveis não puderem ser indicadas por razões anatômicas, funcionais ou econômicas, sobredentaduras implantorretidas podem ser consideradas uma modalidade de tratamento mais eficiente.

Assim como acontece em todas as próteses implantossuportadas, um período em torno 4 meses é normalmente necessário para que a osteointegração ocorra, tanto para implantes submersos quanto para os não-submersos.

Entretanto, os estudos de Schinitman et al.[4,5], que propuseram a hipótese de submeter implantes a cargas funcionais logo após a suas instalações cirúrgicas, acenaram para o surgimento de novas possibilidades terapêuticas. A partir de então, a supressão desse período de osteointegração tem sido motivo de estudos, e hoje, a possibilidade de se transmitirem cargas funcionais imediatamente após a instalação cirúrgica de implantes (carga imediata) ou em período reduzido (carga precoce) é uma realidade.

BASES CLÍNICAS

Poucos estudos clínicos dão suporte à aplicação de cargas imediatas ou precoce com sobredentaduras em implantes osteointegráveis[6-9].

Um estudo com 106 pacientes que utilizou 4 diferentes sistemas de implantes, incluindo implantes com e sem tratamento de superfície, demonstrou que o carregamento funcional, em duas ou seis semanas após a instalação de implantes, utilizando sobredentaduras com anéis de retenção é um tratamento efetivo para pacientes edêntulos[10]. Os resultados não indicaram conseqüências adversas para os implantes de superfície lisa ou tratada em osso tipo I, II ou III[10].

O protocolo proposto neste capítulo foi embasado nos resultados preliminares de um estudo clínico desenvolvido na Faculdade de Odontologia da UERJ (Universidade do Estado do Rio de Janeiro) no qual 12 pacientes que receberam novas PTs duplas foram submetidos a uma cirurgia para a instalação de 3 implantes na região entre os forâmens mentonianos.

Dois desses implantes foram submetidos à carga imediata, com uma sobredentadura retida por anéis de retenção, e um implante foi deixado submerso para passar pelo processo de osteointegração até receber cargas, servindo de controle. Após um período médio de 2,8 anos, apenas um implante foi perdido (Figs. XXI-1 a XXI-12).

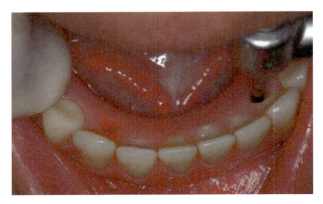

Figura XXI-1 – Os implantes foram instalados nas posições dos caninos, utilizando-se a PT como guia.

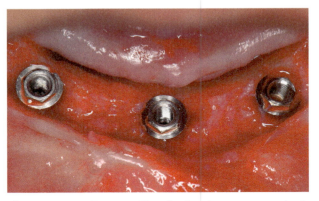

Figura XXI-2 – Foram utilizados implantes rosqueáveis cilíndricos com hexágono externo de diâmetro regular sem tratamento de superfície, da marca Neodent®.

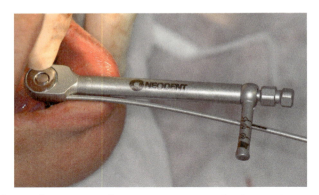

Figura XXI-3 – Todos os implantes foram inseridos com um torque final superior a 40 Ncm.

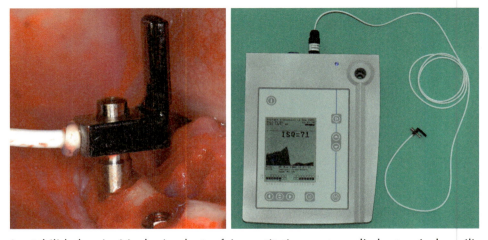

Figura XXI-4 – A estabilidade primária dos implantes foi quantitativamente avaliada através da análise da freqüência de ressonância com o aparelho Osstell®.

Capítulo XXI – Carga Imediata em Implantes com Sobredentaduras   457

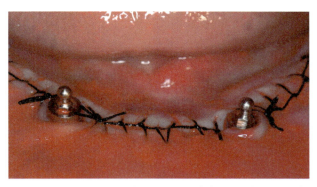

Figura XXI-5 – O implante central foi recoberto pelo retalho e sobre os implantes nas posições dos caninos foram instalados intermediários esféricos para anéis de retenção.

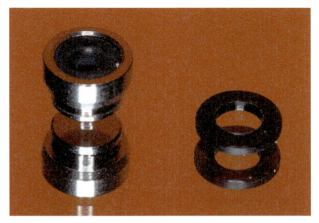

Figura XXI-6 – Detalhe do anel de retenção com seu respectivo espaçador utilizado na incorporação do mesmo à base da prótese.

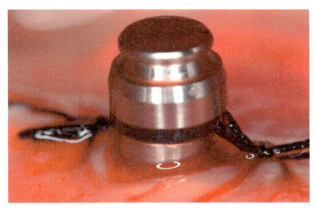

Figura XXI-7 – Anel de retenção com o espaçador posicionado no intermediário esférico para ser capturado com resina acrílica autopolimerizável diretamente na boca.

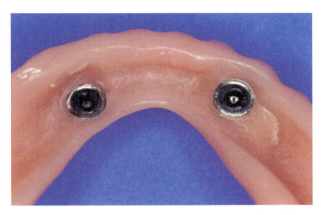

Figura XXI-8 – Anéis de retenção incorporados à base da prótese.

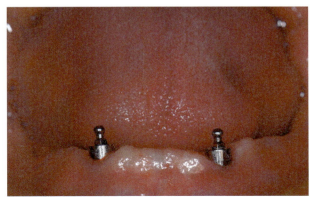

Figura XXI-9 – Após um período de 90 dias os implantes foram reavaliados e...

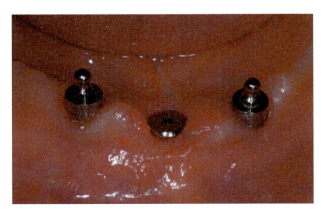

Figura XXI-10 – ...o implante central foi reaberto.

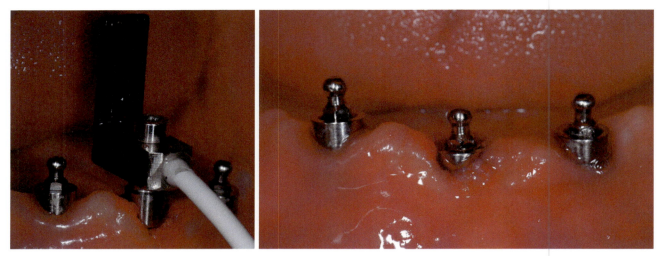

Figura XXI-11 – Os implantes foram reavaliados com o Osstell® e um intermediário esférico foi instalado no terceiro implante para que este, após o período de osteointegração, fosse colocado em carga para servir de controle no experimento.

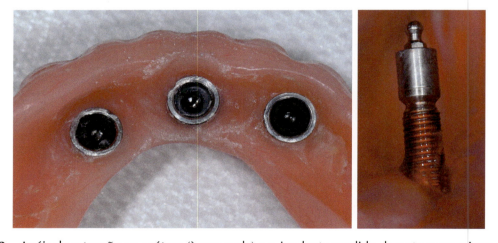

Figura XXI-12 – Anéis de retenção na prótese (à esquerda) e o implante perdido durante o experimento (à direita).

APLICAÇÃO DA TÉCNICA

Idealmente, as cirurgias devem ser feitas sem o descolamento de retalho para que elementos de retenção sejam incorporados às próteses já existentes, sem grandes modificações na suas estruturas[6].

Para isso, exige-se um planejamento calcado em uma tomografia que permita avaliar a disponibilidade de osso para a instalação dos implantes (Figs. XXI-13 a XXI-20).

Capítulo XXI – Carga Imediata em Implantes com Sobredentaduras   459

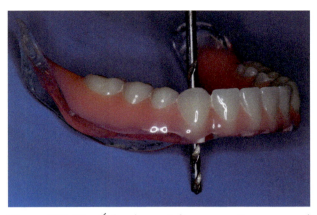

Figura XXI-13 – É fundamental que a prótese na qual serão incorporados os anéis de retenção possua uma perfeita adaptação ao rebordo remanescente. A prótese foi perfurada com uma broca 3/32"...

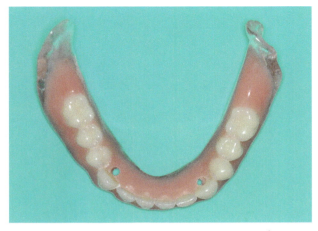

Figura XXI-14 – ...nas posições em que se desejava instalar os implantes. Para as PTs inferiores, as posições de escolha para a instalação de dois implantes correspondem aos caninos.

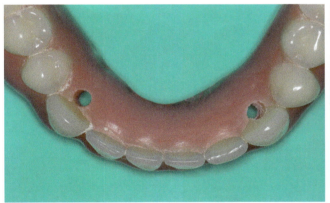 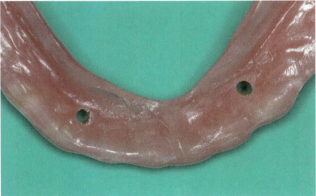

Figura XXI-15 – As perfurações devem ser feitas centralizadas em relação à largura vestibulolingual da base da prótese, para distribuir o espaço ocupado pelos anéis de retenção (à esquerda) e direcionadas para a crista do rebordo, a fim de aproveitar a maior disponibilidade de osso supostamente presente nessa posição (à direita).

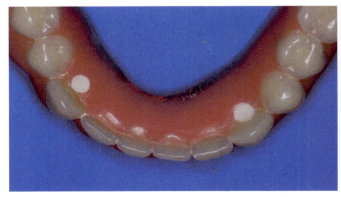 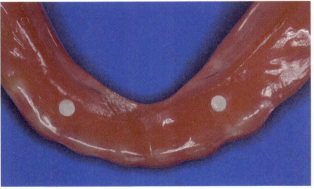

Figura XXI-16 – As perfurações foram preenchidas por resina acrílica autopolimerizável misturada com sulfato de bário.

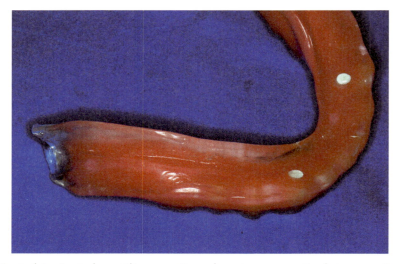

Figura XXI-17 – O paciente foi orientado a utilizar a prótese durante a execução da tomografia. Nos casos de cirurgia guiada, é recomendável que o paciente utilize um adesivo para dentaduras para fixar o guia tomográfico, no caso a própria prótese, para minimizar o risco de ocorrerem discrepâncias nas imagens entre o osso disponível e a real posição dos marcadores radiopacos com o guia em posição.

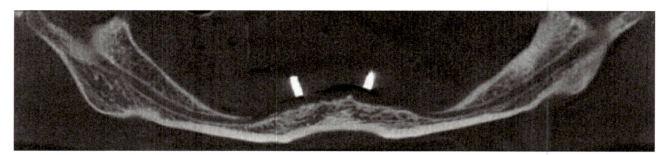

Figura XXI-18 – Imagem panorâmica extraída do exame tomográfico evidenciando o posicionamento dos marcadores radiopacos em relação aos canais mandibulares.

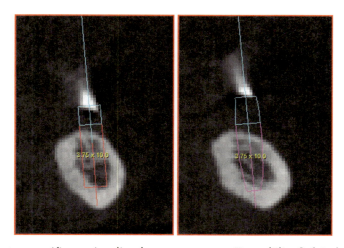

Figura XXI-19 – Nos cortes tomográficos, visualizados no programa DentalSlice®, foi planejada a instalação de dois implantes com 3,75 mm de diâmetro e 10 mm de comprimento.

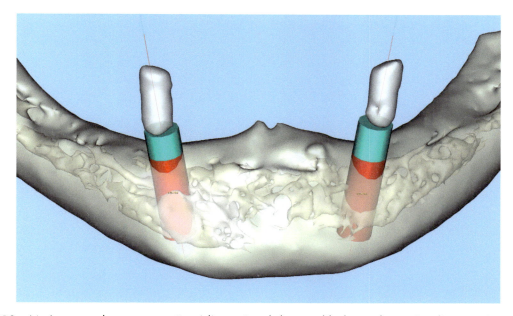

Figura XXI-20 – Na imagem de reconstrução tridimensional da mandíbula, pode-se visualizar a orientação correta dos implantes planejados em relação às inclinações dos marcadores radiopacos.

Por se tratar de uma técnica cirúrgica sem retalho, é importante que seja executada com precisão suficiente para se conseguir na boca uma posição semelhante à planejada na tomografia para cada implante.

Um recurso simples, de baixo custo e suficientemente preciso para se obterem os resultados pretendidos na instalação de implantes para reter sobredentaduras é o uso de tubos de titânio presos a um guia cirúrgico ou à própria prótese do paciente que foi utilizada com os marcadores na tomografia.

O uso dos tubos de titânio possibilita a perfuração com os posicionamentos vestibulolingual e mesiodistal, a inclinação e até a profundidade planejada (Figs. XXI-21 a XXI-37).

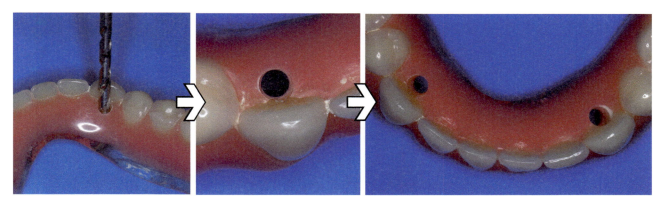

Figura XXI-21 – A resina com sulfato de bário foi removida. Nessa etapa, podem-se corrigir as angulações das perfurações, de acordo com as informações obtidas na tomografia.

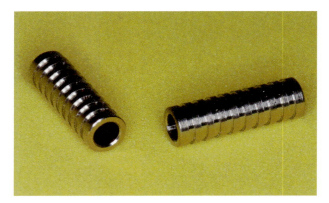

Figura XXI-22 – Foram utilizados tubos-guia de titânio com 2 mm de diâmetro internos, através do qual passaria a broca cirúrgica com o mesmo diâmetro.

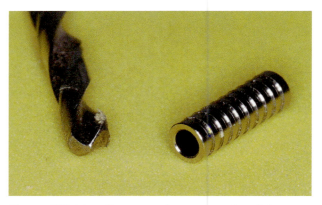

Figura XXI-23 – Com uma broca para furadeira com diâmetro compatível com o diâmetro externo do tubo, e mantendo-se a mesma inclinação,...

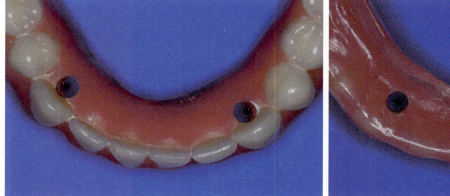

Figura XXI-24 – ...os orifícios que estavam preenchidos pelo marcador radiopaco tiveram seus diâmetros aumentados para que os tubos de titânio pudessem ser encaixados nas perfurações, mantendo sua inclinação.

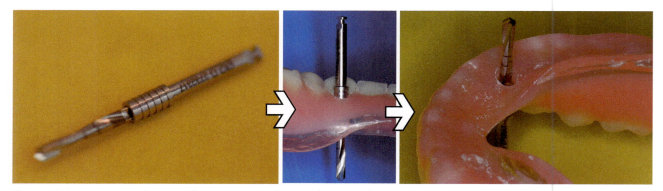

Figura XXI-25 – Broca cirúrgica de 2 mm inserida no tubo-guia de titânio até o seu batente que limita o comprimento da perfuração (à esquerda); broca com o tubo no orifício da prótese (ao centro); variando-se o posicionamento vertical do tubo de titânio no orifício da prótese estabelece-se o quanto a broca poderá penetrar no tecido abaixo da base da prótese (à direita).

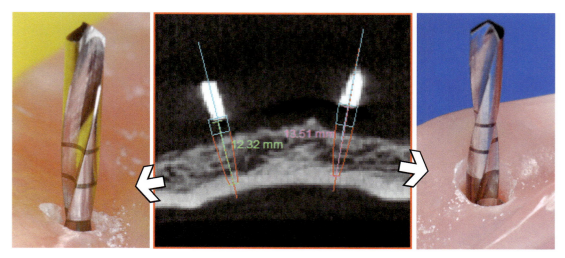

Figura XXI-26 – Considerando-se na tomografia as bordas mais inferiores dos marcadores radiopacos como uma referência na imagem para a porção da base da prótese que entra em contato com a mucosa, medir a distância destes aos ápices dos implantes posicionados no computador com o uso do programa DentalSlice® (contornados em vermelho) determina uma estimativa bem próxima do quanto a broca deve perfurar abaixo da base da prótese, mucosa e osso, para permitir a instalação dos implantes escolhidos. Assim, variando-se a altura do tubo de titânio na perfuração existente na base da prótese, estabelece-se o comprimento da perfuração da broca com a prótese posicionada sobre o rebordo, aproximadamente 12 mm para o implante à esquerda e 13 mm para o implante à direita.

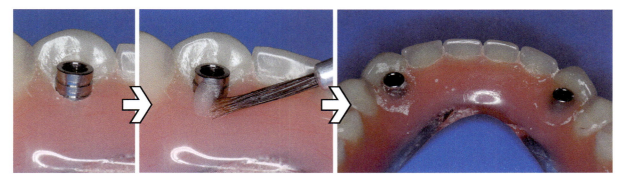

Figura XXI-27 – Com os tubos nas alturas corretas (à esquerda), aplicou-se resina autopolimerizável com o auxílio de um pincel (ao centro) para imobilizá-los (à direita).

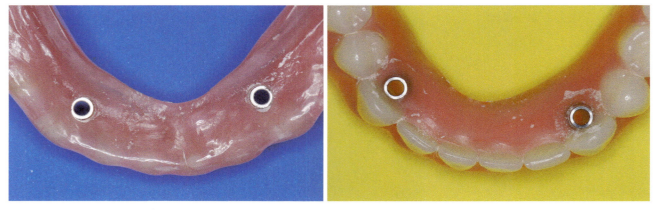

Figura XXI-28 – Vista da face gengival (à esquerda) e oclusal (à direita) da prótese com os tubos-guia.

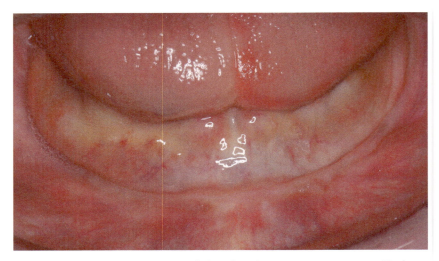

Figura XXI-29 – Vista intra-oral do rebordo remanescente mandibular.

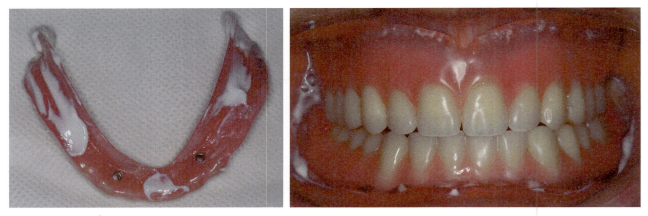

Figura XXI-30 – É recomendável utilizar adesivo para estabilizar a prótese durante as perfurações. Adesivo aplicado na base da prótese (à esquerda), que deve ser estabilizada em oclusão na boca até a presa do adesivo (à direita).

Capítulo XXI – Carga Imediata em Implantes com Sobredentaduras 465

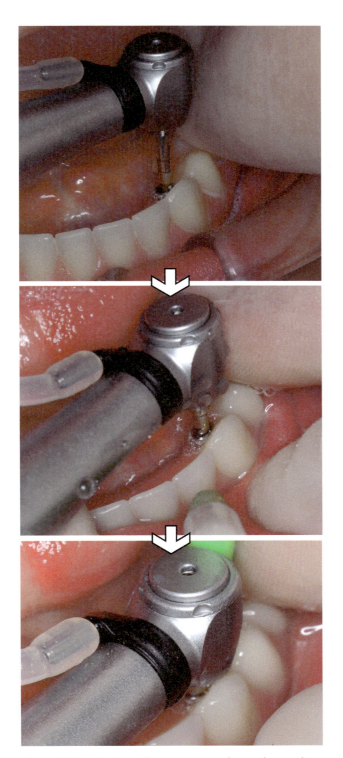

Figura XXI-31 – A perfuração com a broca lança deve ser feita até que o batente existente em sua haste toque na borda superior do tubo de titânio. Repete-se este procedimento para cada um dos implantes a serem instalados.

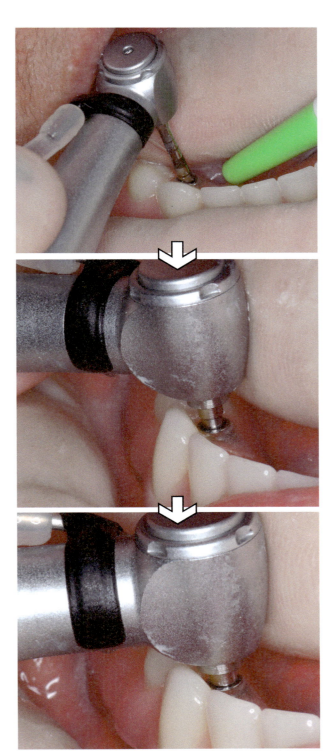

Figura XXI-32 – Mesma seqüência com a broca de 2,0 mm.

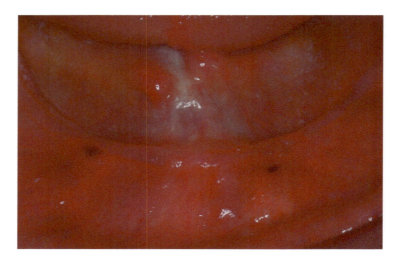

Figura XXI-33 – Aspecto das perfurações após removida a prótese.

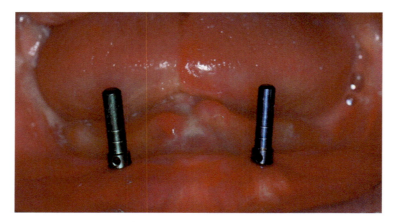

Figura XXI-34 – Verificação do direcionamento das perfurações com os paralelizadores.

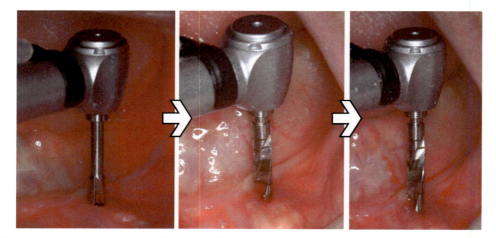

Figura XXI-35 – Na seqüência, foram utilizadas a broca-piloto (à esquerda), a broca de 2,8 mm (ao centro) e a broca de 3,0 mm até aproximadamente a metade do comprimento total da perfuração (à diretita). A adoção dessa seqüência, que pode ser considerada como uma instrumentação escalonada, visa aumentar a estabilidade primária na instalação dos implantes.

Capítulo XXI – Carga Imediata em Implantes com Sobredentaduras

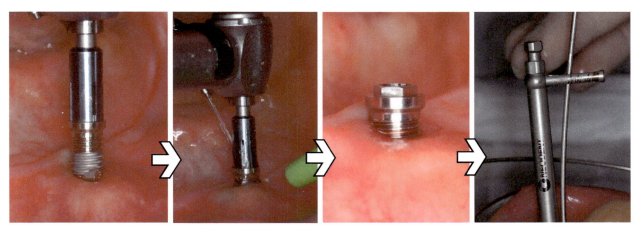

Figura XXI-36 – Instalação transmucosa do implante com motor (à esquerda e ao centro à esquerda) até o travamento (ao centro à direita). A instalação foi finalizada até o nível desejado, controlando-se o torque de inserção com um torquímetro (à direita).

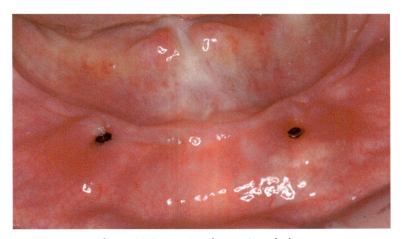

Figura XXI-37 – Implantes instalados.

Pela facilidade de uso, os anéis de retenção são a melhor opção para o uso de implantes osteointegráveis submetidos a cargas imediatas para reter as sobredentaduras.

Com a utilização desse tipo de dispositivo, pode-se transformar uma PT convencional que o paciente já utilize em uma sobredentadura (Figs. XXI-38 a XXI-48).

É interessante que seja feita a opção por um dispositivo que permita correções nas angulações relativas dos implantes com os componentes intermediários ou protéticos.

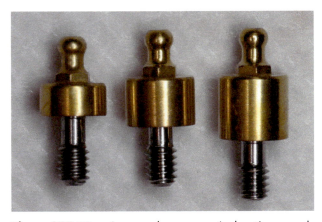

Figura XXI-38 – Apesar de ser possível estimar a altura da cinta dos intermediários esféricos que serão utilizados pela análise da tomografia, é recomendável que no ato da cirurgia tenham-se intermediários com diferentes alturas de cintas.

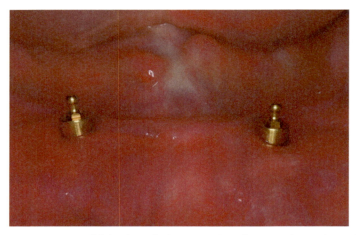

Figura XXI-39 – Intermediários instalados respeitando-se a altura do tecido mole.

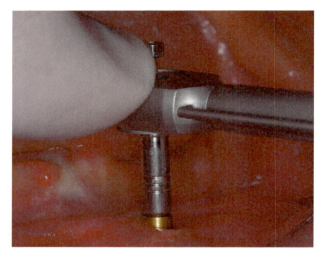

Figura XXI-40 – Pré-carga de fixação aplicada ao intermediário esférico com o uso de um torquímetro.

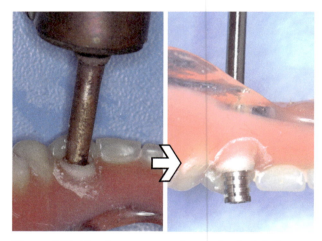

Figura XXI-41 – Aquecer os tubos-guia de titânio com um ferro de soldar facilita as suas remoções da resina para a fixação dos anéis de retenção.

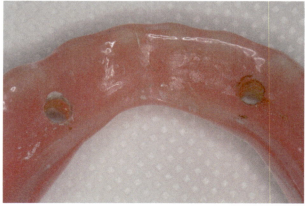
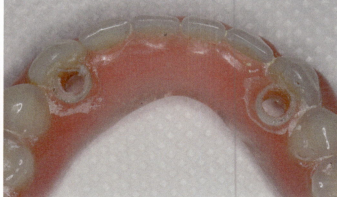

Figura XXI-42 – Tubos-guia de titânio removidos sem causar danos à resina da base da prótese.

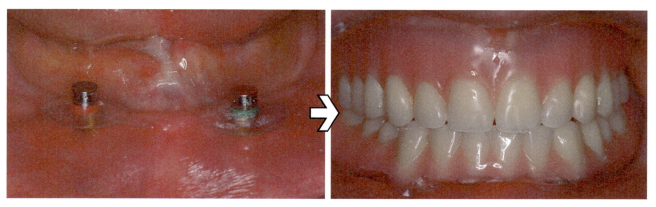

Figura XXI-43 – Anéis de retenção posicionados para a captura (à esquerda) e próteses mantidas em oclusão durante a captura na boca com resina acrílica autopolimerizável (à direita). Recomenda-se utilizar um sistema que possibilite a correção da angulação entre os implantes.

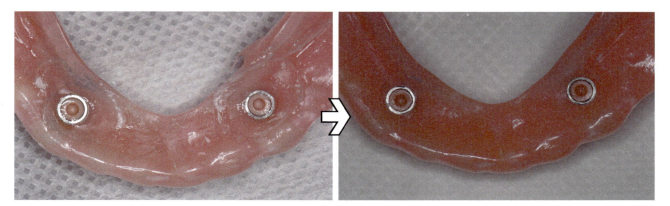

Figura XXI-44 – Prótese removida após a captura dos anéis de retenção (à esquerda) e após a remoção e o acabamento do excesso de resina (à direita).

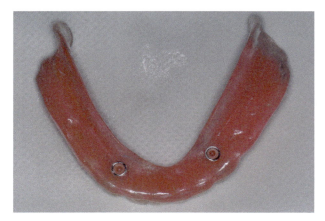

Figura XXI-45 – Vista gengival da prótese após a incorporação dos anéis de retenção.

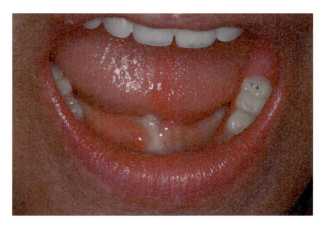

Figura XXI-46 – Paciente em abertura bucal máxima exibindo a capacidade de retenção da prótese.

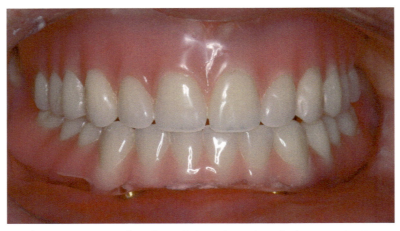

Figura XXI-47 – Vista frontal da prótese instalada em oclusão.

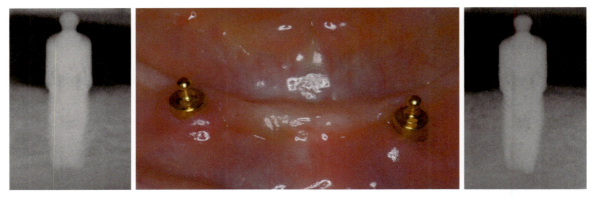

Figura XXI-48 – Aspecto intra-oral (ao centro) e radiografias periapicais (à esquerda e à direita) após 4 meses da instalação dos implantes.

Opcionalmente, os implantes podem ser instalados em número e posições que permitam a confecção de uma barra após o período de osteointegração (Fig. XXI-49).

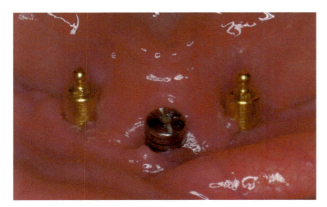

Figura XXI-49 – Implantes na região anterior da mandíbula submetidos à carga imediata com anéis de retenção, sobre os quais se pretende posteriormente instalar uma barra, utilizando-se o implante mais anterior que aguarda com um cicatrizador.

REFERÊNCIAS

1. Alsiyabi AS, Felton DA, Cooper LF. The role of abutment-attachment selection in resolving inadequate interarch distance: a clinical report. J Prosthodont. 2005 Sep;14(3):184-90. Erratum in: J Prosthodont. 2006 Mar-Apr;15(2):151.
2. Burns DR. Mandibular implant overdenture treatment: consensus and controversy. J Prosthodont. 2000 Mar;9(1):37-46.
3. Chiapasco M. Early and immediate restoration and loading of implants in completely edentulous patients. Int J Oral Maxillofac Implants. 2004;19 Suppl:76-91.
4. Schnitman PA, Wöhrle PS, Rubenstein JE, DaSilva JD, Wang NH. Ten-year results for Brånemark implants immediately loaded with fixed prostheses at implant placement. Int J Oral Maxillofac Implants. 1997 Jul-Aug;12(4):495-503.
5. Schnitman PA, Wohrle PS, Rubenstein JE. Immediate fixed interim prostheses supported by two-stage threaded implants: methodology and results. J Oral Implantol. 1990;16(2):96-105.

6. Wittwer G, Adeyemo WL, Wagner A, Enislidis G. Computer-guided flapless placement and immediate loading of four conical screw-type implants in the edentulous mandible. Clin Oral Implants Res. 2007 Aug;18(4):534-9. Epub 2007 Apr 18.

7. Payne AG, Tawse-Smith A, Duncan WD, Kumara R. Conventional and early loading of unsplinted ITI implants supporting mandibular overdentures. Clin Oral Implants Res. 2002 Dec;13(6):603-9.

8. Chiapasco M, Abati S, Romeo E, Vogel G. Implant-retained mandibular overdentures with Brånemark System MKII implants: a prospective comparative study between delayed and immediate loading. Int J Oral Maxillofac Implants. 2001 Jul-Aug;16(4):537-46.

9. Romeo E, Chiapasco M, Lazza A, Casentini P, Ghisolfi M, Iorio M, Vogel G. Implant-retained mandibular overdentures with ITI implants. Clin Oral Implants Res. 2002 Oct;13(5):495-501.

10. Payne AGT, Tawse-Smith A, Thomson WM, Duncan WJ. Estratégias de carregamento para overdentures sobre implantes na mandíbula. In: Feine JS, Carlsson GE. Overdentures sobre implantes. Critérios de cuidados para pacientes edêntulos. São Paulo: Quintessence; 2005.

PARTE 7

SEQÜÊNCIAS CLÍNICAS EM PRÓTESES TOTAIS

Capítulo *XXII*

O Passo-a-passo na Confecção das Próteses Totais

Daniel Telles
Ronaldo de Moraes Telles
Aloísio Borges Coelho

Muitos passos são necessários para a confecção de uma PT removível, em especial nos casos mais complexos, como nas próteses imediatas ou quando envolvem a presença de implantes osteointegrados para a colocação de elementos de retenção.

Não há uma única seqüência possível de ser adotada na execução de um caso clínico de PT.

A proposta deste capítulo é apenas a de orientar o profissional sobre os passos que podem ser seguidos em cada caso, sem a pretensão de estabelecer protocolos a serem seguidos, nem tampouco filosofias de trabalho.

Em última análise, a experiência e o conhecimento do profissional, pré-requisitos para se estabelecer um diagnóstico correto indicarão o melhor caminho a ser seguido em cada caso.

Em algumas situações, a ordem dos passos pode ser alterada, diminuindo-se o tempo gasto para a conclusão do caso. Entretanto, deve-se ressaltar que a diminuição do número de consultas é conseguida à custa de algum grau de previsibilidade do resultado final do tratamento.

Mesmo os profissionais mais experientes sabem o valor de se poder trabalhar com uma menor margem de erro em casos de PT e, sempre que podem, optam por seqüências clínicas um pouco mais longas, mas que possibilitem trabalhar com resultados mais previsíveis.

A seguir, serão representadas as seqüências clínicas que podem ser adotadas na confecção das PTs.

É importante ressaltar que o diagnóstico e os procedimentos de adequação da boca ao novo tratamento, como o condicionamento dos tecidos, são imprescindíveis e constituem-se no início comum a todas as seqüências. Por isso, não serão incluídos nos fluxogramas. Da mesma forma, podem ser considerados os procedimentos de manutenção nas consultas de retorno após a entrega das próteses.

PRÓTESES TOTAIS CONVENCIONAIS

A primeira diferença nas seqüências clínicas para a confecção de uma PT convencional pode aparecer após a primeira moldagem.

Sobre o modelo inicial ou anatômico, pode-se construir uma moldeira individual, para a execução de uma moldagem funcional, ou uma base de prova para a montagem dos dentes artificiais.

Confeccionar as bases de prova a partir da moldagem anatômica permite que o operador execute a prova dos dentes e a moldagem funcional em uma só sessão clínica, utilizando posteriormente a base de prova com os dentes montados em cera como uma moldeira individual. Na prática, isso pode representar algum ganho de tempo, porém gera alguma perda de previsibilidade nos procedimentos.

A segunda diferença nas seqüências clínicas pode acontecer após a prova dos dentes artificiais, pela necessidade de se realizar ou não a moldagem com a base de prova. É importante ressaltar que se o operador perceber que houve perda de retenção da base de prova durante a prova dos dentes (em casos em que a base de prova tenha sido executada com resina prensada), esta pode ser aproveitada como moldeira e uma nova moldagem funcional pode ser executada antes do término da prótese.

Com moldeira individual e base de prova em resina acrílica autopolimerizável

1	**Moldagem anatômica** Utilizando moldeira de estoque com alginato, godiva ou silicone.	
2	**Confecção da moldeira individual** Preferencialmente com resina acrílica auto ou fotopolimerizável.	
3	**Moldagem funcional** Vedamento periférico com godiva e moldagem com pasta zincoenólica ou elastômero.	
4	**Confecção da base de prova** Com resina acrílica autopolimerizável. Aliviar as retenções no modelo.	
5	**Ajustes de planos de referência** Estética e relações intermaxilares.	
6	**Montagem no ASA(articulador semi-ajustável)** Com mesa de montagem ou arco facial.	
7	**Montagem e prova dos dentes artificiais** Compartilhar com o paciente as decisões concernentes à estética da prótese.	
8	**Acrilização** Controlar os problemas relativos à distorção da resina acrílica. Remontagem opcional.	
9	**Entrega da prótese** Ajuste da base e da oclusão. Orientações para o paciente.	

Com moldeira individual e base de prova prensada ou definitiva

1	**Moldagem anatômica** Utilizando moldeira de estoque com alginato, godiva ou silicone.	ou
2	**Confecção da moldeira individual** Em resina acrílica auto ou fotopolimerizável.	ou
3	**Moldagem funcional** Vedamento periférico com godiva e moldagem com pasta zincoenólica ou elastômero.	
4	**Confecção de base de prova ou base definitiva** Com resina acrílica termopolimerizável prensada em mufla.	
5	**Ajustes de planos de referência** Estética e relações intermaxilares.	
6	**Montagem no ASA** Com mesa de montagem ou arco facial.	ou
7	**Montagem e prova dos dentes artificiais** Compartilhar com o paciente as decisões concernentes à estética da prótese.	
8	**Moldagem final (opcional)** Se houver perda de retenção da base definitiva.	
9	**Acrilização** Incorporação dos dentes artificiais à base definitiva ou, se foi feita moldagem final, remoção do palato da prótese e reenceramento dessa região. Controlar os problemas relativos à distorção da resina acrílica. Remontagem opcional.	ou
10	**Entrega da prótese** Ajuste da base e da oclusão. Orientações para o paciente. Sem moldeira individual com moldagem funcional na base de prova.	

Sem moldeira individual com moldagem funcional na base de prova

1	**Moldagem anatômica** Utilizando moldeira de estoque com alginato, godiva ou silicone.	
2	**Confecção da base de prova** Com resina acrílica autopolimerizável. Aliviar as retenções no modelo.	
3	**Ajustes de planos de referência** Estética e relações intermaxilares.	
4	**Montagem no ASA** Com mesa de montagem ou arco facial. Geralmente os 4 primeiros passos são realizados em uma única consulta, mais longa, para reduzir o tempo de tratamento.	
5	**Montagem e prova dos dentes artificiais** Compartilhar com o paciente as decisões concernentes à estética da prótese.	
6	**Moldagem final** Vedamento periférico, utilizando a base de prova como moldeira individual, e moldagem final com material de baixa viscosidade em oclusão.	
7	**Acrilização** Controlar os problemas relativos à distorção da resina acrílica. Remontagem opcional.	
8	**Entrega da prótese** Ajuste da base e da oclusão. Orientações para o paciente.	

Casos com grandes defeitos ósseos

1	**Moldagem anatômica** Utilizando moldeira de estoque com silicone.	
2	**Confecção da moldeira individual** Prensada com resina termopolimerizável.	
3	**Moldagem funcional** Vedamento periférico com godiva e moldagem com elastômero.	
4	**Confecção da base de prova ou base definitiva** Em resina acrílica termopolimerizável prensada em mufla.	
5	**Ajustes de planos de referência** Estética e relações intermaxilares.	
6	**Montagem no ASA** Com mesa de montagem ou arco facial.	ou
7	**Montagem e prova dos dentes artificiais** Compartilhar com o paciente as decisões concernentes à estética da prótese.	
8	**Moldagem final (opcional)** Com elastômero, se houver perda de retenção da base definitiva.	
9	**Acrilização** Incorporação dos dentes artificiais à base definitiva ou, se foi feita moldagem final, remoção do palato da prótese e reenceramento dessa região. Controlar os problemas relativos à distorção da resina acrílica. Remontagem opcional.	ou
10	**Entrega da prótese** Ajuste da base e da oclusão. Orientações para o paciente.	

PRÓTESES TOTAIS IMEDIATAS

Por ser uma prótese complexa, é inevitável que, para se chegar a um resultado satisfatório, deva-se passar por uma seqüência de procedimentos meticulosa.

É difícil simplificar essa seqüência sem comprometer a previsibilidade do tratamento.

Por essa razão, a opção por uma prótese de transição pode ser mais simples e fácil de executar.

Para as próteses de transição, a situação existente deve ser avaliada e projetada para a prótese a ser instalada. Isso enseja diferentes abordagens para se chegar ao resultado pretendido.

Prótese Total imediata convencional

1	**Moldagem anatômica** Utilizando moldeira de estoque com alginato ou silicone.	
2	**Moldagem funcional (opcional)** Utilizando moldeira individual parcial com vedamento periférico e moldagem com material de baixa viscosidade, transferindo-se o conjunto com alginato em moldeira de estoque.	
3	**Confecção da base de registro** Com resina acrílica, com planos de cera nos espaços protéticos.	
4	**Ajustes de planos de referência** Estabelecimento da DVO, da posição cêntrica e de referências estéticas para a seleção e montagem de dentes artificiais.	
5	**Montagem do modelo superior no ASA com arco facial** Determinação do posicionamento espacial do plano oclusal com o uso obrigatório do arco facial.	
6	**Montagem do modelo inferior no ASA** Mantendo a estabilidade dos modelos com as bases de registros interpostas.	
7	**Montagem parcial e prova dos dentes** Verificação do posicionamento estético dos dentes que puderam ser montados antes das extrações.	
8	**Remoção dos dentes no modelo e término da montagem dos dentes artificiais** Remover o gesso necessário para um bom posicionamento dos dentes.	

9	**Enceramento e acrilização da prótese** Acabamento interno da prótese prevendo um reembasamento direto na boca.	
10	**Obtenção do guia cirúrgico** Por reprodução da base da prótese ou do modelo de prensagem da mesma, com resina acrílica incolor prensada.	
11	**Exodontias** Com eventual remoção de tecido ósseo, necessária para o assentamento do guia cirúrgico.	
12	**Reembasamento da prótese na boca** Com condicionador de tecido ou pasta zincoenólica.	
13	**Controle posterior** Evitar a remoção da prótese nas primeiras 24 horas; remoção de suturas após 7 dias. Trocas periódicas do material reembasador até 3 meses.	

Prótese de transição com transformação de uma PPR

1	**Moldagem** Com a PPR em posição na boca e vazamento de gesso sem remover a prótese do molde, para que esta possa ser reposicionada no modelo obtido.	
2	**Confecção dos dentes que serão extraídos** Com o modelo articulado, se necessário, preenchendo os espaços no modelo no qual a prótese será reposicionada.	
3	**Exodontias** Com eventual remoção de tecido ósseo, necessária para o assentamento da prótese.	
4	**Incorporação dos dentes à prótese existente** Adicionando resina acrílica autopolimerizável com a prótese no modelo.	

5	**Reembasamento da prótese na boca** Com condicionador de tecido ou pasta zincoenólica.	
6	**Controle posterior** Evitar a remoção da prótese nas primeiras 24 horas; remoção de suturas após 7 dias. Trocas periódicas do material reembasador até 3 meses.	

Prótese de transição com duplicação da dentição existente

1	**Moldagem dos dentes com silicone** É importante a reprodução correta do rebordo e/ou da mucosa palatina.	
2	**Confecção dos dentes que serão extraídos** Através do preenchimento dos espaços deixados pelos dentes no molde com resina acrílica autopolimerizável cor de dente, preferencialmente polimerizada sob pressão.	
3	**Vazamento do modelo e enceramento da prótese** Obtenção de modelo híbrido: dentes em resina e rebordo de gesso. Enceramento da base sobre o gesso.	
4	**Acrilização da prótese** Com inclusão em mufla. Os dentes não se unem ao gesso e ficam presos na contramufla.	
5	**Exodontias** Com eventual remoção de tecido ósseo, necessária para o assentamento do guia cirúrgico.	
6	**Reembasamento da prótese na boca** Com condicionador de tecido ou pasta zincoenólica.	
7	**Controle posterior** Evitar a remoção da prótese nas primeiras 24 horas; remoção de suturas após 7 dias. Trocas periódicas do material reembasador até 3 meses.	

SOBREDENTADURAS

Basicamente, considera-se que os dispositivos independentes (p. ex.: anéis de retenção) são presos à base da prótese diretamente na boca. Isto simplifica e facilita a obtenção de uma prótese funcional dentro do conceito de aplicação desse tipo de dispositivos.

As barras devem ser confeccionadas individualmente para cada caso, criando-se a demanda por se obter um modelo de trabalho com réplicas dos implantes ou intermediários.

Sobredentadura com anéis de retenção sobre raízes

1	**Tratamento endodôntico e preparo das raízes** Cortar as raízes pelo menos 1 mm acima do nível gengival.	
2	**Reembasamento da prótese antiga na boca sobre as raízes preparadas** Com condicionador de tecido ou resina acrílica autopolimerizável.	
3	**Seguir uma das seqüências de Prótese Total convencional** Confeccionar a moldeira e a base de prova sobre as raízes.	
4	**Instalação dos dispositivos de retenção nas raízes** Dependendo do tipo ou marca do dispositivo, pela técnica direta ou indireta.	
5	**Captura dos anéis de retenção na boca** Com resina acrílica autopolimerizável, mantendo-se a prótese em oclusão.	

Sobredentadura com anéis de retenção sobre implantes

1	**Instalação dos implantes** Esperar o período de osteointegração e de maturação tecidual.	
2	**Reembasamento da prótese antiga na boca sobre os implantes com cicatrizadores** Com condicionador de tecido ou resina acrílica autopolimerizável.	
3	**Seguir uma das seqüências de prótese total convencional** Não há a necessidade de se fazer a transferência dos implantes, pois os dispositivos de retenção serão incorporados à prótese diretamente na boca.	
4	**Instalação dos dispositivos de retenção nos implantes** Utilizar, se necessário, dispositivos que corrijam as angulações relativas dos implantes.	
5	**Captura dos anéis de retenção na boca** Com resina acrílica autopolimerizável, mantendo-se a prótese em oclusão.	

Sobredentadura com barra/clipe

1	**Instalação dos implantes** Esperar o período de osteointegração e de maturação tecidual.	
2	**Reembasamento da prótese antiga na boca sobre os implantes com cicatrizadores** Com condicionador de tecido ou resina acrílica autopolimerizável.	
3	**Moldagem anatômica** Utilizando moldeira de estoque com alginato ou silicone.	
4	**Confecção da moldeira individual** Com resina acrílica auto ou fotopolimerizável.	ou

5	**Moldagem funcional com transferência dos implantes ou intermediários** Vedamento periférico com godiva e moldagem de transferência com elastômero rígido. Vazamento do modelo com réplicas e gesso tipo IV.	
6	**Confecção de base de prova** Com resina acrílica autopolimerizável para não danificar o modelo de trabalho.	
7	**Ajustes de planos de referência** Estética e relações intermaxilares.	
8	**Montagem no ASA** Com mesa de montagem ou arco facial.	
9	**Montagem e prova dos dentes artificiais** Compartilhar com o paciente as decisões concernentes à estética da prótese.	
10	**Confecção da barra** Posicionando os segmentos a partir da duplicação dos posicionamentos dos dentes artificiais.	
11	**Prova da barra (opcional)** Verificação da adaptação passiva da barra.	
12	**Acrilização da prótese** Aliviando o conjunto barra e clipes com silicone para criar o espaço da barra no interior da prótese.	
13	**Captura dos clipes na boca** Substituir os clipes deformados pelo processo de acrilização, com a prótese em oclusão, adaptada à dinâmica de suporte do rebordo.	
14	**Entrega da prótese** Ajuste da base e da oclusão. Orientações para o paciente.	

ORCE

1	**Instalação dos implantes** Planejados de forma a privilegiar a melhor distribuição para os segmentos da barra.	
2	**Instalação dos intermediários** Corrigindo as inclinações dos implantes, se necessário.	
3	**Reembasamento da prótese antiga na boca sobre os intermediários com capas de proteção** Com condicionador de tecido ou resina acrílica autopolimerizável.	
4	**Moldagem anatômica** Com transferentes para moldeira fechada e vazando o modelo com réplicas dos intermediários.	
5	**Confecção da moldeira aberta individual** Sobre o conjunto dos transferentes para moldeira aberta fixados às réplicas.	
6	**Moldagem funcional com transferência dos intermediários** Vedamento periférico com godiva e moldagem de transferência com elastômero rígido. Vazamento do modelo com réplicas e gesso tipo IV.	
7	**Confecção de base de prova** Com resina acrílica autopolimerizável para não danificar o modelo de trabalho.	
8	**Ajustes de planos de referência** Estética e relações intermaxilares.	
9	**Montagem no ASA** Com mesa de montagem ou arco facial.	
10	**Montagem e prova dos dentes artificiais** Compartilhar com o paciente as decisões concernentes à estética da prótese.	

11	**Confecção da barra** Posicionando os segmentos e os encaixes a partir da duplicação dos posicionamentos dos dentes artificiais.	
12	**Prova da barra (opcional)** Verificação da adaptação passiva da barra.	
13	**Confecção da estrutura metálica da prótese** De Cr-Co, utilizando os machos dos encaixes de plástico.	
14	**Acrilização da prótese** Aliviando o conjunto barra e clipes com silicone, para criar o espaço da barra no interior da prótese, e incorporando os clipes à base da prótese.	
15	**Substituição dos clipes de processamento (opcional)** Caso a retenção não seja suficiente após o processamento da resina acrílica.	
16	**Entrega da prótese** Ajuste da base e da oclusão. Orientações para o paciente.	

Sobredentadura com carga imediata com anéis de retenção

1	**Perfuração da prótese** Nas posições relativas aos futuros implantes.	
2	**Colocação de marcadores radiopacos** Preenchimento das perfurações com material radiopaco.	
3	**Tomografia computadorizada** Para verificar a viabilidade da colocação dos implantes nas posições dos marcadores radiopacos.	

4	**Colocação dos tubos-guia** Baseada nos posicionamentos dos marcadores radiopacos em relação ao osso, visualizados na tomografia.	
5	**Perfurações até a broca de 2,0 mm para a instalação dos implantes** Com a prótese em posição através dos tubos-guia de titânio.	
6	**Alargamento das perfurações** Seguindo aseqüência normal de brocas, sem incisão.	
7	**Instalação dos implantes** Através da mucosa, controlando o torque de travamento.	
8	**Instalação dos intermediários para os anéis de retenção** Escolhendo-se as alturas das cintas de acordo com a espessura da mucosa.	
9	**Remoção dos tubos-guia de titânio** Aquecendo com um ferro para soldar.	
10	**Captura dos anéis de retenção** Mantendo-se as próteses em oclusão.	
11	**Entrega da prótese** Com orientações pós-cirúrgicas.	

ÍNDICE REMISSIVO

A

adesivo 65, 145, 207, 210, 281, 289-293, 299-301, 415, 460, 464

ajuste oclusal 282, 389

alginato 40-42, 81, 93, 97, 317, 319, 320, 330, 331, 333, 356, 433, 434, 476-480, 484

alívio 32, 63, 71, 72, 110-112, 298, 370, 390, 411

altura incisal 18, 182, 183, 185, 186, 219, 238, 323, 327, 328

anamnese 34, 35, 38, 338

anéis de retenção 367, 373, 374, 389, 390, 393, 397, 403, 407, 408, 411, 412, 414, 416, 417, 418, 421, 422, 428, 447, 455-457, 459, 467-470, 483, 484, 487, 488

ânsia de vômito 13

arco facial 202-206, 321, 476-480, 485, 486

articulação temporomandibular 20, 46, 191, 195, 196, 202, 203, 221, 317

articulador 37, 42, 87, 201, 204, 381, 384, 437, 444

    semi-ajustável 202

auto-imagem 159

B

barra 11, 367, 369-376, 379, 380, 382, 383, 385-389, 413, 414, 417, 428, 429, 432, 434, 438, 439, 440-451, 470, 484-487

barra/clipe 11, 367, 369, 373, 374, 413, 414, 417, 428, 447, 484

barra fresada 370

base de prova 71, 72, 129, 166, 167, 368, 437, 450, 475-479, 483, 485, 486

beleza 57, 161

biótipo 162, 163, 220, 222, 237, 254

bisfosfonato 9

Bonwill 206

bruxismo 18

buccal shelf 133

C

câmara de sucção 28, 29, 62, 65, 66, 77

Candida albicans 25, 26, 61, 73, 284, 288

candidíase 26, 22

cantiléver 447

carga 215, 374, 455, 456, 458, 468, 470, 487

    imediata 455, 456, 470, 487

chanfradura
    do masseter 130-132
    pterigomaxilar 121, 125, 129

cicatrização 23, 75, 288, 291, 319, 339

Classe I 31, 128, 129, 181

Classe II 129, 181, 237

Classe III 181, 237

clipe 369, 372-374, 389

clorexidina 288, 339, 412

colchete 389, 391, 394, 395

condicionador de tecido 62, 66, 67, 481-484, 486

condicionamento tecidual 32, 25

D

Dalla Bona 394
Dal-Ro 394
dentes
    artificiais 11, 18-20, 23, 39, 42, 366-368, 376, 379, 385, 386, 388, 408, 416, 426, 437, 438, 440, 444, 475-480, 485-487
    de porcelana 8, 214
    de resina 214
desinfecção 101, 103, 105, 142
diabetes 30, 23
dimensão vertical 18, 26, 236
disfunção temporomandibular 20
dispositivo de retenção 105, 367, 395, 417
distância intercondilar 203
Donders 304

E

edentulismo 3, 4, 57, 194, 315, 455
encaixes 353, 389, 390, 393, 394, 396, 417, 420, 421, 428, 439-443, 445, 447-449, 450-452, 487
ERA 397, 398, 402, 407, 409, 411
espaço coronomaxilar 120-122, 138
espaço de Donders 304
espaço funcional
    de pronúncia 194
    livre 191-194
espaço protético 18, 19, 37, 83, 367, 438, 440
estabilidade 5, 38, 69, 71, 72, 74, 75, 372, 373, 375, 376, 383, 417, 428, 447, 454, 456, 466, 480
estética 13, 14, 40, 425, 454, 476-479, 485, 486
exame 5, 12, 372, 413, 460
    clínico 5
    radiográfico 21, 413

F

flange
    sublingual 130, 136
    vestibular 14, 32, 358, 359, 365
fonemas 12, 127, 241, 242
fonética 454
forâmen mentoniano 7, 46, 47, 51
fossa distolingual ou retroalveolar 130
freio lingual 130
fundo de vestíbulo 31, 446

G

gengiva 13, 14, 250, 263, 264, 288, 302, 303, 328, 390, 391, 426, 428, 446
    artificial 14, 250, 302, 328, 426, 428, 446
glândula sublingual 136
godiva 88, 93, 101, 110, 116-121, 124, 125, 127, 128, 131, 132, 135-137, 140, 143, 145, 149, 151, 153, 203, 210, 247-250, 301, 304, 319, 476-479, 485, 486
guia 39, 40, 42, 181, 210, 237, 243, 258, 290, 330, 332-336, 350, 392, 429, 431, 456, 460-462, 481, 482
    cirúrgico 40, 330, 332-336, 350, 431, 461, 481, 482
    radiográfico/cirúrgico 39, 40, 42, 50
    tomográfico 460

H

hábitos parafuncionais 18, 72, 213, 243
Hader 370, 371, 373, 388, 421, 443
higiene 11, 18, 25, 61, 65, 73, 412, 413
hiperplasia 22, 26, 27, 29, 31, 32
hiperplasia fibrosa inflamatória 22, 26, 31, 33

I

iatrossedação 57
implante 5, 55, 58, 71, 76, 93, 105-107, 139, 147, 148, 150-152, 160, 197, 244, 281, 290, 291, 303, 349, 351, 365-367, 369, 370, 372-381, 384-387, 389-393, 396, 399, 403, 405, 411-413, 416, 418, 422, 425-433, 438-440, 446-450, 454-461, 463, 465-467, 469, 470, 475, 483-488
    zigomático 377, 427, 429, 448
inclinação axial 204, 323
intermediário 389-391, 393, 396, 398, 400, 422, 458, 457, 468
inválidos orais 6, 57

J

JIG 197

L

leaf gauge 197
limite posterior 81, 99
linha alta 14, 218, 219

linha do "Ah" 100
linha do sorriso 14, 158, 183, 184, 186, 219, 238, 236
linha média 45, 188, 189, 219, 232, 235, 238, 284, 323, 327, 328, 356
Locator 397, 403-405

M

magneto 412
manobra de Vassalva 100, 128
materiais
    de moldagem 307
    resilientes 13, 62
máxima intercuspidação habitual 30, 195, 196
MIH. *Consulte* máxima intercuspidação habitual
MK-1 378, 377
moldagem
    anatômica 93, 99, 106, 110, 127, 475
    funcional 30, 82, 93, 105, 110, 125, 319, 339, 475-477
moldeira
    de estoque 81, 93, 103, 433, 476-480, 484
    individual 30, 77, 434, 475-480, 484
mordida cruzada 258
mucosa ceratinizada 13, 27, 379, 391
músculo
    bucinador 122
    constritor superior da faringe 134
    genioglosso 137
    masseter 131
    milo-hióideo 136

O

oclusão balanceada
    bilateral 242-244
    unilateral 246
oclusão em relação cêntrica 195
oclusão lingualizada 244-246
ORCE 428, 429, 432, 438-453, 486
osteointegração 6, 24, 391, 432, 455, 456, 458, 470, 484
osteoporose 30
overdenture. *Consulte* sobredentadura

P

palato
    duro 25, 29, 31, 100, 125, 128, 129, 292
    mole 100, 125, 127-129, 141, 310

papila piriforme 18, 19, 37, 38, 131, 134, 174, 209, 227
planejamento 5, 7, 10, 11, 14, 22, 29, 39, 43-49, 192, 281, 282, 303, 315, 326, 345, 347, 368, 369, 372, 379, 391, 429, 458
plano de Frankfort 205
plano de orientação 174, 177, 187, 191, 193, 198, 218, 251, 249
plano de tratamento 5, 17, 18, 412
plano oclusal 38, 171, 173, 183-185, 187, 204-206, 228, 241, 251-253, 321, 323, 342, 346, 349, 352, 380, 382, 385, 439, 480
ponto de Bonwill 206
postdamming 125
PPR. *Consulte* prótese parcial removível
prevalência 293
processo coronóide 121
processo zigomático 121
proporção 50, 430
proservação 52
prótese de transição 353, 359, 480
prótese fixa 7, 359, 366, 369, 376-378, 425-429, 446, 448-450, 455
prótese parcial removível 33, 353, 355-357, 407, 416, 441, 481
prótese provisória 71, 353
prótese total 3, 4, 353, 360-362, 365-369, 370, 373, 384, 389, 391, 393, 394, 396, 416, 425, 426, 429, 444, 445, 447, 449, 453-456, 459, 467, 475
prótese total imediata 480

Q

queilite angular 26, 83

R

radiografia
    panorâmica 44, 46-49
    periapical 44
reabsorção do rebordo residual 6, 22-24, 93, 303
rebordo
    alveolar 5, 13, 43, 181, 246, 292, 365, 366, 379
    residual 5, 22-24, 26, 49, 101, 113, 120, 165, 173, 214, 246, 251, 260, 292, 303, 379, 426, 427
reembasamento 27, 32, 62, 69, 70, 303, 304, 335, 337-339, 481

relação cêntrica 86-88, 195, 196, 198, 208, 242, 244, 261, 249
retenção 271, 281, 289-291, 357, 362, 365-376, 379, 380, 382, 385, 387-391, 393-397, 401, 403-405, 407, 408, 411-419, 421, 422, 428, 429, 438, 443, 447, 454, 457, 458, 469, 475-477, 479, 483, 484, 487
Rhein 396, 397, 405
rugosidade 285, 286, 306

S

saliva 5, 25, 26, 32, 34-36, 62, 109, 193, 197, 286, 289, 290, 292
    artificial 36
silicone 64, 65, 70, 73, 77-80, 93, 103-106, 206, 208, 261, 249, 271, 281, 286, 299, 303, 306-309, 359, 360, 368, 382, 384, 386-388, 393, 395, 406, 418, 426, 438, 439, 440, 443-445, 476-480, 482, 484, 485, 487
síndrome
    da combinação 23, 29, 30-33, 37, 76
    de Sjörgren 34
sistema estomatognático 191, 195, 237
sistemas
    resilientes 366, 367, 369
    rígidos 366, 367, 369, 372, 376
    semi-rígidos 366, 367, 370, 372, 375, 376
sobredentadura 7, 10, 34, 365, 366, 368, 369, 372, 377, 379, 416, 425, 426, 428, 447, 456, 467
suporte labial 13, 426, 428

T

tensão 34, 289, 302
término posterior 81, 100, 115, 117, 120, 127-129, 147, 242, 310, 329
tomografia
    computadorizada 10, 49
    convencional 48, 49, 52
transferência 30, 148, 372, 374, 397, 432, 436, 450, 485, 486
tuberosidade 94, 105, 121, 122, 153

V

vedamento
    periférico 93, 109-111, 116, 117, 120, 137, 138, 140, 143, 145, 149, 151, 153, 304, 319, 480
    posterior 32, 125, 127-129, 138, 139, 141, 142, 329

W

Willis 38, 193, 192, 209

X

xerostomia 36, 35, 34

Z

zigomático. *Consulte* implante zigomático